# VISSAGE-COLLAGE

EN

# ODONTO-STOMATOLOGIE

Alain L. ROCHETTE

Stomatologiste du Centre Hospitalier Intercommunal de Saint-Raphaël-Fréjus
Docteur en Sciences Odontologiques

# VISSAGE-COLLAGE
EN
# ODONTO-STOMATOLOGIE

*Avec la collaboration de*

Bernard L. MENG

Professeur à l'Institut de Stomatologie - Université Paris VI
Docteur en Sciences Odontologiques

*533 ILLUSTRATIONS*

JULIEN PRÉLAT, ÉDITEUR, 17, rue du Petit-Pont, PARIS-V[e]

purchased from Jean
Touzot, librairie 4/76
230 francs (approx.
$ 48.99)





(Printed en France)

ISBN 2-85039-156-5

*A la mémoire de mon père*
*le Docteur Marcel ROCHETTE*

*Le progrès, en odonto-stomatologie est, pour nous, la recherche et l'emploi de « préparations les moins mutilantes », associés à la codification de techniques qui ne nécessitent pas, de la part de l'opérateur des qualités « d'adresse manuelle exceptionnelles », mais font appel aux ressources de sa conscience professionnelle pour le respect des protocoles opératoires.*

# INTRODUCTION

Une des préoccupations quotidiennes, pour l'odonto-stomatologiste, est d'assembler, d'unir, de fixer, de sceller, des matériaux inorganiques aux tissus durs dentaires.

Ces matériaux se classent en deux catégories :

- Ceux qui peuvent être appliqués au contact des tissus dentaires en phase plastique (or cohésif, amalgame, silicates, résines autopolymérisables, composites);
- Et ceux qui sont solides lors de leur insertion (métaux, céramiques, résines polymérisées).

Si on met à part les techniques d'assemblage qui font appel aux ligatures péridentaires (parodontologie, traumatologie maxillo-faciale), aux crochets (prothèse adjointe), aux bagues (orthodontie), il est nécessaire, classiquement, de modifier la géométrie des volumes des tissus dentaires, par un usinage mécanique, afin d'obtenir ce qu'on désigne habituellement sous le terme de « préparation ».

Cette « préparation » est destinée à permettre l'assemblage des matériaux inorganiques aux tissus durs dentaires.

Les deux catégories de matériaux imposent deux types de préparation :

1° Pour les matériaux présentant une phase plastique, on crée des préparations rétentives, c'est-à-dire conçues de telle sorte qu'après durcissement du matériau au contact des surfaces de cette préparation, il ne puisse être séparé du tissu dentaire;

2° Pour les matériaux qui ne sont pas plastiques, lors de l'insertion sur les tissus durs dentaires, l'assemblage est basé sur l'utilisation du scellement par le ciment, et se fait selon le mode « tenon-mortaise + ciment ». La technique de l'assemblage par ciment de scellement impose une « préparation » bien définie des tissus durs dentaires. Il faut qu'elle soit de dépouille et que certaines de ses surfaces s'opposent en presque parallélisme. En d'autres termes, elles doivent être telles que lorsqu'on insère la pièce inorganique sur le tissu dentaire, la partie terminale du mouvement d'insertion ne soit qu'une translation. Cette règle englobe tous les types de préparations classiques adaptés au scellement (inlay, onlay, coiffe coronaire partielle ou complète).

Pour réaliser ces préparations, nous utilisons essentiellement des instruments rotatifs qui enlèvent du tissu dur dentaire par coupe ou par abrasion. Ces deux modes d'assemblage exigent des pertes de substance importantes intéressant l'émail et la dentine, et sont par conséquent très mutilants.

Depuis une quinzaine d'années, une tendance dans la recherche internationale essaie de limiter ces mutilations en cherchant d'autres modes d'assemblage, se libérant des préparations rétentives ou du presque parallélisme et de leurs exigences mutilantes.

En 1965, Bernard Weissmann[1] propose l'emploi de vis transcoronaires parapulpaires (vis S.M.S.), qui permet de fixer un bandeau métallique sur la face linguale des dents, par le moyen d'une vis traversant la couronne dentaire. La tête s'appuie dans une logette intradentinaire créée à la face vestibulaire, et les filets s'engagent dans la pièce métallique. On obtient ainsi un « boulonnage » enserrant la dent entre la tête de vis et le bandeau lingual.

En 1966, R. Going[2] propose l'utilisation de tiges filetées vissées intradentinaires (vis T.M.S.). Il s'agit là de vis cylindriques qui sont vissées dans un puits intradentinaire d'un diamètre légèrement inférieur (vis de 0,80 mm pour un puits de 0,70 mm par exemple). La rétention est due au filetage que la vis crée dans le tissu dentinaire, grâce à l'élasticité de la dentine. Pour cet auteur, ces vis sont destinées à assurer la rétention des matériaux plastiques d'obturation.

Dès 1968, Gérard L. Courtade et John J. Timmermans[3], font connaître des vis intradentinaires comme moyen de fixation en prothèse partielle fixée (vis V.S.M.S.). Ces vis sont une modification des T.M.S. par adjonction d'une tête tronconique. Au niveau de la dentine la vis agit selon le principe énoncé plus haut; au niveau du métal c'est uniquement par sa tête conique que la vis est active, cette tête vient se placer dans un logement également conique ménagé à cet effet. Cette technique aboutit à fixer par vissage au tissu dur dentaire des pièces métalliques coulées.

En 1971, le travail de Harold R. Laswell, Donald A. Welk et John W. Regenos[4] « *Attachment of resin restoration to acid pretreated enamel* » a cliniquement démontré la stabilité pour plus de onze ans de l'adhésion de la résine sur l'émail prétraité. La résine qu'il emploie est un poly-méthyl-méthacrylate (P.M.M.) non chargé. L'émail est prétraité avec une solution aqueuse d'acide phosphorique à 50 %, pendant une à deux minutes. L'acide phosphorique crée à la surface de l'émail des microrétentions dans lesquelles le polymère pénètre. Cette technique de collage sur l'émail nous a permis de résoudre de nombreux problèmes d'assemblage en milieu buccal.

Nous pensons que l'originalité de cette technique d'assemblage réside dans la manière de réaliser ces microrétentions, car elles sont obtenues par un « usinage chimique »[5].

Qu'est-ce qu'un usinage? Pour la plupart des gens, l'usinage consiste à travailler une pièce par enlèvement de matière, afin de lui donner une forme et des dimensions bien déterminées. Dans le cas de l' « usinage mécanique », on met en œuvre un outil plus dur que la pièce à usiner, que ce soit par l'utilisation d'outils tranchants ou par abrasion. Dans le cas de l' « usinage chimique », l'enlèvement de matière est obtenu par l'action d'un liquide corrosif. Les graveurs furent les premiers à utiliser l'usinage chimique.

C'est à notre connaissance la première fois que dans notre spécialité on parvient à remplacer l'usinage mécanique par un usinage chimique. La différence entre ces deux modes d'usinage est une différence d'échelle, l'usinage chimique réalise des microrétentions (15 à 50 microns de profondeur)[6], en opposition avec la préparation mécanique conventionnelle qui ne peut que créer des préparations macroscopiques (le diamètre minimal des instruments rotatifs étant sensiblement de 5/10 de mm).

Dans cet ouvrage, notre intention est d'exposer d'une part, les données théoriques et pratiques que nous avons rassemblées à travers les publications traitant des techniques d'assemblage par vissage, boulonnage et adhésion, qu'il s'agisse des applications industrielles ou dentaires.

D'autre part, ayant cliniquement appliqué, dans le cadre de notre pratique privée et hospitalière, les données de ces récentes technologies dentaires :
- Assemblage par vis transcoronaires;
- Assemblage par vis intradentinaires;
- Assemblage par « microrétentions dans l'émail + polymère »,

nous décrivons les protocoles opératoires de leur mise en œuvre, ainsi que les résultats de notre expérience et les nouveaux protocoles techniques qu'elle nous a suggérés en dentisterie opératoire, orthodontie, parodontologie, traumatologie, prothèse adjointe et conjointe.

Nous nous tenons à la disposition des lecteurs tentés de réaliser une recherche expérimentale orientée vers une meilleure connaissance des problèmes posés par les techniques exposées dans cet ouvrage.

16, avenue Paul-Doumer
83700 St-Raphaël

*Les réalisations prothétiques reproduites dans les illustrations de cet ouvrage ont été exécutées par le laboratoire de prothèse de Walter VENÉ (Nice). Nous le remercions vivement pour sa compétente et aimable collaboration.*

*PREMIÈRE PARTIE*

# LES VIS TRANSCORONAIRES
# LES VIS INTRADENTINAIRES

CHAPITRE 1

# FORAGE DE LA DENTINE POUR L'UTILISATION DES VIS TRANSCORONAIRES OU DES VIS INTRADENTINAIRES

Les vis transcoronaires et les vis intradentinaires ne sont pas des autoforantes. Leur emploi nécessite donc de forer au préalable des pertuis transcoronaires pour les transcoronaires, et des puits intradentinaires pour les intradentinaires.

La réalisation de ces pertuis doit s'astreindre à des règles précises, qu'il s'agisse du matériel à employer ou de sa mise en œuvre.

« **Les assemblages par vis reposent essentiellement sur la précision dimensionnelle des diamètres des puits et des pertuis.** »

Pour réaliser ces forages intradentinaires, nous utilisons des forets hélicoïdaux cylindriques à double biseau et coupant par l'extrémité.

On peut actuellement se procurer trois types de ces forets pour contre-angle :

1° Ceux dont la portion active est au carbure de tungstène, ils sont très cassants;

2° Ceux qui sont entièrement en acier;

3° Ceux dont la partie active est en acier montée sur une tige en aluminium (fig. 1-1).

Nous préférons ces derniers, car ils sont moins cassants que ceux tout en acier, la tige en aluminium

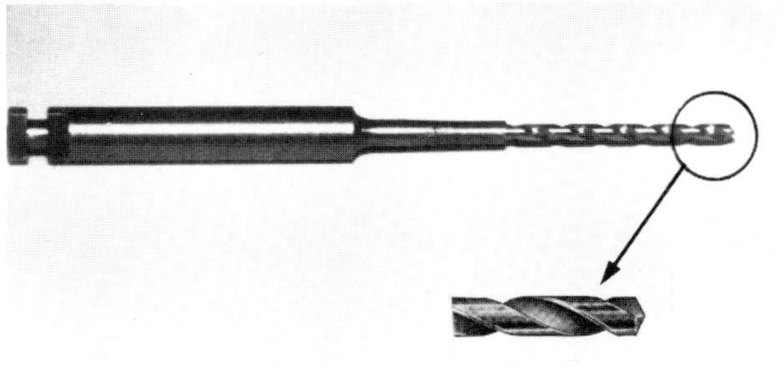

**Figure 1-1.** — Foret Twist Drill pour forage dans la dentine.

absorbant les déformations avant d'entraîner la fracture de l'extrémité en acier.

Signalons qu'il est généralement impossible de retirer le fragment d'un foret cassé dans un puits sans surdimensionner le forage.

Ces forets à tige d'aluminium sont commercialisés sous la marque « Kodex Drill (1) ».

Ils ont pour avantages outre leur meilleure résistance à la fracture :

*a*) De mieux éliminer la chaleur produite par le travail, grâce à la bonne conductibilité thermique de l'aluminium;

*b*) L'aluminium anodisé permet la coloration des tiges, ce qui est une commodité très importante pour l'identification des diamètres des forets.

Dans le cas où on utilise des forets non identifiables par la couleur de la tige ou par un autre repère, nous considérons comme indispensable de se munir d'un palmer à lecture directe.

Une erreur de diamètre peut compromettre la qualité de l'assemblage par vis, aussi bien pour les forets, les tiges à empreinte, les vis, les tenons, etc.

Il est nécessaire de disposer d'un appareil qui donne le 1/100 de mm (fig. 1-2);

*c*) Ils existent en différentes longueurs avec butée, ce qui permet la réalisation de puits d'une profondeur déterminée.

Si on ne dispose pas de foret à butée, il est commode pour déterminer la profondeur des puits d'utiliser

(1) Pour faciliter la mise en œuvre de ces techniques, nous avons cru utile d'indiquer, dans le texte, le nom de marque des produits et matériels que nous utilisons. A la fin de l'ouvrage le lecteur trouvera : *a*) la liste des fournitures citées avec le nom de leurs fabricants; *b*) la liste des fabricants indiquant leurs importateurs, distributeurs ou représentants en France.

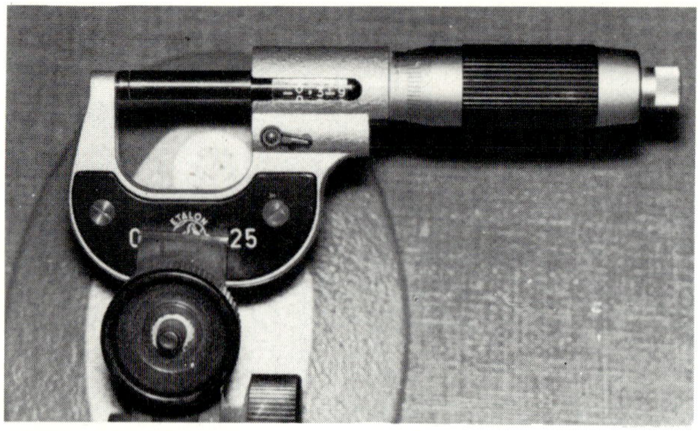


**Figure 1-2.** — Palmer à lecture directe donnant le 1/100 de mm.

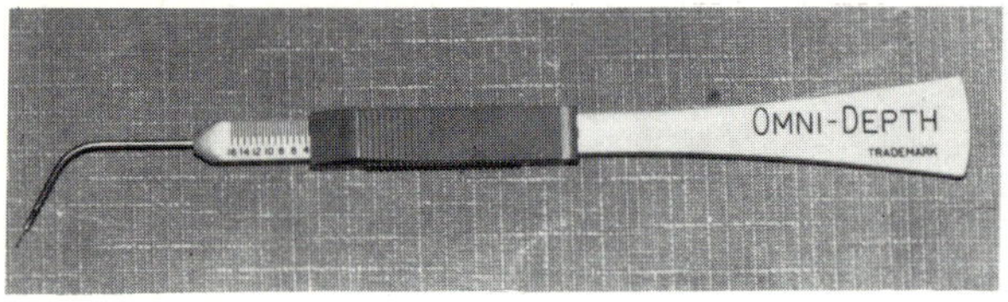


**Figure 1-3.** — Jauge de profondeur (Omni Depth Instrument de Whaledent).

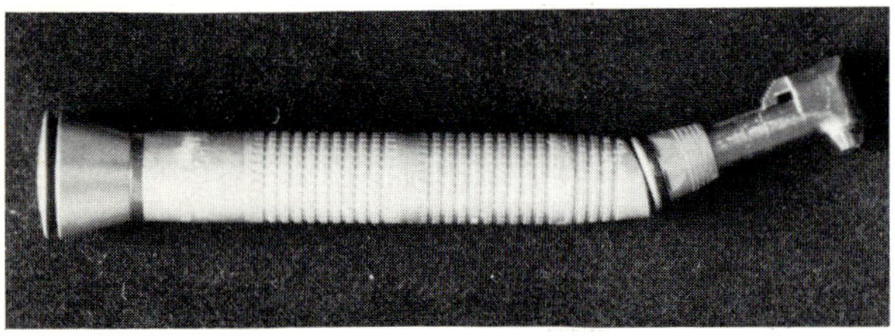

**Figure 1-4.** — Tête réductrıce 1/10. « Auto-Klutch Drive » n° A 62 M « Whaledent » montée sur contre-angle réducteur 1/25 « Microméga n° 01 E ».

une jauge de profondeur, par exemple « Omni depth instrument » (fig. 1-3).

L'emploi des forets usagés entraîne l'apparition de fissures latérales dans la dentine[7]. C'est pourquoi il est conseillé de rejeter les forets après utilisation pour vingt puits.

Il ne faut jamais attaquer l'émail avec ces forets. Par conséquent, toujours prévoir de dégager largement l'émail à l'entrée du puits. Il faut tourner à basse vitesse (500 tours) car cela évite l'échauffement, nocif évidemment pour la pulpe, mais aussi pour le foret.

On doit exercer une faible pression. A 500 tours et faible pression, il est inutile de refroidir sous spray, d'où une meilleure visibilité.

De plus, contrairement à ce que beaucoup penseront, dans ces conditions, cette manœuvre est indolore.

Personnellement, nous n'employons qu'exceptionnellement l'anesthésie pour le forage des puits intradentinaires seuls.

Le contrôle de la vitesse de rotation étant un facteur important, nous pensons que l'usage des micromoteurs à présélection de vitesse est particulièrement commode. Les micromoteurs électriques (Microméga, Sirona, Faro) ont pour avantage d'avoir une correction automatique de couple qui maintient la vitesse constante.

Nous utilisons un contre-angle réducteur Microméga n° 01 E (réduction 1/25) muni de la tête « Auto-Klutch Drive (1) » n° A 62 M « Whaledent » (fig. 1-4).

Pour obtenir une vitesse de 500 tr/mn pour la rotation de l'instrument, le réglage du moteur doit être tel qu'il tourne à 12 500 tr/mn. Ceci est aisé avec les moteurs Microméga ou Sirona pour lesquels le réostat est gradué en tr/mn. Dans les autres cas, malheureusement, les fabricants ne donnent pas cette précision, et pour calculer une vitesse déterminée il est nécessaire de considérer la vitesse minimum et la vitesse maximum, afin d'étalonner le réostat. Par exemple, pour un moteur allant de 4 000 tr/mn à 40 000 tr/mn il faut, pour 12 500 tr/mn, régler le réostat au quart de sa course; pour un moteur allant de 1 500 à 15 000 tr/mn (type moteur à air « Méga-Torque »), il faut régler au 4/5 de la course; pour un moteur standard, tournant de 2 000 à 20 000 tr/mn, il faut régler aux 3/4 de la course.

Lorsqu'on utilise ce matériel pour forer la dentine, une précaution essentielle est de pointer l'origine du puits dans la dentine à l'aide d'une fraise-boule d'un diamètre inférieur à celui du foret, de commencer la pénétration, le foret tournant à 500 tours et de ne jamais arrêter le mouvement de rotation tant que le foret est dans la dentine. D'autre part, il faut forer avec un minimum de passage, car à chaque introduction on risque de surdimensionner et d'ovaliser le puits.

La direction du puits est à déterminer en fonction du type de vis choisi et du cas clinique, en sachant qu'il faut rester à distance de la pulpe, de la jonction émail-dentine et du cément.

L'usage des vis nécessite de bien connaître l'anatomie dentaire, la morphologie pulpaire et la limite amélo-dentinaire. Pour ce faire, nous conseillons vivement, même au praticien chevronné, mais qui n'a pas la pratique des vis, de retourner à un atlas d'anatomie dentaire, car l'expérience acquise par la pratique des préparations périphériques complètes ou partielles dans lesquelles le seul souci est d'éviter la pulpe, est relativement peu transposable à la pratique des puits dentinaires, où la direction est choisie en fonction des trois paramètres : pulpe, joint amélo-dentinaire et cément[8].

En dehors de ces notions d'anatomie, il faudra toujours s'aider de radiographies (technique du long cône pour avoir le moins de déformation possible[9]), et éventuellement de modèle d'étude.

En conclusion de l'énoncé de toutes ces précautions, nous citerons le conseil de Weinberg[10] : « Pin Preparation Without Panic ».

---

(1) Cette tête est autodébrayable lorsqu'elle est utilisée avec le mandrin porte-vis « auto-klutch chucks » de Whaledent.

CHAPITRE 2

# LES VIS TRANSCORONAIRES

## PRINCIPE

La vis transcoronaire est une tige filetée cylindrique en acier inoxydable, terminée à une de ses extrémités par une tête cylindrique d'un diamètre légèrement supérieur au diamètre de la vis. Elle permet de fixer un bandeau métallique sur la face linguale des dents. Pour cela, sa tête s'appuie dans une logette intradentinaire créée à la face vestibulaire. Son fût passe librement dans un pertuis transcoronaire, intradentinaire parapulpaire, et ses filets s'engagent dans la pièce métallique linguale. Après serrage, on obtient ainsi un « boulonnage » enserrant la dent entre la tête de vis et le bandeau lingual; l'herméticité de cet assemblage est assuré par du ciment oxyphosphate (fig. 2-1).

Le bandeau est une pièce métallique obtenue par coulée directe sur un modèle en revêtement. Des préformes en nickel-argent, ayant le même pas que les vis, placées dans la maquette en cire au niveau des pertuis transcoronaires du modèle, assurent la création, dans le métal, de filets s'adaptant aux vis. La pièce étant coulée, on se débarrasse du nickel-argent par attaque à l'acide nitrique chaud.

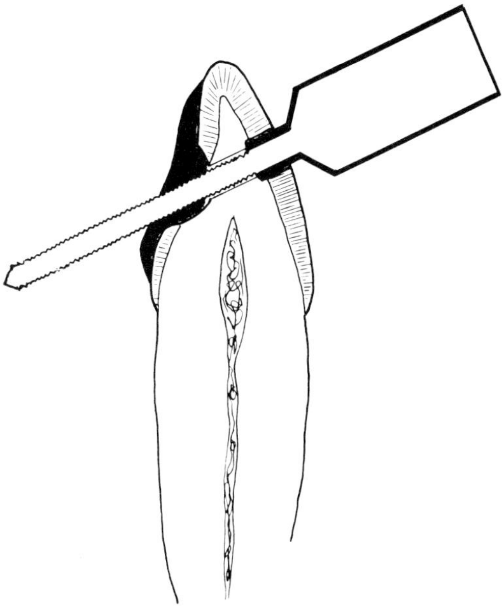

**Figure 2-1.** — Schéma de principe de la vis S.M.S.; on remarque que la vis passe librement dans le pertuis transcoronaire, la tête de vis s'appuie sur la dentine au fond de la logette vestibulaire, les filets ne s'engagent que dans le bandeau métallique lingual.

## MATÉRIEL

Le matériel nécessaire à la mise en œuvre des vis S.M.S. est simple (fig. 2-2). Il est constitué de deux catégories d'instruments :

*a*) Fraise ronde à turbine n° 1/2, fraise ronde n° 6 pour contre-angle, cônes de gutta médium, ciment provisoire « Trial »;

*b*) Matériel particulier commercialisé par la firme Whaledent (1).

(1) Le matériel utilisé ne correspond pas exactement à celui que la firme Whaledent propose pour la mise en œuvre des vis S.M.S. sous le nom de « S.M.S. Operative Kit » et « S.M.S. Laboratory Kit ». Notre technique diffère légèrement de celle préconisée par Whaledent.

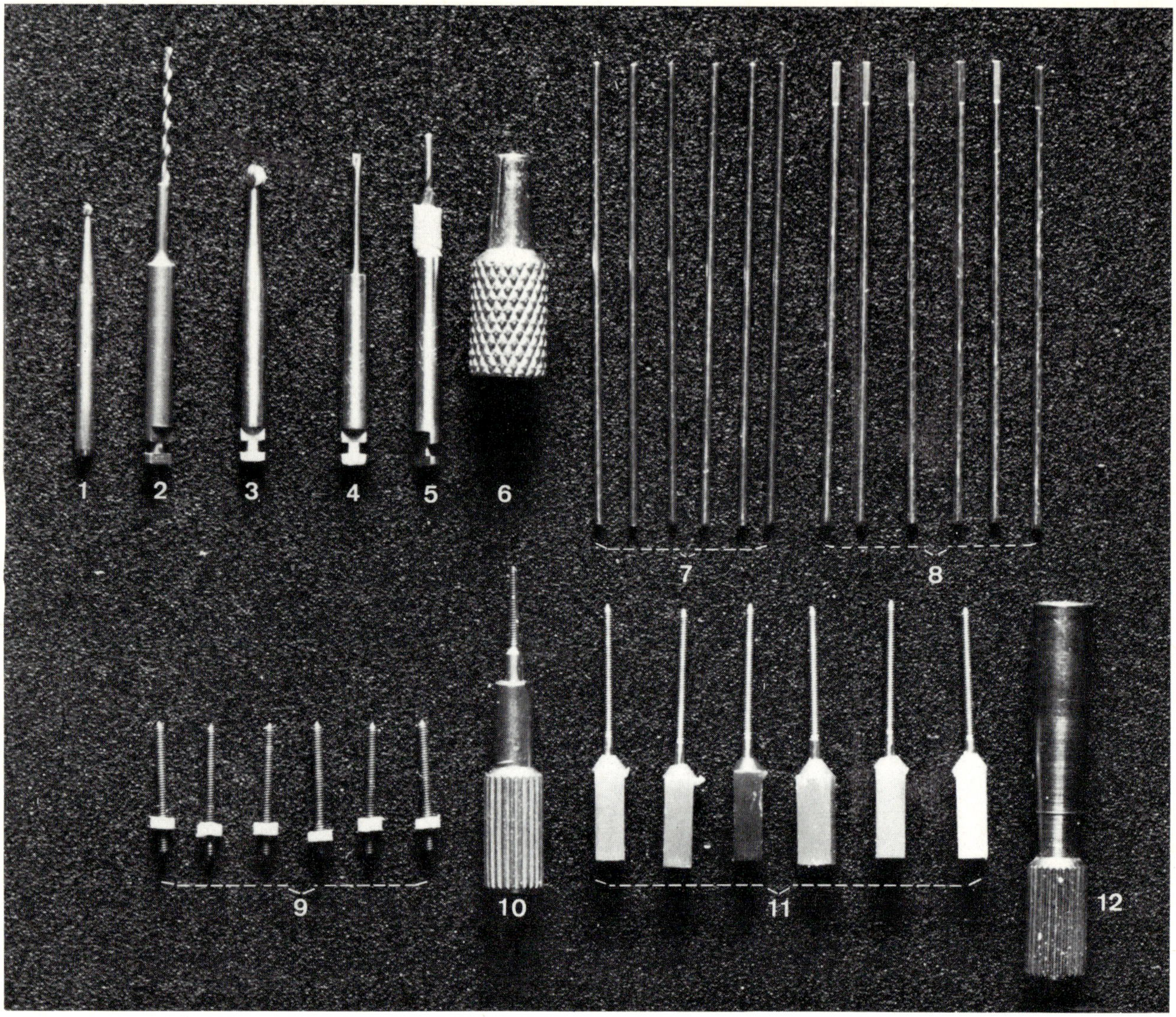


**Figure 2-2.** — Matériel nécessaire à la mise en œuvre du Splint Mate System (S.M.S.) : 1) Fraise-boule nº 2 F.G., 2) Foret Kodex Drill vert (0,7 mm de diamètre, longueur de la partie active 10 mm), 3) Fraise ronde nº 6 pour contre-angle, 4) Fraise à rectifier S.M.S. E4, 5) Fraise pour avant-trou S.M.S. C5, 6) Porte-fraise manuel, 7) Barres métalliques pour empreinte de 0,75 de diamètre, 8) Barres métalliques pour modèle de contrôle de 0,80 mm de diamètre, 9) Tiges filetées en nickel-argent, 10) Taraud S.M.S., 11) Vis S.M.S., 12) Clef porte-vis.

| DESCRIPTION | DÉNOMINATION | Nº DE CATALOGUE WHALEDENT |
|---|---|---|
| Foret de 0,7 mm de diamètre, longueur partie active : 10 mm, manche vert. | Kodex Drill Vert | K75 |
| Fraise à rectifier 0,78 mm de ∅. | S.M.S. E4 | D-64 |
| Fraise pour avant-trou 0,90 mm de ∅, butée réglable. | S.M.S. C5 | D-66 |
| Barre métallique cylindrique pour empreinte 0,75 mm de ∅, 4 cm de long. | S.M.S. Positioning pin « A » | S17A |
| Barre métallique cylindrique, pour modèle de contrôle (1) 0,80 mm de ∅, 4 cm de long. | S.M.S. Lab Positioning Pins. | S17F |
| Vis S.M.S. en acier inoxydable. 0,75 mm de ∅, tête plastique. | S.M.S. Plastic Headed Screw. | S17C |
| Tige filetée en nickel-argent (2) 0,75 mm de ∅, 1 cm; même pas que les vis S.M.S. | S.M.S. Nickel silver Screw. | S17D |
| Clé pour serrage des vis S.M.S. | S.M.S. Wrench. | S17B |
| Taraud de 0,75 mm de ∅. Même pas que les vis S.M.S. | S.M.S. Tap. | S17E |

(1) Identifiable par un méplat à une de leurs extrémités.
(2) Nickel-argent, 72 % nickel, 28 % argent, le nickel-argent est soluble dans l'acide nitrique chaud.

## TECHNIQUE

La technique d'utilisation des vis transcoronaires, para-pulpaires non parallèles est décrite[1, 11, 12, 13] pour un cas clinique nécessitant une attelle-bridge allant de 43 à 33 (fig. 2-3).

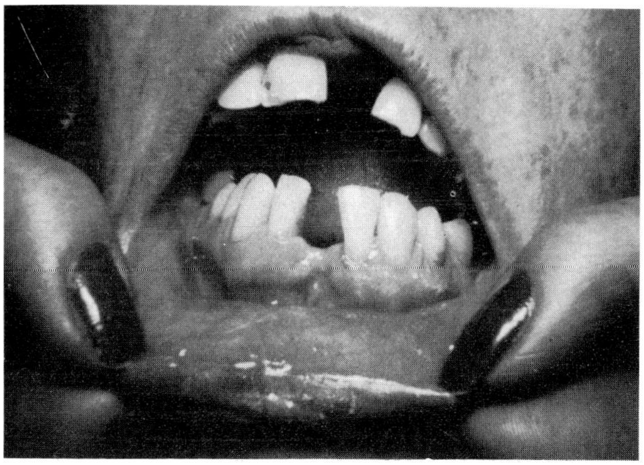

**Figure 2-3.** — Édentation post-traumatique (41 31).

### Première séance clinique

1° Choix de la teinte pour l'élément intermédiaire Cérami-crown, en utilisant non pas le teintier, mais un jeu de dents.

2° Radiographie de chaque dent-pilier (fig. 2-4 et 2-5). Dans la mesure du possible il est préférable d'utiliser la technique du « long cône »[9]. Elle donne une image sans distorsion, ce qui nous permet un repérage précis du niveau de la chambre pulpaire par rapport au bord incisif.

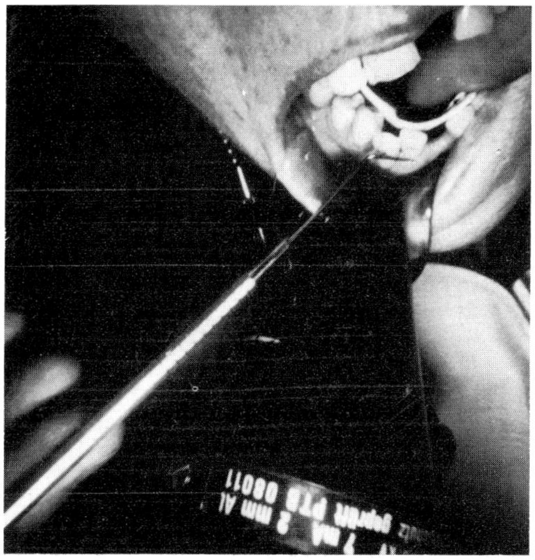

**Figure 2-4.**

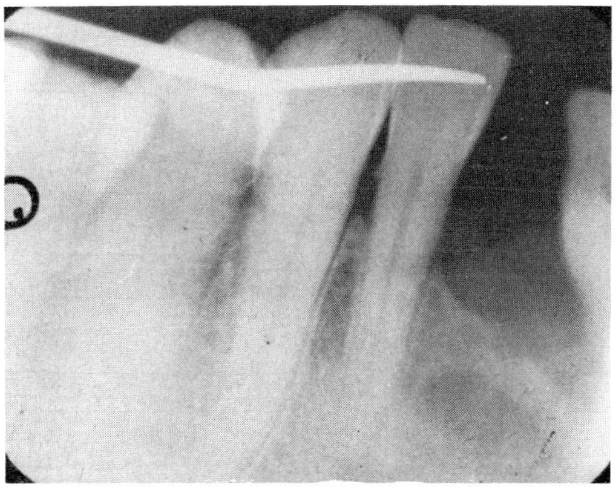

**Figure 2-5.**

**Figures 2-4 et 2-5.** — Technique de repérage du volume pulpaire par radiographie + index métallique.

3° Détartrage et polissage.

4° Prise d'empreinte pour la réalisation d'un modèle d'étude, qui permettra la construction au laboratoire (fig. 2-6) :

*a*) D'un porte-empreinte individuel d'un type spécial;

*b*) Le montage de l'intermédiaire 41 sur une « true base » en vue d'un essai clinique.

### Première séance de laboratoire

1° **Confection d'un porte-empreinte individuel** (fig. 2-7).

*a*) Sur le modèle d'étude on place de la moldine à la face linguale des incisives et des canines, sur toute la hauteur des dents et sur une épaisseur de 1,5 cm et on recouvre les bords incisifs et les faces vestibulaires d'une épaisseur de 4 mm;

*b*) Application de résine autopolymérisable sur ce modèle modifié;

*c*) Après durcissement et démoulage, la portion de la face vestibulaire du porte-empreinte qui correspond aux dents destinées à recevoir une vis est supprimée sur toute sa hauteur;

*d*) Finitions habituelles.

2° **Choix et ajustage de 41.**

Il s'agit d'une jaquette porcelaine préfabriquée (Cérami-crown) : Elle est montée sur une « true base » pour essai en bouche de la teinte, de la forme et de la position.

### Deuxième séance clinique

1° **Essai.**

Essai de la Cérami-crown montée sur « true base »,

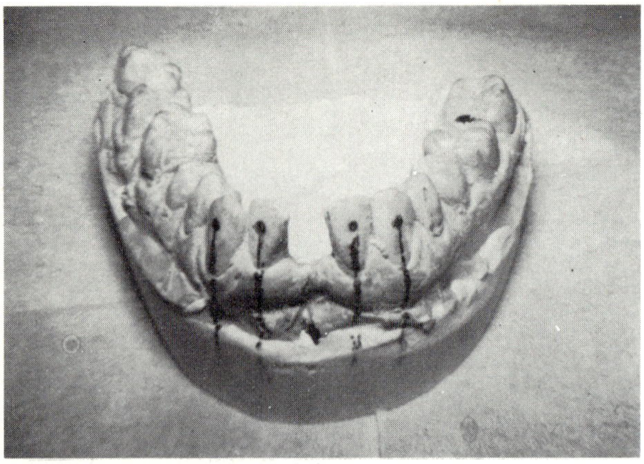

**Figure 2-6.** — Modèle d'étude.

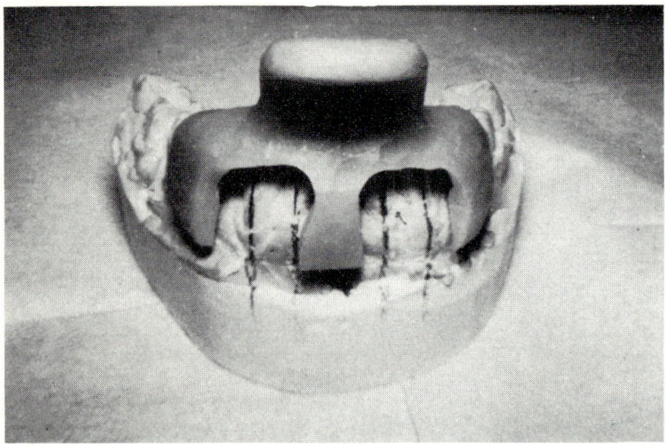

**Figure 2-7.** — Porte-empreinte individuel fenestré pour la technique S.M.S.

et notification sur la fiche de laboratoire des modifications éventuelles (maquillage, forme, position).

2° **Marquage.**

Marquage au crayon gras sur l'émail des faces vestibulaires des dents concernées par l'attelle, du profil pulpaire, après mensuration sur les radiographies.

Cette marque est fixée par une application de vernis Copalite.

3° **Réalisation des pertuis transcoronaires.**

La direction du forage doit être choisie de manière à traverser le maximum d'épaisseur de dentine tout en restant à distance de la pulpe et de l'émail. On peut passer soit entre la pulpe et le bord incisif, soit entre la pulpe et la paroi proximale pour les canines ou les incisives centrales supérieures.

De plus, les axes de deux pertuis adjacents ne doivent pas converger dans l'espace vestibulaire. Si cette convergence se produisait, elle empêcherait la mise en place des vis pour ces pertuis.

*a*) Au moyen de la fraise-ronde 1/2 montée sur la turbine, on perfore l'émail vestibulaire (fig. 2-8) (c'est le seul temps légèrement douloureux de la technique).

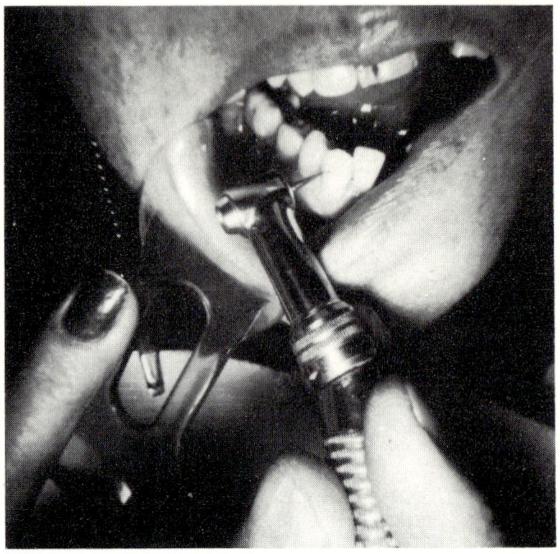

**Figure 2-8.** — Perforation de l'émail vestibulaire.

Puis avec un foret Kodex vert (0,70 mm de diamètre, long de 10 mm) à basse vitesse (500 tr/mn) (pulvérisation inutile), on perfore la dentine (fig. 2-9). Nous utilisons un foret neuf pour chaque cas clinique, de manière à éviter toute difficulté due à l'usure du foret. Le respect de la vitesse de 500 tr/mn est un point important. Cette manœuvre est parfaitement indolore, si la préparation passe à 1 mm de l'image radiologique de la pulpe (l'anesthésie n'est donc pas nécessaire, avantage indéniable pour certains patients). Il ne faut pas, avec ce foret, essayer de perforer l'émail de la face linguale. Pour effectuer cette perforation, nous intervenons par la face linguale. Le repérage du point d'attaque est obtenu en introduisant à la main dans le pertuis un foret de 0,70 mm jusqu'au contact de l'émail lingual. Généralement, la transparence est suffisante pour nous permettre d'apercevoir l'extrémité du foret. A l'aide d'une fraise 1/2 montée sur la turbine, nous perforons en regard du foret.

Dans le cas où l'émail n'est pas suffisamment translucide, nous utilisons le système que nous avons imaginé (fig. 2-9 *bis*).

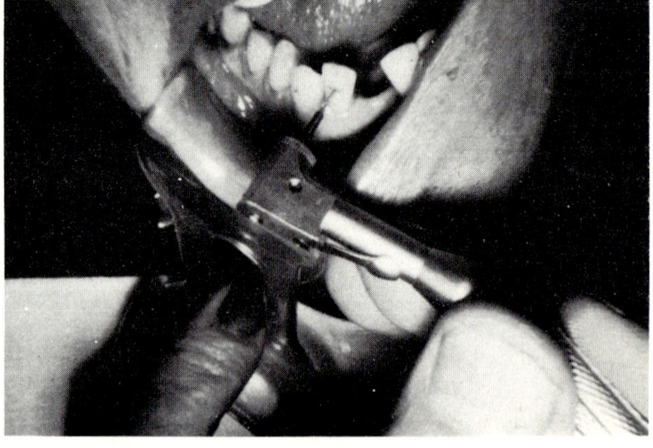

**Figure 2-9.** — Forage du pertuis transdentinaire.

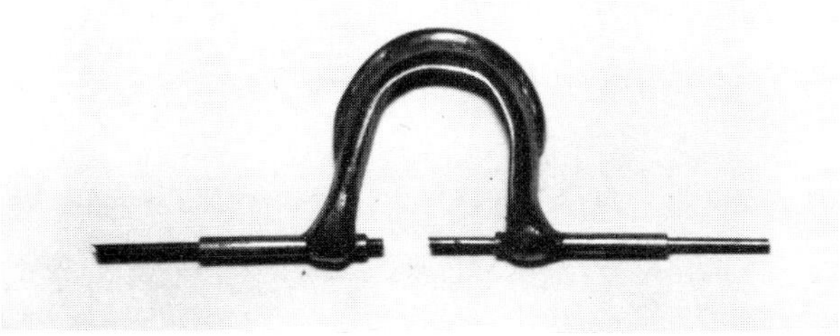

A

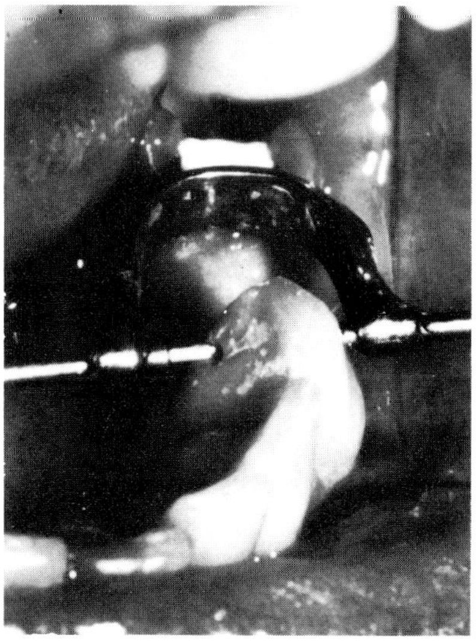

B

**Figure 2-9** *bis.* — Repérage de l'orifice lingual du pertuis transcoronaire. *A*) Appareillage proposé, réalisé par coulée en utilisant un tube pour fil d'orthodontie de 0,7 mm. *B*) Mise en œuvre de l'appareillage.

*Description.* Il s'agit d'un étrier obtenu par coulée en laboratoire.

Les branches sont symétriques et ont 15 mm environ de longueur. Elles sont écartées de 15 mm.

Dans leurs extrémités, sont compris deux tubes d'orthodontie (3 mm de long) prévus pour recevoir un fil rond de 0,70 mm de diamètre. Ils sont alignés sur le même axe et reçoivent chacun un morceau du fil d'acier qui y coulisse librement (1).

*Utilisation.* Pour effectuer le repérage du point d'attaque à la face linguale nous plaçons l'étrier à cheval sur la couronne dentaire; le fil vestibulaire coulissant dans son tube est introduit à fond dans le puits intracoronaire; le fil lingual coulissant à son tour est amené contre l'émail de la face linguale préalablement poudrée à l'aide du spray « Occlude ». L' « Occlude » déposé par spray est une technique conçue pour le contrôle de l'occlusion. Nous l'utilisons fréquemment pour repérer les points de friction des pièces métalliques coulées (plaque squelettée, prothèse conjointe).

(1) Dentorum. — Tubes ronds, n° 480-005, pour fils ronds, n° 527-070.

La pression du fil y marque de façon nette et précise le point d'attaque.

Enfin, l'alésage du pertuis est porté à 0,78 mm à l'aide d'une fraise à rectifier S.M.S. E4 (vitesse 500 tr/mn).

La perforation transcoronaire est ainsi réalisée (fig. 2-10).

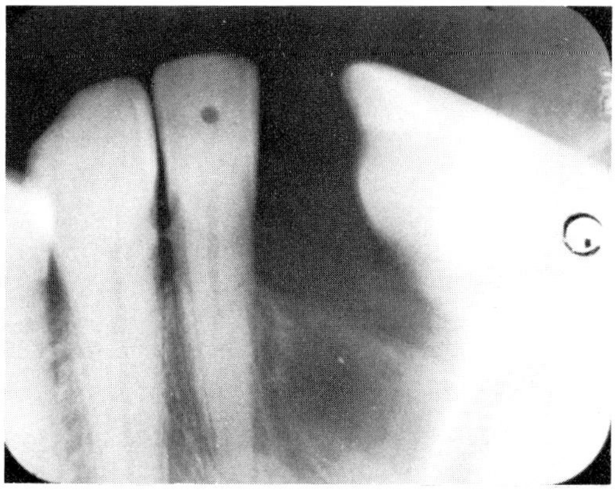

**Figure 2-10.** — Radiographie d'un pertuis transcoronaire.

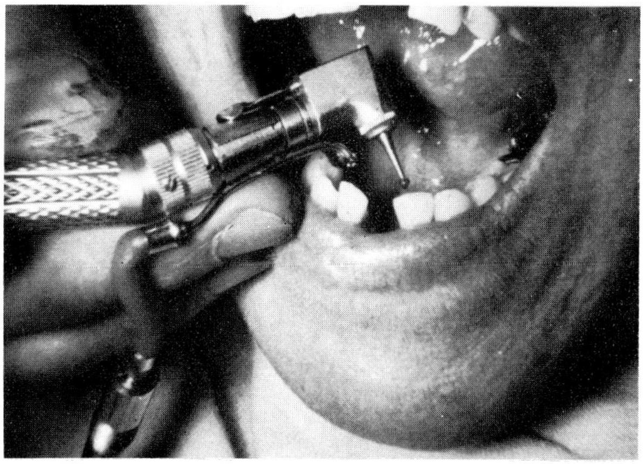

**Figure 2-11.** — Réalisation de l'avant-trou à la face linguale.

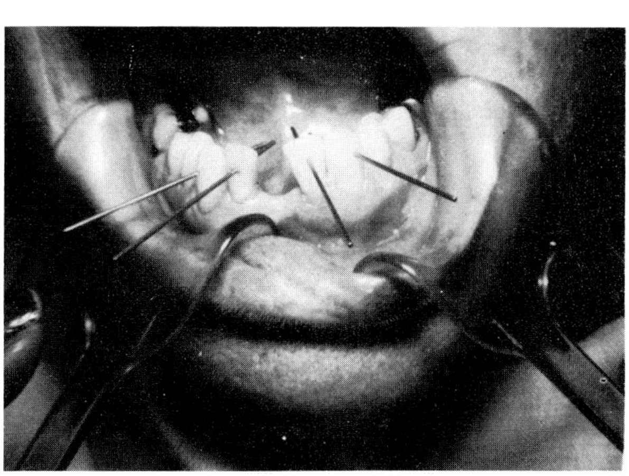

**Figure 2-12.** — Barres métalliques 0,75 mm ∅ en place avant la prise d'empreinte.

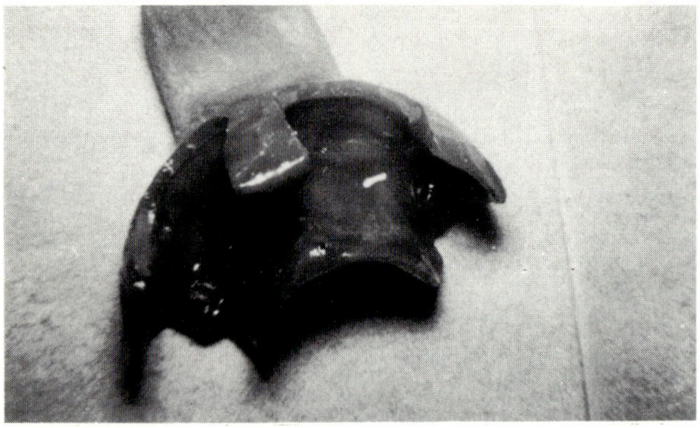

**Figure 2-13.** — Porte-empreinte fenestré enduit de colle pour élastomère thyocol.

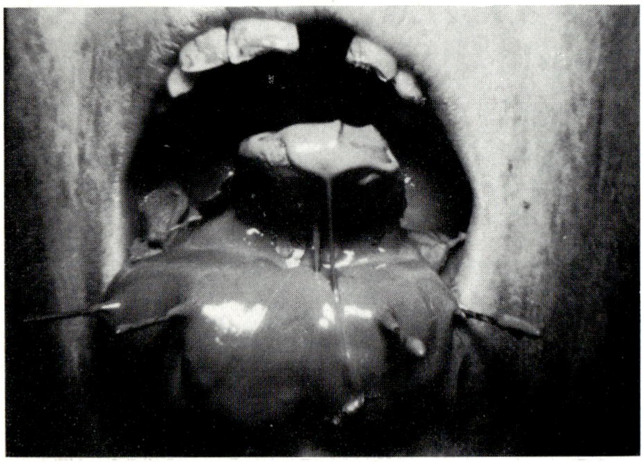

**Figure 2-14.** — Empreinte au thyocol, barre en place.

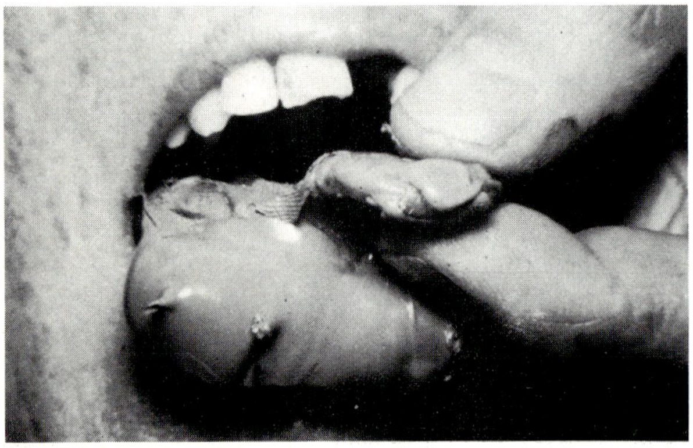

**Figure 2-15.** — Après avoir retiré les barres métalliques, l'empreinte est désinsérée.

*b*) Avec une fraise ronde n° 6, à basse vitesse, nous élargissons l'extrémité linguale du pertuis en un léger avant-trou (fig. 2-11). Il est destiné à permettre le renfort du bandeau métallique au point où la vis transcoronaire s'engage dans le métal.

C'est la seule modification apportée à la face linguale, exception faite des incisives et canines supérieures où, suivant les conditions d'occlusion, il est

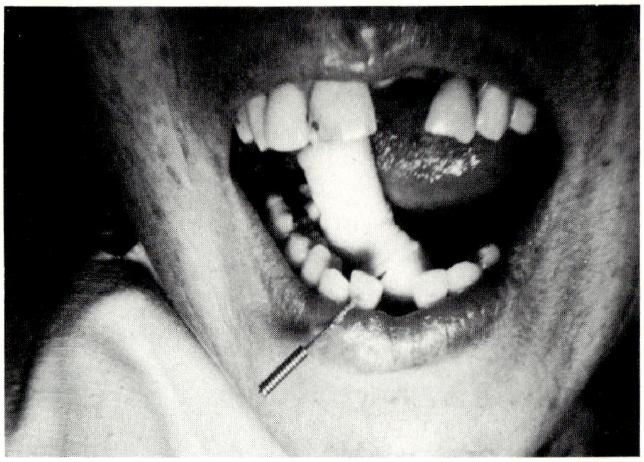

**Figure 2-16.** — Application de Copalite dans les pertuis transcoronaires.

parfois nécessaire de ménager un espace pour l'épaisseur du bandeau.

4° **Prise d'empreinte.**

*a*) Elle est précédée d'un nettoyage, polissage, pour faire disparaître tout dépôt qui risquerait de fausser l'empreinte.

Pour la prise d'empreinte des pertuis transcoronaires, nous nous servons de barres métalliques cylindriques de 0,75 mm de diamètre et de 4 cm de longueur. Elles sont insérées dans les pertuis transcoronaires dépassant de 2 mm du côté lingual (fig. 2-12).

La prise d'empreinte s'effectue les barres ainsi placées, ce qui explique la double particularité du porte-empreinte : espace ménagé au niveau lingual et ouverture à la face vestibulaire (fig. 2-7).

Le matériau à empreinte utilisé est un élastomère thyocol car il faudra tirer deux modèles de cette empreinte.

Nous avons recours au « light body » Permlastic dont la fluidité nous satisfait, et au « heavy body » Neoplex, car il ne colle plus aux doigts 30 s après la fin de la spatulation, ce qui nous permet de l'adapter plus aisément à la face vestibulaire autour des barres.

*b*) *Technique d'empreinte proprement dite* (technique du double mélange)

L'intérieur du porte-empreinte est enduit d' « adhesive Permlastic » (fig. 2-13).

Le « heavy body » Neoplex est spatulé; dès la fin de la spatulation, l'assistante mélange le « light body ». Pendant qu'elle charge la seringue à Permlastic, nous chargeons le « heavy body » sur le porte-empreinte.

Au moyen de la seringue, les barres étant en place comme nous l'avons indiqué plus haut, nous déposons du Permlastic « light body » dans les avant-trous linguaux et sur l'ensemble des faces linguales intéressées, puis nous plaçons le porte-empreinte en bonne position en veillant attentivement à ne pas accrocher une barre et à risquer ainsi de la tordre (fig. 2-14).

Lorsque le porte-empreinte est en place, nous le maintenons d'une main, et de l'autre nous poussons les barres à fond contre le côté lingual du porte-empreinte, et, au niveau vestibulaire, nous rabattons le thyocol contre les barres, tout en écartant la lèvre.

Dix minutes après le début de la spatulation du « light body » nous enlevons les barres en les tirant suivant leur axe, ce qui permet de retirer l'empreinte (fig. 2-15).

*c*) Application sur les parois du pertuis, de vernis Copalite, au moyen d'une mèche de papier ou d'un tire-nerf garni de coton (fig. 2-16).

Obturation provisoire au moyen d'un cône de gutta scellé au ciment provisoire Trial d'Opotov qui se désinsérera en un seul bloc grâce à sa consistance élastique.

Les extrémités du cône de gutta sont sectionnées à la spatule chaude.

### Deuxième temps de laboratoire

**1° Coulée des modèles.**

*a*) Les barres de 0,75 mm préalablement lubrifiées au silicone (spray) sont replacées en position dans l'empreinte, ce qui est aisé, étant donné la fermeté de l'élastomère thyocol. On s'assure d'un passage facile des barres dans le produit à empreinte, afin d'éviter sa déformation (fig. 2-17 et 2-18).

Un modèle est coulé en revêtement-modèle Cymo-die (14 cm$^3$ de liquide pour 50 g de poudre) : « *Le maître-modèle* ». (fig. 2-19). C'est sur lui que sera coulé directement le bridge après sa réalisation en cire[14].

Une heure et demie après la coulée du modèle, on enlève les barres et on démoule. Il ne faut pas trop dépasser ce temps, car après 2 heures le thyocol adhère au Cymo-die, si bien que lors de l'extraction le modèle risque de se briser ou le thyocol de se déchirer. Cet incident rend impossible l'exécution du temps suivant.

*b*) L'empreinte est réutilisée pour la coulée d'un second modèle. A ce stade, les barres de 0,75 mm sont remplacées par des barres de 0,80 mm reconnaissables à leur méplat, et l'empreinte est coulée en Velmix, ce qui permet d'obtenir « *le Modèle-contrôle* » (fig. 2-20). Pourquoi des barres de 0,80 mm ? Après la coulée du bridge, nous perdons le maître-modèle. Il est donc nécessaire, pour les finitions, d'avoir un modèle de contrôle sur lequel les vis passeront facilement dans les pertuis.

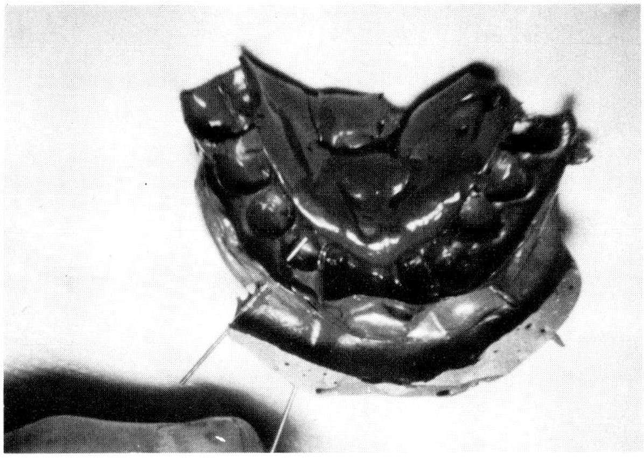

**Figure 2-17.** — Au laboratoire, réinsertion des barres métalliques 0,75 mm ∅ dans l'empreinte thyocol.

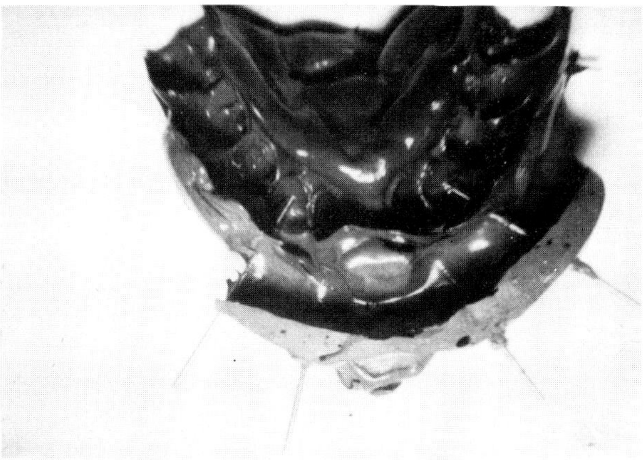

**Figure 2-19.**

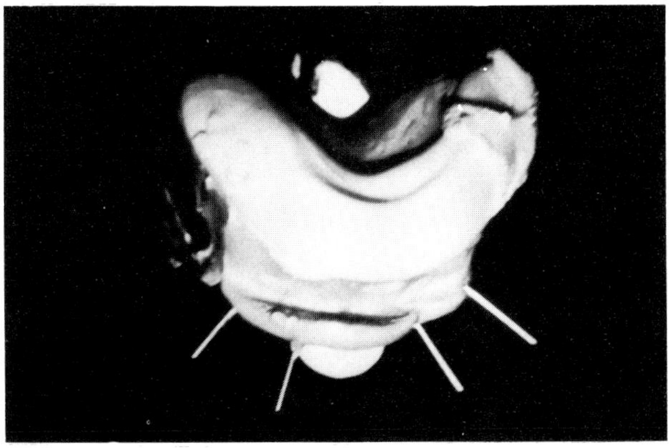

**Figure 2-18.** — Coulée du maître-modèle en Cymo-die.

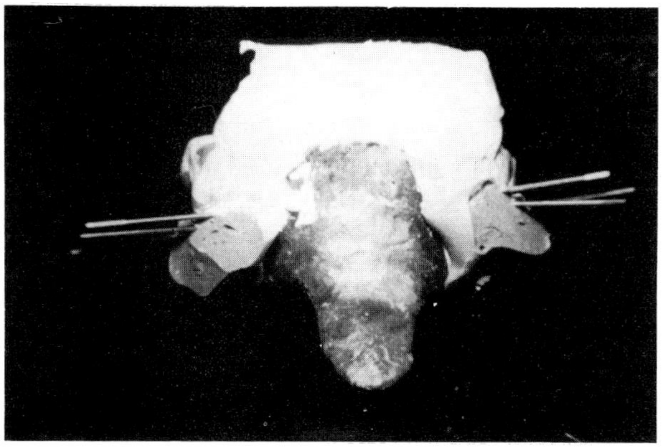

**Figures 2-19 et 2-20.** — Coulée du modèle de contrôle après avoir replacé dans l'empreinte thyocol des barres métalliques de 0,80 mm de diamètre, identifiables grâce à leur méplat.

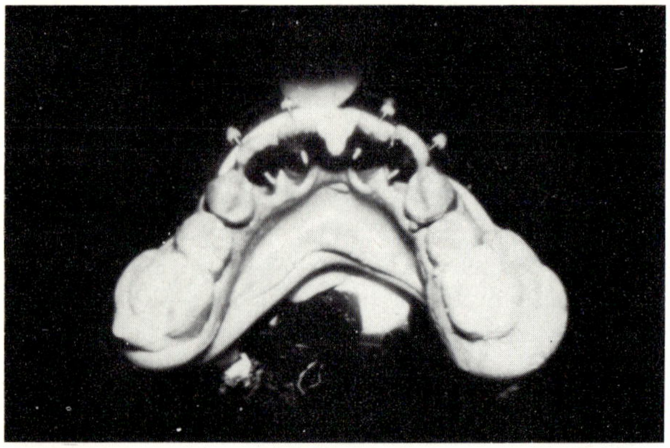

**Figure 2-21.**

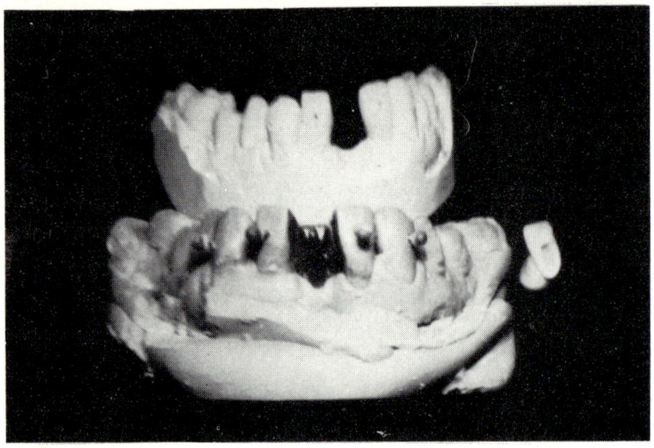

**Figures 2-21 et 2-22.** — Réalisation de la maquette en cire.

2° **Confection de la maquette en cire de l'attelle-bridge sur le maître-modèle** (fig. 2-21 et 2-22).

*a*) Tracé des contours : le tracé doit être effectué par le praticien. Il précise les limites du bandeau sur les faces linguales : elles n'atteignent pas le bord incisif et restent nettement supra-gingivales, elles remontent au niveau des faces proximales, pour respecter les embrasures.

*b*) La position de la jaquette préfabriquée de l'élément intermédiaire étant repérée à l'aide d'une classique clé, la cire de l'armature de cet élément intermédiaire est sculptée, débordant légèrement sur les dents adjacentes.

*c*) Les tiges filetées en nickel-argent sont mises en place dans les pertuis, dépassant de part et d'autre, et la cire de l'armature est exécutée selon le tracé en maintenant une épaisseur maximum de 0,75 mm.

*d*) La jaquette préfabriquée est retirée de la cire, puis l'ensemble : maître-modèle, maquette en cire, vis en nickel-argent est mis en revêtement dans un cylindre. Pour faciliter le démoulage, nous utilisons de la Cristobalite de Kerr, plus friable que le Cymo-die.

3° **Coulée.**

Le revêtement, après sa prise, est placé dans un four froid et monté progressivement à 600 °C. Il y est maintenu pendant une heure au moins. Il ne faut pas dépasser 650°, car il y aurait alors risque de détériorer les vis en nickel-argent.

La coulée est effectuée avec de l'or platiné auto-trempant type IV des spécifications de l'A.D.A.

4° **Démoulage.**

Le revêtement est détruit, en s'aidant au besoin de l'acide chlorhydrique pour attaquer le Cymo-die et le nettoyage est complété par passage dans une cuve à ultrasons.

5° **Suppression des tiges filetées en nickel.**

La pièce est plongée dans un bain d'acide nitrique chaud pour dissoudre les vis en nickel. Bien souvent, elles peuvent être retirées simplement par dévissage (fig. 2-23).

Au moyen du taraud S.M.S., nous vérifions le pas de vis qui se trouve ainsi réalisé dans le corps de l'attelle-bridge (fig. 2-24).

6° **Finition.**

La finition de l'attelle-bridge est conduite selon les techniques habituelles. Les faces métalliques qui seront au contact du ciment sont dépolies par sablage fin (fig. 2-25).

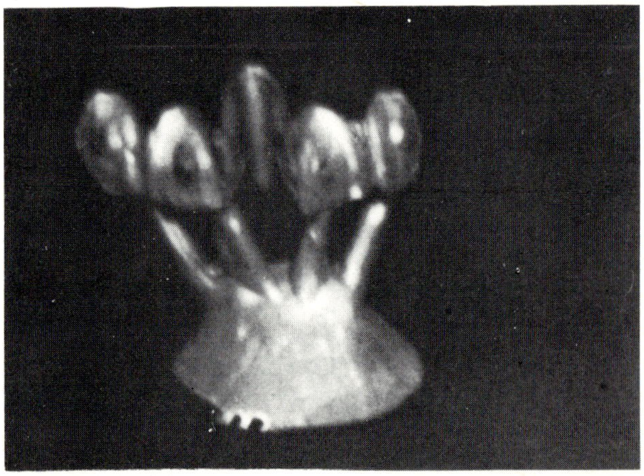

**Figure 2-23.** — Coulée de l'attelle après retrait des tiges filetées en nickel-argent.

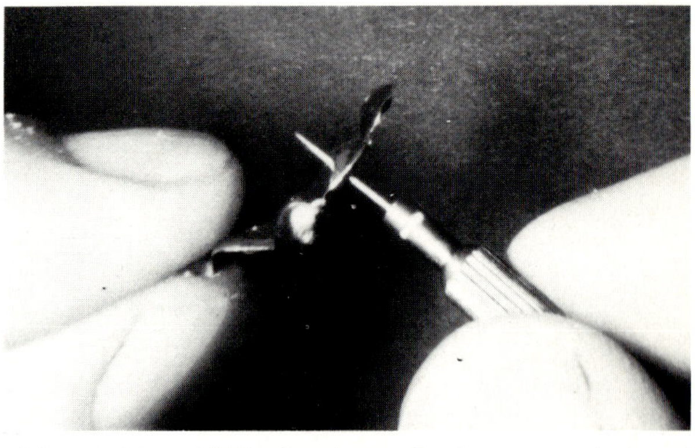

**Figure 2-24.** — Vérification des pas de vis au moyen du taraud S.M.S.

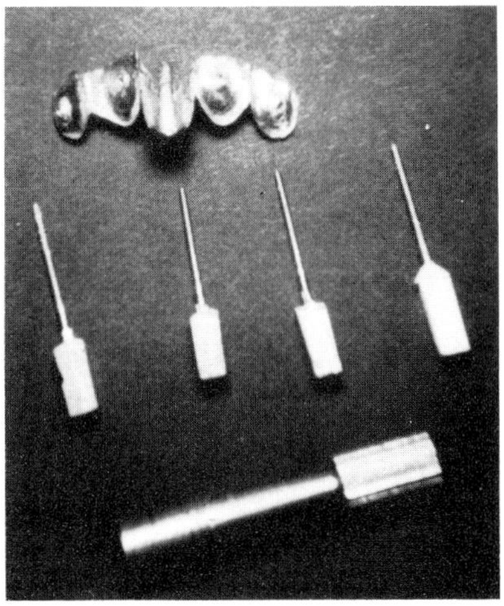

**Figure 2-25.** — Armature métallique du bridge.

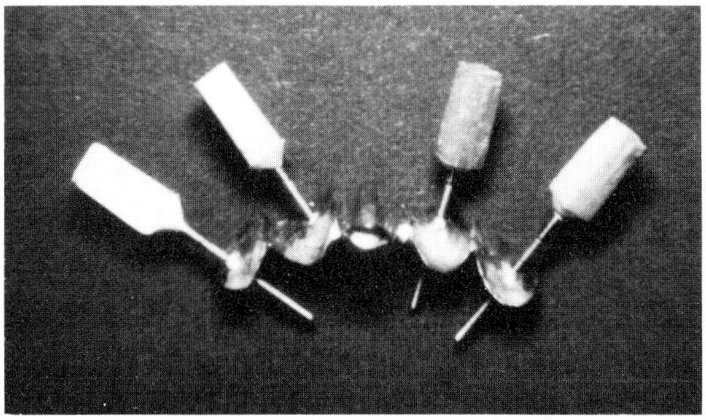

**Figure 2-26.** — Essai des vis en dehors de la bouche.

Puis le bandeau métallique étant en bonne position sur le modèle de contrôle, on essaie pour chaque pertuis la vis définitive et on repère sa position grâce aux manches colorés (fig. 2-26). Ce repérage est noté sur la fiche de laboratoire.

### Troisième séance clinique

1° **Détartrage avant scellement.**

Avant de retirer les obturations provisoires, on procède à un nettoyage soigneux des faces linguales avec une cupule de caoutchouc et un peu de pâte à détartrer.

2° **Préparation des logements destinés à recevoir les têtes de vis.**

Rappelons que les vis comportent une tête cylindrique de 0,90 mm de diamètre.

La tête de vis doit appliquer les forces de serrage sur la dentine, car en s'appuyant sur l'émail, celui-ci risquerait de se fracturer.

Il est donc nécessaire de ménager, à l'extrémité vestibulaire des pertuis transcoronaires, une logette de 0,90 mm de diamètre atteignant la dentine.

Pour la réaliser, on utilise la fraise à tige-guide et butée réglable S.M.S. C5. La butée en plastique est réglée en fonction de l'épaisseur de l'émail. La fraise est manœuvrée à la main plutôt qu'au tour, montée sur un porte-fraise manuel.

3° **Essai.**

Pour faciliter les manœuvres d'essai, nous plaçons un écarteur à lèvres « Martin » et une cale en caoutchouc (Vac-ejector) au niveau des molaires, ce qui assure la stabilité mandibulaire sans fatiguer le patient.

Après avoir contrôlé la bonne mise en place du bandeau lingual, les vis sont introduites dans les pertuis transcoronaires et vissées dans les filetages du bridge (fig. 2-27), le vissage doit s'effectuer *sans efforts*. En cas de résistance au niveau d'une vis, repasser dans le filetage correspondant un taraud S.M.S. n'ayant jamais servi, dans le puits transcoronaire correspondant une fraise S.M.S. C5 neuve.

Après serrage, il faut s'assurer que c'est bien la tête de vis qui appuie au fond de son logement, et non pas le manche en plastique sur la face vestibulaire. Si cet incident se produit, il faut meuler le manche pour dégager suffisamment la tête de vis, mais sans excès, afin d'éviter de fragiliser la liaison manche-tête de vis.

Au cours de ces manœuvres, il est très important de respecter le repérage des vis déjà noté lors de l'essai au laboratoire, ce repérage étant inscrit sur la fiche de laboratoire.

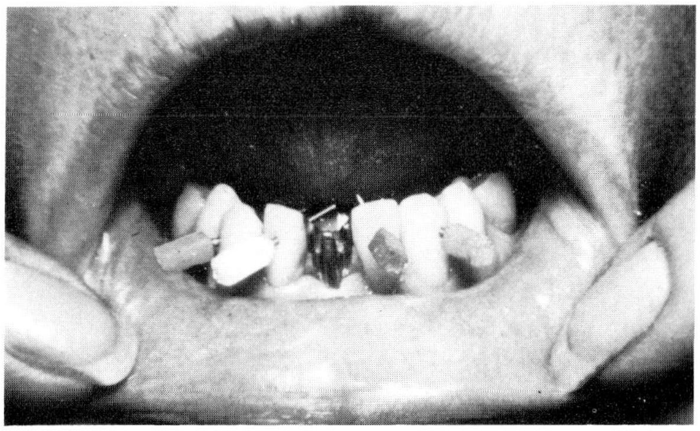

**Figure 2-27.** — Essai du bridge et des vis en bouche.

Après cet essai, les éléments sont démontés et l'on passe au scellement. Il ne faut passer au scellement-vissage que lorsqu'on a réalisé un essai de mise en place et de vissage en moins de 1 mn 30 s.

4° **Scellement.**

A) **Scellement de la jaquette préfabriquée.**

Il est effectué au ciment oxy-phosphate selon les techniques habituelles.

B) **Scellement-vissage de l'attelle-bridge** (fig. 2-28).

L'application du ciment sur les faces linguales et dans les pertuis, la mise en place du bandeau lingual,

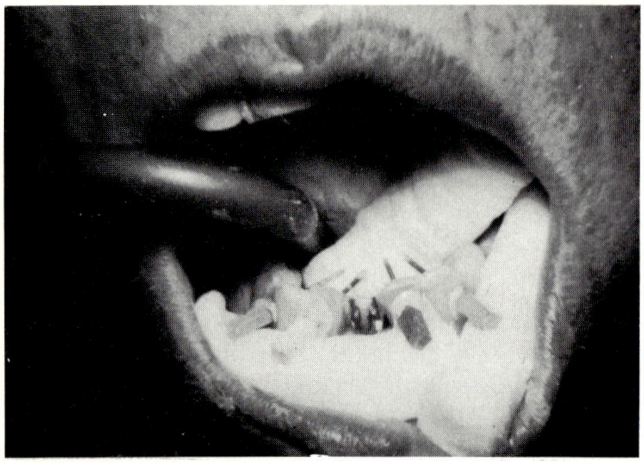

**Figure 2-28.** — Scellement-vissage.

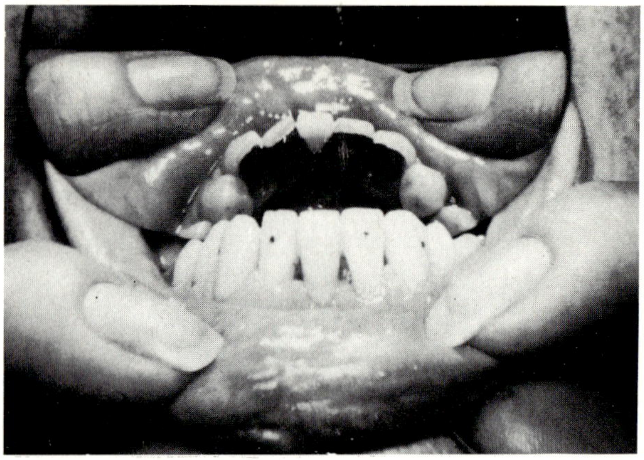

**Figure 2-29.** — Bridge terminé.

des vis et leur serrage, demandent un temps relativement long par rapport au scellement d'attelles conventionnelles. Ceci nous conduit à nous entourer du maximum de précautions pour obtenir un ciment oxyphosphate à prise contrôlée (voir chap. 29).

Nous estimons que c'est le seul écueil qui peut surprendre le praticien lors de sa première réalisation. Aussi, lui conseillons-nous de n'entreprendre, pour les premières fois, que des prothèses comportant trois ou quatre vis.

*a*) L'écarteur à lèvres, la cale molaire, étant en place, nous procédons à un rinçage des dents-pilier,

— mise en place des cotons salivaires,
— mise en place de la pompe à salive,
— séchage.

Au moyen d'une boulette de coton, nous passons un drying-agent (Prep-Dry) sur les faces linguales et proximales.

*b*) Après trois minutes, séchage à l'air chaud.

*c*) Le ciment oxyphosphate est préparé selon la technique Phosphacap (voir p. 184).

*d*) A l'aide de la capsule-seringue on dépose du ciment sur le bridge et dans les pertuis transcoronaires puis on procède à la mise en place successive des différents éléments.

Notons que nous serrons les vis progressivement, c'est-à-dire que le serrage de l'une n'est jamais conduit à fond en un seul temps, et que nous passons de l'une à l'autre pour parfaire le blocage. Il faut, bien entendu, exercer une force modérée.

*e*) Dès la prise complète du ciment, nous sectionnons du côté lingual et du côté vestibulaire, les portions des vis qui dépassent, à l'aide d'une pointe cylindrique diamantée montée sur la turbine.

*f*) Nous nous débarrassons des excès de ciment et terminons par un polissage des extrémités des vis à la pointe montée pierre Arkansas blanche, puis avec une pointe de caoutchouc abrasif (fig. 2-29).

### Quatrième séance clinique

Si le patient le désire, dans une séance ultérieure, nous faisons disparaître sous une obturation, l'extrémité vestibulaire de ces vis.

# ILLUSTRATION TEMPS PAR TEMPS DE LA TECHNIQUE

## A. — RÉALISATION DES PERTUIS TRANSCORONAIRES

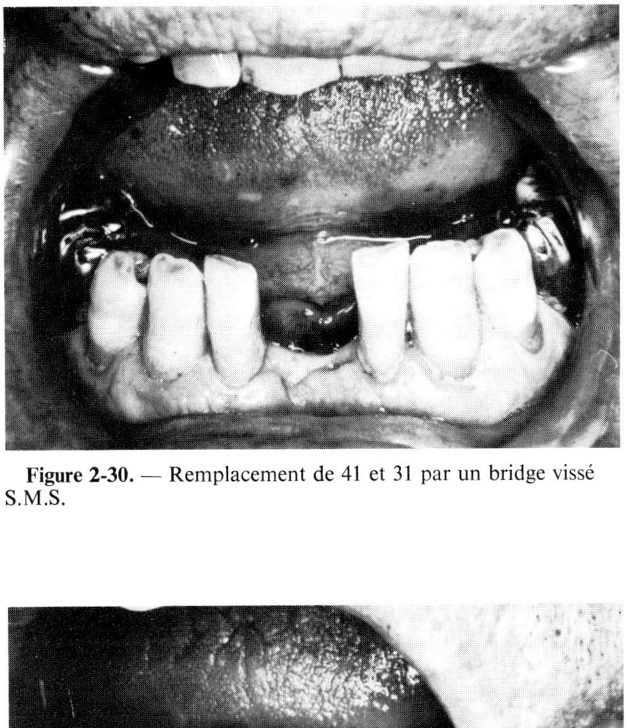

**Figure 2-30.** — Remplacement de 41 et 31 par un bridge vissé S.M.S.

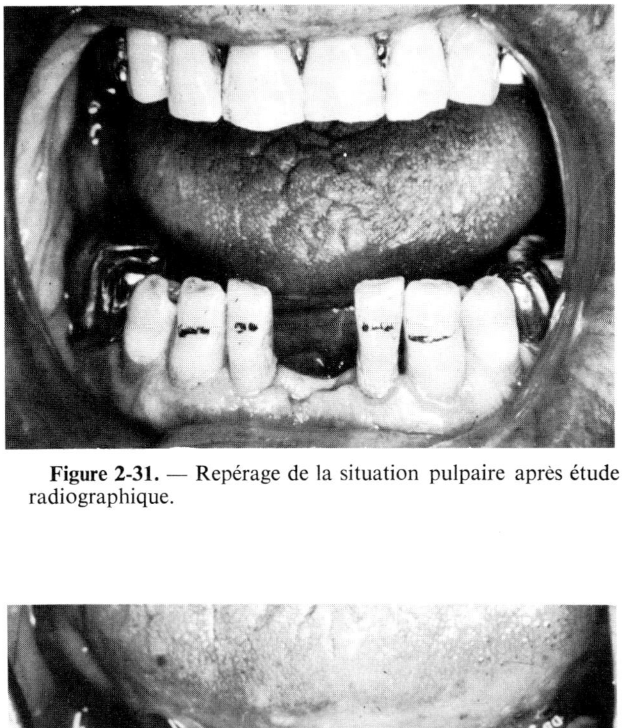

**Figure 2-31.** — Repérage de la situation pulpaire après étude radiographique.

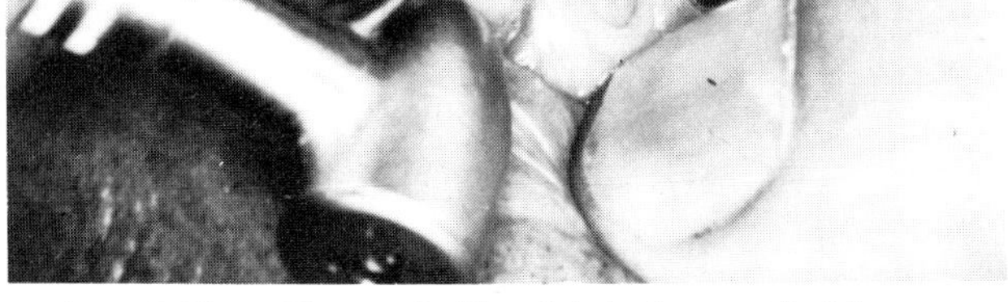

**Figure 2-32.** — Forage de l'émail à la face vestibulaire.

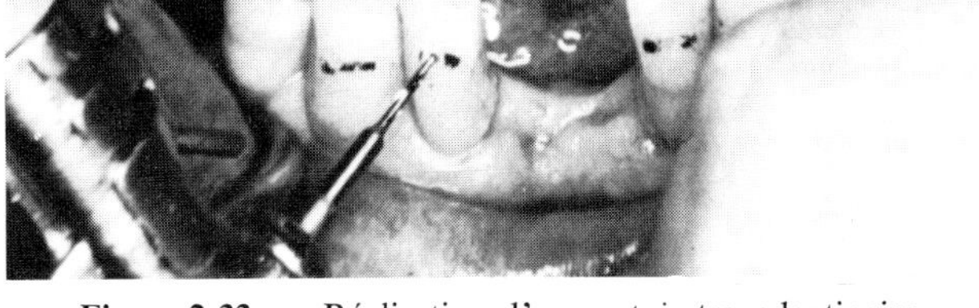

**Figure 2-33.** — Réalisation d'un pertuis transdentinaire.

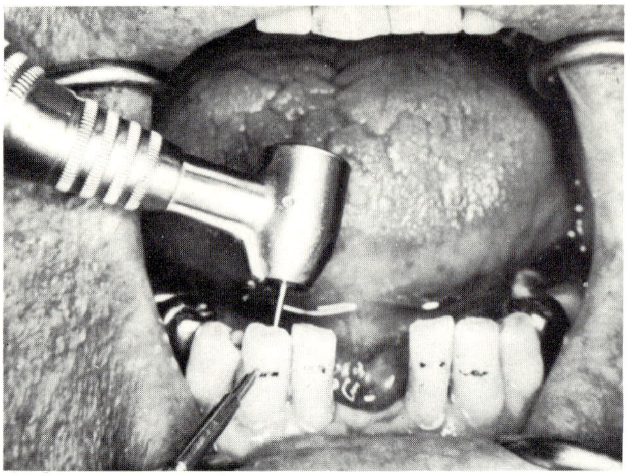

**Figure 2-34.** — Forage de l'émail à la face linguale après repérage grâce à un foret, vu en transparence à travers l'émail lingual. Les lèvres sont maintenues par l'écarteur à lèvre Martin.

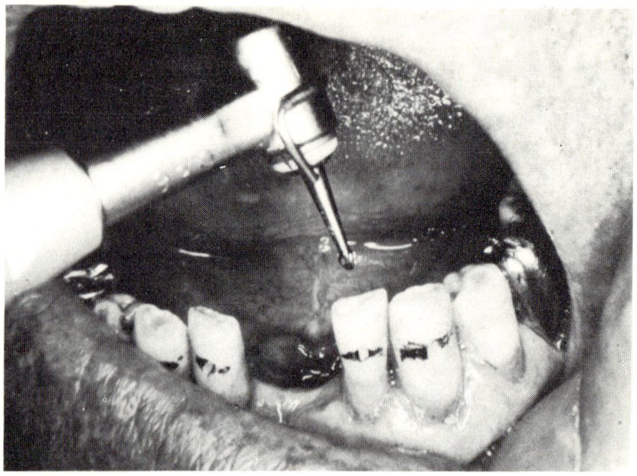

**Figure 2-35.** — Réalisation de l'avant-trou du pertuis transcoronaire à la face linguale.

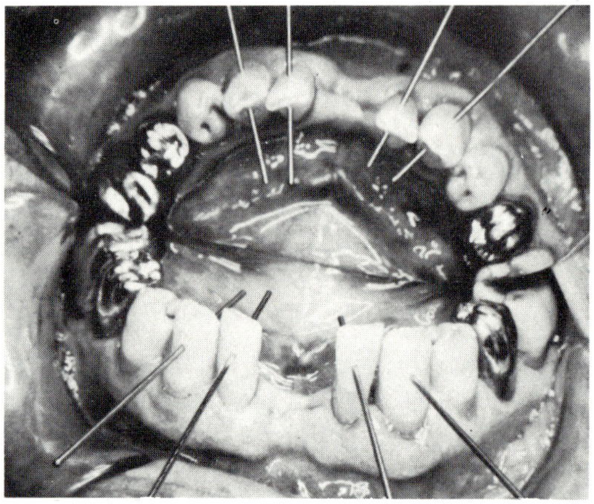

**Figure 2-36.** — Après alésage des pertuis à 0,78 mm ∅ en utilisant la fraise S.M.S. E4, essai des barres métalliques à empreintes de 0,75 mm ∅.

## B. — PRISE D'EMPREINTE

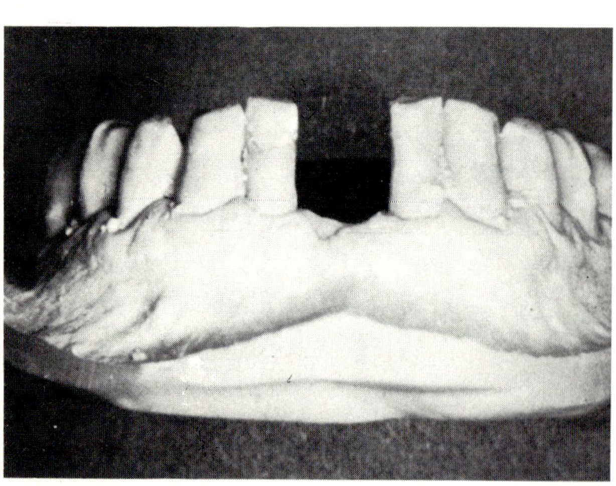

**Figure 2-37.** — Modèle d'étude pour la confection du porte-empreinte.

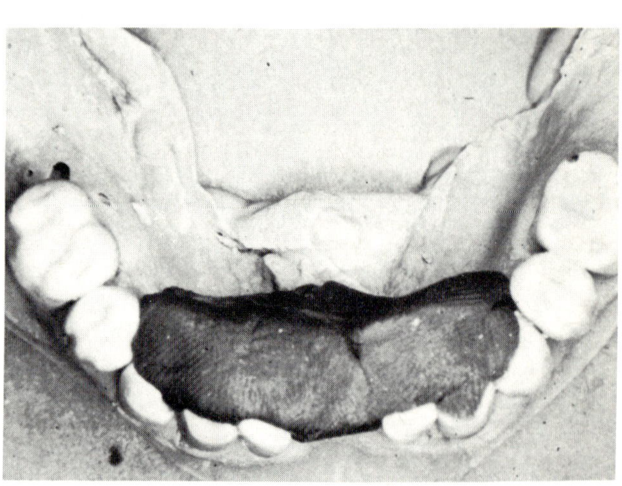

**Figure 2-38.** — Moldine réservant un espace à la face linguale du bloc incisivo-canin.

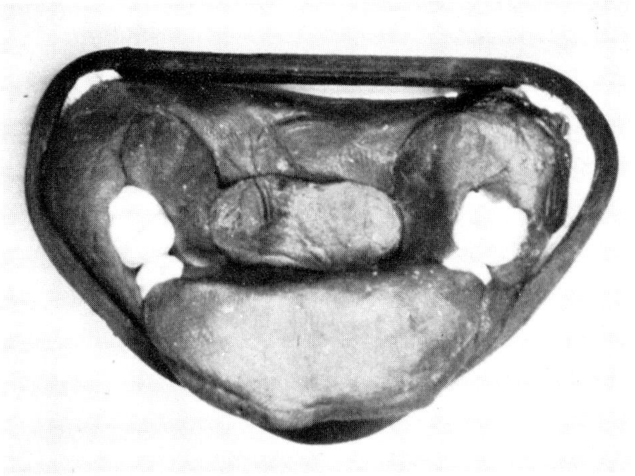

**Figure 2-39.** — Moldine comblant les contre-dépouilles et réservant un espace au bord incisal. Notons que les faces triturantes des prémolaires et des molaires ne sont pas recouvertes, de manière à prévoir dans le porte-empreinte une limite d'enfoncement.

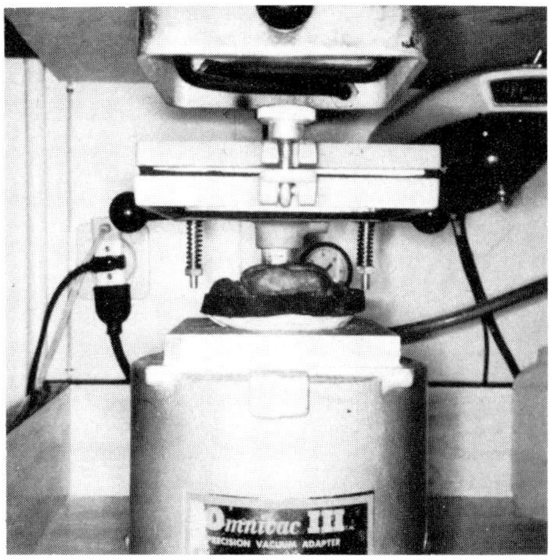


**Figure 2-40.** — Sur ce modèle modifié, réalisation du porte-empreinte, au moyen du « Vacuum-Thermo-Former Omnivac III ».

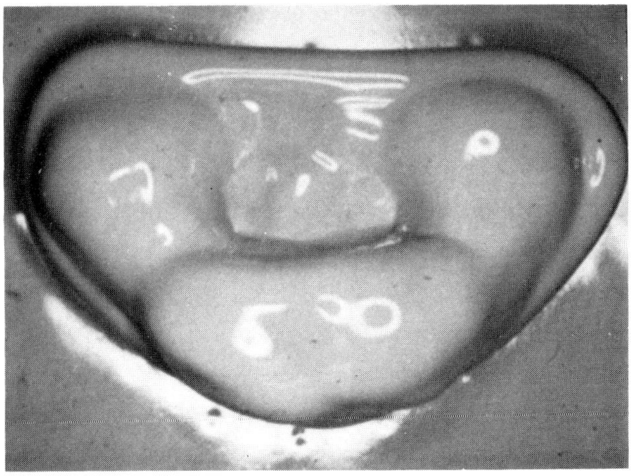

**Figure 2-41.** — Plaque de résine thermo-plastique appliquée sur le modèle modifié.

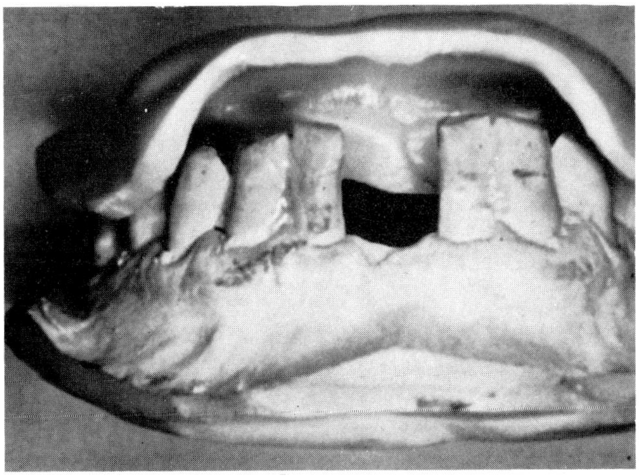

**Figure 2-42.** — Porte-empreinte terminé. Remarquons la suppression de la partie vestibulaire au niveau des canines et incisives.

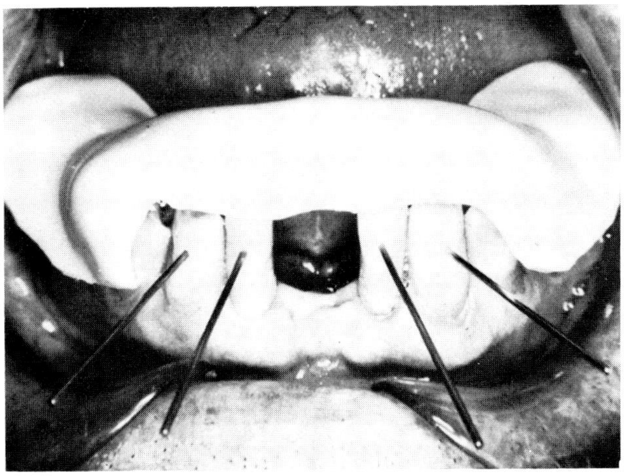

**Figure 2-43.** — Essai du porte-empreinte en bouche, barre à empreinte en place.

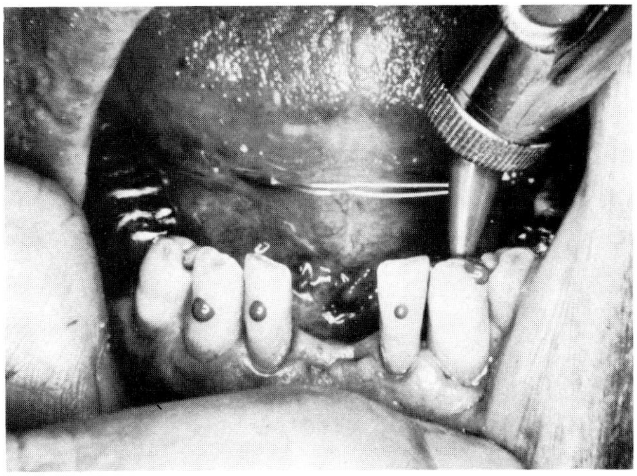

**Figure 2-44.** — A l'aide de la seringue le « Light Body » est déposé sur les faces linguales et dans les avant-trous des pertuis transcoronaires.

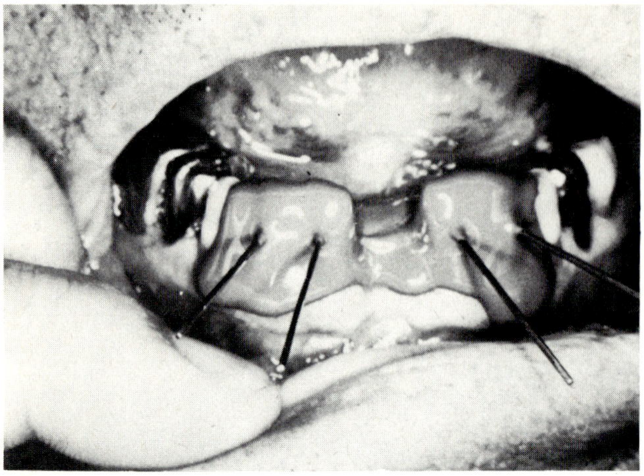

**Figure 2-45.** — Barre en place, application du « Light Body Permlastic ».

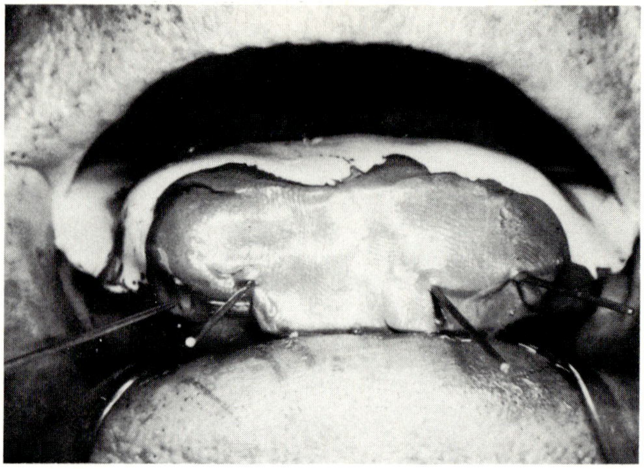

**Figure 2-46.** — Porte-empreinte chargé de « Heavy Body, Néoplex » mis en place.

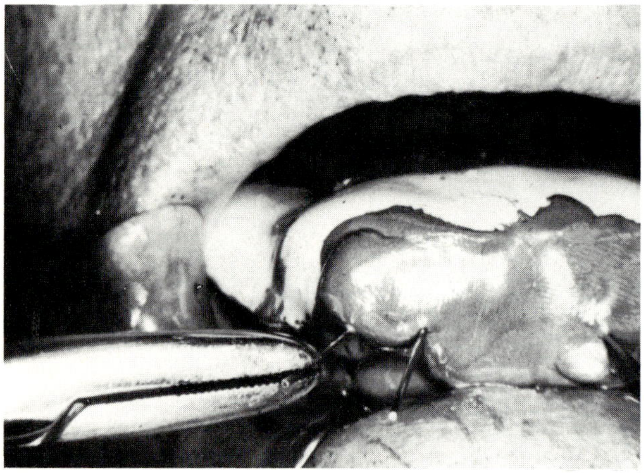

**Figure 2-47.** — Après polymérisation, retrait des barres à empreinte, pour permettre la désinsertion de l'empreinte.

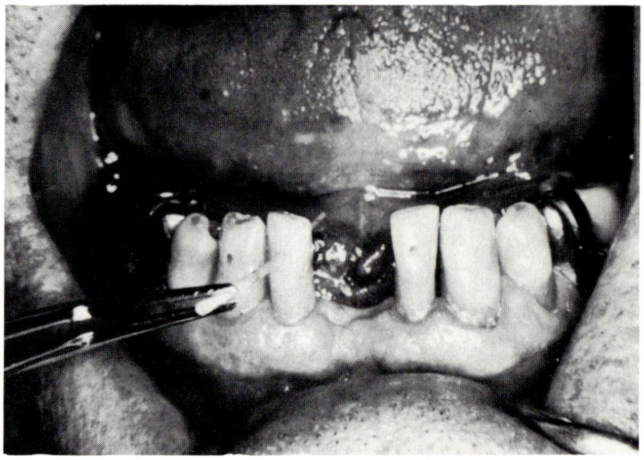

**Figure 2-48.** — Application de Copalite dans les pertuis transcoronaires.

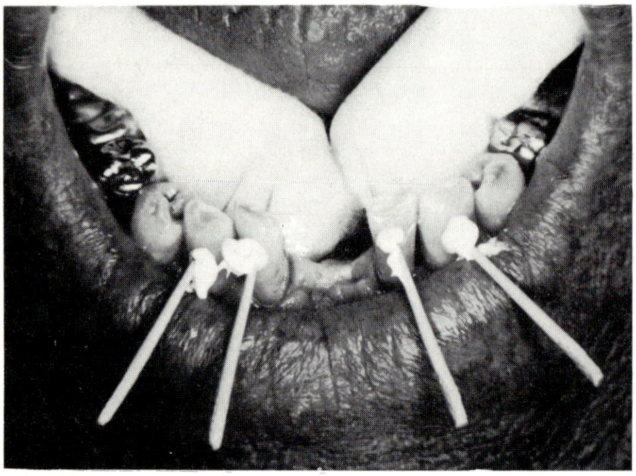

**Figure 2-49.** — Obturation des pertuis transcoronaires au moyen de cônes de gutta et de ciment Trial d'Opotov.

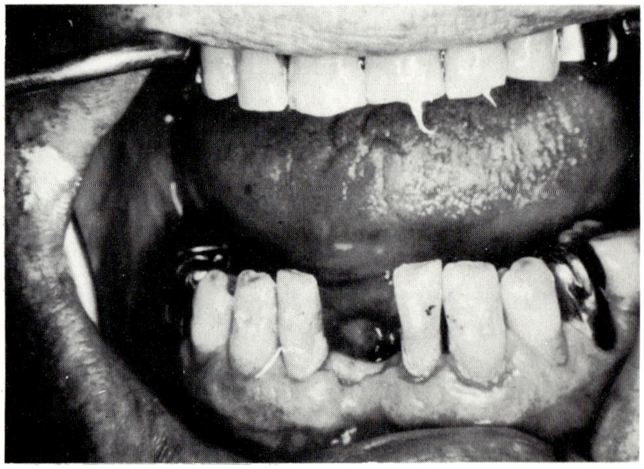

**Figure 2-50.** — Après section des cônes de gutta à la spatule chaude protection terminée.

## C. — TECHNIQUE DE LABORATOIRE

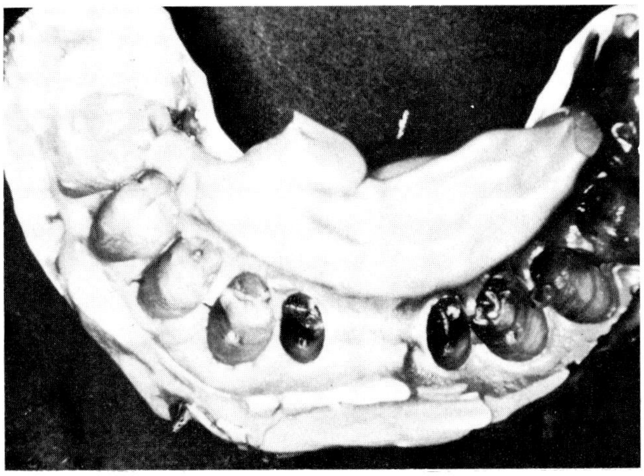

**Figure 2-51.** — Empreinte au thyocol.

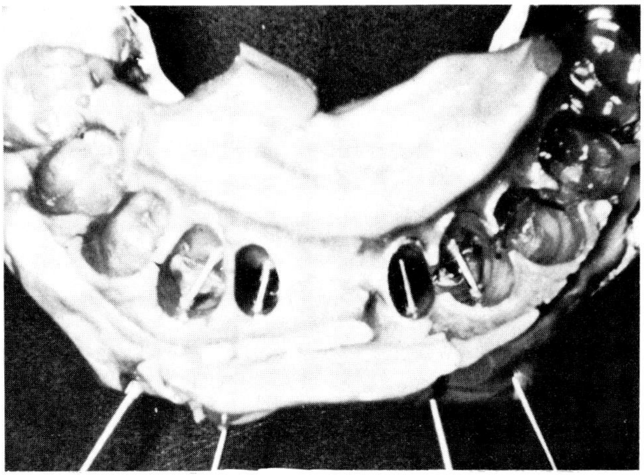

**Figure 2-52.** — Réinsertion des barres dans l'empreinte.

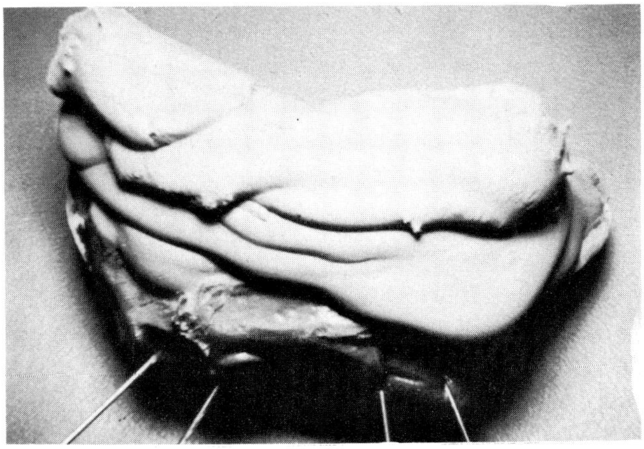

**Figure 2-53.** — Coulée du maître-modèle en Cymo-die.

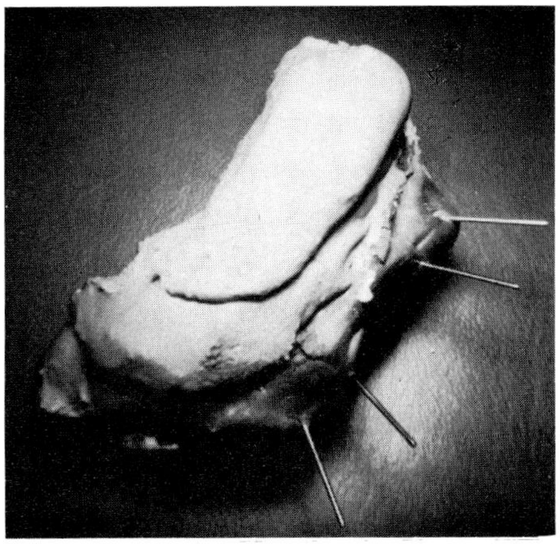

**Figure 2-54.** — Coulée du modèle de contrôle en Velmix.

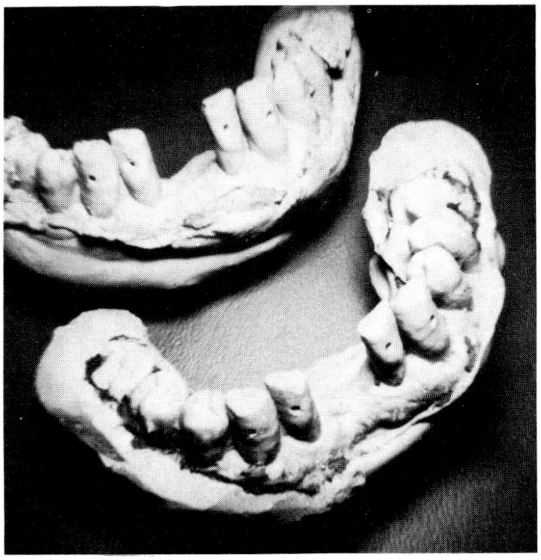

**Figure 2-55.** — Maître-modèle *(en bas)*, modèle de contrôle *(en haut)*.

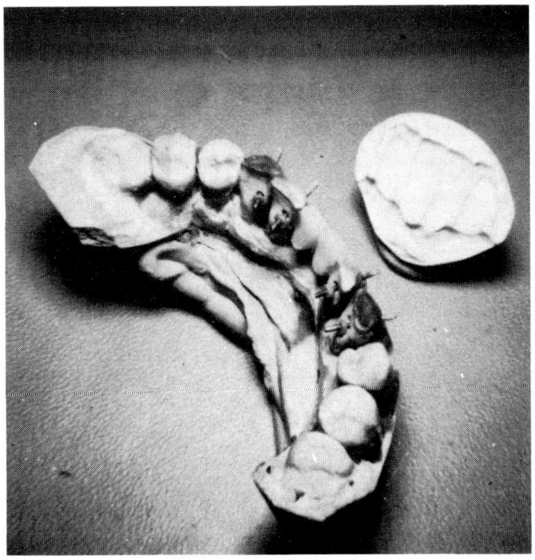

**Figure 2-56.** — Maître-modèle, inter-cerami-crown en place. Les tiges filetées en nickel-argent sont introduites dans les pertuis transcoronaires.

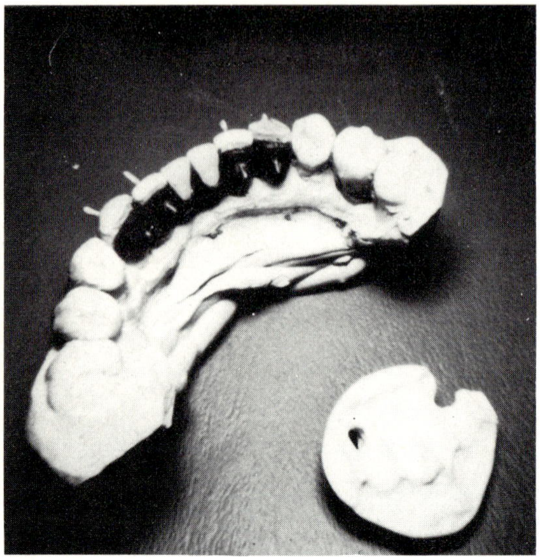

**Figure 2-57.** — Réalisation de la maquette en cire, sur le maître-modèle.

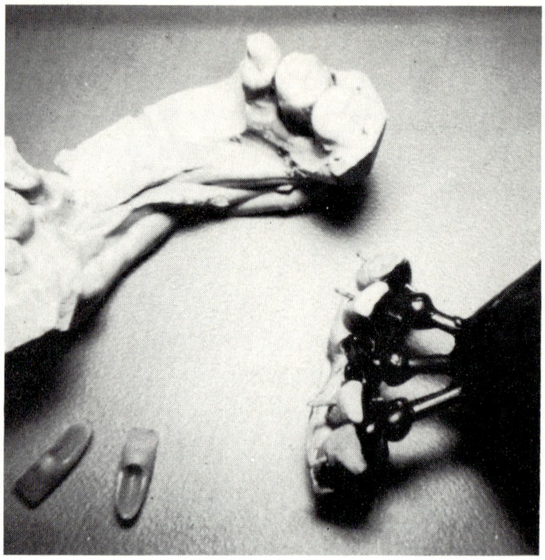

**Figure 2-58.** — Le bloc incisivo-canin portant la maquette en cire est isolé à la scie à plâtre.

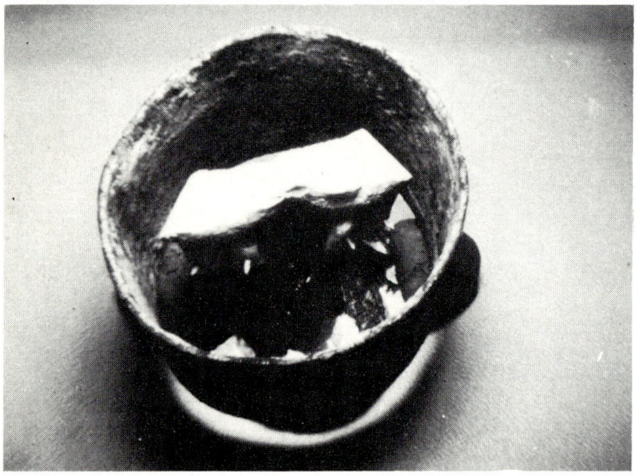

**Figure 2-59.** — Mise en revêtement.

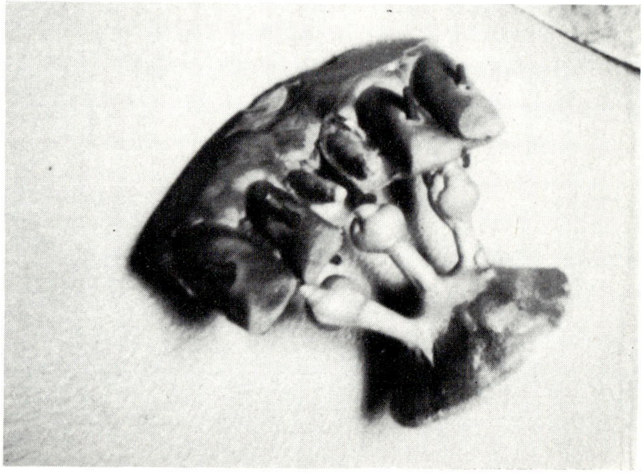

**Figure 2-60.** — Après coulée : armature métallique pas encore débarrassée du Cymo-die.

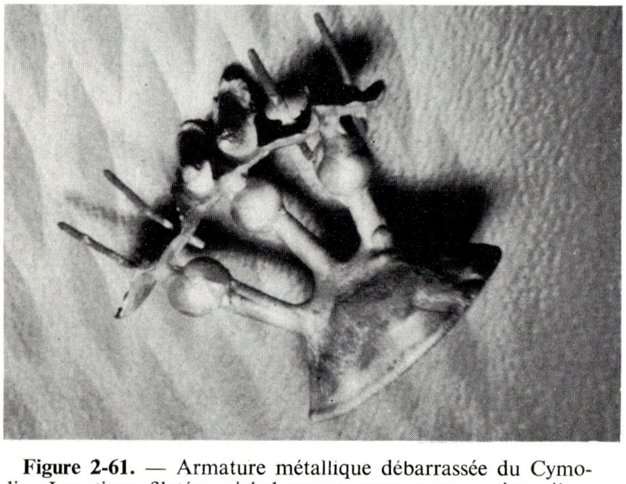

**Figure 2-61.** — Armature métallique débarrassée du Cymo-die. Les tiges filetées nickel-argent sont encore prisonnières du métal.

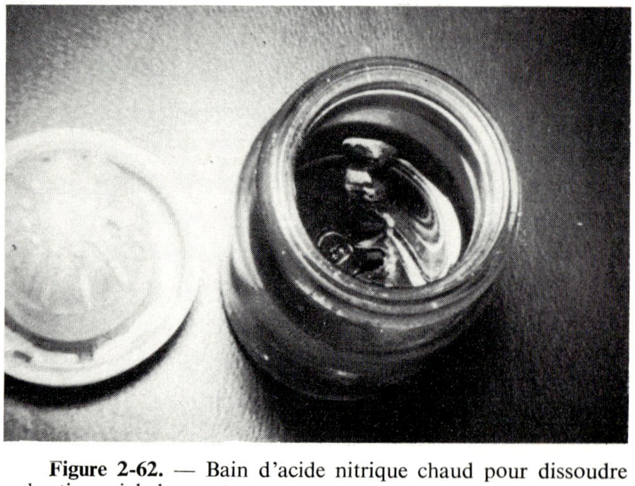

**Figure 2-62.** — Bain d'acide nitrique chaud pour dissoudre les tiges nickel-argent.

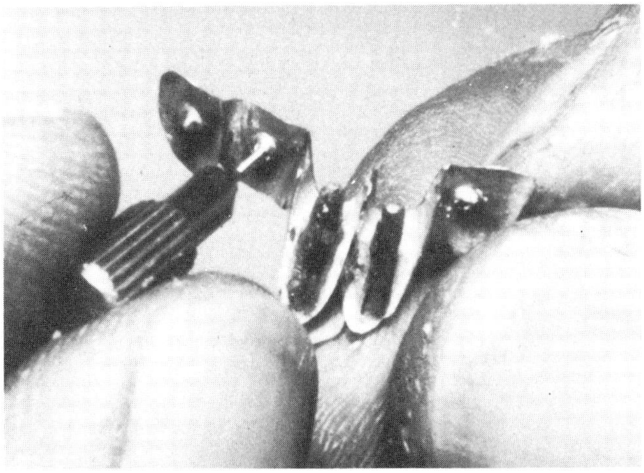

**Figure 2-63.** — Vérification des filetages.

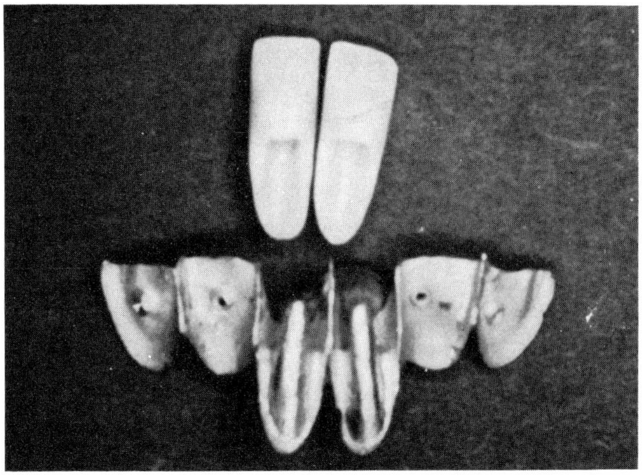

**Figure 2-64.** — Armature métallique terminée.

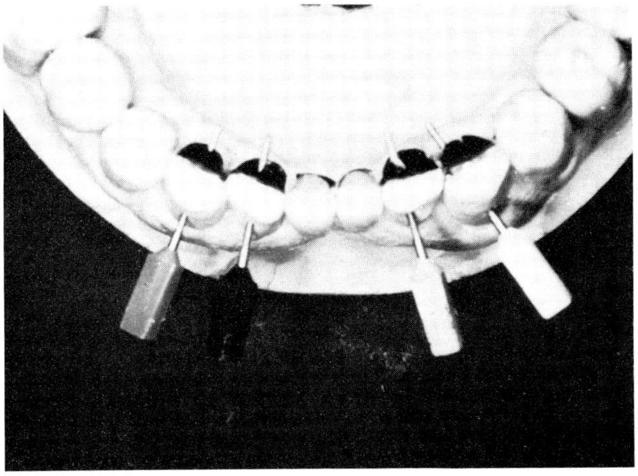

**Figure 2-65.** — Essai du bridge et des vis sur le modèle de contrôle.

## D. — SCELLEMENT - VISSAGE

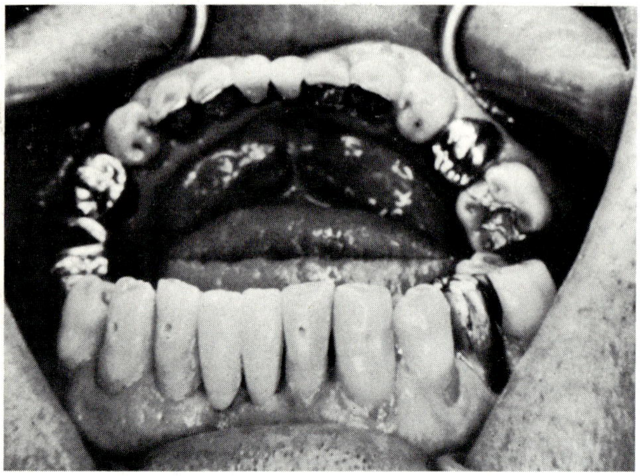

**Figure 2-66.** — Essai du bridge.

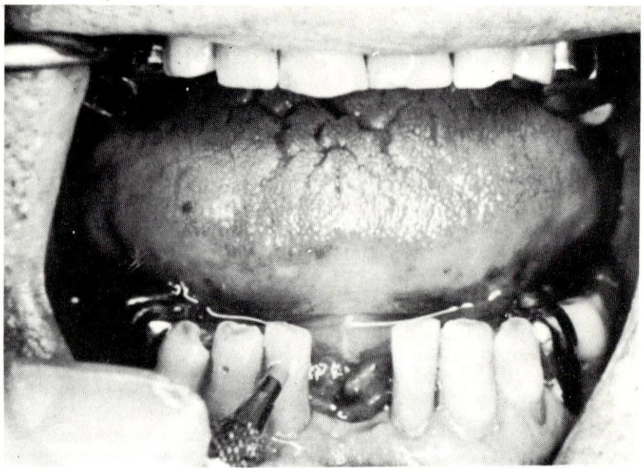

**Figure 2-67.** — Réalisation des logettes vestibulaires pour les têtes de vis au moyen de la fraise S.M.S. C5 maniée à la main.

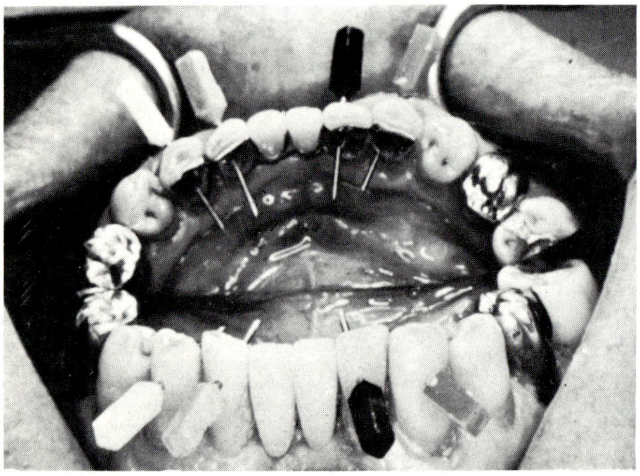

**Figure 2-68.** — Essai du bridge et des vis.

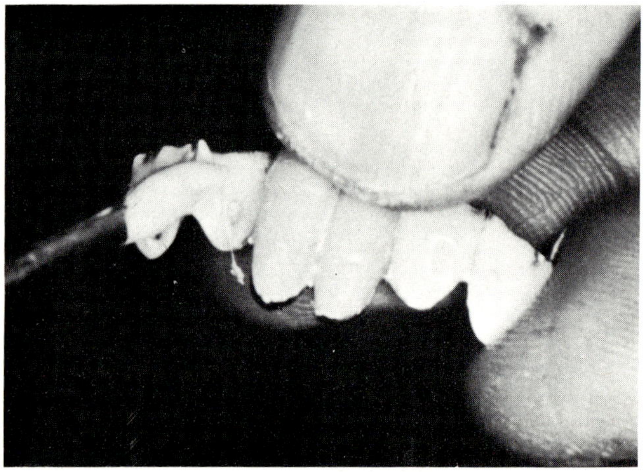

**Figure 2-69.** — Le ciment oxyphosphate est déposé sur l'armature.

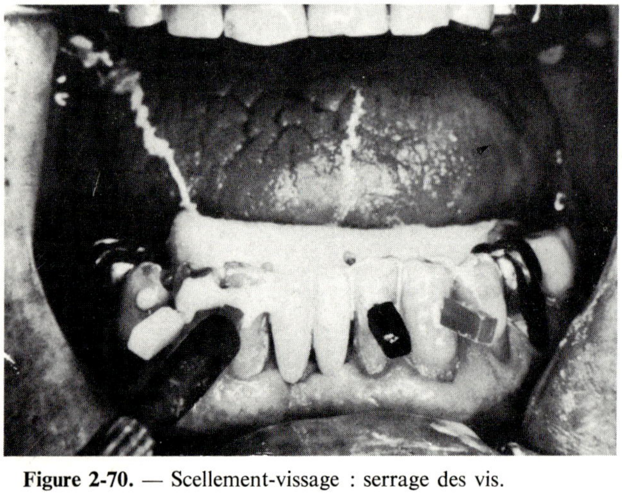

**Figure 2-70.** — Scellement-vissage : serrage des vis.

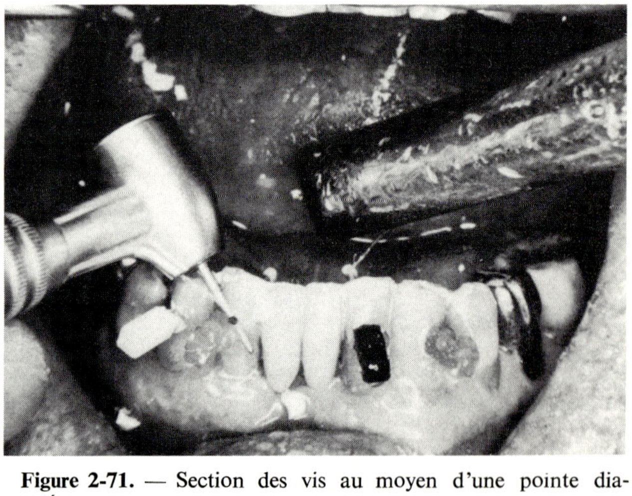

**Figure 2-71.** — Section des vis au moyen d'une pointe diamantée.

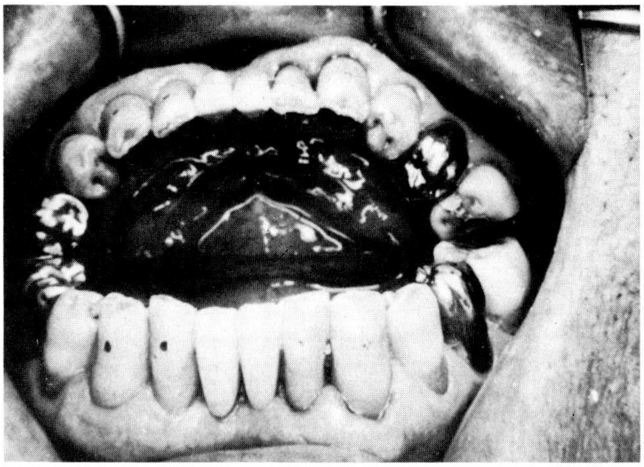

**Figure 2-72.** — Bridge vissé après section des extrémités des vis sur les faces vestibulaires et sur les faces linguales.

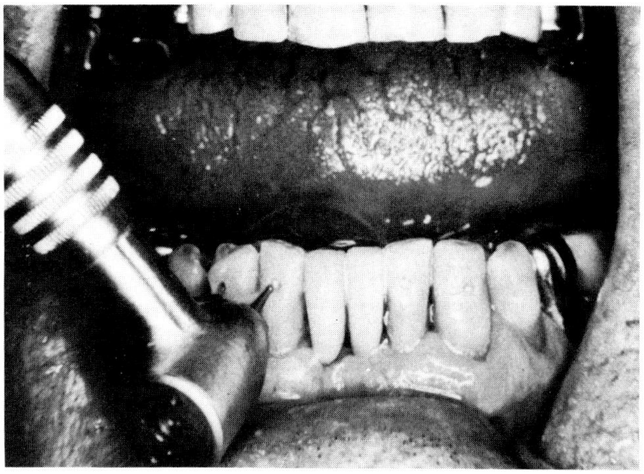

**Figure 2-73.** — Fraisage de la tête de vis au niveau vestibulaire.

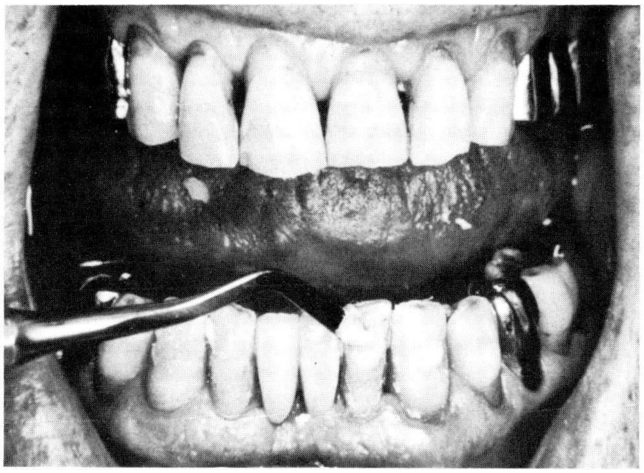

**Figure 2-74.** — Obturation des logettes vestibulaires par un produit composite.

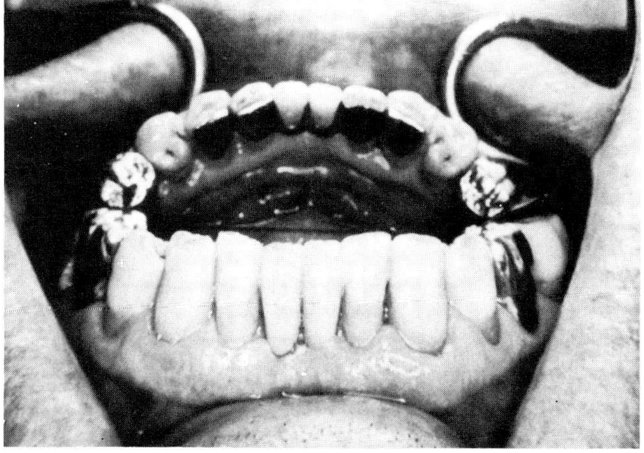

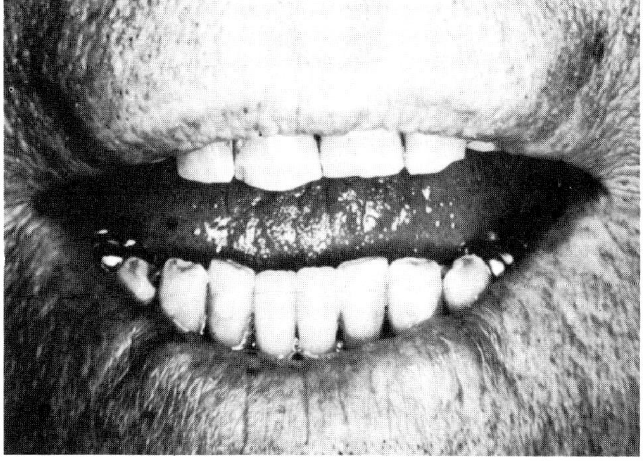

**Figures 2-75 et 2-76.** — Bridge terminé. Notons, que pour un meilleur résultat esthétique il aurait fallu meuler le bord incisal des « Cerami-Crown » pour imiter l'abrasion de 42 et 32. Erreur due au fait que nous n'avons pas essayé en bouche les éléments intermédiaires avant la réalisation du bridge.

## CONTRE-INDICATIONS ET INDICATIONS

### Contre-indications

Nous citerons celles liées aux exigences esthétiques du patient, à l'anatomie pulpaire : le volume de la pulpe ou le degré d'abrasion ne permet pas de trouver une masse de dentine suffisante pour forer les pertuis sans risquer d'être trop près de la pulpe, de l'émail ou du bord incisif.

Les contre-indications liées aux possibilités de mise en œuvre : les dimensions des barres, les difficultés d'accès, les conditions de la prise d'empreinte, les conditions du serrage des vis, rendent cette technique plus difficilement applicable au-delà de la 2e prémolaire.

### Indications

En fait, cette technique s'indique tout particulièrement pour la réalisation d'attelles ou d'attelles-bridges au niveau du bloc incisivo-canin-mandibulaire, dans trois catégories de cas cliniques[13].

*a) Les sujets atteints de parodontolyse.* Cette méthode permet de réaliser aisément des attelles étendues et de respecter largement les embrasures. Dans ce bridge, les rapports de la muqueuse gingivale et de la dent ne sont pas perturbés par la présence du métal, le bord cervical s'arrêtant nettement au-dessus. Ces prothèses, de prix de revient limité, s'indiquent d'autant plus que les autres méthodes nous conduisent à réaliser des bridges complexes, donc onéreux, dont il est souvent difficile de prévoir la longévité chez les sujets atteints de parodontolyse.

*b) Les personnes âgées.* Elles apprécient les séances courtes, vu leur résistance physique et psychique limitée. Chez elles, la rétraction pulpaire est un élément favorable et l'exigence esthétique est souvent moins intransigeante.

*c) Les sujets ayant subi un traumatisme maxillo-facial avec pertes dentaires de la région incisivo-mandibulaire.* Chez ces sujets, les dents voisines des zones édentées sont souvent saines. De plus, malgré nos traitements, il peut nous arriver de nous heurter à une limitation de l'ouverture buccale. Elle s'oppose aux techniques normalement indiquées sur piliers sains : onlay à rainures ou puits dentinaires parallèles. Celles-ci sont d'exécution délicate et demandent un accès suffisant pour réaliser, à la vue ou à l'aide du paralléliseur de bouche, les éléments de rétention. Chez ces sujets, parfois sensibilisés à la douleur, l'emploi d'une technique rapide et peu mutilante est souvent plus aisément acceptée.

Les vis transcoronaires peuvent aussi s'appliquer à des attelles et attelles-bridges pour le bloc incisivo-canin du maxillaire supérieur, mais dans cette indication, il faut tenir compte du préjudice esthétique inévitable.

La technique se complique de la nécessité de meuler les faces linguales, pour éviter une surocclusion, et de la nécessité de masquer les têtes de vis sous une obturation, ce qui ne donne jamais un résultat parfait, et risque de détruire la tête de vis.

A ce niveau, l'indication se justifie par sa simplicité et sa commodité (parodontolyse, sujets âgés). Dans les cas où le facteur esthétique est primordial, nous préférons indiquer la technique des onlays, dont les moyens d'ancrage sont des vis intradentinaires parapulpaires non parallèles, qui respectent intégralement la face vestibulaire (voir p. 55).

La vis transcoronaire peut aussi s'appliquer à la réparation d'une rupture de soudure ou à la solidarisation de deux bridges scellés précédemment, et, d'une manière plus générale, comme moyen supplémentaire de rétention d'un onlay unitaire ou moyen d'ancrage en prothèse conjointe.

## DISCUSSION

### 1° Bridges ou attelles-bridges mandibulaires

Pour les bridges et attelles de la région antérieure, les moyens d'ancrage traditionnels relèvent essentiellement de deux types de techniques. L'une utilise les préparations périphériques pour couronnes, forcément très mutilantes. L'autre relève de la technique des onlays, qui ont pour moyen de rétention soit des rainures, soit des puits intradentinaires. Leur exécution est toujours délicate, en raison des problèmes posés par le parallélisme et le volume pulpaire. La vis transcoronaire est une solution peu mutilante, qui ne nécessite ni un entraînement particulier, ni un matériel complexe. Cependant, la réalisation ne va pas toujours sans difficulté.

*a)* L'exact repérage de la pulpe est parfois difficile, et pour notre compte nous avons, une fois, sur une incisive inférieure abrasée, ouvert la chambre pulpaire. Plus exactement, c'est à la séance suivante que cet incident s'est manifesté : le patient a constaté qu'il provoquait une douleur à l'aspiration.

*b)* La prise d'empreinte :

- l'incident le plus fréquent est de tordre des barres lors de l'insertion du porte-empreinte, d'où la nécessité de parfaire au maximum le porte-empreinte individuel, tel que nous l'avons décrit ci-dessus,
- un autre écueil se rencontre chez les sujets porteurs de culs-de-sac gingivaux, et pour lesquels nous préférons terminer l'attelle avant d'effectuer la chirurgie parodontale. L'air contenu dans le cul-de-sac remonte

sous la pression du thyocol, le long de la face linguale, provoque une bulle, et rend l'empreinte inutilisable. Pour éviter cet échec, il est nécessaire, dans ces cas, de prévoir une rétraction gingivale.

### 2° Bridges ou attelles-bridges antérieurs maxillaires

Dans ces cas, il est souvent nécessaire de masquer la tête de vis sous une obturation esthétique.

Voici notre technique :

- lorsque nous creusons la logette vestibulaire, nous prenons la précaution de mesurer la profondeur de cette logette, et nous la notons sur la fiche, de manière à ne pas risquer de détruire totalement la tête de vis, sachant qu'il faut lui conserver 1/4 à 1/2 mm de longueur,
- nous attaquons cette tête de vis à l'aide d'une fraise cône inverse tungstène sur turbine n° 33 1/2, et réalisons une cavité rétentive,
- pour masquer le métal au fond de la cavité, nous utilisons du composite opaque Adaptic,
- dès qu'il est pris, nous retaillons les bords pour faire disparaître d'éventuels excès, et nous terminons par une obturation au composite.

Quoi qu'il en soit, le résultat définitif est acceptable à la mandibule, mais rarement pleinement satisfaisant au niveau des incisives supérieures découvertes par le sourire.

Ces considérations expliquent que nous n'effectuons que très rarement ce masquage de la tête de vis au niveau des incisives mandibulaires, car elles sont rarement découvertes dans la limite du sourire et, d'autre part, nous avons affaire à des dents peu épaisses.

Pour les canines mandibulaires, nous cherchons, dans la plupart des cas, à repousser le plus distalement possible, l'orifice vestibulaire du pertuis transcoronaire, ce qui le rend moins apparent. Nous faisons de même pour les canines et prémolaires supérieures.

### 3° Démontage

La nécessité d'un démontage peut se présenter. Il entraîne le sacrifice du bandeau métallique. La portion intracoronaire des vis sera laissée en place.

Alors toutes les autres techniques classiques de préparation (onlay, coiffe complète) peuvent encore être envisagées.

### 4° Over-contour

La présence du bandeau métallique sur les faces linguales crée un relief qui n'est plus strictement anatomique. C'est un inconvénient plus théorique que réel. Il n'a pratiquement jamais provoqué une gêne pour la langue du patient.

### 5° Puits cingulaire

En 1971, Courtade[12] a proposé une modification à la technique de Weissmann : « Un court tenon vertical est inclus dans chaque élément du bandeau lingual, pour augmenter la stabilité et la rétention, et pour aider à la bonne mise en place de l'attelle. »

Il s'agit de tenons dentinaires cingulaires cylindriques et parallèles de 2 mm de profondeur et de 0,70 mm de diamètre.

Notre expérience clinique sur de nombreux cas, avec un recul de plus de dix ans, sans échec en ce qui concerne les attelles ou attelles-bridges de la région incisivo-canine-mandibulaire, nous permet d'estimer que c'est une préparation superflue qui complique inutilement la technique, dans le cas de ces attelles.

Par contre, nous pensons que cette technique présente un intérêt pour les autres cas, dans lesquels on peut prévoir que l'ancrage sera soumis à des contraintes importantes (voir cas clinique n° 6,p. 32).

Dans les cas où le bandeau lingual solidarise des couronnes naturelles avec des couronnes prothétiques-nous terminons et scellons les prothèses avant de prendre l'empreinte pour la réalisation de l'attelle vissée, car il y a toujours un risque que la prothèse scellée ne soit pas exactement en même position que lorsqu'elle est mise en place sans ciment (voir cas clinique n° 3, fig. 2-84 et cas clinique n° 4, fig. 2-93).

## DIFFÉRENTS CAS CLINIQUES

### Cas nº 1

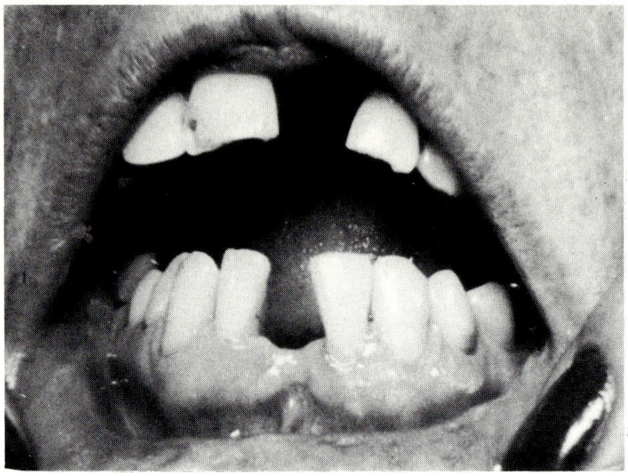

**Figure 2-77**

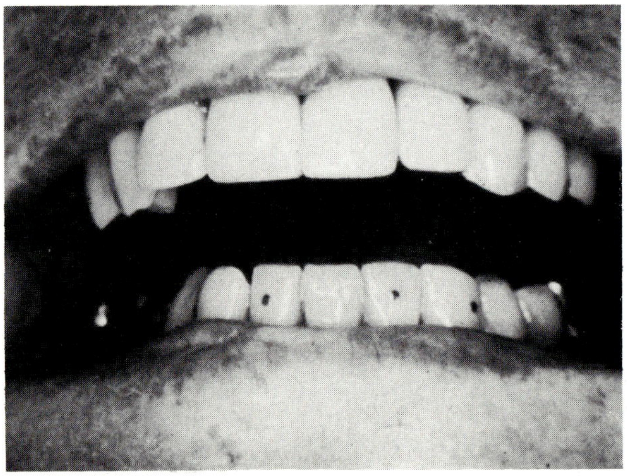

**Figure 2-78**

**Femme de 52 ans** traitée par nous 5 ans auparavant pour fracture bicondylienne et perte des deux incisives centrales inférieures.

Après avoir longtemps attendu, elle vient nous demander de combler la perte dentaire, il subsiste une limitation douloureuse d'ouverture buccale, une appréhension importante vis-à-vis de toute thérapeutique bucco-dentaire.

Les dents adjacentes à l'édentation sont saines. Nous faisons un bridge de Weissmann. Nous avons employé 43, 42, 32, 33 comme piliers (fig. 2-77 et 2-78).

### Cas nº 2

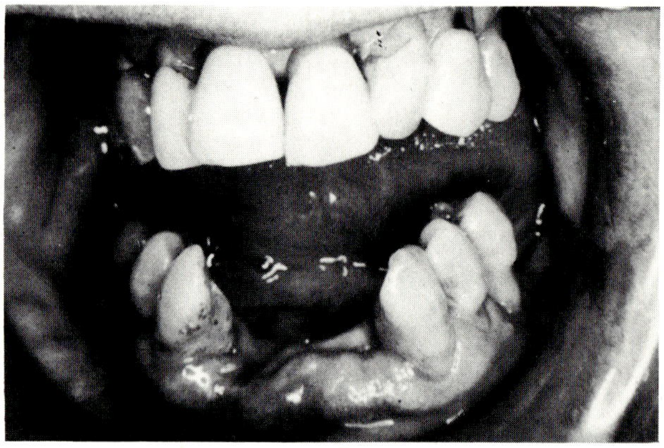

**Figure 2-79**

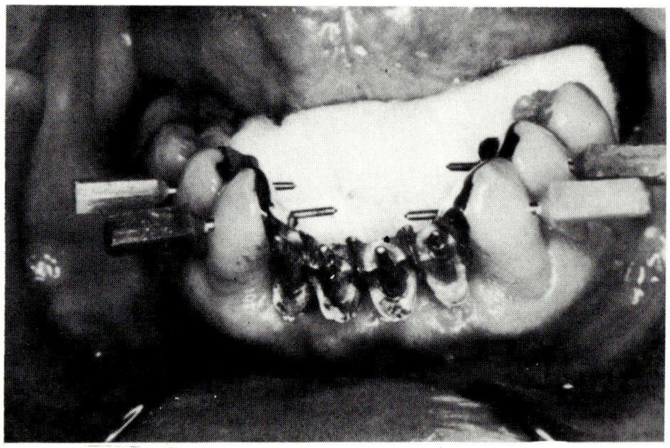

**Figure 2-80**

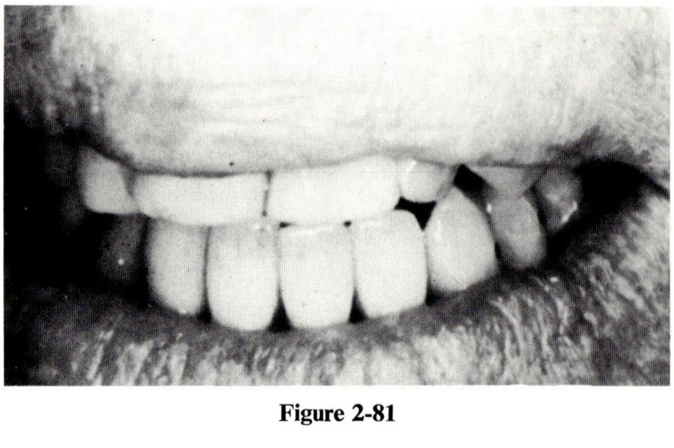

**Figure 2-81**

**Femme de 55 ans,** perte des quatre incisives du bas par parodontolyse. Bridge avec pour piliers 44, 43, 33, 34 et 4 jackets porcelaine préfabriquées (Ceramicrown) sur la travée.

## Cas n° 3

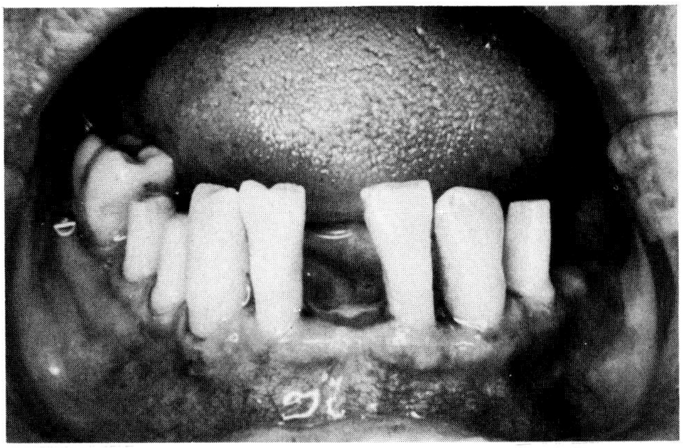

Figure 2-82

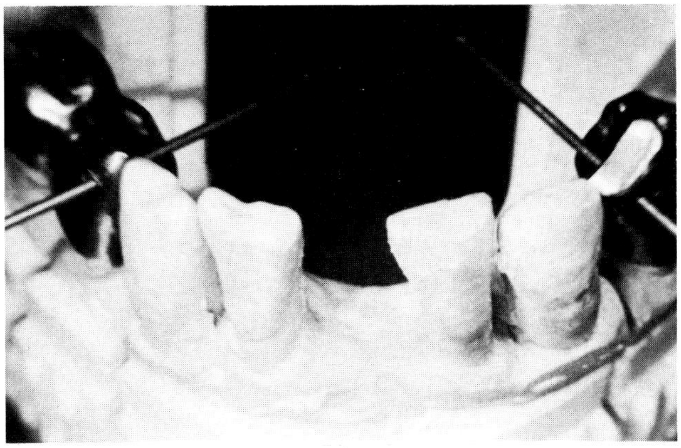

Figure 2-83

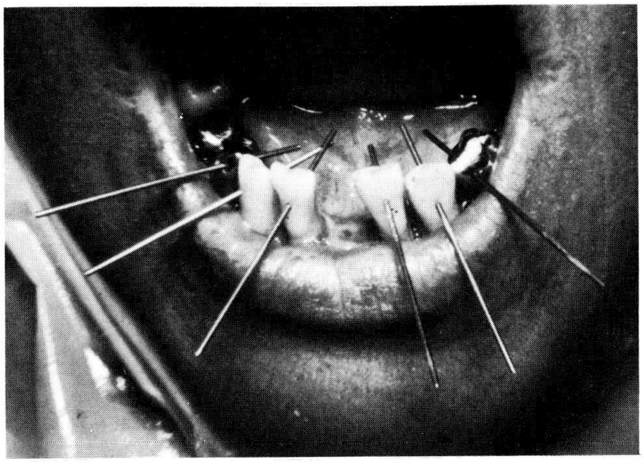

Figure 2-84

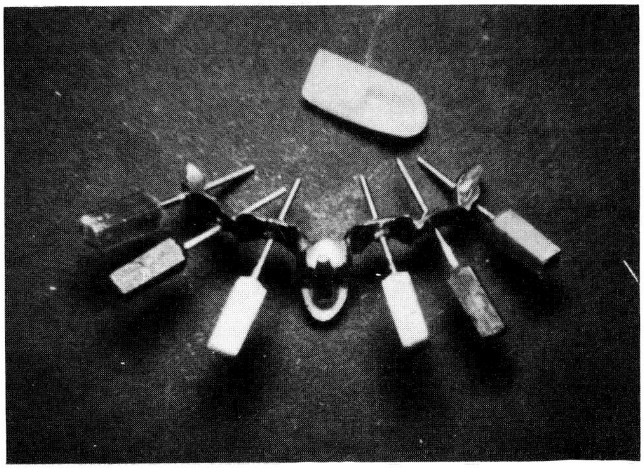

Figure 2-85

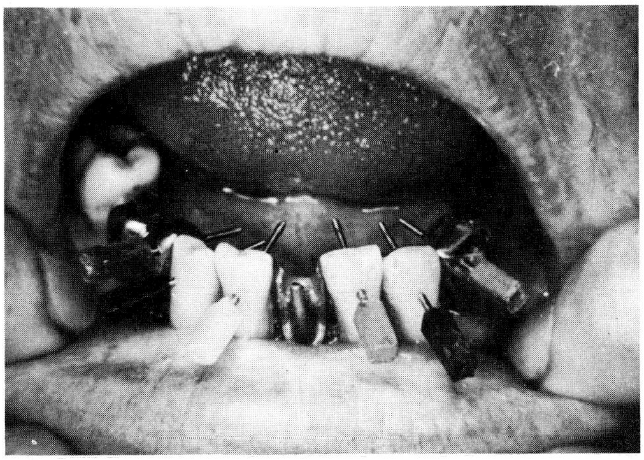

Figure 2-86

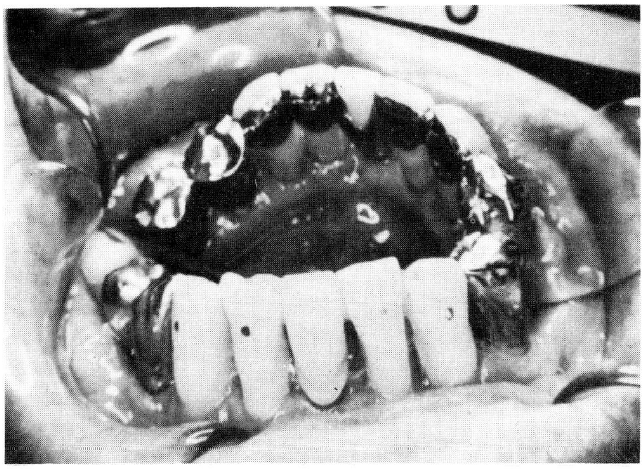

Figure 2-87

**Femme de 46 ans** atteinte de parodontolyse avancée avec perte des deux incisives centrales inférieures.

Après gingivectomie on décide de faire une attelle-bridge sur 34, 33, 32, 42, 43, 44, 45.

Les prémolaires 34, 44, 45 sont couronnées (fig. 2-82). Dans les couronnes coulées on réserve un pertuis transcoronaire de 0,75 mm de diamètre de manière à pouvoir étendre le bridge de Weissmann jusqu'à leur niveau (fig. 2-83 à 2-87).

**Cas n° 4**

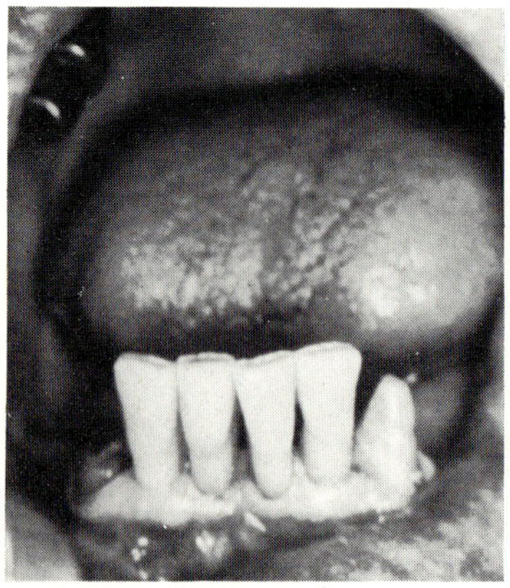

**Figure 2-88**

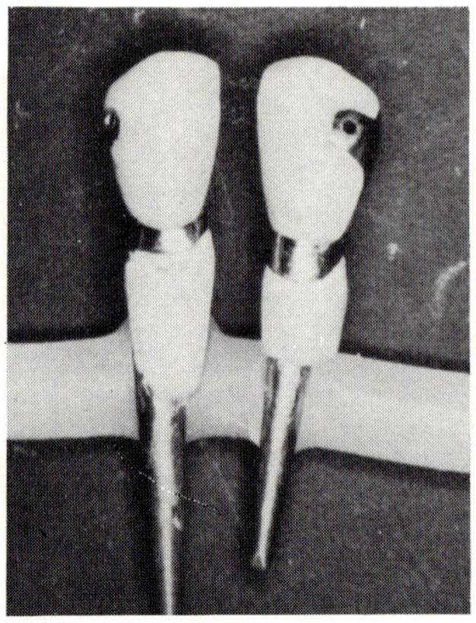

**Figure 2-89**

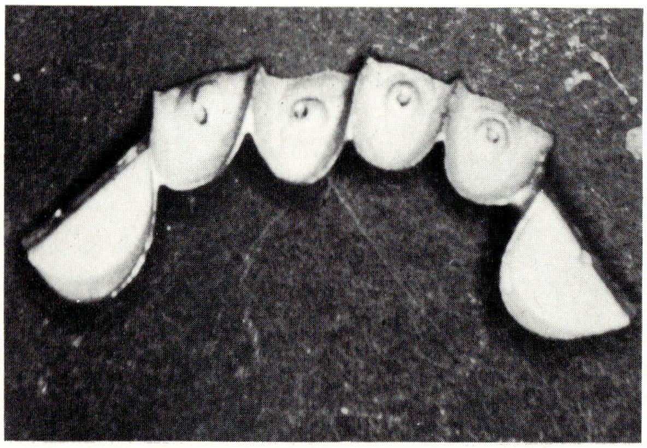

**Figure 2-90**

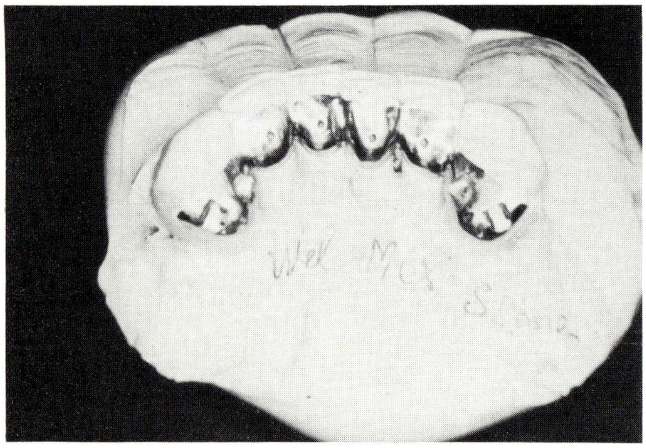

**Figure 2-91**

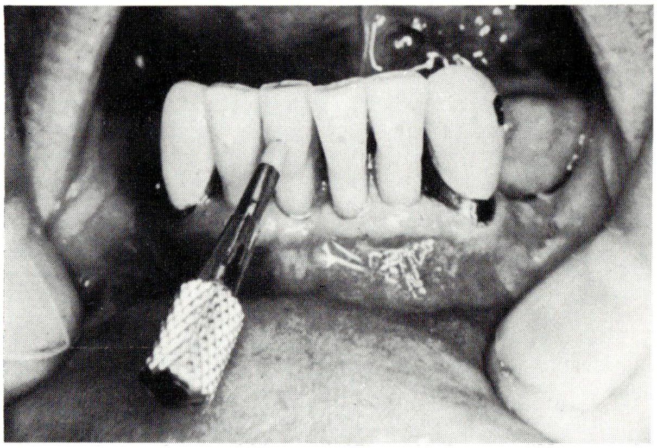

**Figure 2-92**

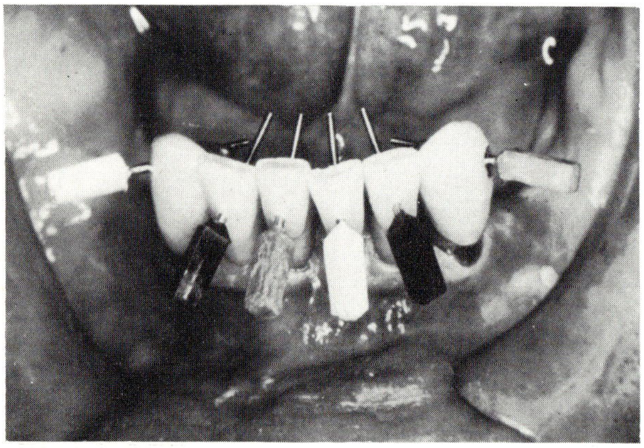

**Figure 2-93**

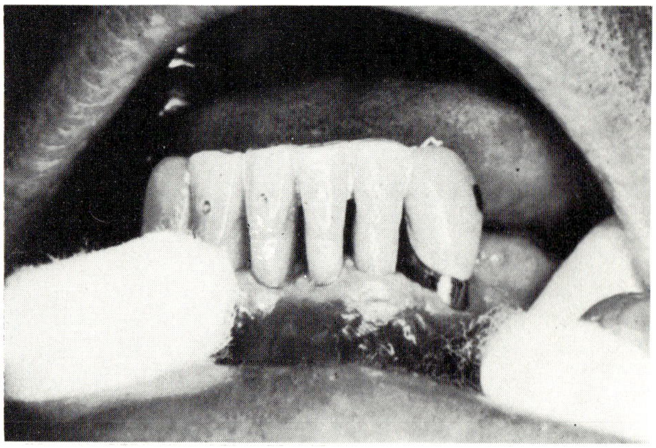

**Figure 2-94.** — Tête de vis supprimée, avant obturation, par composite.

**Figures 2-88 à 2-94.** — Dans ce cas clinique, on note les pertuis réalisés dans les auro-céramiques.

**Homme de 55 ans** atteint de parodontolyse avancée, édenté molaires et prémolaires inférieures.

Les figures 2-79, 2-80, 2-81, 2-88 et 2-93 illustrant nos réalisations cliniques 2 et 4 ont déjà été publiées dans « *Pins in Restorative Dentistry* » de G.-L. Courtade et J.-J. Timmermans (Mosby, édit., Saint-Louis (U.S.A.). Nous les en remercions.

Après gingivectomie, nous décidons de faire une attelle de contention intéressant 43, 42, 41, 31, 32, 33.

Les canines, qui étaient fortement délabrées, sont reconstituées par auro-céramique. Des pertuis transcoronaires dans les coiffes auro-céramiques permettent de faire une attelle de Weissmann stabilisant les 6 dents inférieures (fig. 2-88 à 2-94).

## Cas nº 5

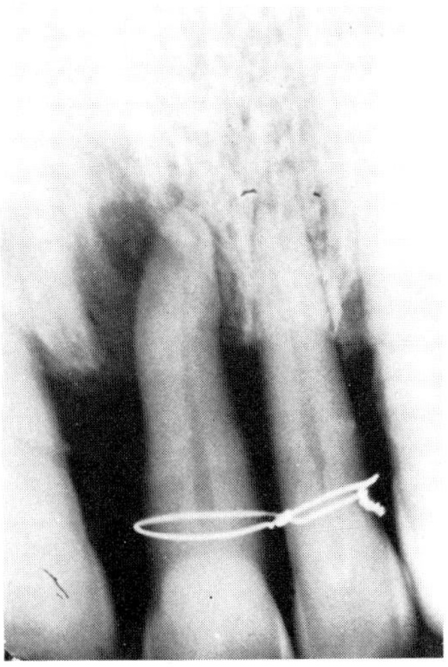

Figure 2-95

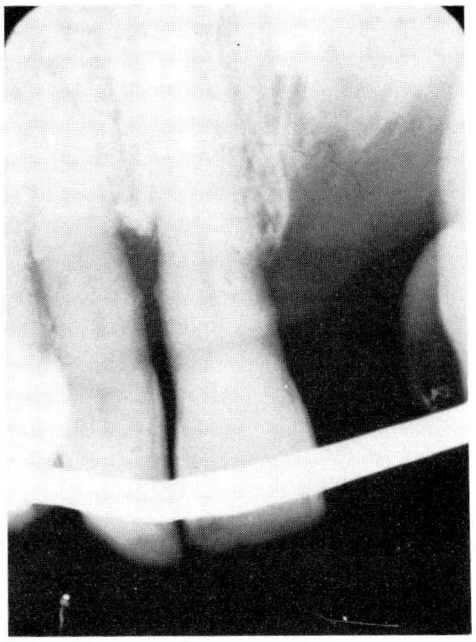

Figure 2-96

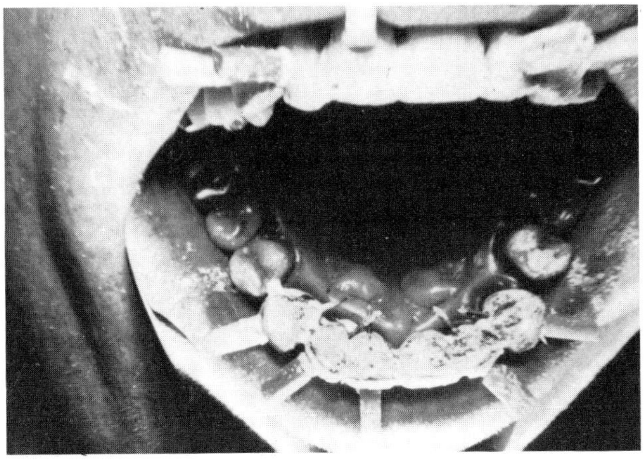

Figure 2-97

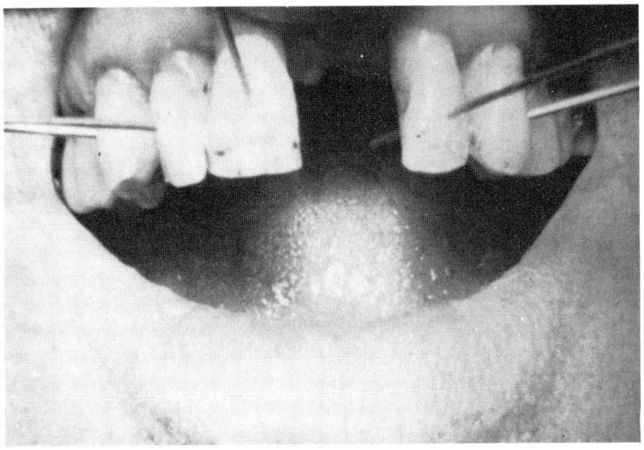

Figure 2-98

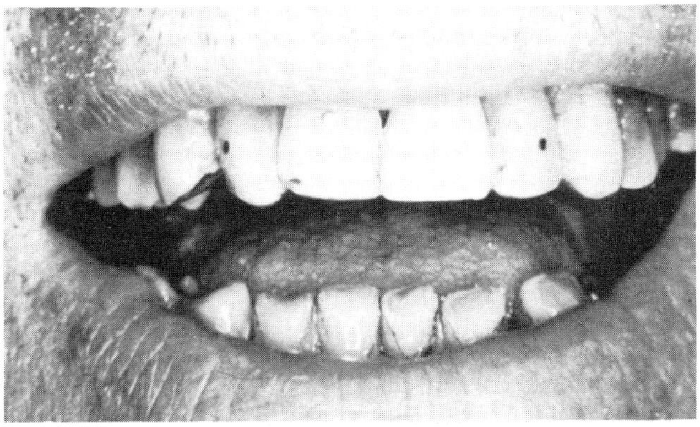

Figure 2-99

**Homme de 56 ans.** Parodontolyse avancée, rétraction pulpaire importante (fig. 2-96), perte de l'incisive supérieure gauche.

Nécessité d'une contention comprenant 13, 12, 11, 22, 23. Nous réalisons une attelle-bridge de Weissmann allant de canine à canine, 21 est remplacée par une facette-crampon platine (fig. 2-95 à 2-99).

**Cas n° 6**

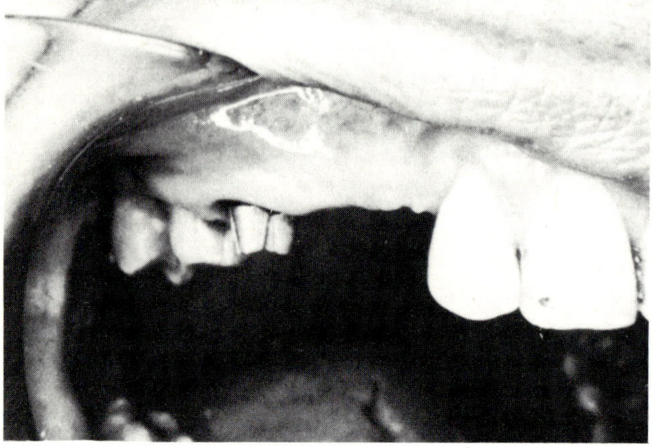

Figure 2-100

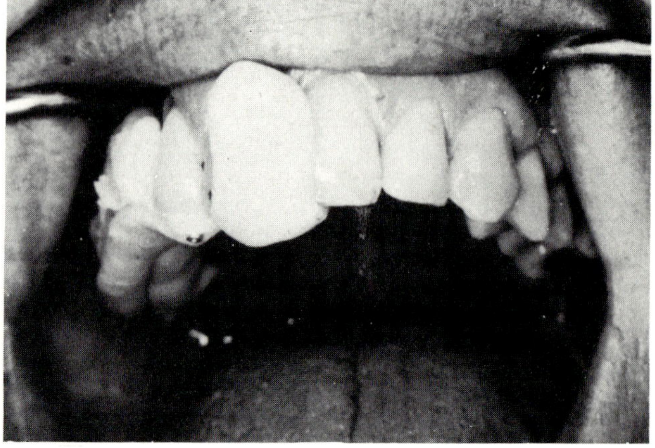

Figure 2-101

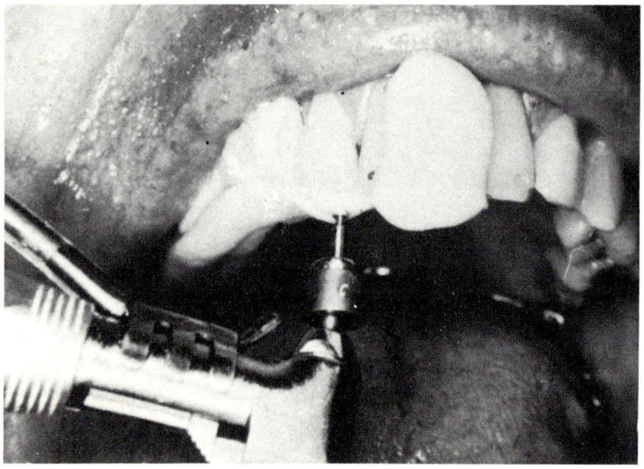

Figure 2-102

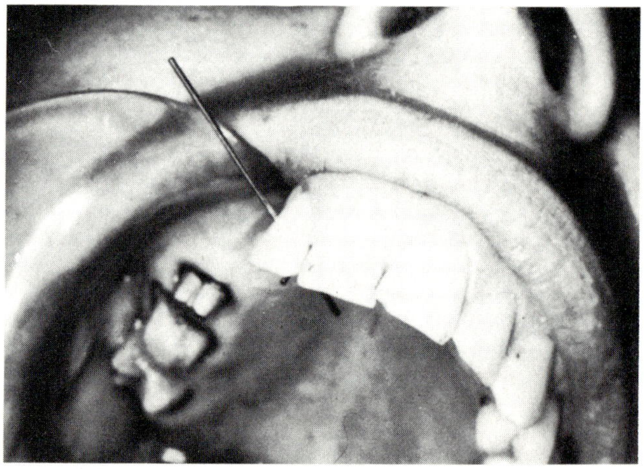

Figure 2-103

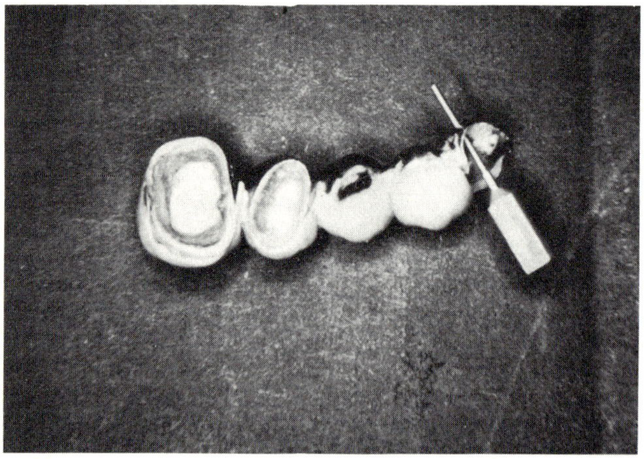

Figure 2-104

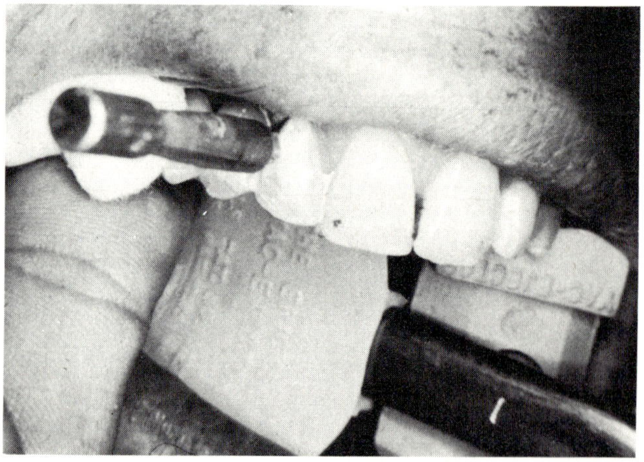

Figure 2-105

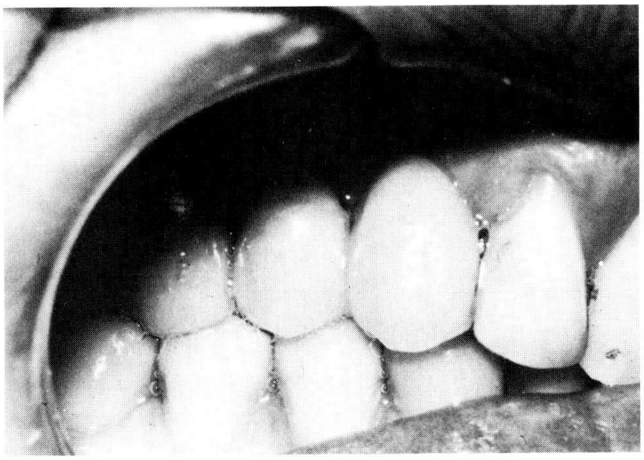

Figure 2-106

**Femme de 30 ans** venue consulter pour le remplacement d'un bridge dont les piliers sont 16 et 15 et pour lequel 14 et 13 sont en extension (fig. 2-100 à 2-106).

A l'examen, 15 et 16 sont très délabrées et mobiles. On note une longue édentation et 12 est indemne de carie et *très plate* (donc peu favorable à un onlay à tenons dentinaires ou à rainures). Nous décidons d'un bridge 12-16.

Nous réalisons une coiffe complète auro-céramique sur 16, 15, après les avoir reconstituées (onlay à tenon pour 15, vis T.M.S. et composite pour 16) (fig. 2-100).

Les intermédiaires 14 et 13 sont en auro-céramique.

Au niveau de 12, nous meulons la face palatine et la face distale, et nous réalisons un onlay fixé par vis transcoronaires. Étant donné la longueur de l'édentation, nous avons ajouté à cet onlay un tenon cingulaire comme le préconise Courtade.

Pour en forer le puits dans une direction parallèle à l'axe d'insertion des coiffes auro-céramiques, nous avons utilisé le système de la « Ney parallel pin technic » (fig. 2-101, 2-102) *(Ney crown and bridge manual)*.

(Nous pensons qu'il eût été préférable de mettre un attachement type Chayse entre 14 et 15 comme nous l'avons fait pour un cas identique (chapitre 8, cas n° 1, fig. 8-1 à 8-8).

## Cas n° 7

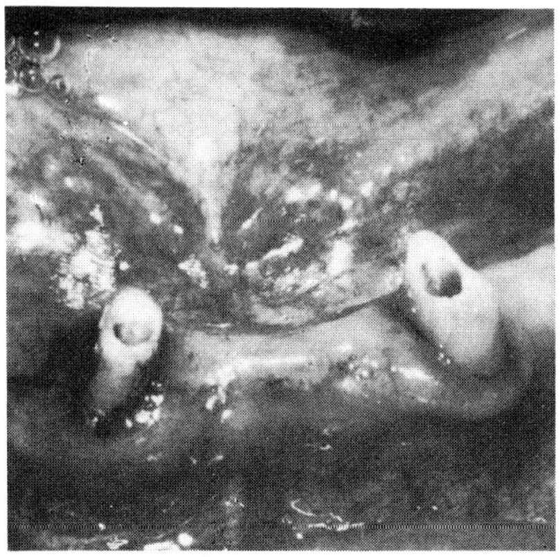

Figure 2-107

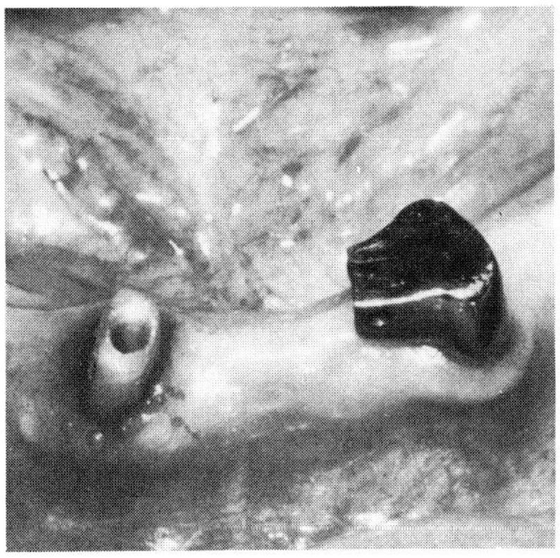

Figure 2-108

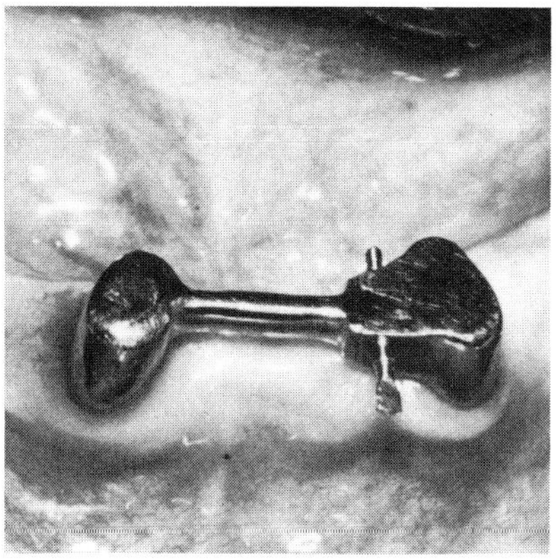

Figure 2-109

**Femme de 60 ans,** édentation maxillaire inférieure. Il subsiste les racines de 43 et 33. On se propose de réaliser deux chapes à tenons radiculaires réunies par une barre de Dolder.

Étant donné la radiculo-divergence des racines, nous avons réalisé cette pièce en deux parties, réunies par une vis S.M.S. (fig. 2-107 à 2-109).

## Cas n° 8

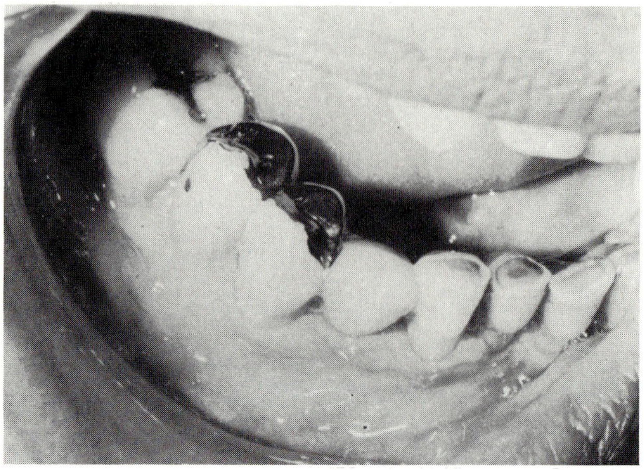

Figure 2-110

**Remplacement de 43.**
Deux onlays à vis transcoronaires pour 44 et 45 et en extension 43 en auro-céramique (fig. 2-110).

## Cas n° 9

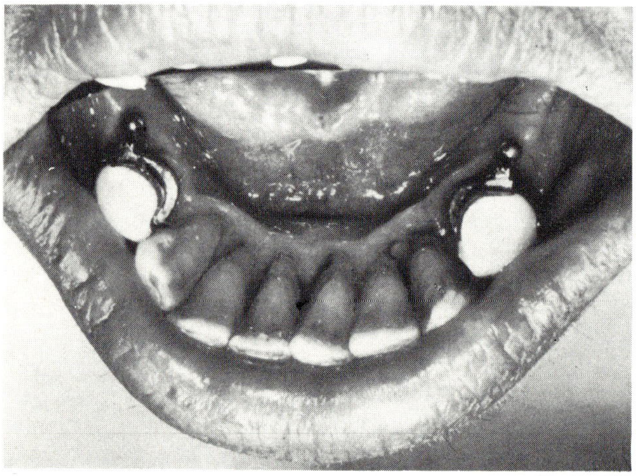

Figure 2-111

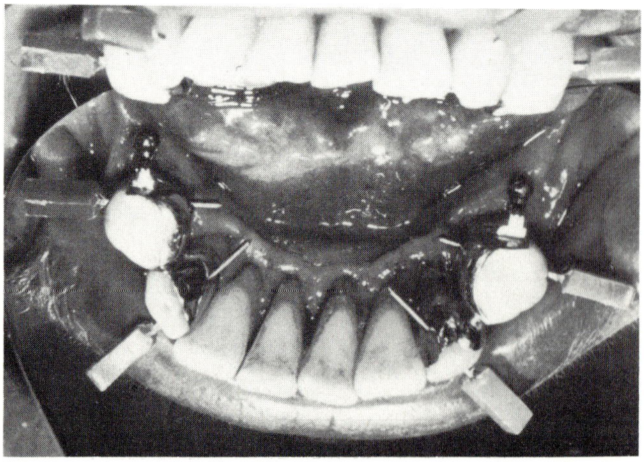

Figure 2-112

**Femme de 55 ans,** édentée mandibulaire bilatérale postérieure. Sont présentes sur l'arcade : les incisives, les canines et les prémolaires (caries importantes sur les premières prémolaires, conséquences d'une prothèse adjointe, petite carie distale sur 33 et sur 43).

Il nous a paru bon de reconstituer les prémolaires par auro-céramique avec des attachements de Dalbo soudés sur les faces distales, et de les solidariser avec les canines.

Étant donné que ces canines sont pratiquement intactes, nous n'avons pas voulu réaliser une coiffe complète à ce niveau, et nous les avons solidarisées aux auro-céramiques à l'aide d'un bandeau lingual vissé par vis S.M.S. (fig. 2-111 et 2-112).

CHAPITRE 3

# LES VIS INTRADENTINAIRES

Classiquement, les rétentions intradentinaires par tenons s'obtenaient à l'aide de tenon lisse ou strié, scellé à l'oxyphosphate de zinc dans un puits intradentinaire d'un diamètre légèrement supérieur au calibre du tenon (par exemple : tenon de 0,65 mm pour un puits de 0,70 mm). La rétention était due au ciment oxyphosphate.

En 1966, Going[2] a proposé, puis Weissman a développé une instrumentation et des vis qui permettent d'obtenir une rétention intradentinaire au moyen de vis cylindriques (fig. 3-1 et 3-2) qui sont vissées dans un puits intradentinaire d'un diamètre légèrement inférieur (vis de 0,80 mm pour puits de 0,70 mm, par exemple). La rétention est due au filetage que la vis crée dans le tissu dentinaire grâce à l'élasticité de la dentine. La rétention obtenue au moyen de ces vis est très élevée.

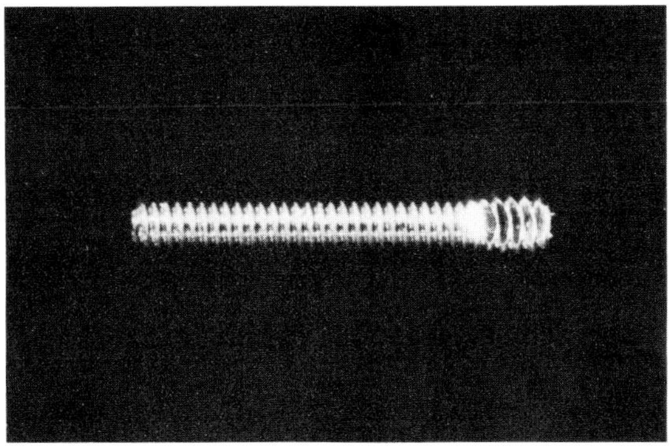

**Figure 3-1.** — Vis de Weissman (T.M.S.).

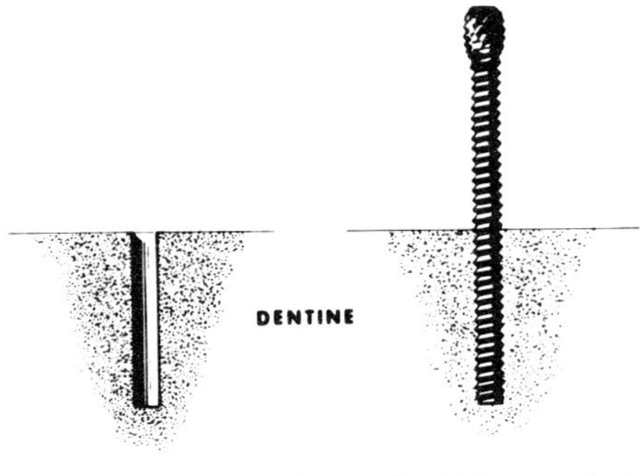


**Figure 3-2.** — Principe de la vis de Weissman (puits intradentinaire de 0,70, vis de 0,80).

Il existe aussi d'autres tenons intradentinaires dont la rétention n'est pas due à un scellement à l'oxyphosphate : Goldstein[15], en 1966, propose des tenons « Friction Lock » de diamètre 0,550 mm pour puits de 0,525 mm dans lesquels ils sont enfoncés en force. C'est l'élasticité de la dentine qui assure la rétention du tenon.

Ellmann[16] a proposé d'utiliser des tenons de 0,75 mm striés et collés au cyanocrylate dans des puits de 0,80 mm.

Différentes études ont comparé les valeurs rétentives de ces quatre types de tenons :

- Tenons filetés et scellés au ciment oxyphosphate;
- Tenons vissés sans ciment;
- Tenons à friction sans ciment;
- Tenons striés collés au cyanocrylate.

Dans son travail, Moffa[17] a comparé la valeur rétentive des tenons scellés, des tenons à friction (Friction Lock), des tenons vissés intradentinaires (T.M.S. Regular). Il conclut que le tenon scellé est le moins rétentif, que le tenon à friction est deux à trois fois plus rétentif, et que le tenon vissé est le plus rétentif des trois (5 à 6 fois le tenon scellé).

Il a aussi montré que la valeur rétentive des tenons collés était du même ordre de grandeur que celle des tenons scellés à l'oxyphosphate de zinc.

Dans le même travail, il a montré que la profondeur optimum est de 2 à 3 mm pour les vis intradentinaires, et de 3 à 4 mm pour les tenons scellés à l'oxyphosphate.

Les travaux de Dilts W.-E.[18] et collaborateurs montrent la grande supériorité de la valeur rétentive du tenon vissé par rapport au tenon scellé à l'oxyphosphate.

En effet, ils ont étudié les forces nécessaires pour extraire de la dentine différents tenons d'acier. Par exemple, ils ont montré que pour un puits de 3 mm de profondeur et de 0,7 mm de diamètre, la rétention à la traction est de l'ordre de 7 kg en moyenne pour un tenon fileté de 0,65 de diamètre scellé à l'oxyphosphate (diamètre classique de tenon dentinaire). En outre, pour un puits semblable (0,7 mm de diamètre et 3 mm de profondeur) un tenon fileté et vissé de 0,8 mm donne une rétention à la traction de 37 kg (les vis de Weissmann correspondent à ces dimensions).

En conclusion, on peut affirmer la nette supériorité de la valeur rétentive des tenons vissés sur les autres procédés. Bien sûr, il y a des indications et des contre-indications pour ces différentes techniques. Dans les pages qui suivent, nous développerons seulement la technique de l'emploi des vis intradentinaires.

Les vis intradentinaires sont d'une mise en œuvre facile mais elles nécessitent le respect de certaines règles :

– Rigueur dans le choix des forets et dans leur mise en œuvre pour le forage, afin d'obtenir des puits de dimension bien déterminée (tolérance 3/100 de mm environ); il faut :
  *a*) que la vis soit placée dans la dentine.
  *b*) qu'elle évite le tissu pulpaire,
  *c*) qu'elle soit à distance de la jonction émail-dentine.
  Dilts[19] a montré que lorsque la distance entre le puits et la jonction émail-dentine est inférieure à 0,5 mm, le vissage de la vis entraîne des fissures et des craquelures au niveau de l'émail.
  *d*) qu'elle évite le cément.
  Se méfier tout particulièrement au niveau des dents en mal position et au niveau de la bifurcation ou de la trifurcation radiculaires.

Les vis intradentinaires ont de nombreuses applications. On peut les classer en trois catégories :

1° *Moyens d'assemblage du tissu dentaire et de matériaux présentant une phase plastique lors de leur insertion :*
- obturation des cavités de Classe IV,
- obturation des cavités de Classe V,
- reconstitution de moignon par composite,
- reconstitution d'abrasion du bord incisif.

2° *Moyens d'assemblage aux tissus dentaires de pièces métalliques coulées :*
- rétentions d'onlays,
- rétentions de supports d'attachement pour prothèses partielles non fixées,
- rétention additionnelles d'inlays,
- rétentions d'onlays, moyen d'ancrage de bridge,
- rétentions d'inlays, moyen d'ancrage de bridge,
- rétention d'attelles de contention.

3° *Moyens d'ancrage pour fil de ligature.*
- en orthodontie :
  *a*) traction sur dent retenue,
  *b*) orthodontie préprothétique,
  *c*) mouvement mineur en parodontologie.
- en chirurgie maxillo-faciale :
  *a*) traumatologie,
  *b*) orthopédie.

CHAPITRE 4

# LES VIS T.M.S. MOYEN D'ASSEMBLAGE DE LA DENTINE ET DE MATÉRIAUX PRÉSENTANT UNE PHASE PLASTIQUE LORS DE LEUR INSERTION (1) [2,20,21]

### PRINCIPE

La vis intradentinaire T.M.S. est une tige filetée cylindrique en acier inoxydable doré. Il en existe de différentes versions quant à la longueur, au diamètre, à la forme de la tête, etc.

Ce mode de rétention permet de simplifier la préparation des cavités, car il n'est plus nécessaire de prévoir des contre-dépouilles. Il est d'une mise en œuvre plus simple que la technique préconisée par Markley[22] qui utilise des tenons scellés au ciment oxyphosphate dans un puits d'un diamètre supérieur.

| Vis T.M.S. | Foret Kodex Nº catalogue | Couleur du manche | Diamètre du foret | Longueur de la partie active |
|---|---|---|---|---|
| Type Regular | K-96 | Or | 0,675 | 2 mm |
| Type Minim | K-92 | Argent | 0,525 | 2 mm |
| Type Minikin | K-91 | Rouge | 0,425 | 1,5 mm |

**Figure 4-1.** — Tableau de correspondance des forets Kodex à utiliser en accord avec les différents types de vis T.M.S.

Elle est vissée dans un puits intradentinaire d'un diamètre légèrement inférieur : pour les vis T.M.S. Regular, la différence entre le puits et la vis est de 10/100; pour les vis Minikin, la différence entre le puits et la vis est de 2/100. La profondeur nécessaire pour le puits intradentinaire est de 2 mm pour les T.M.S. Regular et T.M.S. Minim, et de 1,5 mm pour les T.M.S. Minikin (fig. 4-1).

La rétention est due au filetage que la vis crée dans le tissu dentinaire, grâce à son élasticité.

Elle est engagée sur la moitié de sa longueur dans le tissu et c'est le filetage de la partie restant libre qui assurera la rétention du matériau d'obturation.

(1) Amalgame, résine, composite, or cohésif.

## I. — UTILISATION DE VIS INTRADENTINAIRE POUR UNE OBTURATION DE CLASSE IV PAR POLYMÈRE

Après avoir débarrassé la cavité de la dentine carriée, les vis intradentinaires assurent la rétention et la stabilité de la reconstitution (fig. 4-2).

### Pose des vis

Après une étude radiographique (fig. 4-3 et 4-4),

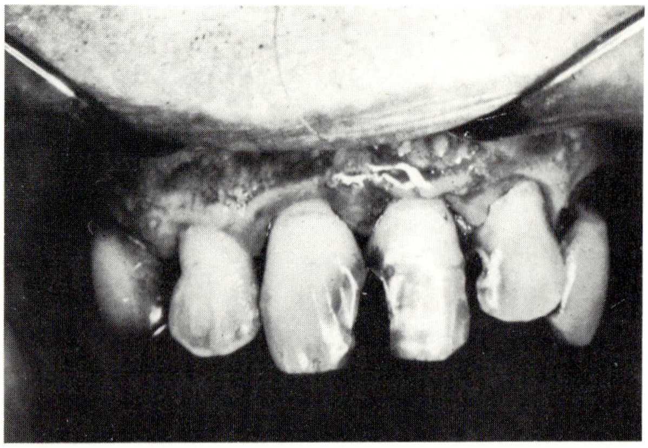

**Figure 4-2.** — Cas clinique pour cavité d'angle. État clinique.

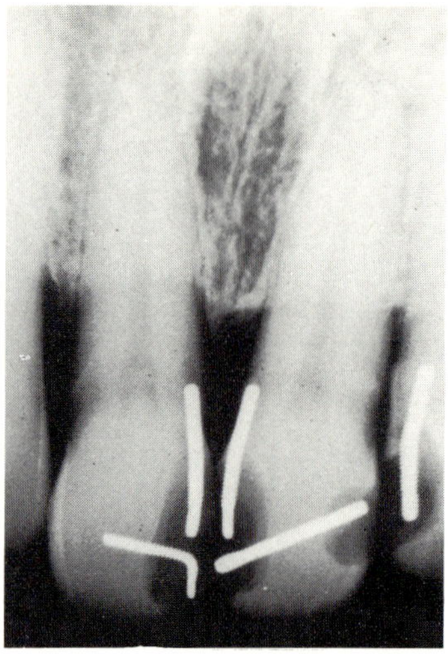

**Figure 4-5.** — Radio des vis en place, artefact radiographique faisant croire à l'incident de la figure 4-8.

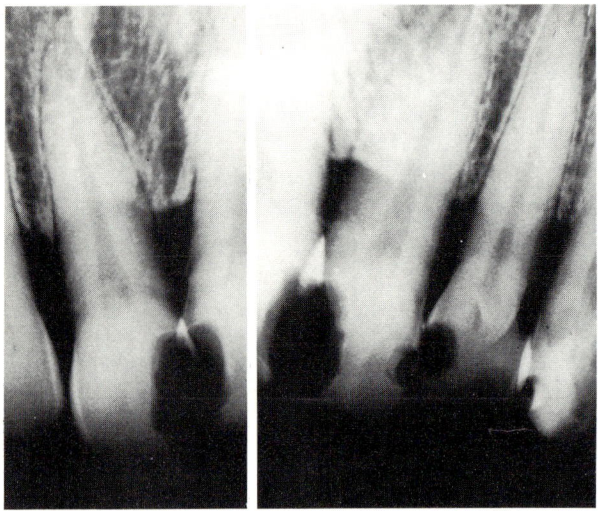

**Figures 4-3 et 4-4.** — Radio avant traitement.

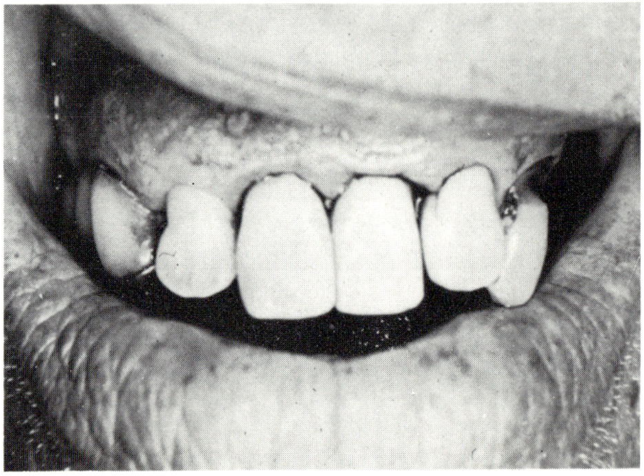

**Figure 4-6.** — Reconstitution terminée au niveau des deux incisives centrales.

on pointe le départ du forage intradentinaire avec une fraise ronde n° 1/2. Il doit être au moins à 1 mm de la jonction émail-dentine ou du cément. La direction du forage est choisie de manière à rester équidistant de la pulpe et de l'émail ou du cément. Pour cela, au niveau coronaire le forage est conduit selon une direction parallèle à la face la plus proche. Au niveau radiculaire, il sera parallèle à la surface radiculaire. (On utilise un foret Kodex-Doré n° K. 96 (0,675 × 2 mn) pour vis T.M.S. Regular, tournant à basse vitesse, 500 tr/mn.) Le puits intradentinaire devra avoir 2 mm de profondeur. Selon la forme et l'importance de la cavité, en fonction de la morphologie coronaire et pulpaire, on effectuera un ou plusieurs puits (fig. 4-5).

Les puits sont vernis au Copalite, à l'aide d'une mèche en papier; la vis est saisie par sa tête aplatie au moyen de mandrins supports (fig. 4-7) : l'un peut être manié à la main, et l'autre monté sur un

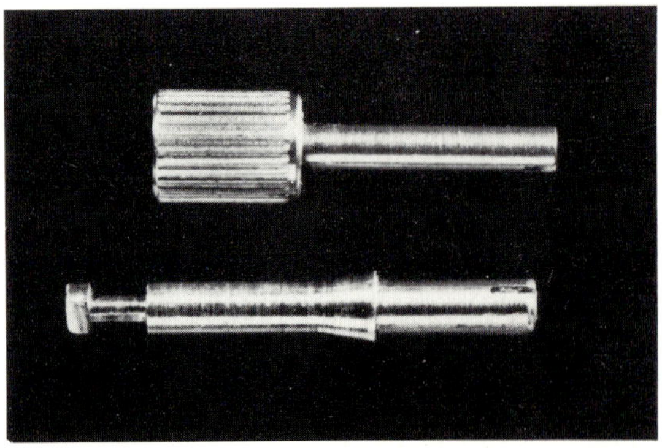

**Figure 4-7.** — *(En haut)*, mandrin porte-vis à main. *(En bas)*, mandrin porte-vis auto-débrayables à utiliser avec les têtes de contre-angles auto-débrayables, par exemple le 42 W Micromega.

contre-angle basse vitesse. Le vissage s'effectue sans scellement. Personnellement, nous préférons les visser à la main afin de mieux percevoir l'instant où la vis est au fond du puits. Quand la vis est en place, sa partie libre peut être courbée selon les exigences de l'occlusion et de la morphologie de la dent au moyen d'un instrument spécial ou raccourcie par meulage. Cette manœuvre terminée, l'obturation est conduite selon les méthodes habituelles (fig. 4-6).

Notons que pour éviter les infiltrations entre le polymère (chargé ou non chargé) et les parois de la cavité, nous traitons les bords d'émail par un décapage à l'acide associé dans certains cas à l'application d'un coupling agent (voir 2e partie).

Cette technique permet d'obtenir le collage du polymère sur l'émail. Par ce moyen, nous cherchons à éviter les infiltrations entre les parois de la cavité et l'obturation (percolation pour les auteurs anglo-saxons), infiltrations qui sont, d'après Jorgensen et Asmussen[93], facteurs de discolorations de l'obturation en polymère et de mortification pulpaire.

Le lecteur peut penser que l'incident le plus fréquent dans l'utilisation de ces vis est l'atteinte de la pulpe. En fait, notre expérience clinique nous a montré que la crainte de cet écueil nous a conduit plusieurs fois à un autre incident qui est de passer en dehors de la dent (fig. 4-8).

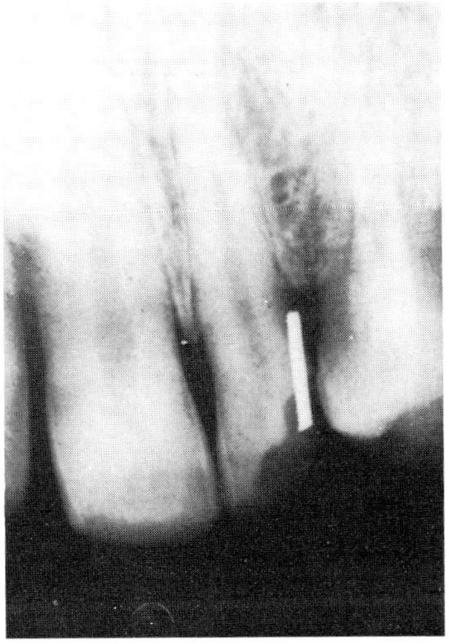

**Figure 4-8.** — Exemple d'incident : la crainte de pénétration pulpaire a conduit à une direction trop externe.

Cette même technique est employée pour obtenir la rétention de l'amalgame ou de composite pour divers types de cavités : cavités de Classe V (Vis T.M.S. Minikin), abrasion des bords incisifs, etc. Elle permet même au niveau des dents ayant des destructions coronaires importantes, avec conservation de la vitalité pulpaire, notamment chez les sujets âgés, de faire une reconstitution à l'amalgame ou au composite sans recourir à la dépulpation.

## CAS CLINIQUES

### Cas no 1

Abrasion du bord incisif au maxillaire inférieur (fig. 4-9 à 4-11).

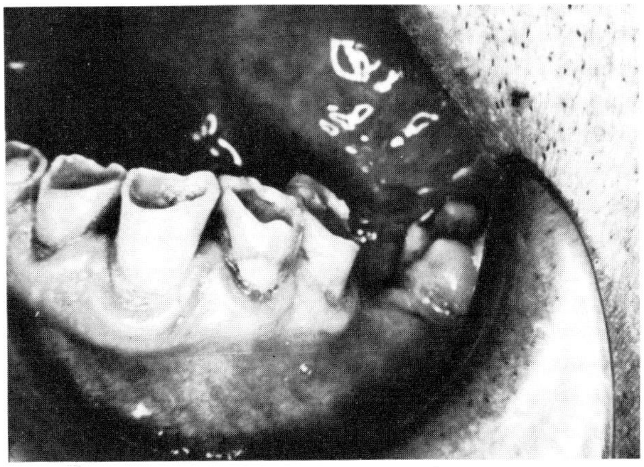

**Figure 4-9.** — Cas clinique d'abrasion du bord incisif.

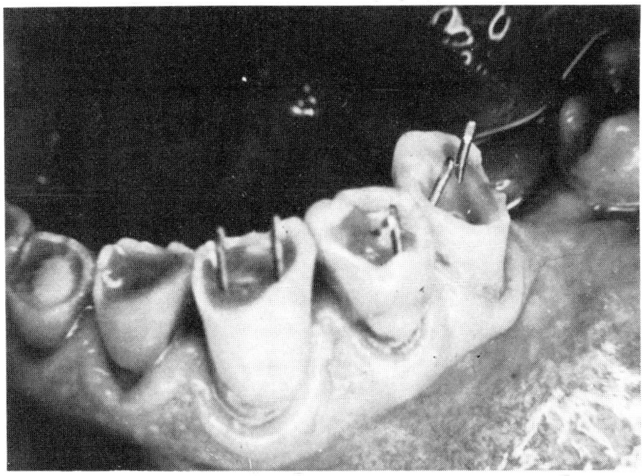

**Figure 4-10.** — Vis T.M.S. Regular vissées en position parapulpaire.

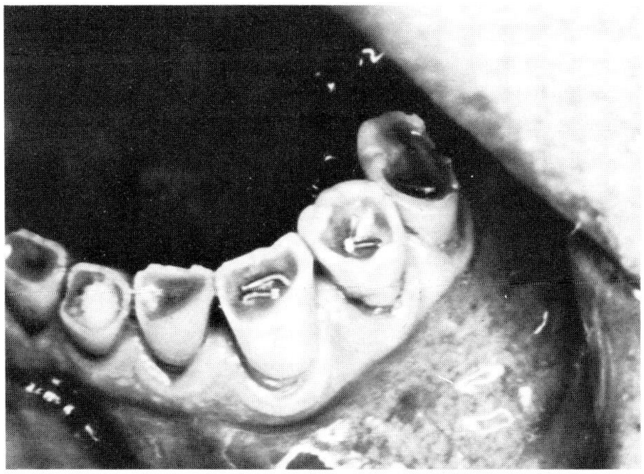

**Figure 4-11.** — Extrémité libre des vis rabattue, avant reconstitution par amalgame.

**Cas nº 2**

Enfant de 7 ans présentant une hypoplasie de l'émail sur une molaire permanente (fig. 4-12).

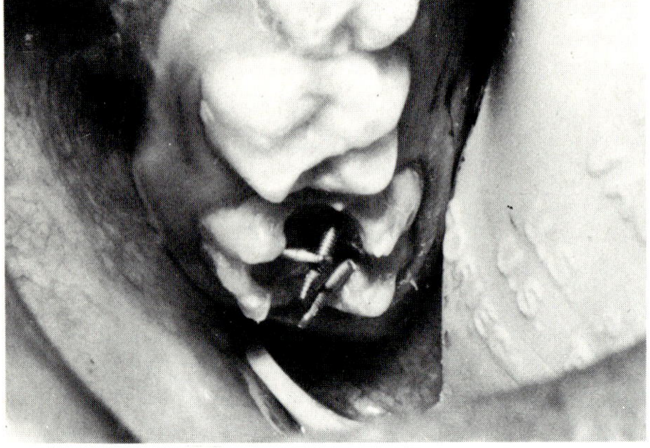

**Figure 4-12.** — Hypoplasie de l'émail chez un enfant de 7 ans. Vue des vis avant reconstitution par l'amalgame.

**Cas nº 3**

Reconstitution d'un angle d'incisive latérale supérieure par polymère + 3 vis T.M.S. (fig. 4-13).

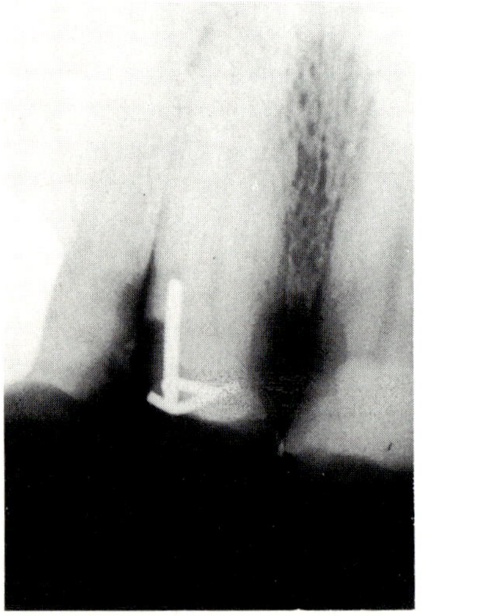

**Figure 4-13.** — Radiographie montrant la possibilité d'utiliser trois vis dans une incisive pour la reconstitution d'un angle (cas favorable du fait de la morphologie coronaire et de la rétraction pulpaire).

## II. — RECONSTITUTION DE MOIGNON POUR COIFFE COMPLÈTE PÉRIPHÉRIQUE

La situation créée par la destruction coronaire plus ou moins totale au ras de la gencive, avec conservation de vitalité pulpaire (par exemple, chez un sujet âgé, fracture du moignon d'une jaquette après rétraction pulpaire) met le praticien dans une situation embarrassante, car, classiquement, l'établissement d'une prothèse entraîne la dépulpation de la dent, de manière à utiliser la lumière radiculaire comme moyen de rétention par l'intermédiaire d'un tenon scellé.

Or la dépulpation n'est ni souhaitable ni utile quand on peut l'éviter.

Les vis intradentinaires T.M.S. permettent d'ancrer une reconstitution en composite en conservant la vitalité pulpaire.

### a) **Technique pour la reconstitution d'une incisive centrale après fracture du moignon au ras de l'épaulement cervical d'une couronne jaquette sur dent pulpée**

A l'examen, chez ce sujet âgé, nous constatons la persistance de la vitalité pulpaire.

Pour reconstituer le moignon coronaire, qui supportera une coiffe complète auro-céramique, nous utilisons les composites et les vis intradentinaires, plutôt que de pratiquer la dépulpation et d'insérer un classique tenon radiculaire intracanalaire.

*a*) Radio rétro-alvéolaire pour contrôler la morphologie pulpaire et radiculaire.

*b*) Une protection à base d'hydroxyde de calcium (Dycal) est placée sur la dentine au centre de la surface de fracture.

*c*) Un tube de cuivre recuit de diamètre convenable est ajusté au bord cervical de manière à ce que son axe coïncide avec celui de la future préparation.

*d*) Quatre puits équidistants pour vis T.M.S. Regular sont forés avec un foret Kodex Drill couleur or à butée de 2 mm de profondeur et de 0,675 mm de diamètre. Ils sont dirigés selon l'axe de la racine et situés à mi-distance de la pulpe et du cément.

*e*) Après avoir déposé du Copalite dans les puits, à l'aide d'une mèche de papier extra-fine, les vis sont vissées dans la totalité de la profondeur du puits.

*f*) Les extrémités libres sont, si nécessaire, ramenées vers le centre de la reconstitution, de manière à ce qu'elles ne soient pas intéressées par la taille de la préparation que l'on projette.

*g*) L'intérieur du tube est garni, sur 1 mm à son bord cervical, de colle cyanocrylate (Cyanodont) et mis en bonne position. Ce collage évite le souci de maintenir le tube en bonne position et assure l'herméticité au pourtour cervical, mettant à l'abri d'une infiltration de sang ou de salive.

*h*) Après séchage, le tube est rempli de composite à l'aide de la seringue « Mix-Inject ».

*i*) Sept minutes plus tard, après durcissement du composite, le tube est sectionné selon une de ses génératrices à l'aide d'une fraise-boule, et retiré.

*j*) La masse de composite est préparée pour une coiffe complète comme s'il s'agissait d'une dent naturelle, en veillant à ce que le bord cervical de la préparation soit au-delà de la jonction composite-tissu dentaire. Puis la prothèse provisoire et la prothèse définitive sont réalisées selon les techniques habituelles.

***

De nombreux auteurs[23, 24], limitent l'emploi des vis T.M.S. aux dents pulpées, car elles nécessitent l'existence d'une élasticité de la dentine. Pour eux, une dent dépulpée ne présente plus l'élasticité suffisante. L'emploi de vis dans ce cas entraînerait des fractures ou des fissures de la dentine. Ils préconisent alors l'emploi de la technique de Markley qui scelle au ciment oxyphosphate un tenon strié inséré dans un puits d'un diamètre légèrement supérieur (tenon de 0,625 mm pour un puits de 0,675 mm). Ils limitent aussi l'emploi des vis T.M.S. quand elles sont placées trop près de la jonction dentine-émail.

Personnellement, dans ces cas, nous utilisons les vis T.M.S. en modifiant la technique, ce qui nous a permis d'étendre les indications à des reconstitutions de moignon par vis et composite au cas de dent dépulpée présentant un obstacle s'opposant à l'utilisation du canal radiculaire (tenon fracturé, instrument fracturé), ou lorsqu'on est en présence d'une racine trop courte pour assurer une rétention suffisante à un tenon intracanalaire scellé (fig. 4-14 à 4-16).

### b) Technique d'utilisation des vis T.M.S. lorsque l'on est en présence de dent dépulpée ou lorsque la vis doit passer à moins de 1,5 mm de l'émail

*a*) Pour l'emploi des vis T.M.S. Regular, nous forons le puits intradentinaire avec un foret de 0,6 mm (Black Kodex n° K 94 à butée de 3 mm) au lieu d'un foret de 0,675 mm (Gold Kodex drill à butée de 2 mm).

*b*) Puis à l'aide du taraud S.M.S. qui a le même diamètre et le même pas de vis que les T.M.S. Regular, nous taraudons le puits dentinaire de 0,6 mm sur toute sa profondeur, 3 mm. Il faut être attentif à ne pas forcer au moment où l'on atteint le fond du puits, de manière à ne pas endommager le pas de vis créé intradentinaire.

Cette manœuvre permettra de mettre en place les vis sans solliciter l'élasticité de la dentine.

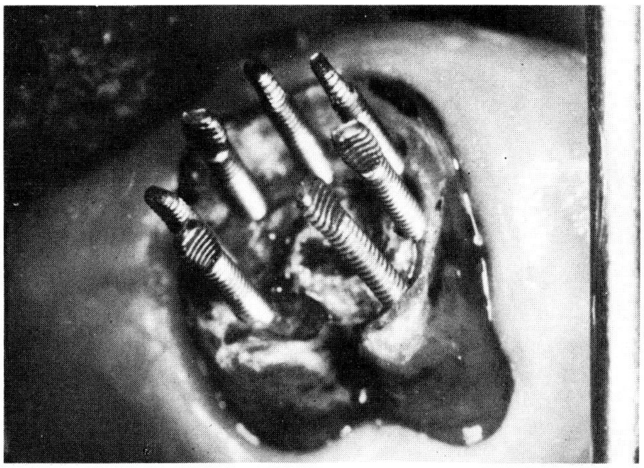

**Figure 4-14.** — Reconstitution d'une molaire dépulpée en utilisant notre technique de taraudage des puits intra-dentinaires avant l'insertion de la vis. Seul ce taraudage préliminaire permet l'insertion de ces 7 vis.

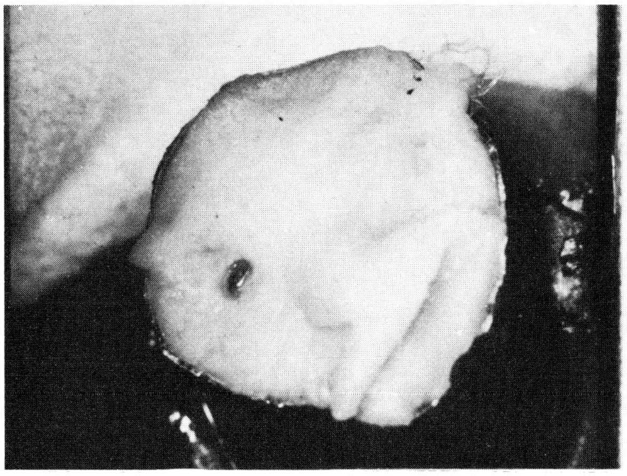

**Figure 4-15.** — Reconstitution aux composites terminée. Le tube en cuivre de coffrage a été collé sur la dent, au Cyanodont pour assurer la stabilité et l'herméticité du coffrage.

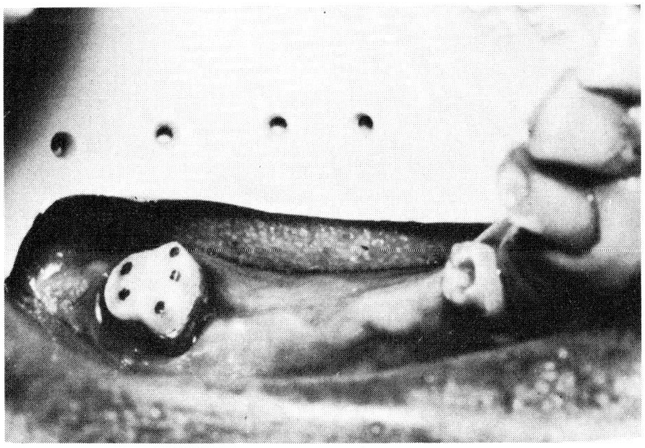

**Figure 4-16.** — Moignon reconstitué et préparé avant la prise d'empreinte.

CHAPITRE 5

# LES VIS INTRADENTINAIRES V.S.M.S. MOYEN D'ASSEMBLAGE DE LA DENTINE A DES PIÈCES MÉTALLIQUES COULÉES [3,10,25] APPLICATION A LA PROTHÈSE UNITAIRE

— *RÉTENTION D'ONLAYS.*

— *RÉTENTION D'ONLAY SUPPORT D'ATTACHEMENT POUR PROTHÈSE AMOVIBLE.*

— *RÉTENTION ADDITIONNELLE DES INLAYS.*

## I. — RÉTENTION D'ONLAYS

### PRINCIPE

La vis intradentinaire va assurer l'assemblage de la pièce métallique coulée et du tissu dentaire sous-jacent (fig. 5-1 et 5-2).

Au niveau de la dentine, la vis agit selon les principes énoncés plus haut.

Au niveau du métal, c'est uniquement par sa tête conique que la vis agit. Cette tête vient se placer dans un logement également conique ménagé à cet effet. Pour obtenir le serrage le plus parfait possible Weissman a utilisé le principe du « joint conique », la tête de vis ayant une conicité très légèrement supérieure à celle du logement. Les logements coniques

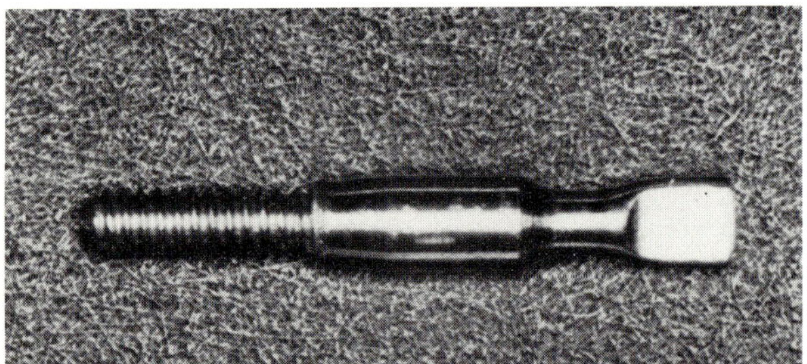

**Figure 5-1.** — Vis V.S.M.S. en acier inoxydable *(en haut)*. Préforme V.S.M.S. en nickel-argent soluble dans l'acide nitrique *(en bas)*.

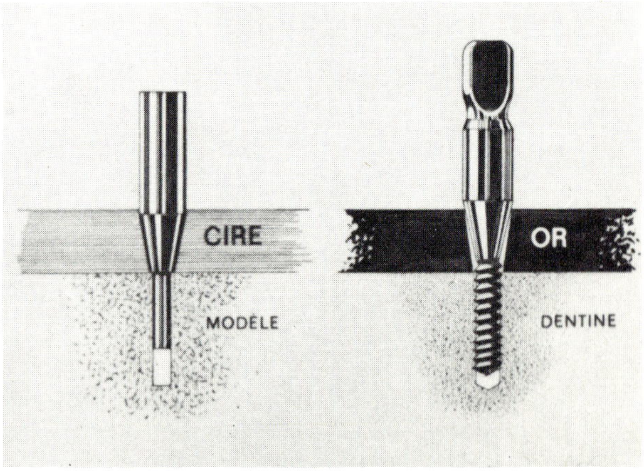


**Figure 5-2.** — Schéma de la préforme, en place sur le modèle, dans la cire de la maquette *(à gauche)* et schéma de la vis assemblant l'or de l'onlay à la dentine de la préparation *(à droite)*.

On remarque :

1° Que la préforme ne pénètre pas jusqu'au fond du logement et qu'elle ménage un logement conique dans la cire;

2° Que la vis ne pénètre pas jusqu'au fond du logement de manière à ce que la tête de vis applique à coup sûr le métal contre la préparation. Cette tête présente en outre une conicité très légèrement supérieure à celle du logement ménagé par la préforme, de manière à réaliser un joint conique.

sont créés dans l'onlay par l'emploi de préformes en nickel qui sont placées dans la cire lors de l'élaboration de la maquette. De manière à avoir la certitude que la tête de vis applique bien le métal contre la dent, il ne faut pas que la vis vienne buter au fond de son puits intradentinaire, car rappelons-le, ces vis ne sont pas autoforantes. Aussi, on prévoit un puits foré à une profondeur légèrement supérieure à la longueur de la partie filetée de la vis (puits de 3 mm pour 2,7 mm de filetage). La vis est en acier inoxydable.

Pour empêcher les infiltrations entre le métal et la dent, on utilise du ciment oxyphosphate qui, dans ce type d'assemblage, ne joue surtout qu'un rôle de joint hermétique.

## MATÉRIEL V.S.M.S.

Le matériel utilisé au cabinet et au laboratoire (fig. 5-3) est détaillé dans le tableau ci-dessous.

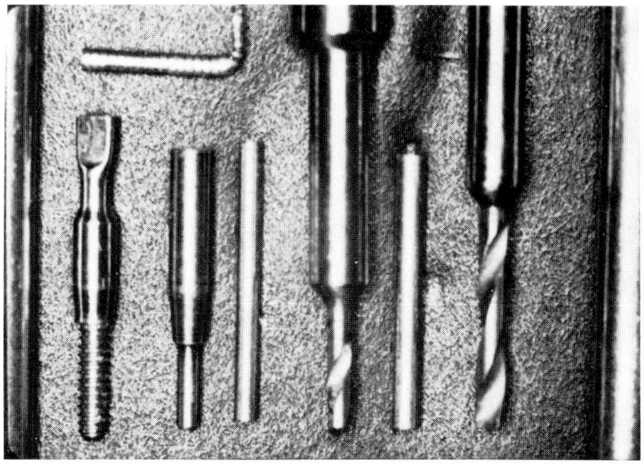

**Figure 5-3.** — Matériel nécessaire à la mise en œuvre du système V.S.M.S.

| DESCRIPTION | DÉNOMINATION | Nº DE CATALOGUE WHALEDENT |
|---|---|---|
| Foret de 0,6 mm de diamètre. Longueur partie active 3 mm. Manche noir. | Kodex Drill Black | K-94 |
| Foret de 0,7 mm de diamètre. Longueur partie active 5 mm. Manche vert. | Kodex Drill Green | K-98 |
| Foret de 0,675 mm de diamètre. Longueur partie active 5 mm. Manche or. . | Kodex Drill Gold | K-97 |
| Foret de 0,8 mm de diamètre. Longueur partie active 5 mm. Manche bleu. . | Kodex Drill Blue | K-99 |
| Tige cylindrique acier. 0,59 mm de ∅, 6,5 mm longueur. ................ | Steel Impression Pins (0,59 × 6,5 mm) | P-39-6 |
| Tige cylindrique acier. 0,69 mm de ∅, 6,5 mm longueur. ................ | Steel Impression Pins (0,69 × 6,5 mm) | P-39-7 |
| Tenons à tête aplatie en aluminium. .................................. | Aluminium Pins temporary use. To fit 7 mm drill | P-47-7 |
| Tenons en platine irridié. 0,65 mm de ∅. ............................. | Metforte Pin to fit 7 mm drill | P-29-7 |
| Préformes en nickel-argent V.S.M.S. 0,55 mm de ∅. ................... | V.S.M.S. Nickel silver screws | V-19-D |
| Vis V.S.M.S. (∅ partie filetée 0,80 mm). ............................ | V.S.M.S. Threaded Screws | V-19-C |
| Vis V.S.M.S. surdimensionnées pour la partie filetée ∅ 0,88 mm .......... | V.S.M.S. oversized threaded screws | V-19-O |
| Clef pour serrage de vis V.S.M.S. .................................... | Hand wrench for V.S.M.S. | B-59-6 |
| Taraud S.M.S. ........................................................ | S.M.S. Tap. | S-17-E |

La firme Whaledent propose pour la mise en œuvre des V.S.M.S. un ensemble de matériel sous le nom de « V.S.M.S. Operative Prep Kit » pour la clinique, et « V.S.M.S. Laboraty Kit » pour le laboratoire. Nous n'utilisons pas ces kits, mais préférons le matériel du tableau ci-dessus, notre technique différant légèrement de celles préconisées par Whaledent.

## TECHNIQUE

### Première séance clinique

*a*) **Les préparations.**

Les préparations sont conduites suivant le principe habituel des onlays sans chercher à créer des éléments de rétention, la rétention étant obtenue grâce aux vis, 2 à 3 vis selon la morphologie coronaire et les efforts auxquels l'onlay sera soumis. Il est généralement nécessaire de prévoir une épaisseur de métal de 1,5 mm environ.

*b*) **Puits pour le tenon de positionnement.**

En effet, ces tailles conduisent à des préparations aux reliefs peu marqués. Il devient donc nécessaire d'adjoindre à la préparation un puits intradentinaire pour un « tenon de positionnement » grâce auquel l'onlay trouvera une position précise et stable lors des manipulations de laboratoire et des temps cliniques (fig. 5-4).

Au laboratoire, ce tenon de positionnement, lors de la construction de la maquette, est utile pour le technicien qui retrouve facilement ainsi la place de la cire sur le modèle unitaire.

Dans les temps cliniques : pour réaliser les finitions habituelles, il garantit la bonne mise en place et la stabilité, puis lors du scellement (voir plus loin), il maintient l'onlay en position avant que la première vis ne soit mise. Ce tenon de positionnement doit être parallèle à l'axe d'insertion de l'onlay, mais pour qu'il remplisse sa fonction, il n'est pas nécessaire que sa longueur dépasse 1,5 mm. Nous utilisons un foret de 0,7 mm (Green Kodex Twist Drill), une préforme à empreintes métalliques sans tête de 0,69 mm et un tenon préfabriqué en platine irridié de 0,65 mm de diamètre.

Son emplacement est choisi de manière à ne pas interférer sur le choix des emplacements des puits destinés aux vis.

Ce tenon de positionnement est aussi un facteur de stabilisation de l'onlay sur la préparation après scellement.

*c*) **Puits intradentinaires pour les vis.**

Les puits destinés à recevoir les vis ne sont soumis à aucun impératif directionnel autre que ceux d'éviter la pulpe, la jonction émail-dentine et le cément, ce qui constitue un des principaux avantages de cette technique. Ces puits intradentinaires sont donc généralement non parallèles.

**Forage des puits pour les vis.**

Dans ce travail, les dimensions finales du forage ont une très grande importance aussi bien en ce qui concerne le diamètre que la profondeur. Les vis, rappelons-le, ont un diamètre de 0,8 mm. Il faut que le puits foré soit à 0,7 mm de manière à ce que les filets de la vis mordent dans la dentine d'une manière bien déterminée. Par conséquent, les manœuvres de forage se font selon une procédure bien codifiée.

– *Dans un premier temps :* un avant-trou à la fraise n° 4 est creusé de telle sorte qu'on n'ait plus à y revenir, il donne dans l'onlay un volume de métal suffisant pour recevoir le logement de la tête de vis. Avec une fraise ronde 1/2, on pointe le fond de l'avant-trou pour amorcer le forage.

– *Second temps :* au moyen d'un foret de 0,6 mm de diamètre (Black Kodex Twist Drill à butée de 3 mm) et à basse vitesse (500 tr/mn), on réalise un puits intradentinaire de 3 mm de profondeur. Cette manœuvre nécessite souvent plusieurs passages du foret ce qui donne le risque d'ovaliser. C'est pourquoi, le troisième temps de forage sera une rectification effectuée avant le scellement au moyen d'un foret de 0,675 mm (Gold Kodex Twist Drill).

*d*) **Prise d'empreintes aux élastomères thyocol.**

Dans cette technique de Weissmann bien réglée par Timmermann, Courtade et Winberg, ces auteurs utilisent pour l'empreinte des puits, des tenons de plastique à tête écrasée. Leur emploi impose au puits intradentinaire de ne pas dépasser une divergence de plus de 50°, sinon une déformation rémanente peut apparaître lors de la désinsertion de l'empreinte, car on risque de dépasser la limite d'élasticité des plasticpins. Nous préférons[25] l'emploi de tiges d'acier sans tête (fig. 5-5) qui évite ce risque de déformation, libère de la limite de divergence et assure une empreinte précise[26]. Après la désinsertion, il faut vérifier que les tenons restés dans l'empreinte soient bien à fond. Ceux qui sont restés dans les puits intradentinaires seront placés en bonne position dans l'empreinte en thyocol. Cette manœuvre est possible étant donnée la fermeté de ce produit. On utilise donc des tenons métalliques cylindriques sans tête de 6,5 mm de longueur au diamètre de 0,59 mm pour les puits à vis (0,6 mm) et de 0,69 mm pour puits de positionnement (0,7 mm) (Whaledent : Steel impression Pin P-39-7).

*e*) **Prothèse provisoire.**

Elle est assurée au moyen d'un onlay en résine autopolymérisable Trim.

*a*) Les orifices des puits destinés aux vis sont obturés avec une petite boulette de coton.

*b*) Dans le puits de positionnement est placé un tenon en aluminium à tête aplatie (aluminium pin temporary use Whaledent P-47-7 destiné aux puits réalisés avec un foret de 0,7 mm).

*c*) Le tenon d'aluminium est ajusté en longueur de manière à ne pas interférer avec l'occlusion.

*d*) Une masse de résine autopolymérisable poudre-liquide Trim est préparée.

*e*) Lorsqu'elle est parvenue à une consistance mastic, les doigts étant vaselinés, la résine est moulée sur la surface de la préparation, sculptée, mise en occlusion et retirée avant durcissement complet pour éviter que l'échauffement de la polymérisation ne se transmette à la dent.

*f*) Après polymérisation complète, l'onlay provisoire est débarrassé des boulettes de coton entraînées par la résine, fini et poli.

*g*) Du ciment Trial est placé au Lentulo dans les puits destinés aux vis, et les excès retirés avant durcissement. Ce ciment a l'avantage d'être retiré en totalité et sans laisser de débris à l'aide d'une sonde fine, étant donné qu'il n'adhère pas à la dentine et possède une certaine élasticité.

*h*) L'onlay provisoire est scellé au ciment temporaire Temp Bond et l'occlusion est vérifiée.

## Technique de laboratoire

Les modèles ayant été coulés en plâtre-pierre (fig. 5-6 et 5-7) nous estimons que c'est au praticien de marquer avec un crayon tendre les limites des onlays, car ces limites peuvent être d'une détermination difficile pour le technicien.

### Confection de la maquette en cire.

Dans les puits de positionnement (0,69 mm sur le modèle) est inséré un tenon préfabriqué en platine irridié de 0,65 mm de diamètre. Dans les puits destinés aux vis (0,59 mm sur le modèle) on place des préformes en nickel-argent V.S.M.S. (0,55 mm de diamètre) qui vont permettre de réaliser le logement conique de la tête de vis dans la masse de l'onlay (fig. 5-8 et 5-9).

La cire est sculptée, puis les préformes enlevées, afin d'ajuster l'occlusion (fig. 5-10). On réinsère les préformes en s'assurant de la bonne adaptation de la cire autour d'elles (fig. 5-11); elles sont enlevées de nouveau de façon à pouvoir libérer la cire du modèle (fig. 5-12). Avant la mise en revêtement, on insère de nouveau les préformes dans leur logement conique où elles sont fixées avec un rien de cire (fig. 5-13).

### Mise en revêtement et coulée.

La mise en revêtement et la coulée sont faites selon les techniques habituelles (fig. 5-14) la seule précaution particulière est de ne pas chauffer le cylindre au-dessus de 650 °C, car au-delà de cette température le nickel se déforme. La pièce coulée est débarrassée des préformes de nickel en la plongeant dans l'acide nitrique chaud. Cette manœuvre n'est même pas toujours nécessaire, l'or souvent n'adhère pas au nickel et on peut les retirer à la pince (fig. 5-15 et 5-16).

On obtient donc un onlay comprenant des logements tronconiques prolongés par un pertuis cylindrique de 0,55 mm de diamètre.

## Seconde séance clinique

### Essais.

Grâce au tenon de positionnement, il est aisé de mettre en place l'onlay, de contrôler sa bonne adaptation, et de parachever sa mise en occlusion (fig. 5-17).

Nous devons dire ici que nous avons essayé, dans un but de simplification, de supprimer ce tenon de positionnement; en fait, sa disparition complique ces manœuvres d'essai et de scellement, et nous prive d'un bon élément de stabilisation de l'onlay après son scellement.

### Scellement et vissage.

Rappelons que la vis a 0,80 mm de diamètre et que les pertuis qui prolongent le logement ménagé dans l'onlay pour les têtes de vis n'ont que 0,55 mm de diamètre. Ils sont donc agrandis au moyen d'un foret de 0,8 mm manié à la main (Blue Kodex Twist drill) (fig. 5-19).

Les puits intradentinaires destinés à recevoir les vis sont rectifiés à l'aide d'un foret de 0,675 mm de diamètre (Kodex doré). Ce foret ne doit être passé qu'une fois et à fond. Cette manœuvre est délicate. En effet, plusieurs passages entraînent un dépassement des dimensions prévues (fig. 5-18).

*Mise en place du ciment :* on utilise un ciment oxyphosphate de zinc à prise lente déposé au moyen d'un pinceau sur la préparation et d'un Lentulo dans le puits de positionnement. L'onlay est mis en place. Ensuite, tout en maintenant une pression sur l'onlay, on enlève le ciment qui a pénétré dans les puits intradentinaires au moyen d'un Lentulo tournant à contresens[25], puis on fait pénétrer une vis. Le vissage est poussé à fond avec le porte-vis manié à la main. Dans le cas où on a laissé un excès de ciment dans les puits, on risque de provoquer une compression excessive et d'être dans l'impossibilité de serrer complètement la vis (fig. 5-20).

Du fait de la convergence des vis, il est rarement possible de toutes les insérer dans un seul temps. La prise du ciment étant terminée, on sectionne la partie de la tête de vis qui dépasse de l'onlay. Puis, on parfait le nettoyage du puits destiné à l'autre vis. Celle-ci est alors mise en place en prenant seulement soin de déposer un peu de ciment sur la tête pour assurer l'herméticité au niveau du joint conique. Les portions de tête qui dépassent sont sectionnées au ras de l'or et polies (fig. 5-21).

Ce temps de scellement est relativement douloureux, surtout lors du passage du foret de 0,675 mm et du vissage, d'où la nécessité de le faire sous anesthésie.

# ILLUSTRATION TEMPS PAR TEMPS DE LA TECHNIQUE V.S.M.S.

## A. — SCHÉMAS D'UNE PRÉPARATION POUR ONLAY VISSÉ V.S.M.S.

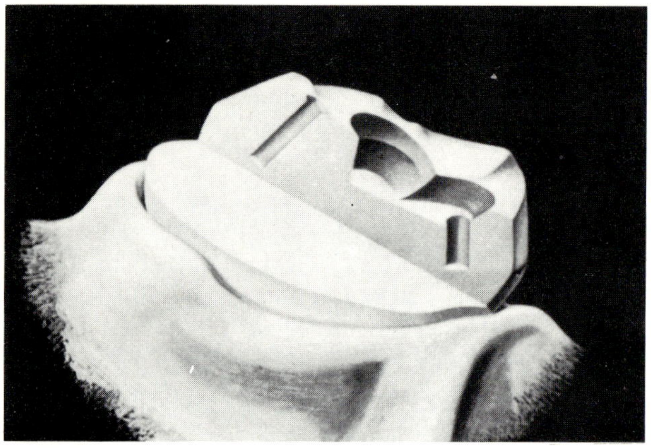

**Figure 5-4.** — Coupe montrant sur la dent préparée le puits de positionnement *(à droite)* 1,5 mm de profondeur, 0,7 de diamètre, et le puits destiné à la vis *(à gauche)* 3 mm de profondeur, 0,6 de diamètre.

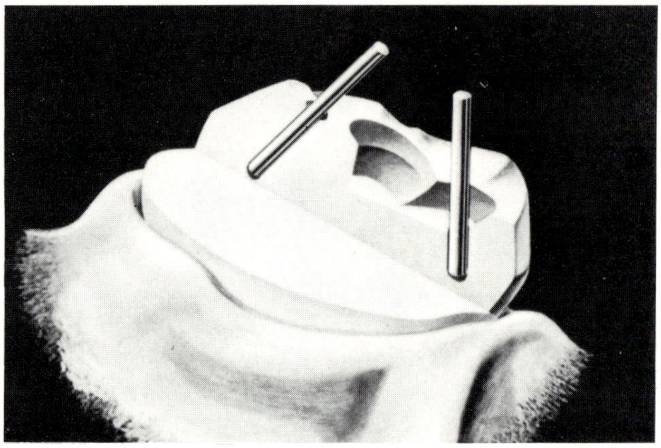

**Figure 5-5.** — Coupe montrant sur la dent préparée les tenons métalliques cylindriques et sans tête, de 6,5 mm de long, de 0,69 de diamètre pour le puits de positionnement et de 0,59 pour le puits à vis. Ils permettent la prise d'empreintes des puits.

## B. — TECHNIQUE DE LABORATOIRE

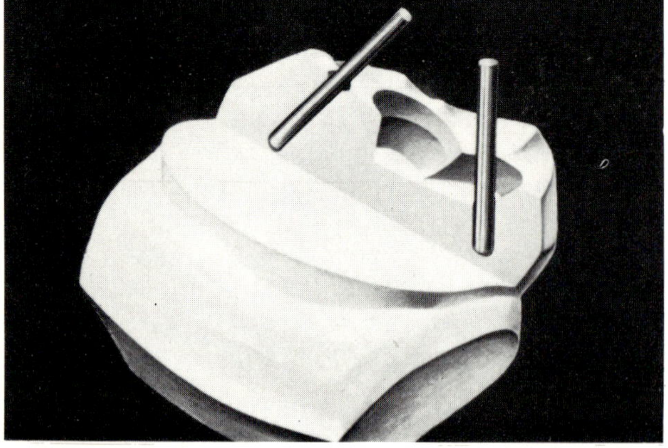

**Figure 5-6.** — Modèle tiré de l'empreinte avec les tenons métalliques encore en place.

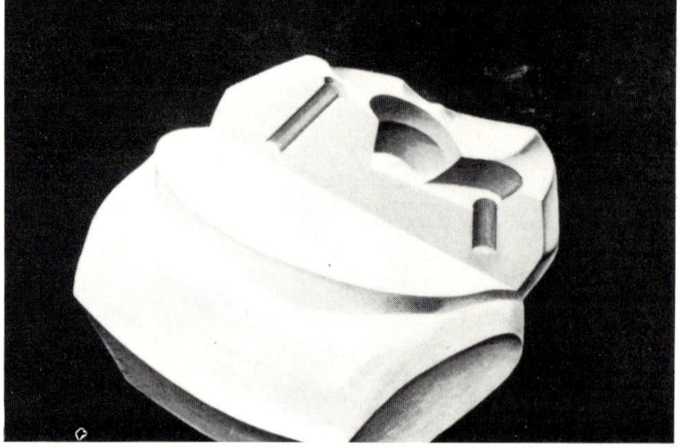

**Figure 5-7.** — Modèle de travail.

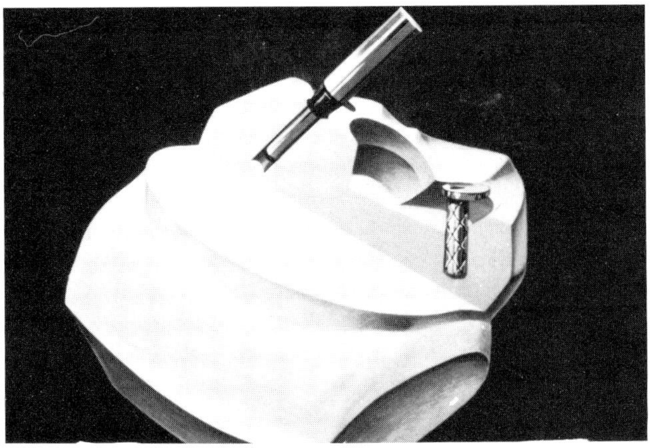

**Figure 5-8.** — Sur le modèle de travail, tenons de positionnement (platine iridié 0,65 de diamètre) et préforme en nickel (0,55 de diamètre) en place. (Cliché Whaledent Inc.).

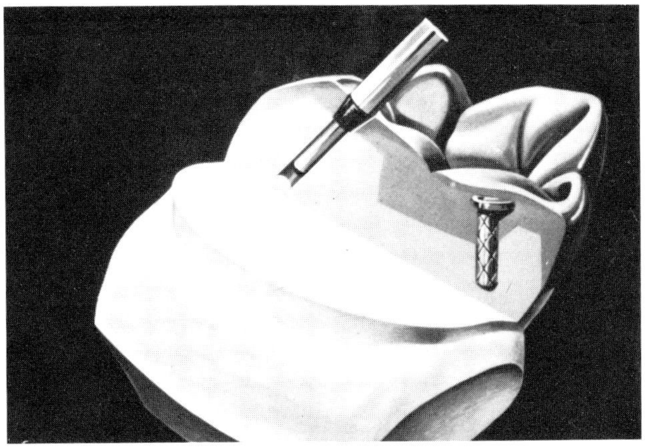

**Figure 5-9.** — Réalisation de la maquette en cire autour des tenons et de la préforme. (Cliché Whaledent Inc.).

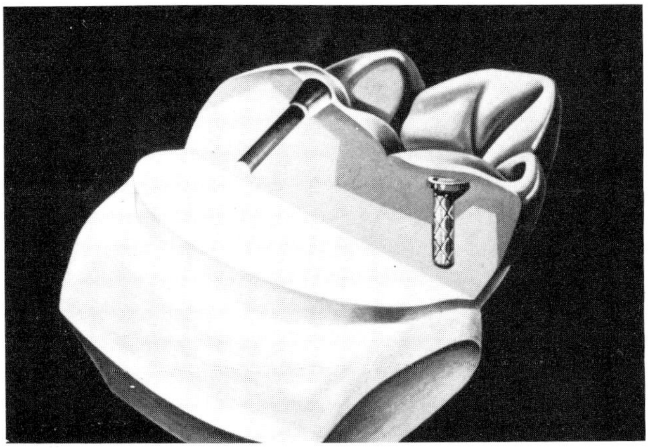

**Figure 5-10.** — La préforme en nickel est retirée de manière à ajuster l'occlusion. (Cliché Whaledent Inc.).

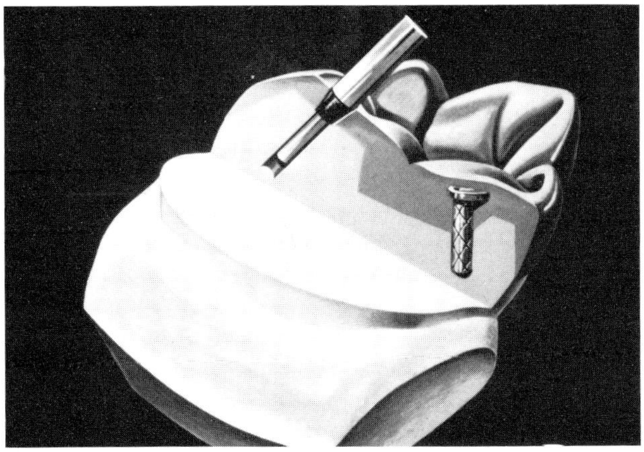

**Figure 5-11.** — La préforme est remise et on parfait la bonne adaptation de la cire autour d'elle. (Cliché Whaledent Inc.).

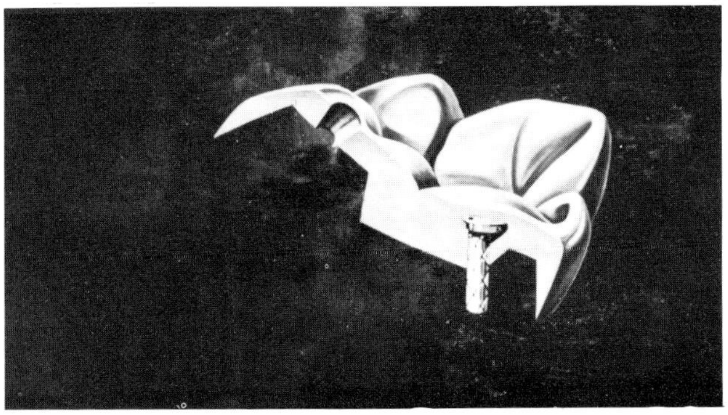

**Figure 5-12.** — La cire est extraite du modèle après qu'on ait retiré la préforme. (Cliché Whaledent Inc.).

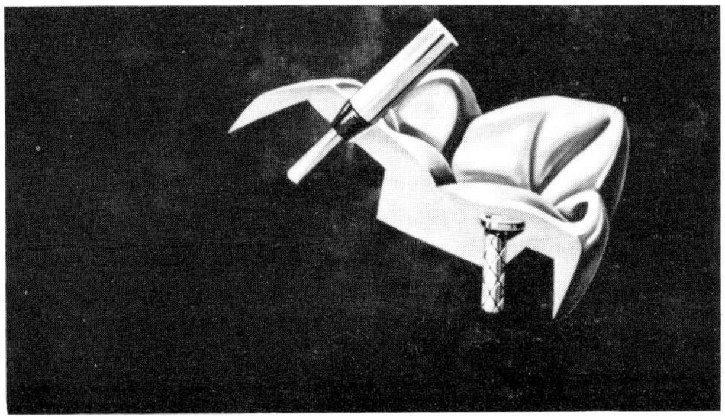

**Figure 5-13.** — Avant la mise en revêtement la préforme est réinsérée à sa place et fixée avec un rien de cire. (Cliché Whaledent Inc.).

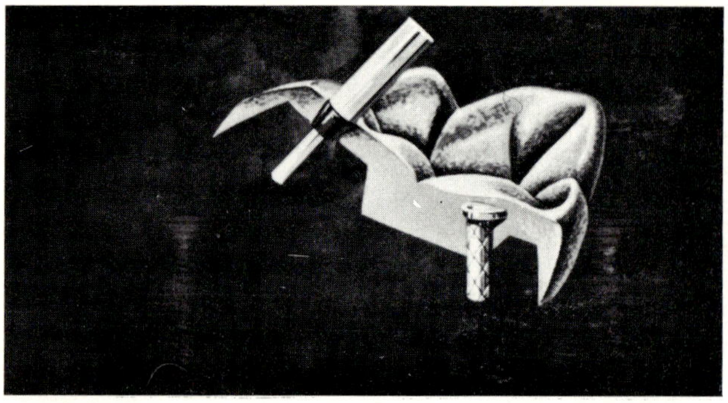

**Figure 5-14.** — Onlay coulé. Préforme en nickel encore en place. Elle sera éliminée par l'acide nitrique chaud. (Cliché Whaledent Inc.).

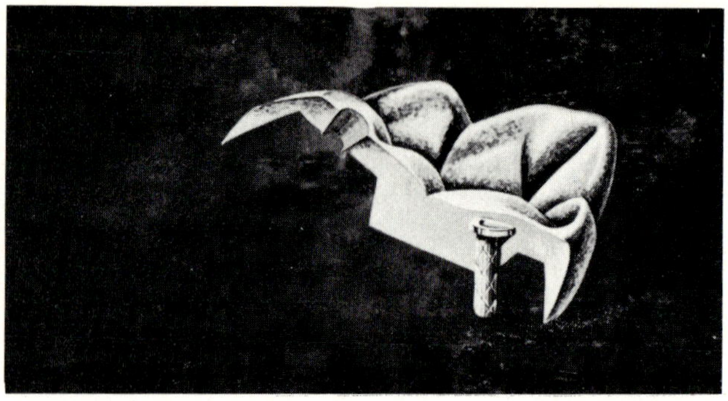

**Figure 5-15.** — Onlay terminé. (Cliché Whaledent Inc.).

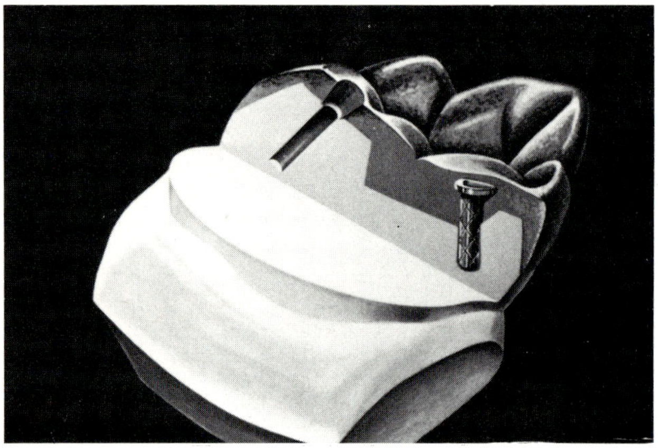

**Figure 5-16.** — Vérification sur le modèle. (Cliché Whaledent Inc.).

## C. — SCELLEMENT — VISSAGE

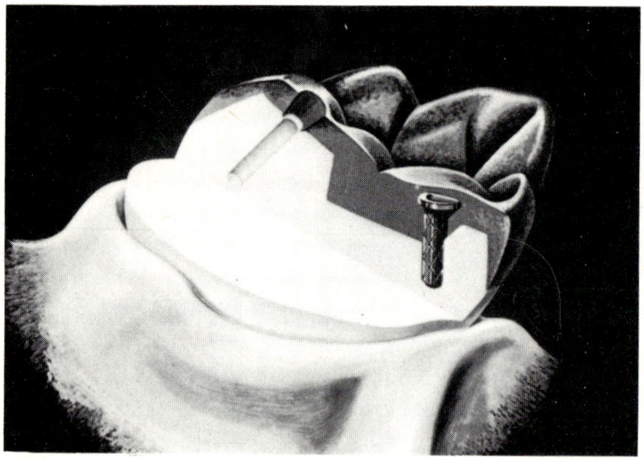

**Figure 5-17.** — Coupe montrant sur la dent l'essai de l'onlay. (Cliché Whaledent Inc.).

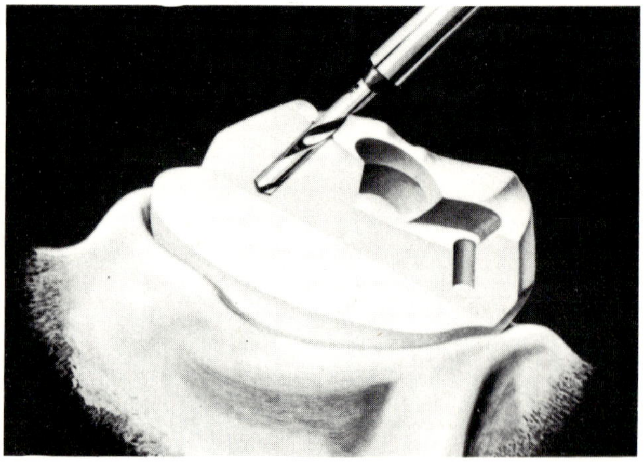

**Figure 5-18.** — Après l'essai, l'onlay est désinséré. Le diamètre du puits de la vis est porté de 0,6 à 0,675 mm à l'aide d'un foret tournant à basse vitesse (foret Kodex doré K 97).

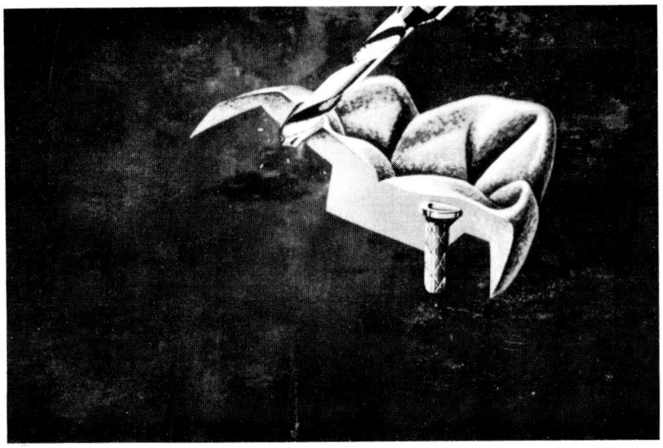

**Figure 5-19.** — Agrandissement à l'aide d'un foret de 0,8 mm de l'extrémité la plus étroite du logement de la tête de vis dans l'onlay. (Cliché Whaledent Inc.).

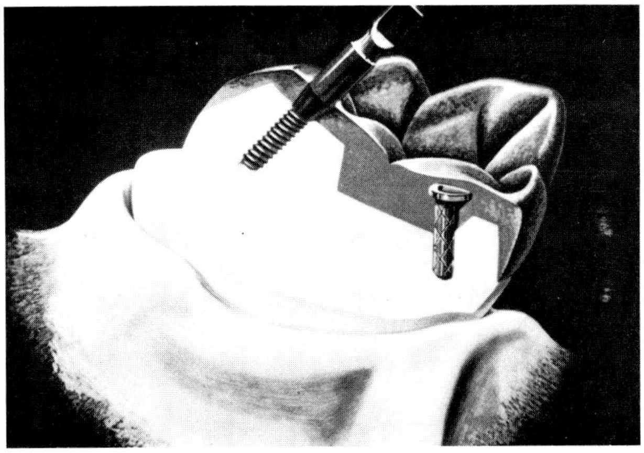

**Figure 5-20.** — Scellement et mise en place de la vis. (Cliché Whaledent Inc.).

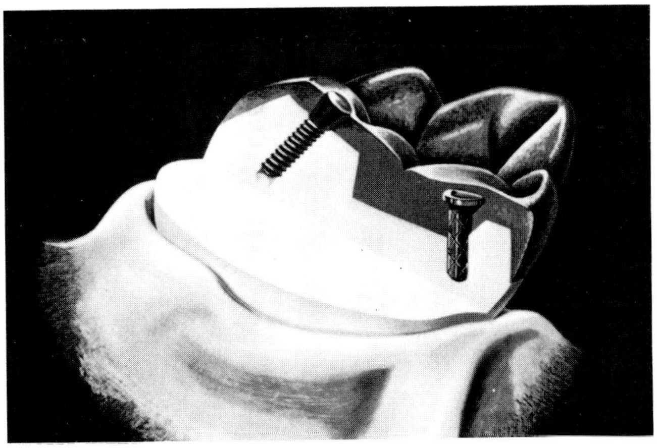

**Figure 5-21.** — Tête de vis sectionnée et polie. (Cliché Whaledent Inc.).

## Illustration clinique

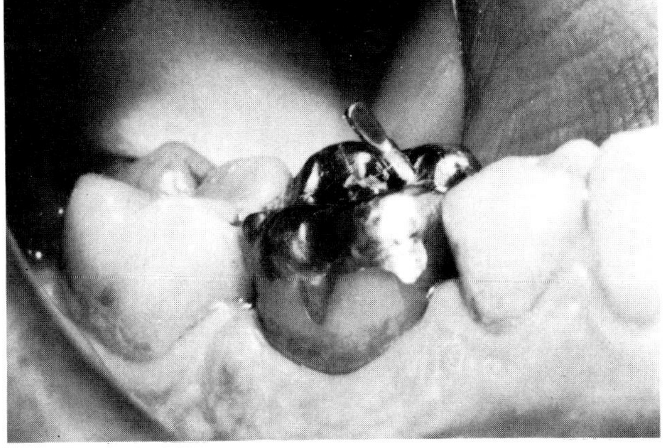

**Figure 5-22.** — Onlay vissé sur « 46 ». En effet, l'importance des destructions coronaires ne permettait pas la rétention par les moyens classiques (boîtes, rainures).

### INCIDENTS

Au cours du scellement, des difficultés sont à redouter :

*a*) Risque de ne pas rectifier le puits de 0,6 à 0,675 mm sur toute la longueur, ou de surdimensionner par un passage trop prolongé.

- Dans le premier cas la vis ne va pas à fond ou elle casse.
- Dans le second cas les filets de la vis ne prennent plus dans la dentine et le serrage est impossible. (Dans ce cas, il faut utiliser une vis d'un diamètre supérieur « vis V.S.M.S. Oversize » prévu pour pallier à cet incident.)

*b*) Risque de fracture du foret au cours de cette manœuvre de réalésage, soit parce qu'on arrête le mouvement alors que le foret est dans la dent, ou parce que la direction du foret ne correspond pas avec celle du puits.

*c*) Risque de fracture de la vis au cours du serrage, fracture qui se produit au niveau de la jonction de la portion filetée et de la tête de vis.

Courtade et Weinberg ont proposé différentes solutions de rattrapage.

Personnellement, pour éviter l'apparition de ces incidents, nous avons modifié la technique originale du V.S.M.S. telle qu'elle est préconisée par le fabricant :

- Au cours de la seconde séance clinique, celle du scellement, nous ne rectifions pas le puits de 0,6 mm au diamètre 0,675 mm, nous préférons tarauder la dentine au moyen du taraud S.M.S. qui a le même diamètre et le même pas que ceux de la vis V.S.M.S.

Ce taraud, présenté à la main à l'entrée du puits, s'engage et se centre automatiquement. Il suit facilement la direction et parvient sans effort jusqu'au fond du puits. Il ne faut pas forcer à ce moment, de manière à ne pas endommager le pas de vis ainsi créé dans la dentine.

Grâce à ce taraudage, la vis s'insère sans effort et l'opérateur perçoit plus aisément le moment où la tête de vis est à fond et s'appuie bien dans son logement.

Depuis sept ans que nous utilisons cette technique, nous n'avons plus fracturé de vis lors du scellement, alors que cet incident, cité par Courtade et Weinberg, nous avait embarrassé plusieurs fois lorsque nous respections la technique préconisée par Weissmann, créateur du système V.S.M.S.

Certains pourront penser que notre technique diminue la valeur rétentive des vis V.S.M.S. Cliniquement, et avec sept ans de recul et de nombreux cas, nous n'avons jamais constaté d'incident de descellement.

## II. — RÉTENTION D'ONLAY SUPPORT D'ATTACHEMENT POUR PROTHÈSE AMOVIBLE [25]

Pour la rétention des prothèses amovibles, il est admis par la plupart des auteurs que l'emploi d'attachements est supérieur à l'emploi de crochets, tant sur le plan fonctionnel que sur le plan esthétique.

Le plus souvent, la fixation de ces attachements sur les dents-pilier pose un problème. D'autant que dans nombre de cas, nous sommes en présence de dents saines sur leur face vestibulaire visible, l'atteinte par carie se *limitant généralement à la face adjacente de la zone édentée.* Dans ces cas, l'onlay à vis résoud le problème de la fixation de l'attachement de façon esthétique avec un minimum de mutilation.

### TECHNIQUE

Les différentes phases de la réalisation sont décrites pour un cas d'édentation bilatérale postérieure au maxillaire (fig. 5-23). Les dents adjacentes aux zones d'édentation sont saines sur leur face vestibulaire. La canine droite présente une carie sur la face distale, la première prémolaire gauche, une carie sur chaque face proximale.

On décide de réaliser une prothèse adjointe retenue par des attachements extra-coronaires fixés sur ces dents. Pour cela, on prépare des onlays vissés.

Sur 13, on prépare une slice sur la face distale : elle donne une extension suffisante pour souder l'attachement et préserver la dent du contact de l'appareil. On fore un puits de positionnement dans le cingulum et deux puits de rétention parallèles à la face vestibulaire, l'un mésial et l'autre distal.

Sur 24, la préparation intéresse la face mésiale (carie) et la face distale (slice qui assure la protection et permet la soudure de l'attachement). Du fait de

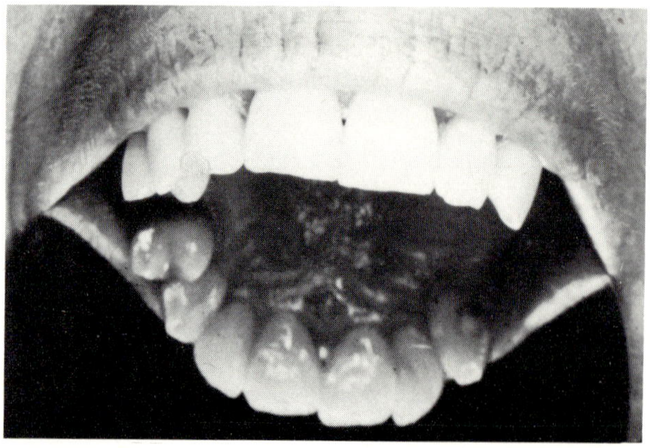

**Figure 5-23.** — Cas d'édentation bilatérale postérieure du maxillaire.

cette préparation triface, l'onlay se positionne aisément et il n'est pas nécessaire de réaliser un puits de positionnement. La rétention est demandée à deux puits : l'un parallèle à la face vestibulaire, l'autre à la face linguale (fig. 5-24).

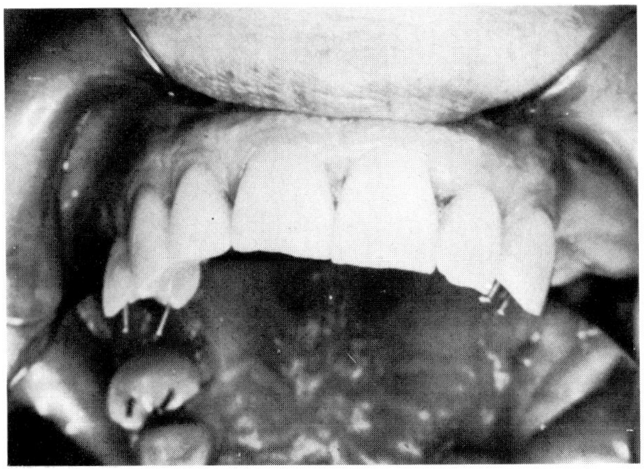

**Figure 5-24.** — Préparation terminée. Tenons pour l'empreinte en place.

*a*) **Empreinte pour la réalisation des onlays**

Elle est faite aux élastomères thyocol avec des métallic-pins de 0,59 mm de diamètre pour les puits des vis, de 0,60 mm pour les puits de positionnement (fig. 5-25).

*Au laboratoire :* réalisation des onlays sur un modèle en plâtre dur (fig. 5-26). Et ceux-ci terminés, les fragments de modèles portant les onlays sont taillés en «die».

*b*) **Empreinte pour la réalisation de la prothèse amovible** (fig. 5-27)

Les onlays étant mis en place sur les dents, on prend l'empreinte au thyocol de toute l'arcade. Dans cette empreinte, on replacera les « dies » recouverts des onlays.

On obtient ainsi un modèle qui permettra de réaliser la prothèse amovible. Elle sera conduite selon les principes auxquels le praticien est attaché (fig. 5-28 et 5-29).

La mise en place définitive de l'ensemble comprend

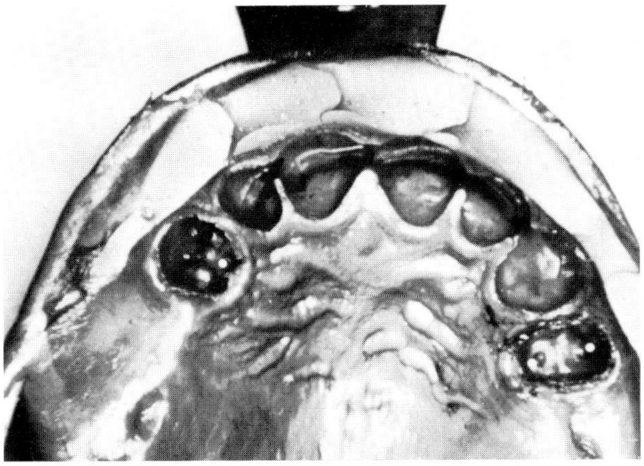

**Figure 5-25.** — Empreinte aux élastomères thyocol avec tenons à empreinte replacés.

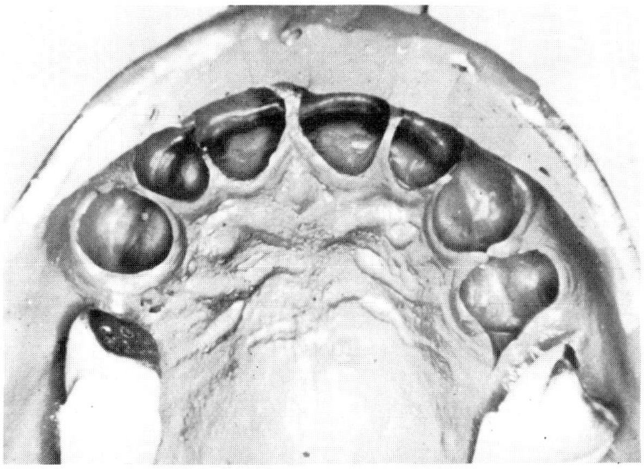

**Figure 5-27.** — Empreinte au thyocol pour la réalisation de la prothèse adjointe. Sur cette vue sont présentés les « dies » recouverts des onlays. Ils vont être remis en place dans l'empreinte.

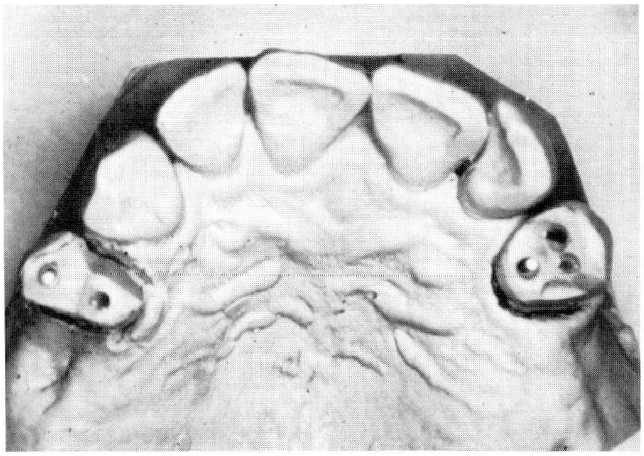

**Figure 5-26.** — Modèle en plâtre dur pour la confection des onlays.

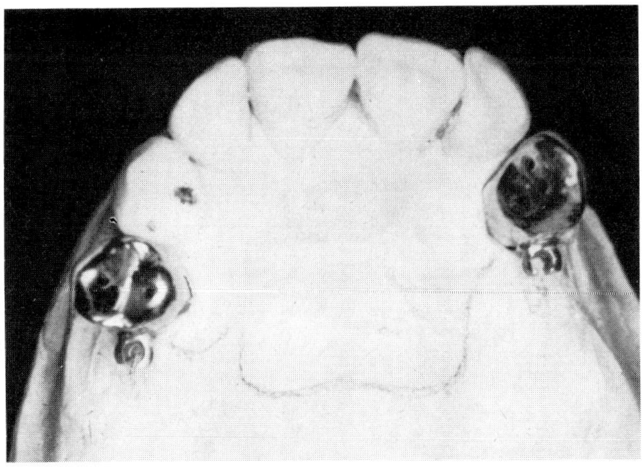

**Figure 5-28.** — Modèle pour la réalisation de la prothèse adjointe : les parties femelles des attachements sont soudées sur les onlays.

le scellement-vissage des onlays (fig. 5-30). La figure 5-31 montre la prothèse terminée en place.

Notons qu'afin de provoquer moins d'agression sur les dents-support d'attachement et pour une meilleure protection du parodonte, il eut été préférable dans ce cas de solidariser toutes les dents antérieures restantes à l'aide d'une attelle d'onlay vissée et de placer un attachement intracoronaire sans résilience dans les éléments 14 et 25 en extension. Malheureusement, pour des raisons personnelles (anxiété et pusillanimité) la patiente refuse une telle extension de la prothèse.

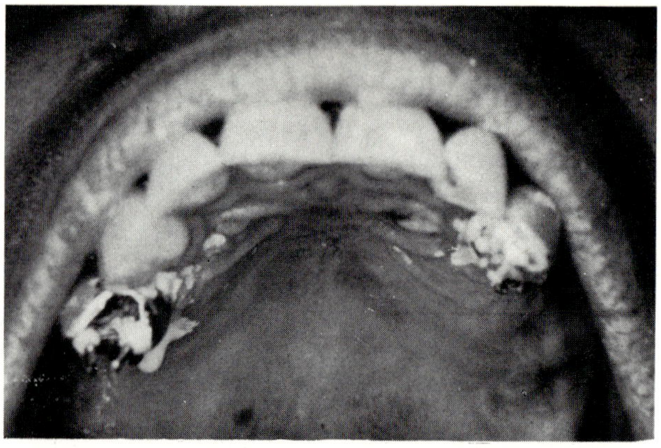

**Figure 5-30.** — Scellement-vissage des onlays.

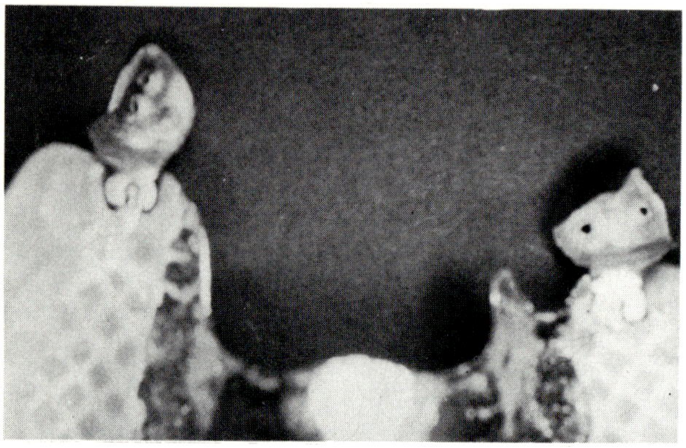

**Figure 5-29.** — Vue de la face muqueuse de la prothèse terminée.

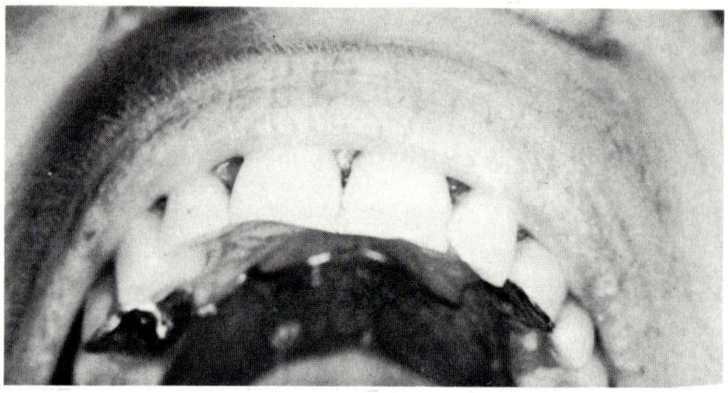

**Figure 5-31.** — Prothèses terminées.

## CAS CLINIQUES

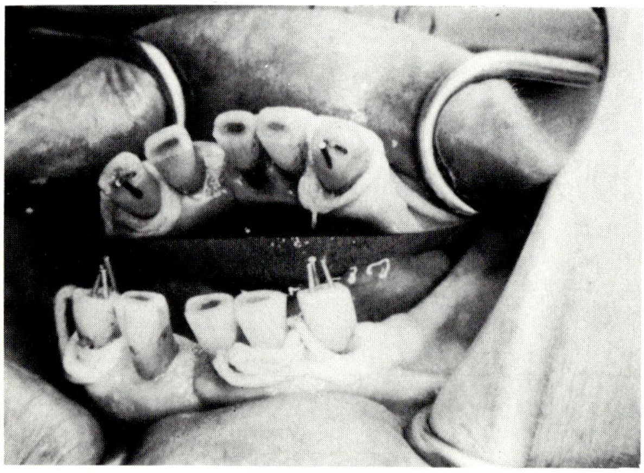

**Figure 5-32**

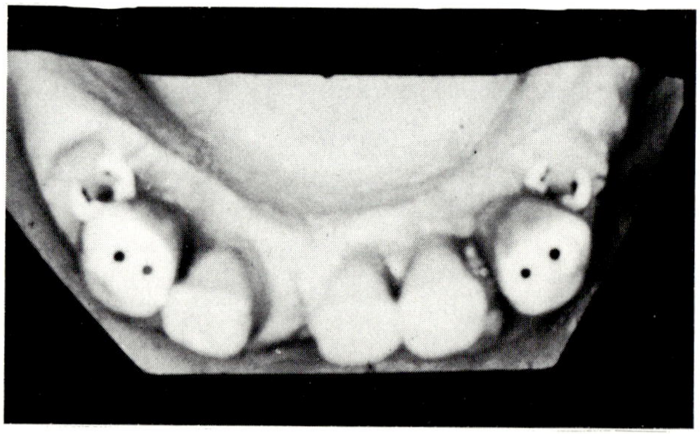

**Figure 5-33**

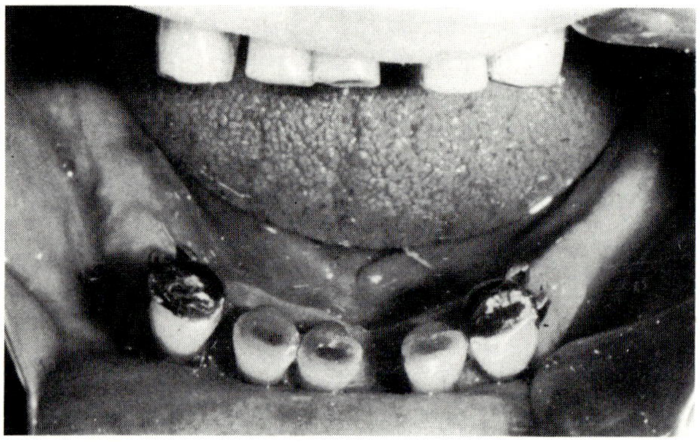

**Figure 5-34**

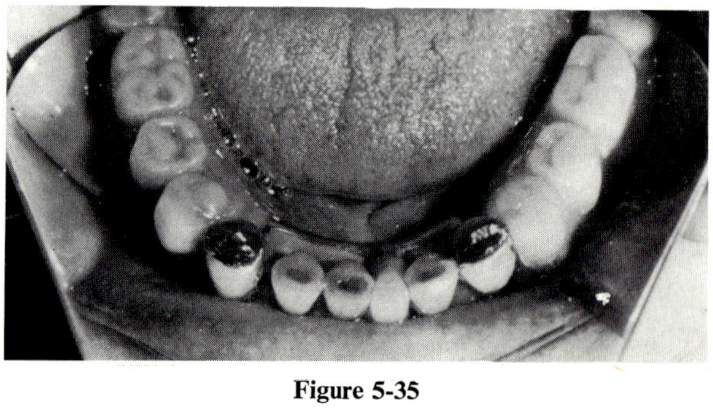

**Figure 5-35**

**Figures 5-32 à 5-35.** — Autre exemple de l'emploi d'onlay vissé comme support d'attachement pour une prothèse au maxillaire inférieur.

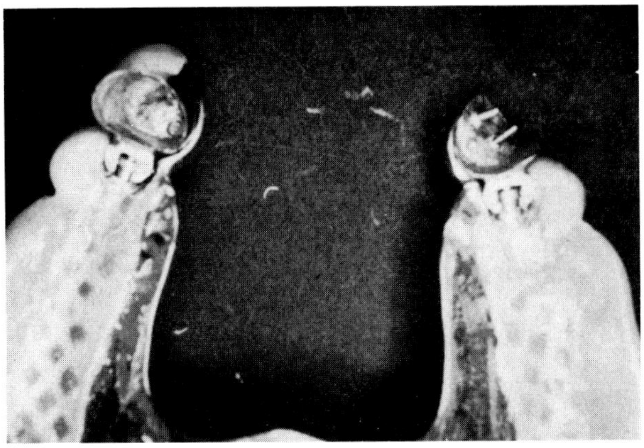

**Figure 5-36.** — Prothèse dont les supports d'attachement sont : sur 13 un onlay vissé, sur 23 une auro-céramique.

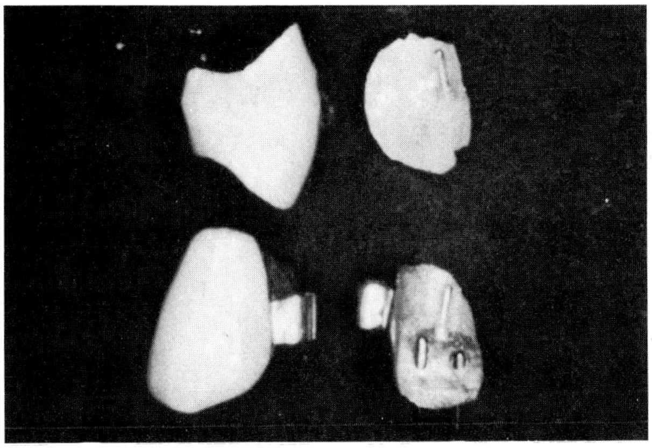

**Figure 5-37.** — Vue détaillant les supports d'attachement de la figure 5-36 et les prothèses unitaires provisoires en résine autopolymérisable *(en haut de la figure)*.

***

Les figures 5-23, 5-32 et 5-36 concernent des cas d'édentation bilatérale postérieure, pour lesquels nous utilisons des attachements extra-coronaires à résilience (ASC 52, A 33, etc.). Mais il est aussi possible d'utiliser l'attachement de Thompson qui est un attachement intracoronaire à résilience entièrement réalisé au laboratoire.

Dans le cas de prothèse partielle entièrement supportée par des dents (édentation type III de Kennedy), nous préférons employer des attachements intracoronaires sans résilience. L'attachement de Sherer, qui demande relativement peu d'espace intracoronaire, étant réalisé directement dans la cire grâce à une préforme mâle (Jelenko), se prête particulièrement bien à cette technique.

## III. — RÉTENTION ADDITIONNELLE DES INLAYS

La vis intradentinaire peut jouer un rôle de rétention additionnelle beaucoup plus efficacement que le tenon intradentinaire qu'on adjoint parfois à certains inlays de forme peu rétentive. On peut ainsi obturer par un inlay des cavités pour lesquelles la perte de substance nous contraint classiquement à des reconstitutions coronaires périphériques (par exemple : certaines cavités distales des canines supérieures).

### Inlay pour cavités de Classe V

**Préparation.**

Nous la limitons simplement à la suppression de la dentine cariée à la fraise ronde et au biseautage des bords d'émail à la pointe montée (pierre d'Arkansas blanche).

Forage de deux puits *non parallèles* ; le distal pour un tenon de positionnement, le mésial pour une vis V.S.M.S. (fig. 5-38).

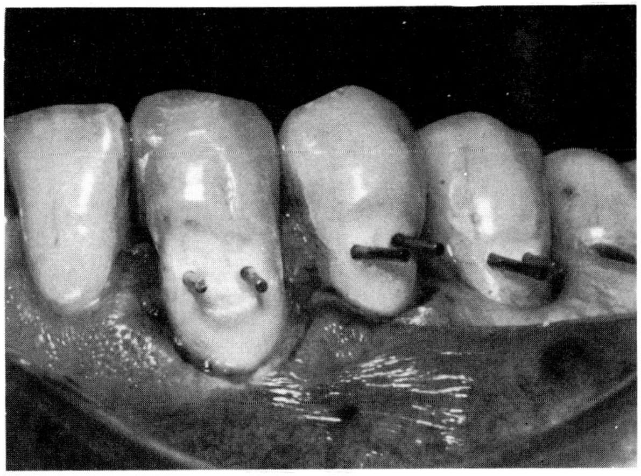

**Figure 5-38.** — Cavité de Classe V pour inlay vissé sur 33, 34, 35.

**Technique de laboratoire.**

L'empreinte aux élastomères est coulée en revêtement-modèle (fig. 5-39).

Sur ce modèle, les onlays sont réalisés. Ils sont coulés en or à 20 carats, de manière à permettre le brunissage des bords (fig. 5-40). Le scellement et le vissage se font comme précédemment (fig. 4-41).

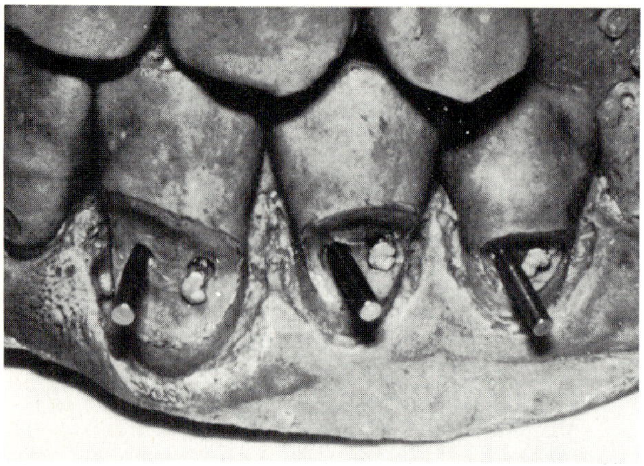

**Figure 5-39.** — Maître-modèle en revêtement Cymo-die.(1) Dans le puits mésial est placée une préforme V.S.M.S. en nickel-argent. Dans le puits distal un tenon de positionnement en platine iridié.

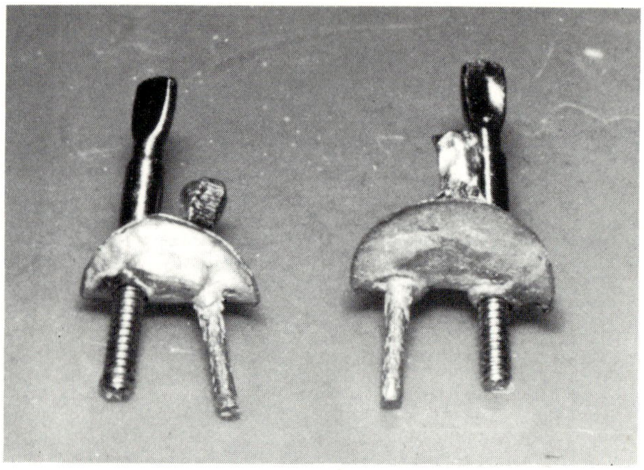

**Figure 5-40.** — Inlay terminé avant scellement (on a conservé une partie de la tige de coulée pour faciliter les manipulations de finition et de scellement-vissage).

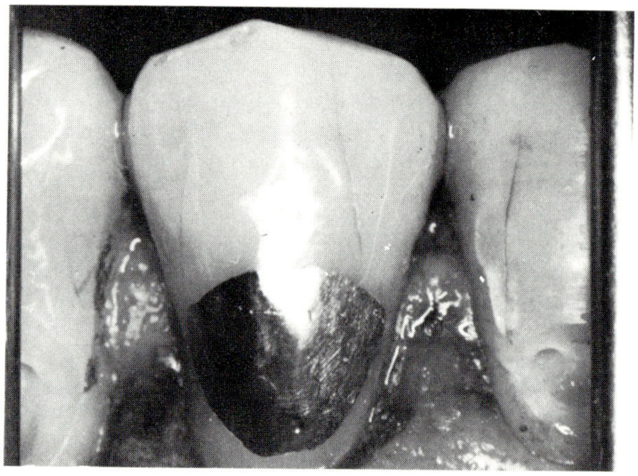

**Figure 5-41.** — Inlay vissé terminé.

(1) Ces inlays de cavité de Classe V réalisés sur modèle Cymo-die, présentent une précision si fine que leur insertion en est rendue délicate. Aussi l'expérience nous a montré que pour ces inlays vissés, ceux que nous obtenons par technique indirecte, à partir de modèle Velmix, s'insère plus aisément.

CHAPITRE 6

# LES VIS INTRADENTINAIRES V.S.M.S. MOYEN D'ASSEMBLAGE DE LA DENTINE A DES PIÈCES MÉTALLIQUES COULÉES APPLICATION A LA PROTHÈSE PLURALE

— *RÉTENTION DES ONLAYS MOYEN D'ANCRAGE DE BRIDGE.*

— *RÉTENTION ADDITIONNELLE DES INLAYS MOYEN D'ANCRAGE DE BRIDGE.*

— *RÉTENTION DES ATTELLES DE CONTENTION.*

## I. — RÉTENTION DES ONLAYS MOYEN D'ANCRAGE DE BRIDGE

« *Toute coiffe complète réalisée sur une dent pulpée, ayant une face vestibulaire visible saine, devrait être considérée, dans la majorité des cas, comme une mutilation injustifiée.* »

### INTRODUCTION

A propos des moyens d'ancrage en prothèse partielle fixée, nous nous élevons contre une certaine habitude qui amène à réaliser trop souvent, comme moyen d'ancrage sur des dents pulpées ayant des faces vestibulaires visibles saines, des couronnes à masque vestibulaire. Car outre la mutilation injustifiée, et contrairement à une croyance trop répandue, le pronostic esthétique au niveau cervical est difficile à établir à plus ou moins long terme, même si on utilise de la céramique (céramo-métallique, reverspin, dent de Hollenbach). Les traumatismes mécaniques ou chimiques de la région cervicale, tant à la préparation que lors de l'empreinte, peuvent déclencher des facteurs imprévisibles de régression gingivale. Le métal des céramo-métalliques, dans certaines bouches, peut entraîner une discoloration des tissus adjacents. Malgré tous les soins apportés à l'exécution du joint prothèse-moignon, celui-ci, ainsi que la reconstitution imparfaite de la morphologie de la région cervicale sont des facteurs d'irritation du parodonte et de caries.

Bjorn[28] et coll., enquêtant sur l'adaptation marginale des couronnes complètes ont constaté que « 83 % des couronnes en or et 74 % des couronnes en porcelaine étudiées présentaient une adaptation marginale défectueuse ».

Ainsi que l'écrit Max Kornfeld[27] : « n'oublions pas que la couronne complète est la reconstruction la plus difficile que nous ayons à faire, surtout à son niveau cervical, dans ses rapports avec le parodonte »; et nous estimons que la difficulté s'accroît encore pour la réalisation d'une couronne à masque vestibulaire.

Schwartz et coll.[29] après une étude statistique concluent : « les coiffes partielles présentent moins de complications parodontales et par caries que les coiffes complètes ».

Les onlays, moyen d'ancrage de bridge, sont la solution de choix sur les dents pulpées ayant des faces vestibulaires visibles indemnes. Les onlays à rainures concilient difficilement l'esthétique et la rétention. Les onlays à puits dentinaires parallèles sont d'exécution plus facile. La difficulté n'est pas essentiellement due à la réalisation du parallélisme que d'éviter la pulpe par le choix délicat de la localisation et surtout de la direction des puits. *C'est pourquoi les vis intradentinaires non parallèles sont le moyen de rétention que nous préférons pour les onlays, moyens d'ancrage, puisque, pour chaque puits intradentinaire, le praticien choisira la localisation et la direction optimales. De plus, nous savons par les travaux de Dilts que les vis intradentinaires assurent le maximum de rétentivité pour des puits intradentinaires.*

## TECHNIQUE

La réalisation des onlays, moyens d'ancrage de bridge, est semblable à celle décrite pour les onlays de reconstitution. Cependant, les puits de positionnement, au niveau de chaque onlay, doivent être parallèles à l'axe d'insertion du bridge (fig. 6-1 à 6-18).

Ces onlays doivent présenter une bonne rigidité, pour éviter leur déformation sous l'effet des efforts transmis par la travée.

C'est pourquoi les meulages sont conçus de façon à obtenir une épaisseur suffisante de métal (1,5 mm au niveau de la cuspide portante, 1 mm au niveau des autres cuspides).

D'autre part, il faut veiller pour assurer de bonnes liaisons, à ménager la place d'une masse de métal sur les faces proximales adjacentes aux autres éléments, et à forer, à l'emplacement prévu pour les puits (vis et tenons de positionnement), un avant-trou hémisphérique (fraise-boule n° 6).

Nous estimons qu'il n'est pas nécessaire de compliquer au-delà de ces impératifs les préparations, car notre expérience clinique nous a montré que les puits de positionnement, les vis et leurs avant-trous assuraient une stabilité et une rétention largement satisfaisantes.

# ILLUSTRATION TEMPS PAR TEMPS DE LA TECHNIQUE

## PREMIÈRE SÉANCE CLINIQUE

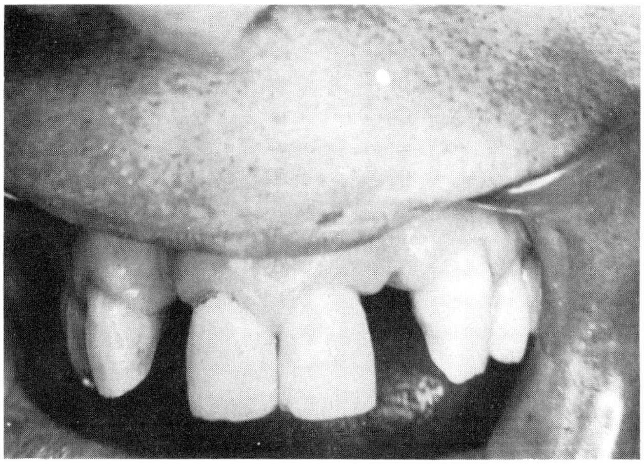

**Figure 6-1.** — Cas clinique : problème du remplacement de deux incisives latérales.

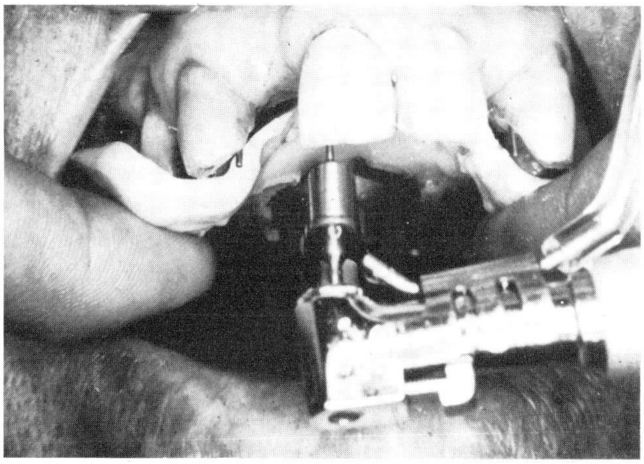

**Figure 6-2.** — Forage des puits de positionnement 0,70 mm de ∅ en s'aidant d'un paralléliseur.

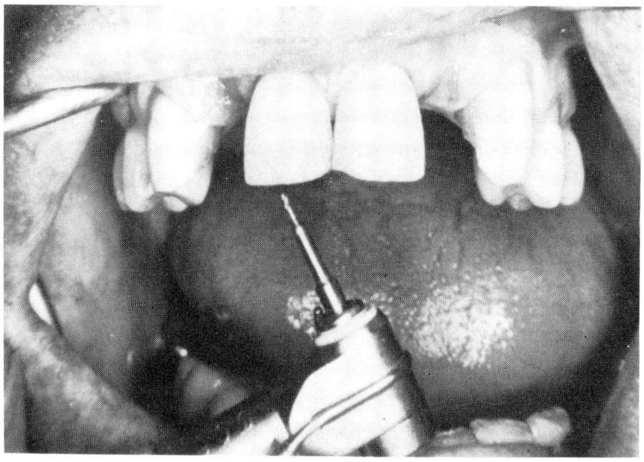

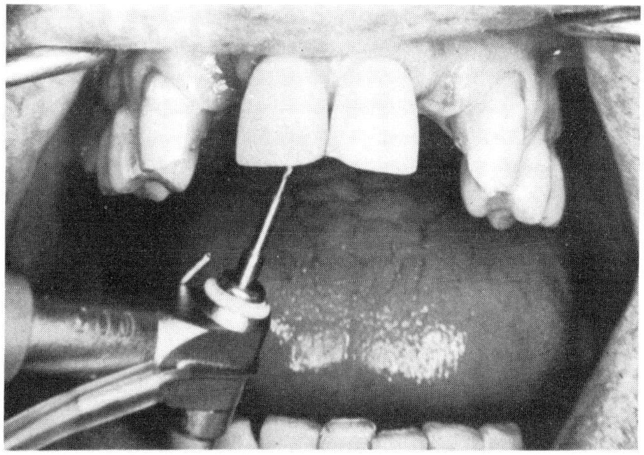

**Figures 6-3 et 6-4.** — Forage des puits destinés aux vis 0,60 mm de ∅ Kodex noir K 94.

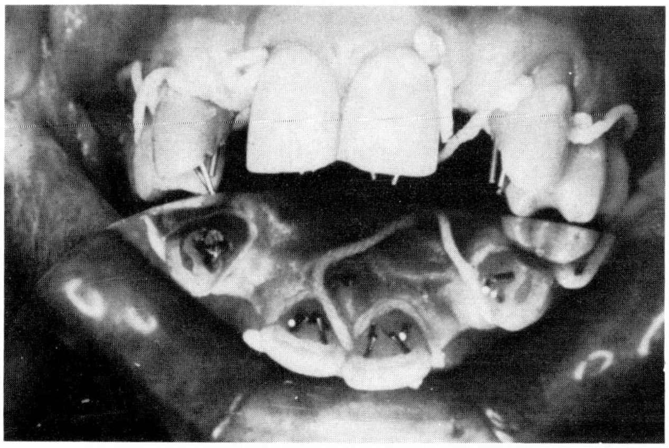

**Figure 6-5.** — Vue des préparations. Les tenons pour empreinte et les fils de rétraction sont en place.

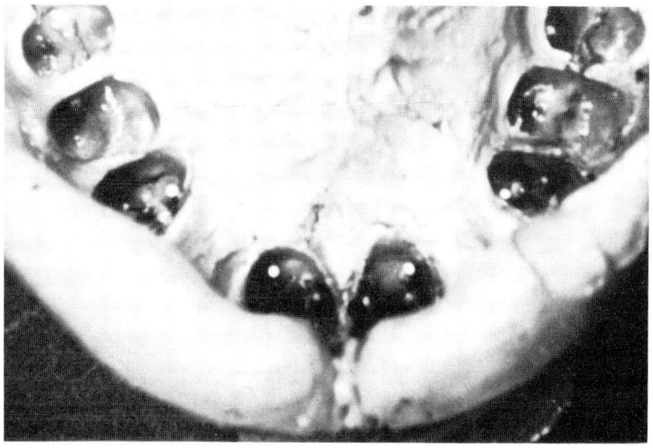

**Figure 6-6.** — Empreinte au thyocol. Les tenons pour empreinte étant réinsérés.

## LABORATOIRE

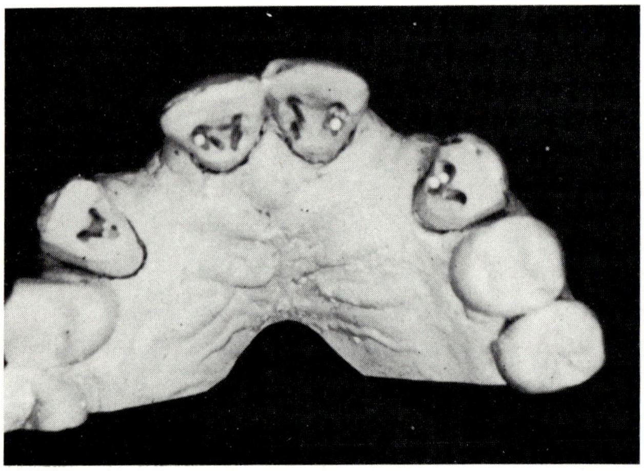

**Figure 6-7.** — Modèle de travail. Remarquons la nette radiculo-divergence des puits destinés aux vis.

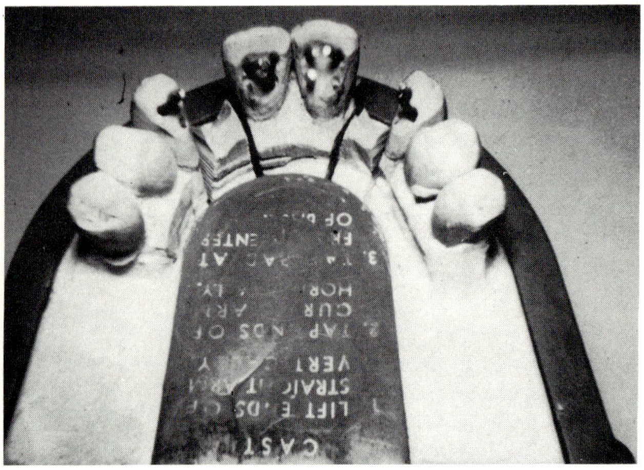

**Figure 6-8.** — Modèle de travail monté sur Di-lok. Les préformes V.S.M.S. sont en place.

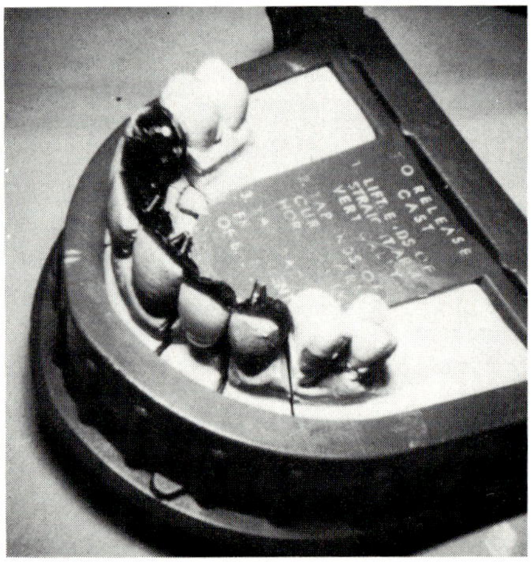


**Figure 6-9.** — Maquette en cire terminée, préforme en place.

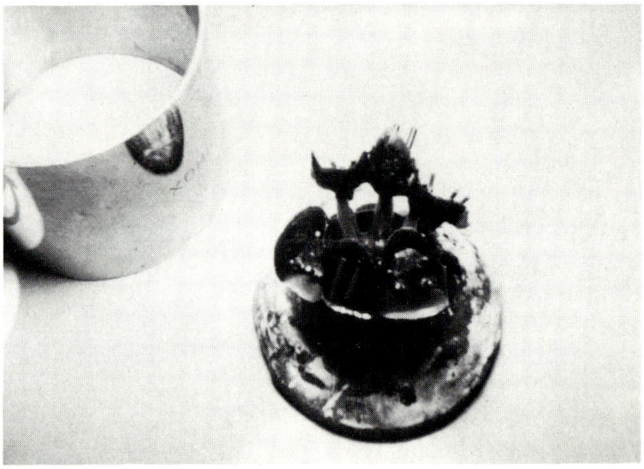

**Figure 6-10.** — Maquette en cire montée sur cône de coulée.

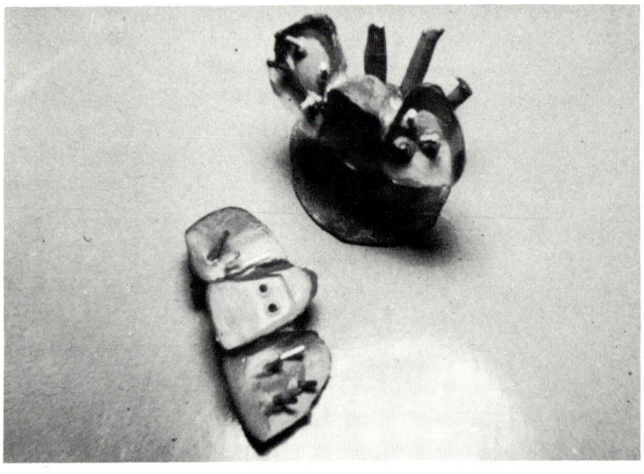

**Figure 6-11.** — Coulées avec les préformes V.S.M.S. encore en place.

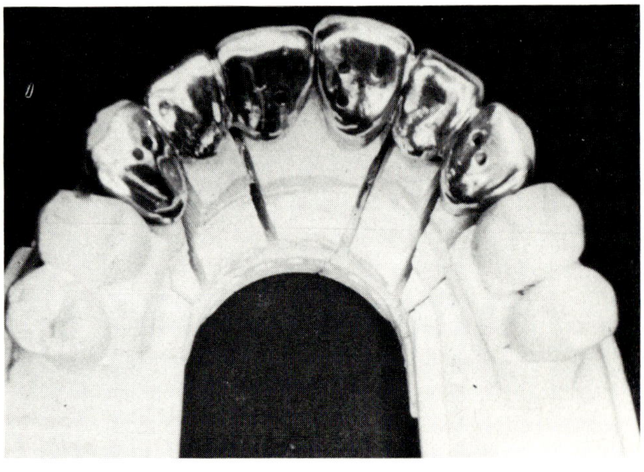

**Figure 6-12.** — Bridge terminé sur le modèle.

## SCELLEMENT-VISSAGE

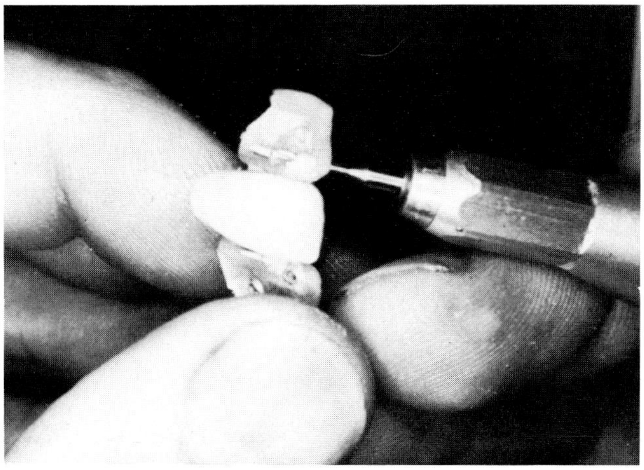

**Figure 6-13.** — Agrandissement au moyen d'un foret de 0,80 mm de ∅ (Kodex bleu n° K 99) de l'extrémité la plus étroite du logement de la tête de vis.

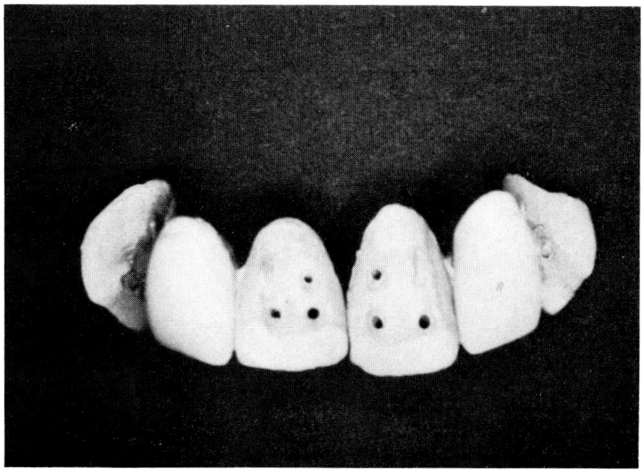

**Figure 6-14.** — Bridge avant scellement-vissage.

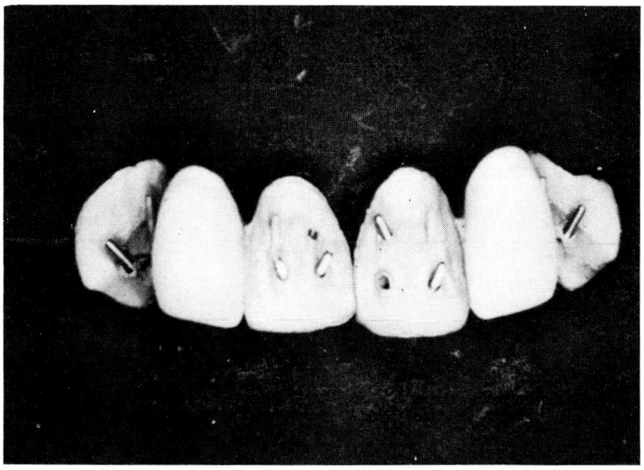

**Figure 6-15.** — Bridge avant scellement-vissage.

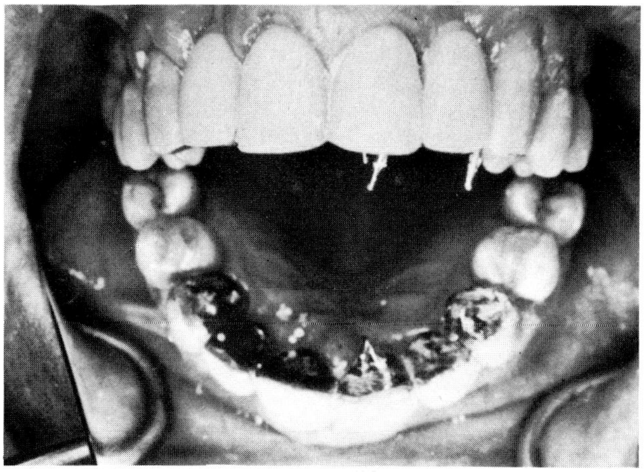

**Figure 6-16.** — Scellement-vissage.

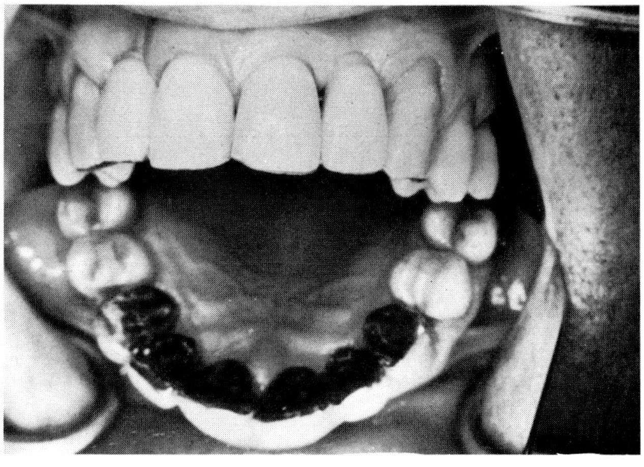

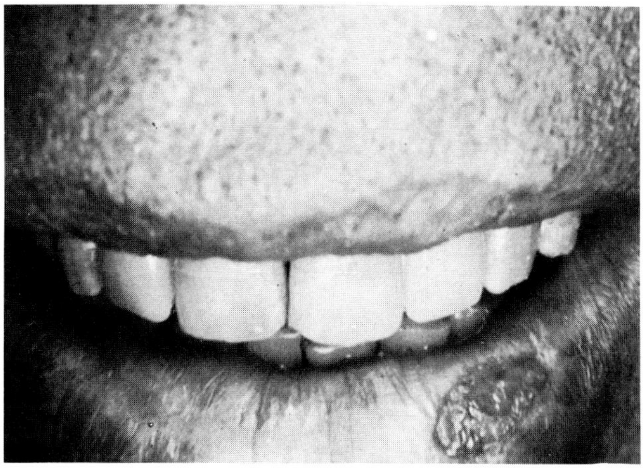

**Figures 6-17 et 6-18.** — Cas terminé.

### Bridge provisoire en résine autopolymérisable (Scutan)

Le bridge provisoire est indispensable, non seulement par souci de protection et d'esthétique, mais aussi pour s'opposer à tout déplacement des dents-pilier, car, dans ce type de bridge (fig. 6-19) l'insertion ne permet pas de rattraper le moindre décalage.

- Sur le modèle d'étude, nous comblons les édentations en ajustant des dents de résine (fig. 6-20).
- Au moyen d'un vacuum-thermo-former (Omnivac, par exemple) nous pressons une fine plaque de matière plastique transparente (Omni Dental temporary splint material) sur le modèle ainsi complété. Elle est découpée au contour des dents intéressées par la prothèse. Le moule destiné à la réalisation du bridge provisoire est ainsi obtenu.
- Sur les dents préparées, des boulettes de coton sont placées dans les orifices des puits destinés aux vis.
- Des tenons en aluminium à tête aplatie (aluminium pin temporary use de Whaledent P. 47.7 destinés aux puits réalisés avec des forets de 0,7 mm) sont placés dans les puits de positionnement.

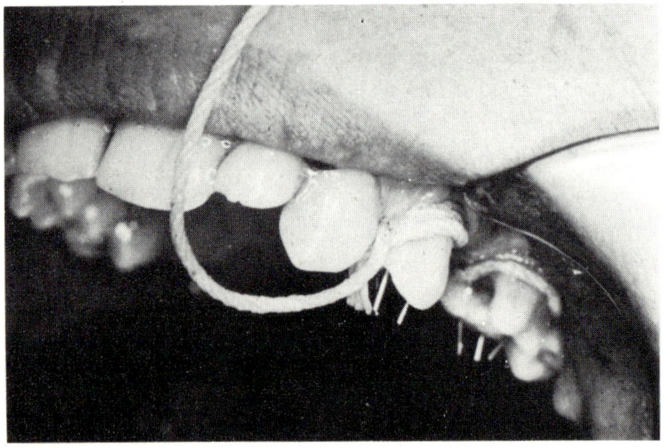

**Figure 6-19.** — Remplacement de 25. Vue des préparations pour onlay vissé sur 24 et 26 avant la prise d'empreinte.

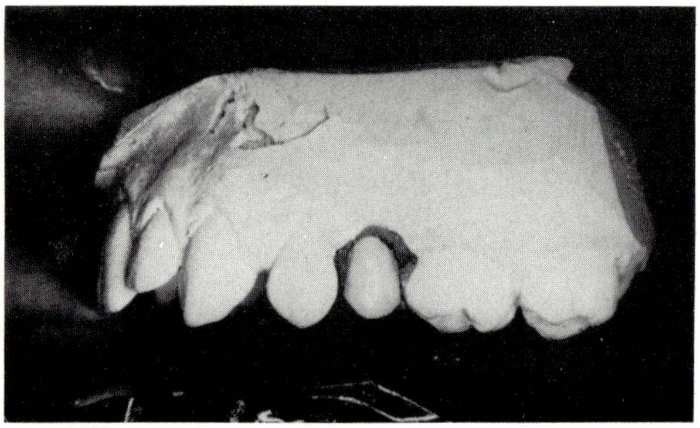

**Figure 6-20.** — Sur le modèle, édentation comblée par une dent de résine fixée avec de la moldine.

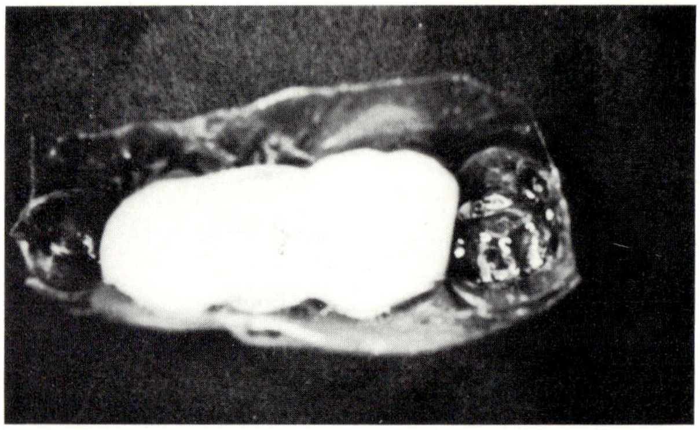

**Figure 6-21.** — Moule obtenu par vaccum-thermo-former (Omnivac) rempli de résine Scutan.

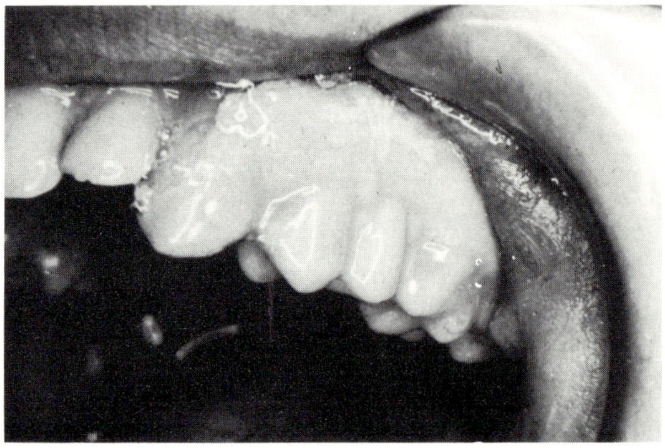

**Figure 6-22.** — Moule chargé de Scutan, en place sur les préparations.

- Essai du moule et raccourcissement éventuel des tenons en aluminium.
- Puis le moule est garni de Scutan préparé selon les instructions du fabricant (fig. 6-21) et inséré sur les préparations (fig. 6-22).
  Le Scutan est une résine épimine à deux composants (pâte et liquide) qui a le grand avantage de ne pas présenter de rétraction à la polymérisation, ce qui permet de placer sans retouche la pièce polymérisée sur la préparation.

  Par contre, elle a pour inconvénient qu'on ne peut y faire de nouveaux apports lorsqu'elle est polymérisée, car elle ne se lie pas à elle-même, d'où la nécessité de veiller à ne pas inclure de bulles au remplissage du moule et lorsqu'on l'insère sur les préparations.
- 90 secondes plus tard, le moule chargé de Scutan est retiré.
- Après avoir attendu 10 minutes que la polymérisation soit terminée, (fig. 6-23 et 6-24), le bridge provisoire est ébarbé et poli; l'occlusion est contrôlée.
- Au moyen d'un Lentulo, nous plaçons du ciment provisoire Trial dans les puits destinés aux vis. Les excès sont enlevés avant durcissement au moyen

d'une boulette de coton. Ce ciment a l'avantage d'être aisément retiré en totalité et sans laisser de débris à l'aide d'une sonde fine, car il n'adhère pas et présente une certaine élasticité.

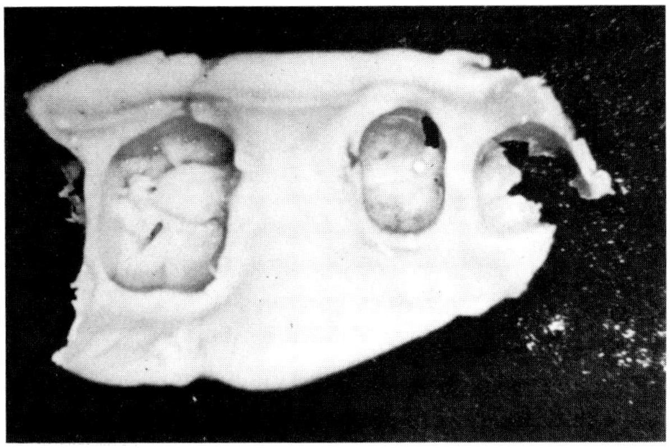

**Figure 6-23.** — Bridge provisoire avant suppression des excès de résine.

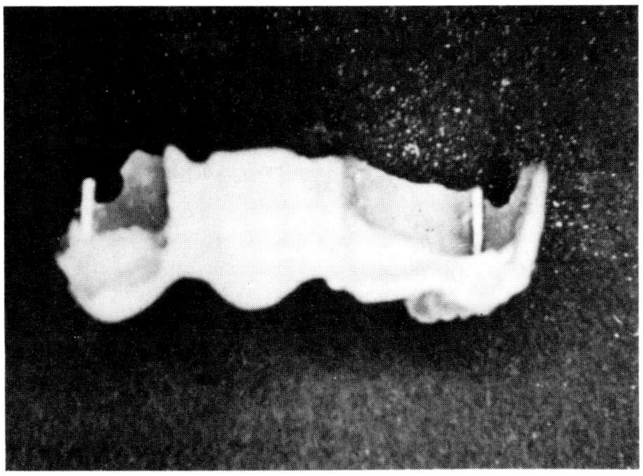

**Figure 6-24.** — Bridge provisoire avant ouverture des embrasures et finitions.

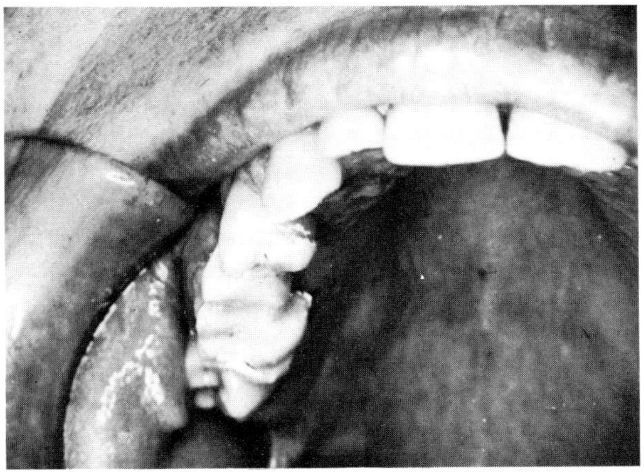

**Figure 6-25.** — Bridge provisoire scellé au Temp-Bond de Kerr avant suppression des excès de ciment.

– Le bridge provisoire est scellé au ciment Temp-Bond (fig. 6-25).

### Scellement-vissage

1° Le bridge provisoire est retiré. Le ciment Trial est extrait des puits intradentinaires destinés aux vis à l'aide d'une sonde fine.

2° On dépose du vernis Copalite dans les puits intradentinaires au moyen d'une mèche de papier extra-fine.

3° Le bridge est essayé et on s'assure de sa bonne mise en place : contrôle des contacts, de l'occlusion, finition des bords.

4° Le bridge étant en place, on taraude sur chaque pilier le puits intradentinaire le plus accessible. Le taraud S.M.S. est utilisé comme il est dit page 50 pour l'onlay isolé.

5° Le bridge est retiré.

6° Du ciment oxyphosphate est préparé. Il est placé sur les piliers et à l'intérieur de la coulée. On le fait pénétrer à l'aide d'un Lentulo dans le puits de positionnement.
Puis le bridge est mis en place. Par le moyen d'un Lentulo, tournant en sens inverse, on vide les puits pour vis du ciment qui, éventuellement, a pénétré. Puis, pour chaque pilier, dans le puits intradentinaire préalablement taraudé, on fait pénétrer une vis. Le vissage est poussé à fond avec le porte-vis manié à la main.

7° Après prise du ciment, on se débarrasse des excès, la partie de la tête de vis qui dépasse des onlays est coupée à l'aide d'une pointe diamantée fine. Les autres puits sont taraudés comme précédemment. Un nouveau mélange de ciment est préparé, et une goutte posée sur la jonction filet-tête de vis, et les vis sont vissées à fond.

8° Après prise du ciment, les excès sont éliminés, et les extrémités des vis sont coupées à la pointe diamantée, puis polies à la pointe montée verte, puis à la pointe montée blanche enfin polies à la meule caoutchouc.

## II. — RÉTENTION ADDITIONNELLE DES INLAYS MOYEN D'ANCRAGE DE BRIDGE

Weinberg[30] a proposé d'utiliser les vis intradentinaires V.S.M.S. comme un moyen de rétention additionnel des inlays moyen d'ancrage de bridge (fig. 6-26 à 6-28).

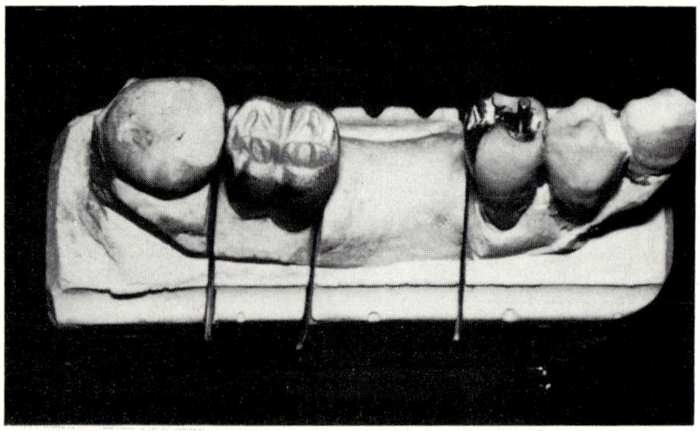

**Figure 6-26.** — Exemple d'un bridge dont l'un des moyens d'ancrage est un inlay qui comporte une vis V.S.M.S. comme rétention additionnelle.

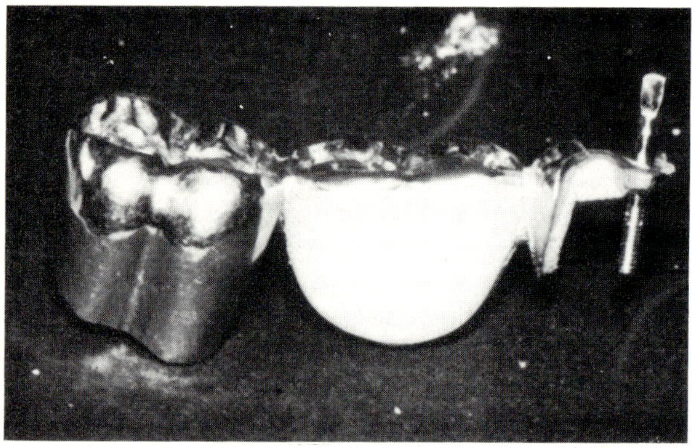

**Figure 6-27.** — Bridge avant scellement-vissage.

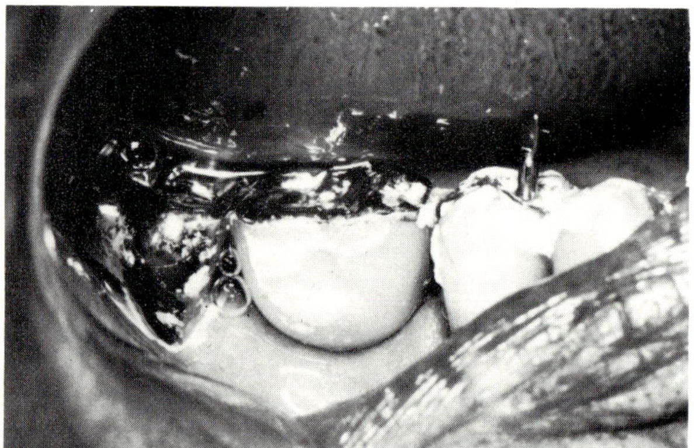

**Figure 6-28.** — Scellement-vissage du bridge.

## III. — RÉTENTION DES ATTELLES DE CONTENTION

La vis V.S.M.S. se prête de façon particulièrement élégante à la réalisation d'attelle de contention étendue.

Pour les dents antérieures mandibulaires, nous préférons cependant utiliser la technique des vis transcoronaires ou notre technique d'attelle collée (voir chap. 18), car la masse de dentine au niveau des incisives est peu importante et ne permet pas de placer facilement un minumum de deux puits intradentinaires (un pour le positionnement et un pour une vis).

## IV. — UTILISATION DES VIS V.S.M.S. POUR L'ANCRAGE DE CHAPE SANS TENON RADICULAIRE

Dans ce cas (fig. 6-29 à 6-32), l'état endocanalaire des racines ne permettait pas de créer un logement radiculaire suffisant pour un tenon. Les vis V.S.M.S. ont permis d'assurer la rétention de chape supportant un conjoncteur à barre type Dolder.

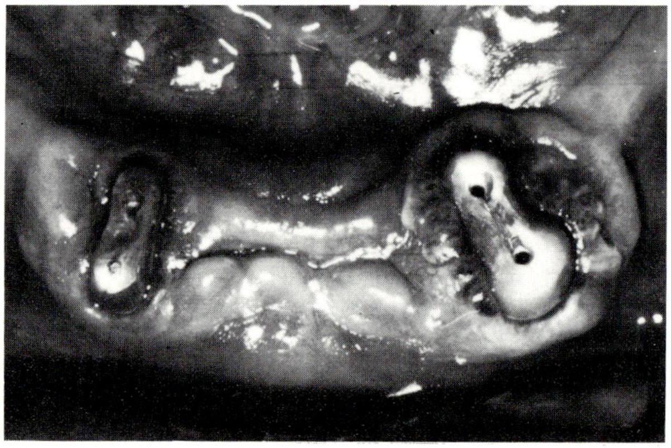

**Figure 6-29.** — Préparation pour des chapes dont les moyens de rétention sont des vis.

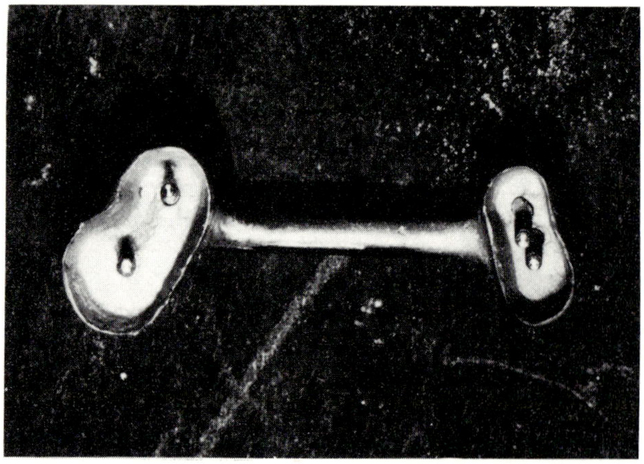

**Figure 6-30.** — Essais des vis sur les chapes.

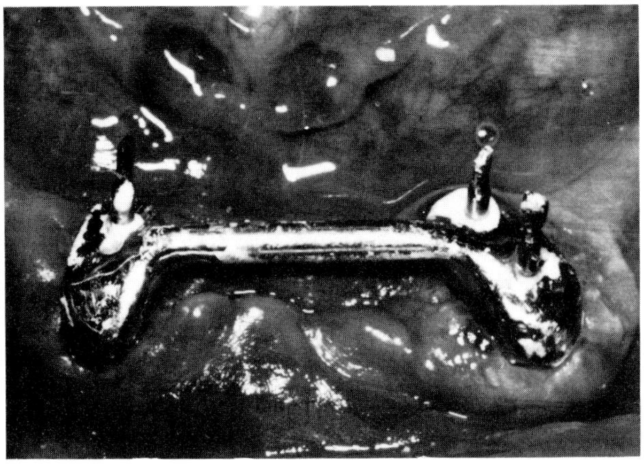

**Figure 6-31.** — Scellement-vissage des chapes.

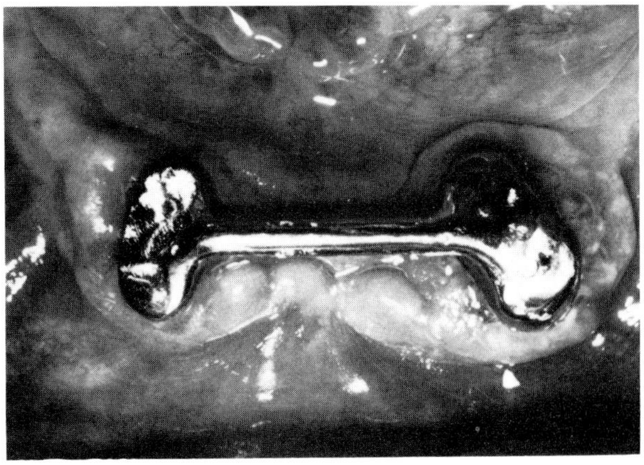

**Figure 6-32.** — Section des têtes de vis après scellement-vissage.

CHAPITRE 7

# LES VIS V.S.M.S. UTILISÉES COMME MOYEN D'ASSEMBLAGE DE PIÈCES MÉTALLIQUES COULÉES

Les vis V.S.M.S. peuvent être utilisées pour solidariser, comme le suggère Weiss[31], un inlay dont la cavité a été taillée au dépend d'une pièce coulée préalablement scellée.

Cette technique s'applique notamment aux réparations de fractures de bridge, pour utiliser comme pilier des éléments prothétiques préexistants, ou pour les solidariser secondairement.

## TECHNIQUE DÉCRITE A PROPOS D'UN CAS CLINIQUE

Problème du remplacement de la 16 chez une patiente dont la 15 est reconstituée par une chape à tenon (crampon platine) et dont la 17 présente un délabrement nous conduisant à l'indication d'une coiffe complète coulée.

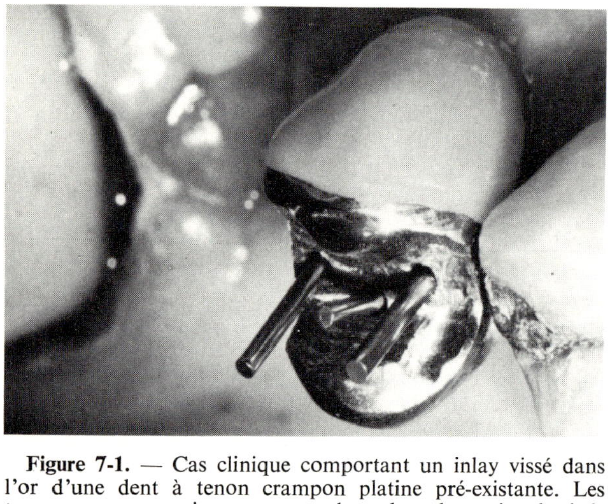

**Figure 7-1.** — Cas clinique comportant un inlay vissé dans l'or d'une dent à tenon crampon platine pré-existante. Les tenons pour empreinte sont en place dans les puits destinés aux vis.

Nous réalisons le bridge de la façon suivante :

- 17 coiffe coulée,
- 16 inter-crampon,
- 15 inlay biface occluso-distal taillé dans l'or de la dent à tenon.

La rétention de cet inlay peu profond est assuré par trois vis V.S.M.S.

**Forage des puits dans le métal.**

Avec une fraise-boule n° 0 on pointe l'emplacement des puits. Le forage est conduit avec un foret de 0,6 mm à 500 tours en lubrifiant à la « Peripheric wax »

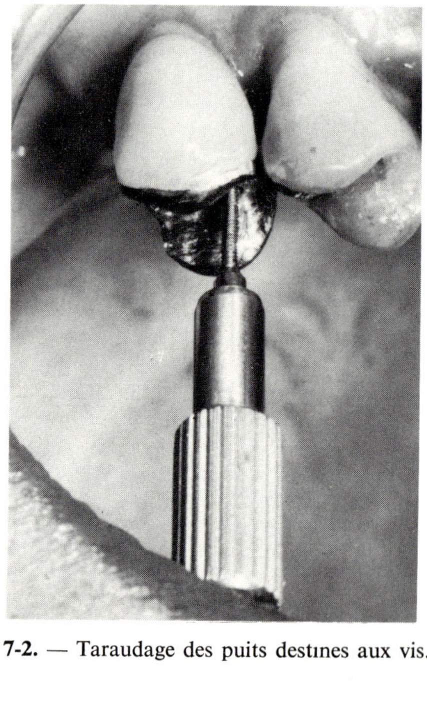

**Figure 7-2.** — Taraudage des puits destınes aux vis. (Taraud S.M.S.).

(Courtade) et sur une profondeur qui peut être inférieure à 3 mm (minimum 1,5 mm).

La prise d'empreinte et la réalisation au laboratoire sont analogues à celles décrites chapitre 5 (fig. 7-1).

**Scellement-vissage.**

Après essai du bridge, les puits de 0,6 mm sont taraudés avec le taraud S.M.S. 4 (fig. 7-2). La profondeur de chaque puits est mesurée à l'aide d'une jauge de profondeur « Omni Depth Instrument » (fig. 7-3). Après qu'ont ait placé les vis sur le bridge, elles sont raccourcies à une dimension légèrement inférieure à celle des puits (fig. 7-4 et 7-5). Après quoi le scellement-vissage est effectué comme précédemment (fig. 7-6).

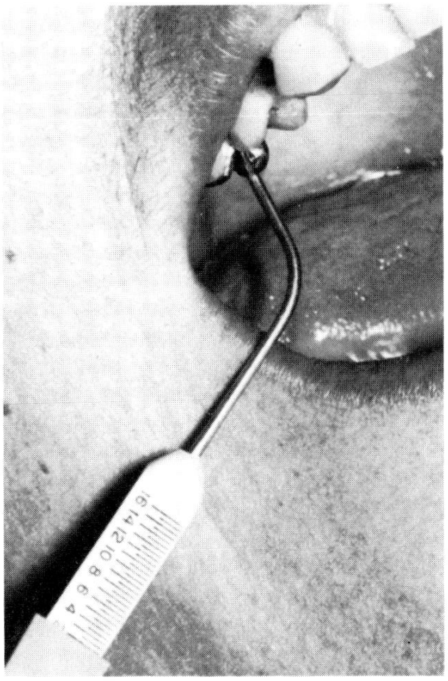

**Figure 7-3.** — Utilisation de la jauge « Omni gauge Dental ». Notons que nous lisons une profondeur du puits de 2 mm.

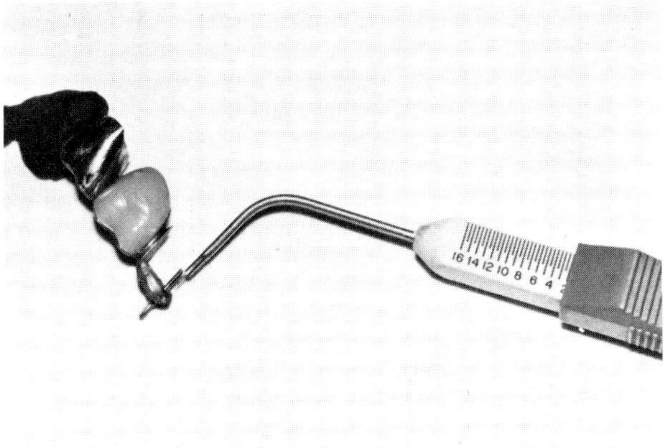

**Figure 7-4.** — Profondeur du puits reportée au niveau de la vis pour effectuer le raccourcissement nécessaire.

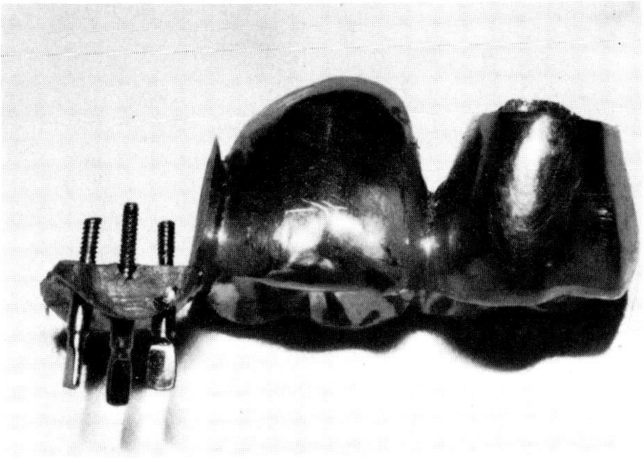

**Figure 7-5.** — Vue de la face palatine du bridge. Sont en place les vis raccourcies en fonction de la profondeur des puits.

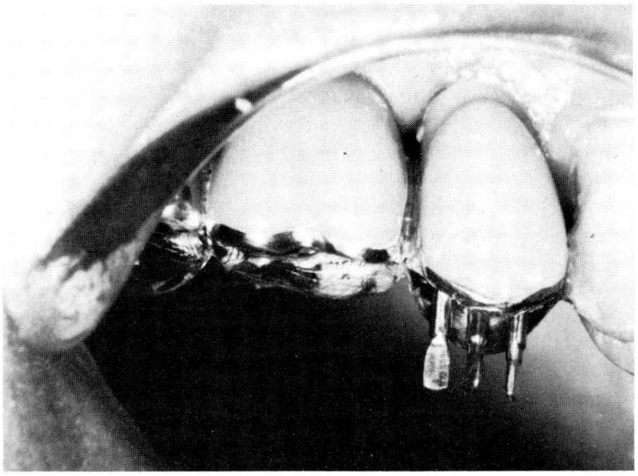

**Figure 7-6.** — Scellement-vissage du bridge.

## RÉPARATION D'UNE TRAVÉE DE BRIDGE FRACTURÉE

M. X... nous est adressé par son praticien. Il présente un bridge auro-céramique de neuf éléments en place depuis quatre ans.

Ce bridge s'est fracturé au niveau de la liaison 21-22. Plutôt que de démonter, il nous demande si nous pouvons exécuter la réparation en utilisant des vis.

Nous effectuons cette réparation grâce à un inlay, en or auto-trempant (Classe IV de l'A.D.A.), solidarisant 21 et 22 (fig. 7-7 à 7-10).

Pour fixer cet inlay, dont la cavité est taillée au dépend de la face palatine de 21 et 22 nous forons, de chaque côté de la ligne de fracture, deux puits : l'un destiné à recevoir un tenon cylindrique de 0,59 mm de diamètre et 2 mm de long, l'autre pour une vis V.S.M.S. Les puits destinés à recevoir les tenons sont évidemment parallèles.

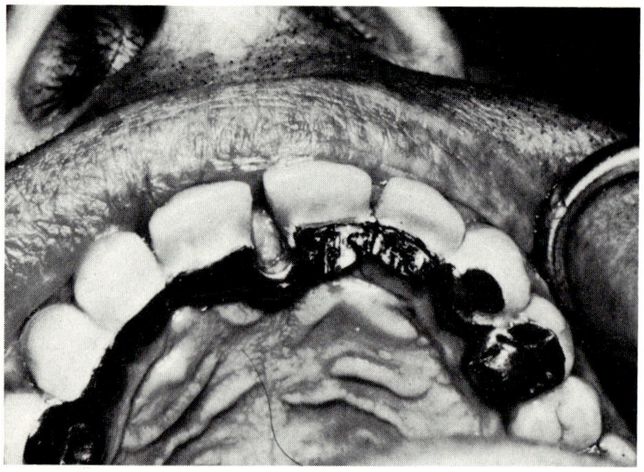

**Figure 7-7.** — Rupture entre 21 et 22 de l'infrastructure métallique d'un bridge auro-céramique de neuf éléments. Préparation pour un inlay vissé dans le métal.

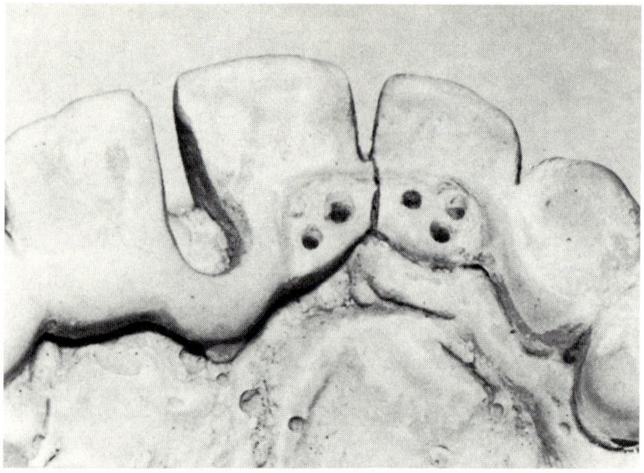

**Figure 7-8.** — Modèle pour la réalisation de l'inlay.

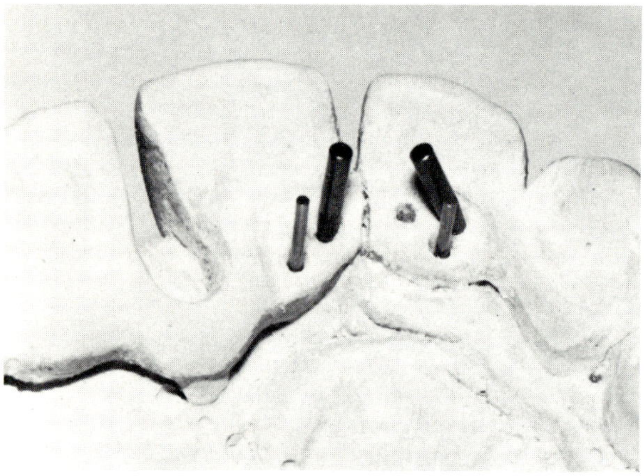

**Figure 7-9.** — Préforme pour les vis V.S.M.S. et tenon de positionnement en place sur le modèle, avant l'exécution de la maquette en cire.

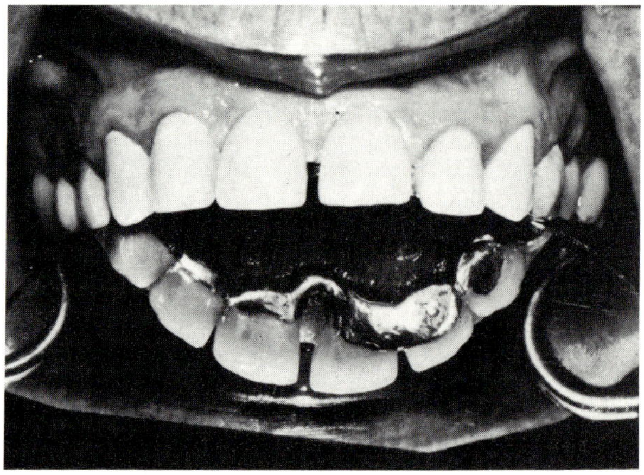

**Figure 7-10.** — Réparation terminée, inlay scellé et vissé.

CHAPITRE 8

# VIS INTRADENTINAIRE V.S.M.S. ET VIS TRANSCORONAIRE S.M.S. ASSOCIÉES COMME MOYEN DE RÉTENTION D'ONLAY ANCRAGE DE BRIDGE

Courtade[12] a proposé une modification de la technique de Weissman des vis transcoronaires : « un court tenon vertical est inclus dans chaque élément du bandeau lingual pour augmenter la stabilité et la rétention ».

Lorsque nous voulons obtenir une rétention et une stabilité plus grandes que celles qui seraient données par une vis transcoronaire seule, nous préférons ajouter une ou deux vis intradentinaires V.S.M.S. comme moyen de rétention et de stabilisation. Celle-ci nous paraît mieux assurer sa fonction que le court tenon dentinaire.

D'autre part, sur des prothèses plurales, l'adjonction de ces tenons dentinaires cylindriques nous contraint à respecter les exigences du parallélisme. Or, nous estimons qu'un des principaux avantages des vis transcoronaires est de nous libérer de ces exigences.

L'emploi de vis intradentinaires comme moyen supplémentaire de rétention est pour nous beaucoup plus facile à mettre en œuvre que des tenons cylindriques parallèles.

## CAS CLINIQUE N° 1

*Femme de 28 ans*, qui présente une édentation de 23 et 24 corrigée par une prothèse mobile en résine. 22 est saine, 26 porte des obturations importantes et anciennes, 25 est dépulpée (fig. 8-1).

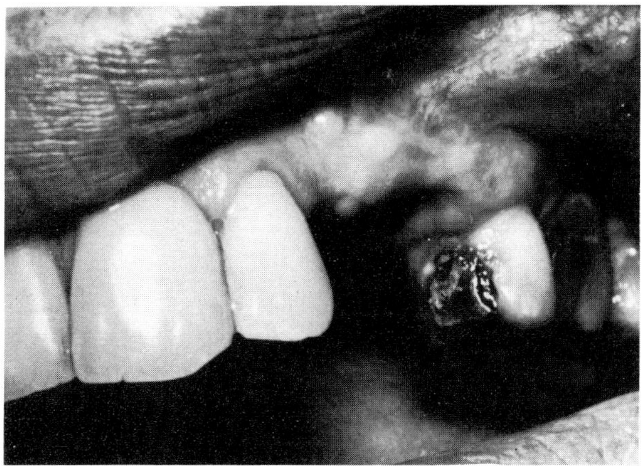

**Figure 8-1.** — Problème du remplacement de 23 et 24.

Nous avons proposé et réalisé un bridge allant de 26 à 22 et conçu de la façon suivante :

- Sur 26 couronne auro-céramique sur dent pulpée;
- Sur 25 dent à tenon auro-céramique soudée à 26 et munie sur sa face mésiale de l'élément femelle d'un attachement de Chayse;
- Sur 22, onlay vissé par vis S.M.S. transcoronaire et V.S.M.S. intradentinaire pour le cingulum.

La travée est en auro-céramique pour 23 et 24 et la liaison entre 24 et 25 se fait par l'attachement de Chayse.

Cette solution nous permettrait éventuellement de modifier la partie antérieure de la prothèse, en cas de nécessité (mortification, carie, descellement au niveau de 22) tout en conservant 25 et 26.

## RÉALISATION

### Premier temps

Réalisation et essai des auro-céramiques sur 26 et 25 solidarisées et munies de la partie femelle du « Chayse » à la face mésiale de 25 (fig. 8-2).

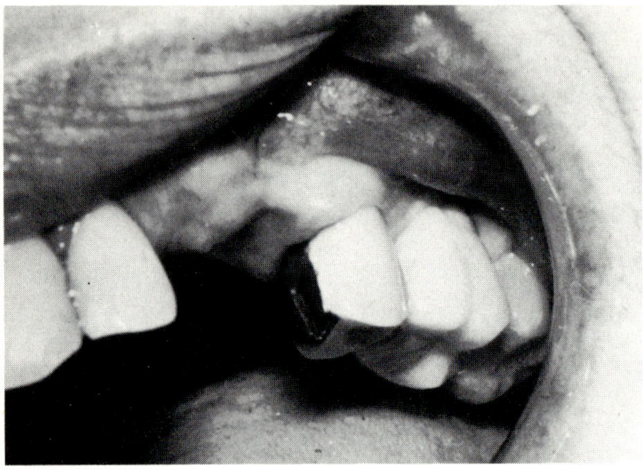

**Figure 8-2.** — Essai des auro-céramiques sur 26 et 25 avec la partie femelle de l'attachement de Chayse.

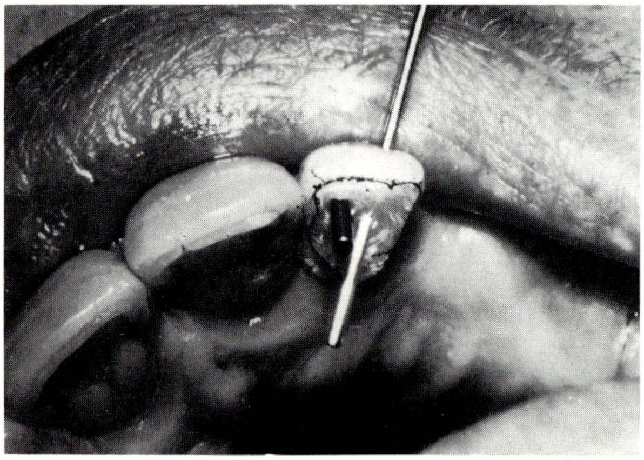

**Figure 8-3.** — Préparation de 22 pour un onlay dont les moyens de rétention sont une vis transcoronaire S.M.S. et une vis intradentinaire V.S.M.S.

### Deuxième temps

Nous préparons 22 pour l'onlay (fig. 8-3) :

- Meulage de la face linguale en fonction des exigences de l'occlusion;
- Meulage de la face distale pour avoir une masse d'or suffisante pour la soudure avec la travée;
- Forage d'un puits transcoronaire para-pulpaire distal;
- Forage d'un puits intradentinaire para-cingulaire, en choisissant une direction telle que les axes n'interfèrent pas.

Pour cela, nous plaçons une tige S.M.S. dans le pertuis transcoronaire lors du forage du puits pour la vis V.S.M.S.

**Prise d'empreinte.**

1° Nous plaçons en bonne position les prothèses sur 26 et 25.

2° Nous plaçons dans le puits transcoronaire la tige métallique S.M.S. pour l'empreinte.

3° Nous plaçons dans le pertuis intradentinaire une préforme métallique à empreinte (0,59 mm × 6,5 mm);

4° Au moyen d'un porte-empreinte fenestré, sur la face vestibulaire, au niveau de 22, l'empreinte est prise au thyocol, comme décrit pages 12 et 13; elle s'étend de 11 à 27.
Après désinsertion de l'empreinte, on y remet en place la tige S.M.S., la préforme en acier 0,59 mm × 6,5 mm et les auro-céramiques de 25 à 26 (fig. 8-4).

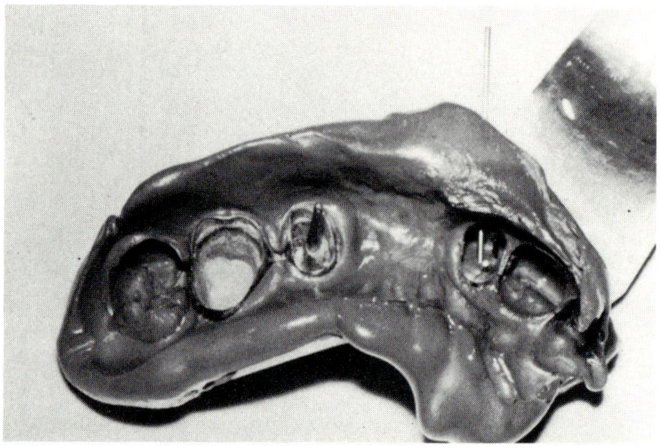

**Figure 8-4.** — Empreinte au thyocol pour la réalisation de l'onlay vissé et de la travée de bridge.

**Protection provisoire de 22.**

Dans le puits intradentinaire, on fait pénétrer, à l'aide d'un Lentulo, du ciment provisoire Trial (voir page 45) et éliminons immédiatement les excès. Dans le pertuis transcoronaire, nous introduisons un cône de gutta scellé avec le même ciment.

Une empreinte aux alginates est prise et coulée immédiatement en plâtre à prise rapide (Gray Stone).

Cinq minutes plus tard, sur ce modèle, à l'aide d'un vaccum thermo former Omnivac, nous réalisons une coquille de plastique pour 22. Elle est découpée aux ciseaux fins à la limite cervicale.

Après rinçage et séchage de 22, on place une goutte de cyanocrylate (Cyanodont) sur la face vestibulaire et un rien de ciment temporaire Temp-Bond sur la face palatine. Puis la coquille est mise en place. La coquille et la colle cyanocrylate étant translucides, la protection n'est pas disgrâcieuse, ce qui serait le cas si elle était entièrement scellée au ciment temporaire (opaque et blanc). Cependant la protection n'est pas entièrement fixée à la colle cyanocrylate car, sur la préparation, retirer les traces de cyanocrylate, avant le scellement, poserait un problème.

Les couronnes plastiques provisoires étant scellées sur 25 et 26, la prothèse adjointe provisoire 24-23 est modifiée pour s'adapter aux modifications de volume de 22 protégée.

### Séance de laboratoire

1° Dans l'empreinte qui comprend la tige à empreinte S.M.S. (S. 17 A) de 0,75 mm de diamètre, et la préforme en acier de 0,59 mm × 6,5 mm, coulée d'un modèle unitaire Cymo-die pour 22.

2° Après avoir remplacé la tige à empreinte S.M.S. de 0,75 mm par une tige de 0,80 mm (S. 17 F) coulée d'un modèle de contrôle en Velmix, reproduisant la totalité de l'empreinte.

3° Réalisation de l'onlay pour 22.
Sur le modèle unitaire Cymo-die, après avoir inséré dans le pertuis transcoronaire une vis S.M.S. en nickel-argent et dans le puits dentinaire une préforme V.S.M.S., la cire est réalisée et coulée selon les techniques décrites précédemment.

4° Le bridge est terminé sur le modèle de contrôle selon les méthodes classiques, après y avoir reporté l'onlay de 22 (fig. 8-5).

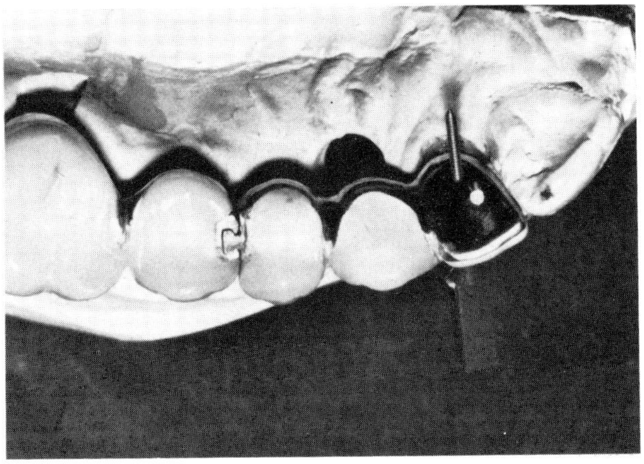

**Figure 8-5.** — Bridge terminé sur le modèle.

### Troisième temps

Le scellement-vissage s'effectue suivant les techniques et les précautions décrites pour les S.M.S. et V.S.M.S.

Après essais :

1° Scellement des éléments 25, 26;

2° Scellement-vissage de 22 prolongé par l'inter 23, 24 et la partie mâle de l'attachement.

Même procédure que celle décrite pour les vis transcoronaires. Cependant il faut prendre soin, à l'aide d'un bourre-pâte Lentulo tournant dans le sens antihoraire, d'enlever le ciment se trouvant dans le puits intradentinaire destiné à la vis V.S.M.S.

Après prise du ciment, à l'aide du taraud S.M.S., nous taraudons la dentine du puits intradentinaire, puis nous plaçons la vis V.S.M.S. en déposant une goutte de ciment oxyphosphate au niveau de la tête de vis.

Après les finitions habituelles, la patiente n'a pas jugé utile de faire disparaître l'extrémité visible de la vis transcoronaire au niveau de la face vestibulaire de 22, car elle estimait que l'on ne la voyait pratiquement pas (fig. 8-6).

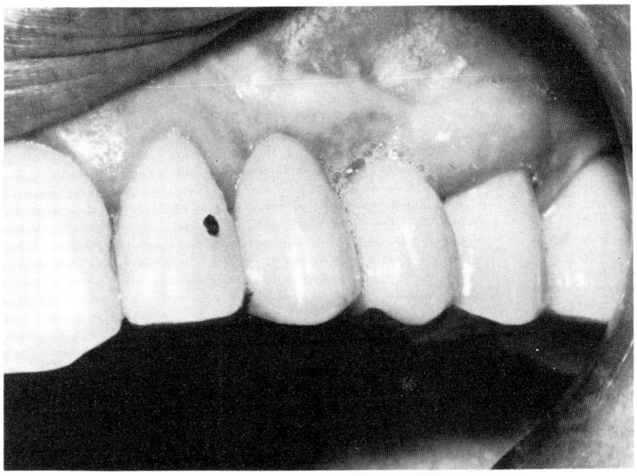

**Figure 8-6.** — Bridge terminé.

## CAS CLINIQUE N° 2

*Femme de 52 ans.* — Au maxillaire inférieur édentation bilatérale postérieure reconstituée par une prothèse partielle adjointe dont les crochets s'appuient sur 44 et 35, recouverte de coiffe complète en auro-céramique;
Au maxillaire supérieur édentation bilatérale postérieure. Il subsiste le bloc incisivo-canin;
Alvéolise importante avec diastème entre toutes les dents, carie distale sur les canines (fig. 8-7).

La patiente consulte pour le remplacement des dents absentes et pour qu'on remédie à l'esthétique disgrâcieuse de ses dents écartées, mais elle désire, dans la mesure du possible, qu'on ne réalise pas de coiffe complète sur ses dents. Ce souhait contre-indique la réalisation d'un bridge de contention auro-céramique de 13 à 23 sur dents pulpées ou dépulpées.

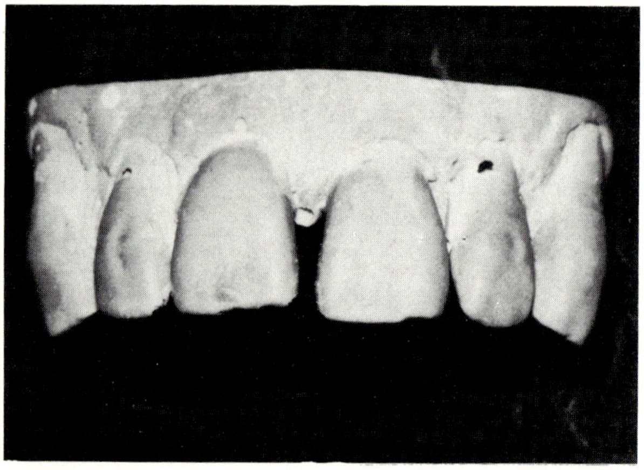

**Figure 8-7.** — Problème de la réduction des diastèmes et de la contention pour le bloc incisivo-canin maxillaire (modèle d'étude).

Le bridge auro-céramique ne nous satisfaisait pas non plus, car il risquait d'être un facteur aggravant de la parodontolyse.

Au regard de tous ces arguments, il nous est apparu que la solution de choix était de réaliser une attelle de contention par onlays, aux extrémités de laquelle seraient fixés deux attachements pour ancrer la prothèse adjointe partielle postérieure.

Ceci supposait une orthodontie préprothétique pour fermer les diastèmes. Il nous fallait faire appel à une méthode qui nous permette de faire, dans le plus court laps de temps, cette orthodontie et l'attelle qui en fixerait les résultats.

Cette patiente, d'autre part, se présentait comme une personne peu susceptible de supporter des soins longs et compliqués. C'est pourquoi nous avons choisi de réaliser une attelle de contention dont les moyens de rétention seraient au niveau de chaque dent, une vis transcoronaire S.M.S. et une vis intradentinaire V.S.M.S., après avoir eu son accord pour le désagrément esthétique que constitue la visibilité des têtes de vis S.M.S. Les pertuis transcoronaires nous permettaient de réaliser aisément et rapidement notre orthodontie préprothétique au moyen de fil *Grass-Line* et d'élastiques (1).

De plus cette technique, chez une patiente difficile, est beaucoup plus aisée à mettre en œuvre qu'une attelle de contention à tenons dentinaires parallèles ou à vis V.S.M.S. seule; la difficulté résidant, pour ces deux techniques, dans le respect du parallélisme pour les tenons de rétention ou de positionnement.

(1) Le *Grass-Line* est un fil de soie végétale, qui se rétracte lorsqu'il est imprégné d'eau. Ce raccourcissement est « de 2 mm pour 10 cm en 2 à 4 jours », P. Dargent[32].

## RÉALISATION

### Première séance clinique

*Premier temps.* — Réalisation des pertuis transcoronaires parapulpaires sur les six dents.

*Deuxième temps.* — Orthodontie.

A l'aide d'un fil grass-line n° 3 passant par les puits transcoronaires, nous avons réuni les dents deux à deux, après avoir mis en place une plaque palatine surélevant l'occlusion (fig. 8-8 et 8-9).

### **Deuxième séance clinique,** 5 jours plus tard

Avec trois fils de grass-line n° 4, nous lions 11 à 21 23 à 22, 13 à 12, et nous réunissons ces trois ligatures par deux élastiques (fig. 8-10).

### **Troisième séance clinique,**
4 jours plus tard (fig. 8-11)

Les diastèmes entre 11 et 21, 12 et 23, et 22 et 23 sont fermés.

Nous assurons ce résultat au niveau 21 et 11 en les réunissant par un fil de nickel-chrome n° 3 et complétons la réduction entre latérales et incisives par une dernière ligature au grass-line (fig. 8-12).

### **Quatrième séance clinique,** une semaine plus tard

Le résultat final est acquis. Tous les diastèmes sont fermés (fig. 8-13 et 8-14).

Notons qu'après chaque passage de fil nous prenons la précaution de placer du ciment provisoire à l'entrée vestibulaire et palatine des puits.

Ainsi, en 16 jours, le résultat orthodontique était acquis.

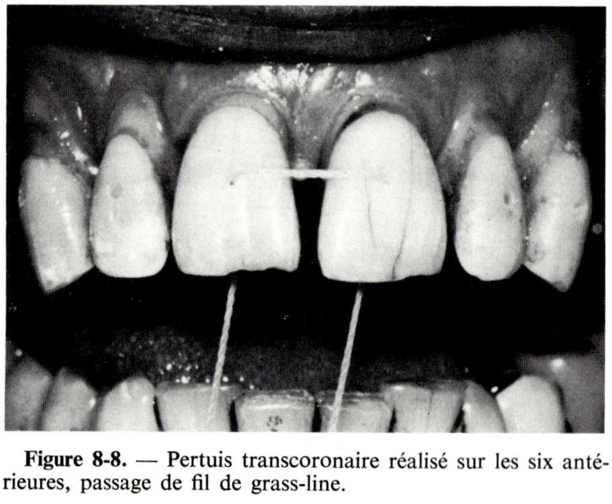

**Figure 8-8.** — Pertuis transcoronaire réalisé sur les six antérieures, passage de fil de grass-line.

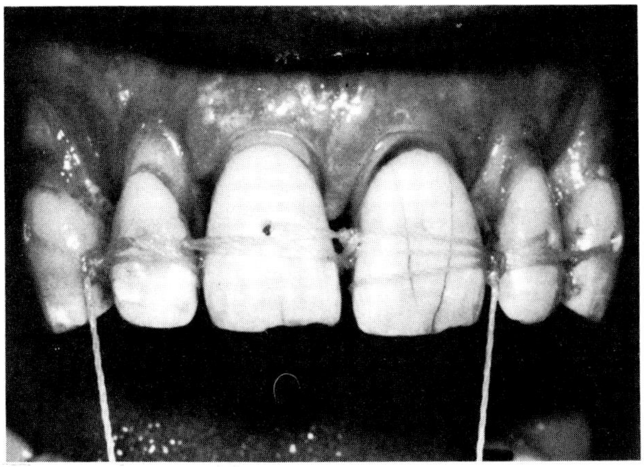

Figure 8-9.

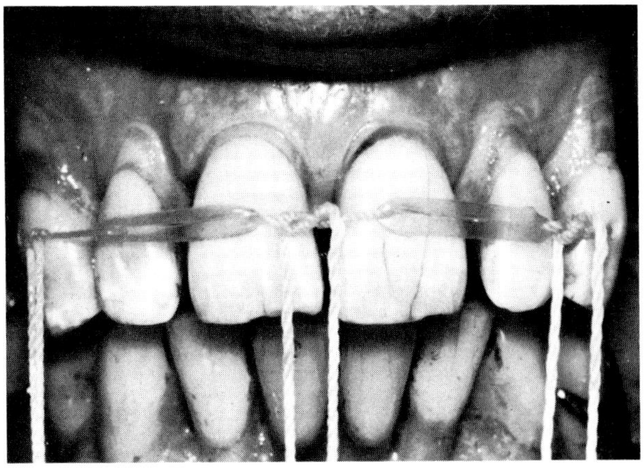

Figure 8-10.

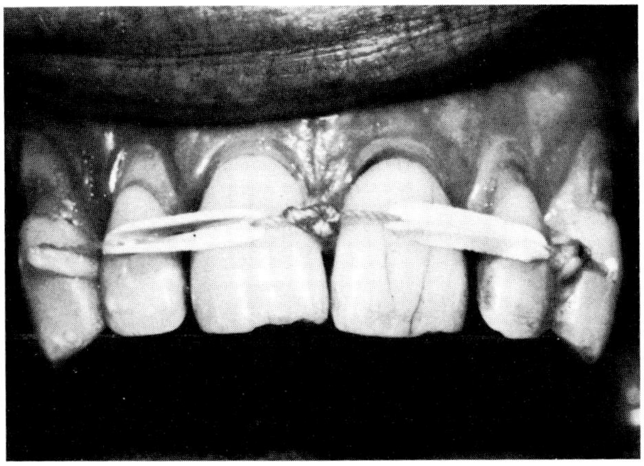

Figure 8-11.

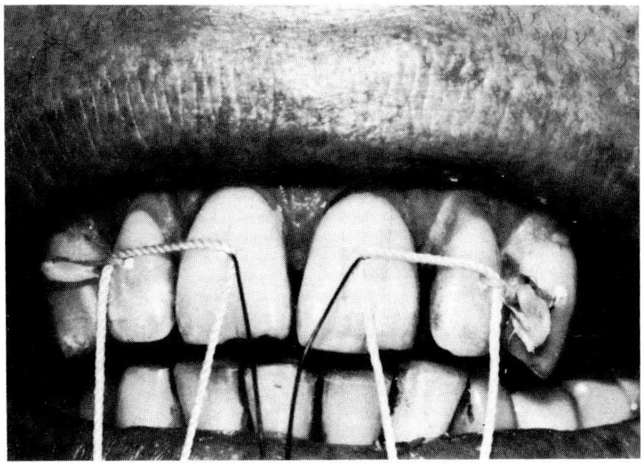

Figure 8-12.

**Figures 8-9 à 8-12.** — Réduction des diastèmes au moyen de grass-line et d'élastiques.

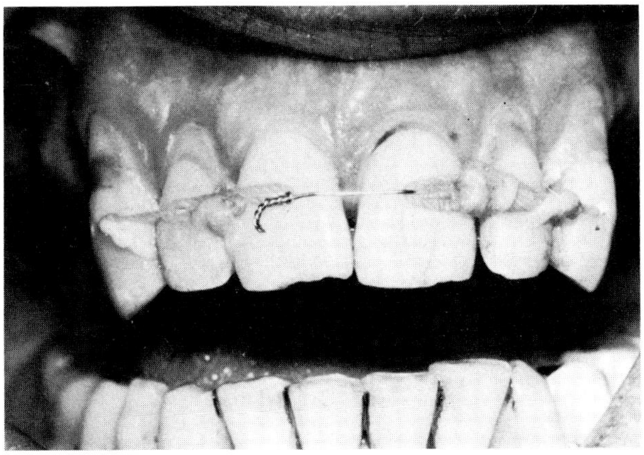

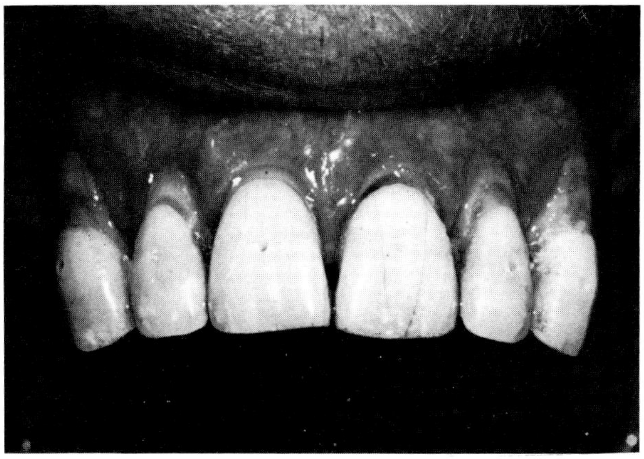

**Figures 8-13 et 8-14.** — La réduction des diastèmes est obtenue.

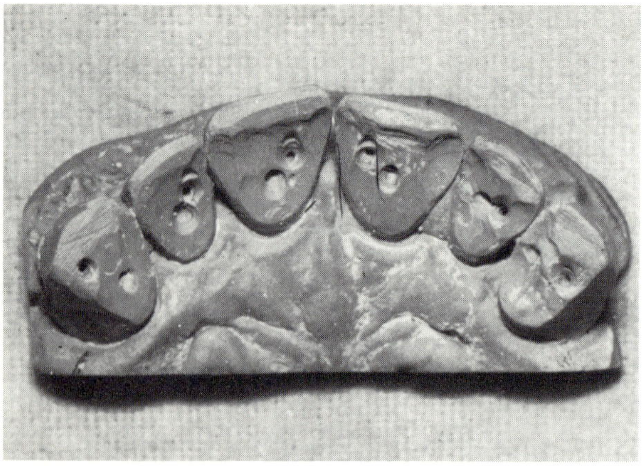

**Figure 8-15.** — Maître-modèle en Cymo-die pour la réalisation de l'attelle de contention dont les moyens de rétention au niveau de chaque dent sont une vis transcoronaire S.M.S. et une vis intradentinaire V.S.M.S.

### Cinquième séance clinique

**Préparation des onlays.**

*a*) Meulage de la face linguale pour ménager l'épaisseur de l'onlay, meulage s'étendant jusqu'au bord incisif et dessinant une limite cervicale nettement supra-gingivale.
Le meulage est plus prononcé au niveau proximal, de manière à aménager une liaison épaisse et rigide entre chaque élément.

*b*) Les entrées palatines des pertuis sont élargies à la fraise-boule n° 4.

*c*) Sur chaque dent, forage d'un puits dentinaire dans une zone para-cingulaire (0,6 mm de ⌀ et 3 mm de profondeur).

*d*) Prise d'empreinte, selon les techniques décrites pour les vis S.M.S. et V.S.M.S. Un maître-modèle Cymo-die (fig. 8-15) et un modèle de contrôle en Velmix sont réalisés en partant de cette empreinte.

*e*) Protection et contention.
Après avoir mis dans les puits du ciment provisoire au Trial, nous prenons une empreinte à l'alginate, coulons un modèle en plâtre à prise rapide (Gray stone), et, sur le modèle durci en cinq minutes nous réalisons, à l'aide du vaccum-thermo-former Omnivac, une coquille en plastique qui englobe toutes les dents et qui est collée sur les dents préparées à l'aide de colle cyanocrylate « Cyanodont » (face vestibulaire) et de ciment temporaire Temp-Bond (face palatine) (fig. 8-16 et 8-17).

### Technique de laboratoire

Dans la journée, pour éviter les conséquences d'un déplacement des dents, l'attelle est terminée (fig. 8-18 et 8-19) selon la technique S.M.S., à ce détail près qu'on place des préformes V.S.M.S. en nickel dans les puits pour vis intradentinaires. La cire et la coulée sont effectuées sur le maître-modèle en Cymo-die (fig. 8-15).

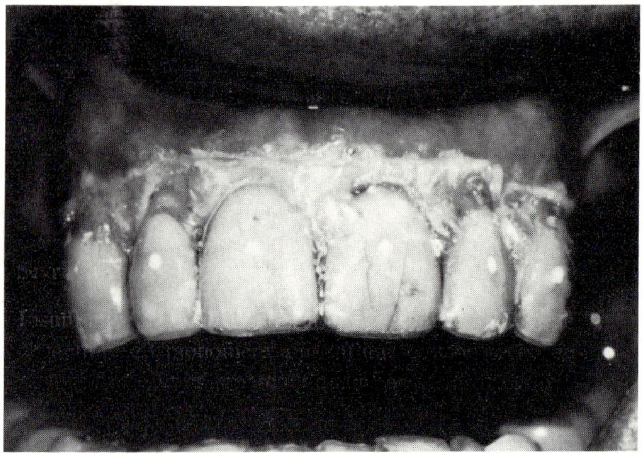

**Figure 8-16.** — Coquille permettant la protection-contention pendant la réalisation de l'attelle au laboratoire, coquille en place.

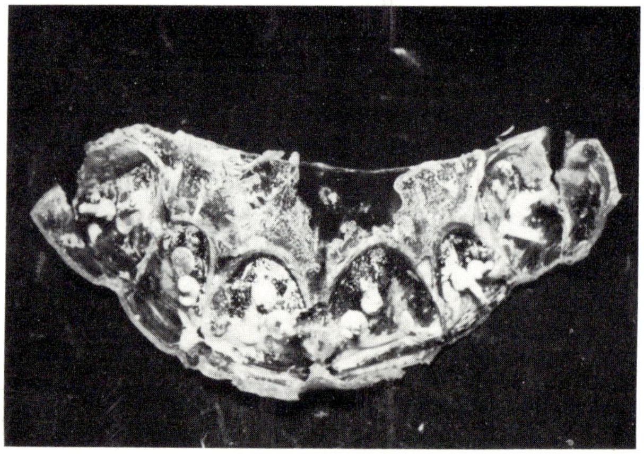

**Figure 8-17.** — Coquille après descellement.

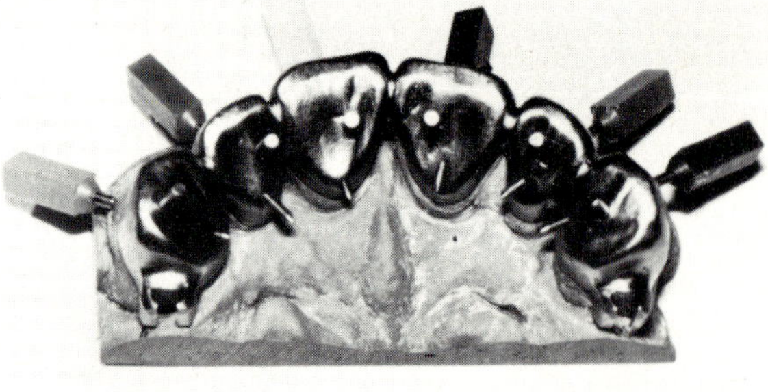

**Figure 8-18.** — Essai de l'attelle sur le modèle de contrôle.

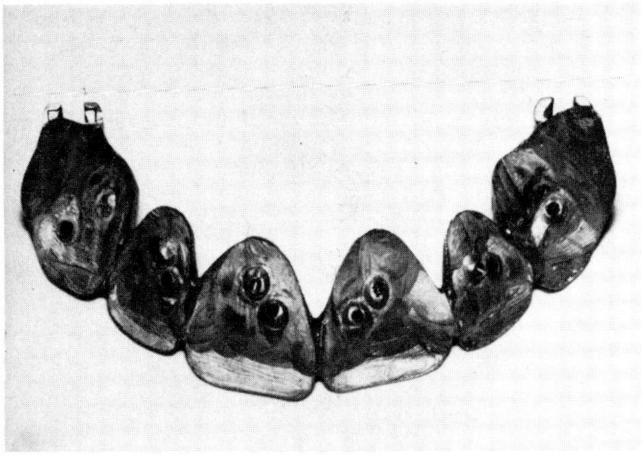

**Figure 8-19.** — Attelle terminée.

On peut s'étonner de ce que les préparations que nous avons réalisées pour ce cas clinique soient si simplifiées. En fait, nous pensons qu'elles sont suffisantes, car la stabilité et la rétention sont assurées par les avant-trous et les efforts conjugués de « boulonnage » des vis S.M.S. et du vissage des vis V.S.M.S.

De plus, leur géométrie très simple et les bords peu marqués qui en résultent inquiètent certains quant à l'adaptation de l'or sur la préparation.

En fait, le reproche ne nous paraît pas justifié, car la coulée est effectuée sur un modèle en revêtement, sans désinsertion de la cire, par conséquent les erreurs liées à cette manœuvre ne risquent pas de se produire et nous sommes assurés d'une bonne adaptation des bords, même si ceux-ci sont de faible épaisseur.

### Sixième séance clinique

Le lendemain matin, l'attelle, munie des attachements femelles A.S.C. 52 est mise en place, vissée et scellée (fig. 8-20). La procédure est la même que celle décrite pour les vis transcoronaires. Cependant, il faut prendre soin, à l'aide d'un Lentulo tournant dans le sens anti-horaire, d'enlever avant sa prise le ciment se trouvant dans les puits intradentinaires destinés aux vis V.S.M.S. Après la prise du ciment, à l'aide d'un taraud S.M.S., nous taraudons la dentine des puits intradentinaires, puis nous fixons les vis V.S.M.S. en plaçant une goutte de ciment oxyphosphate au niveau de la tête de vis.

Après les finitions habituelles et contrôle de l'occlusion, nous procédons à la prise d'une empreinte pour la réalisation de la prothèse adjointe à attachement.

Pour réaliser au laboratoire la prothèse partielle adjointe, il est nécessaire de disposer d'un modèle reproduisant les parties muqueuses, les dents, l'attelle et les attachements femelles. Pour obtenir ce modèle avec précision au niveau des attachements, nous procédons de la manière suivante :

Nous disposons d'une paire d'attachements femelles en acier identiques à ceux en métal précieux soudés sur l'attelle. Nous y avons fait souder des éléments de rétention, et nous avons réalisé au laboratoire un élément de transfert mâle coulé en or, qui s'adapte aussi bien aux éléments femelles soudés sur l'attelle qu'à leur double en acier. Cet élément mâle est prolongé d'une queue de positionnement trapézoïdale.

**Prise d'empreinte pour la prothèse adjointe.**

Après avoir placé dans l'attachement femelle de l'attelle les éléments de transfert mâles (fig. 8-21) nous prenons l'empreinte au thyocol. Après retrait de l'empreinte, nous repositionnons dans l'empreinte les éléments de transfert mâles, grâce à leur queue de positionnement trapézoïdale, puis nous plaçons sur la partie mâle du transfert les boîtes femelles en acier, munies de leur rétention. Enfin, le modèle est coulé en plâtre dur Velmix.

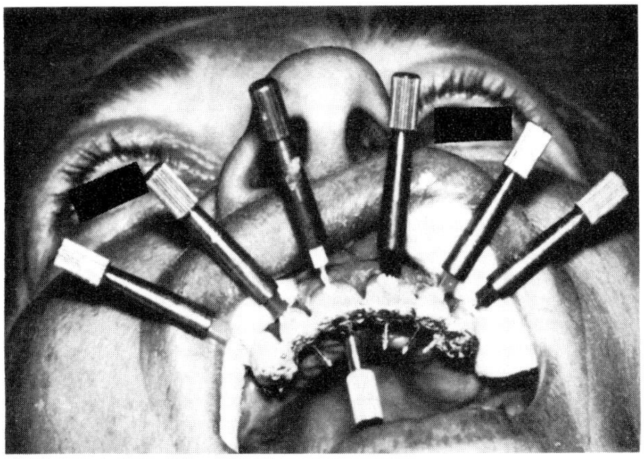

**Figure 8-20.** — Scellement-vissage de l'attelle. Taraudage des puits destinés aux vis V.S.M.S.

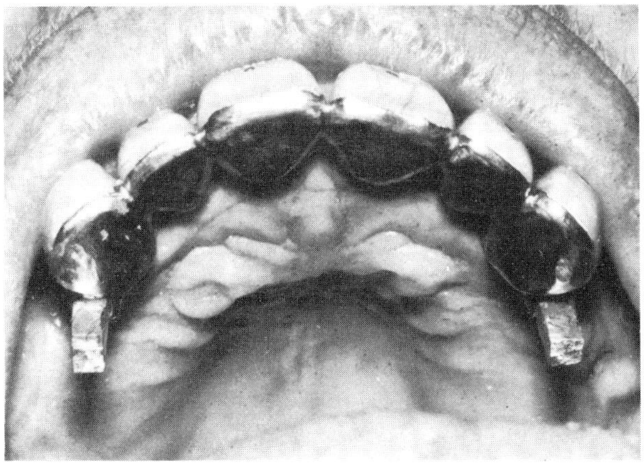

**Figure 8-21.** — Pour la prise d'empreinte destinée à la confection de la prothèse adjointe, les transferts mâles sont insérés dans les attachements soudés sur l'attelle.

Cette technique nous permet d'obtenir un modèle (fig. 8-22 et 8-23) sur lequel pourra être réalisée l'armature métallique du partiel, le positionnement et la soudure des attachements mâles.

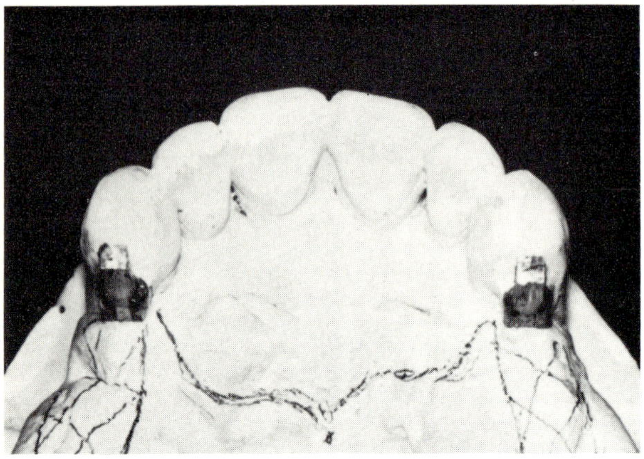

Figure 8-22. — Modèle : les éléments de transfert mâles sont encore en place dans les éléments femelles en acier qui resteront solidaires du modèle.

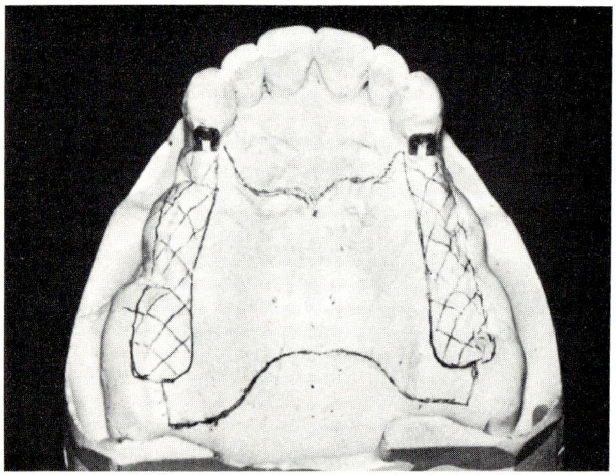

Figure 8-23. — Modèle avec les éléments femelles en acier, après retrait des éléments de transfert mâles.

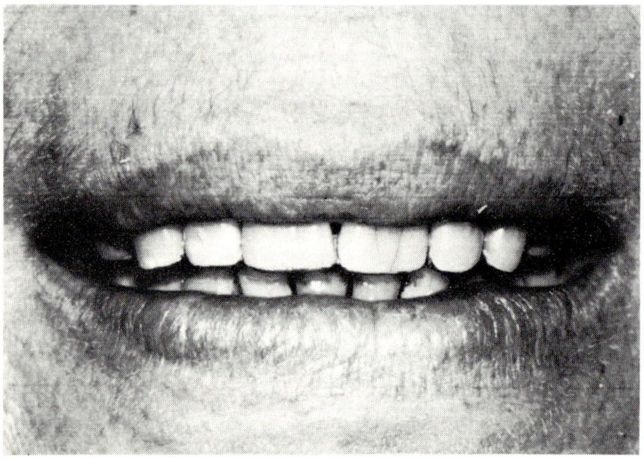

Figure 8-24. — Cas terminé.

La prothèse sera terminée selon les techniques conventionnelles (fig. 8-24).

## CAS CLINIQUE N° 3

*Jeune fille de 18 ans* ayant perdu 21 et 22 par traumatisme à l'âge de 10 ans.

11 présente une fracture coronaire importante avec perte de la vitalité pulpaire.

23 est indemne de carie.

Depuis l'édentation, les dents absentes étaient remplacées par une prothèse adjointe mal adaptée, ce qui a permis une mésio-version importante de 23 et de 11.

Nous proposons un bridge :

- Pour 11, dent à tenon auro-céramique après reprise du traitement radiculaire;

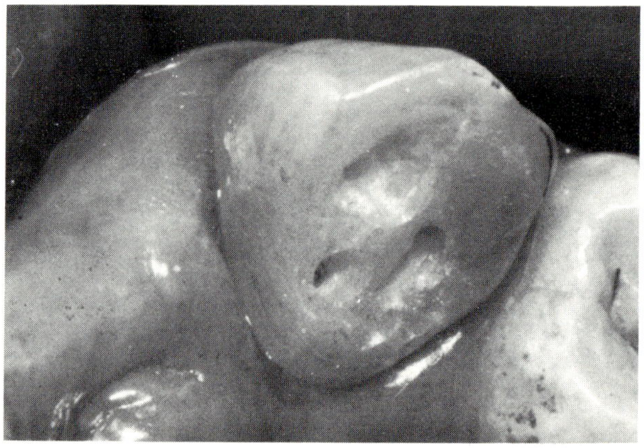

Figure 8-25. — Préparation pour onlay pilier de bridge dont les éléments de rétention sont deux vis V.S.M.S. et une vis transcoronaire S.M.S.

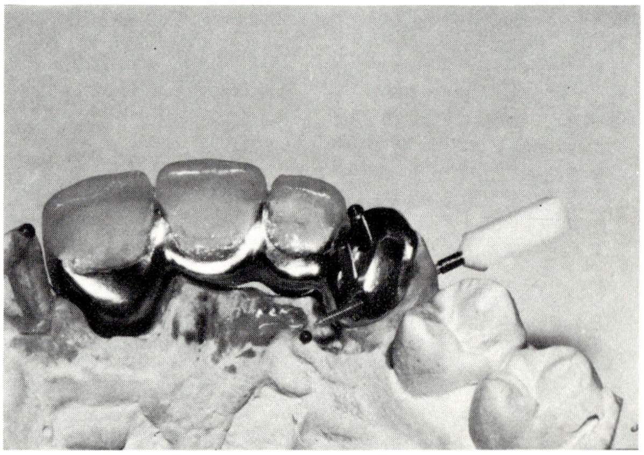

Figure 8-26. — Essai sur le modèle de contrôle du bridge terminé.

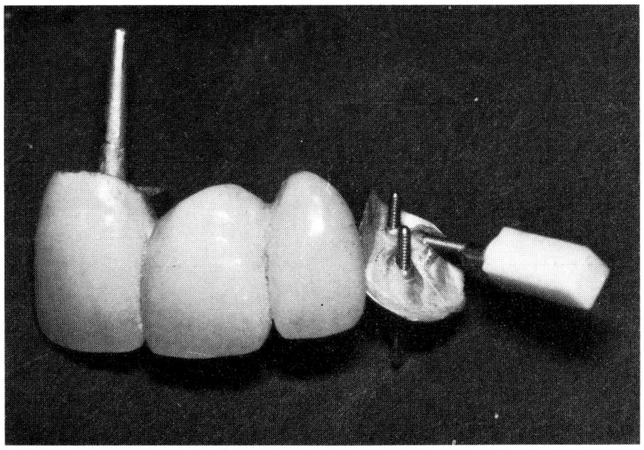

**Figure 8-27.** — Bridge avant scellement-vissage.

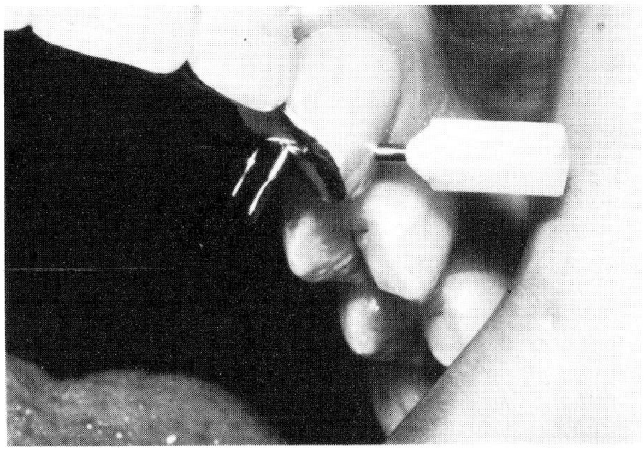

**Figure 8-28.** — Scellement-vissage du bridge.

- Pour 23, onlay avec une vis transcoronaire et deux vis intradentinaires;
- La travée pour 21 et 22 est en auro-céramique.

L'onlay à vis au niveau de 23 s'indiquait étant donné le peu de hauteur de la couronne clinique de la canine, ce qui rendait aléatoire la réalisation d'onlay classique (fig. 8-25 à 8-28).

## CAS CLINIQUE N° 4

Problème du remplacement d'une première prémolaire supérieure gauche :

- Réalisation d'une coiffe 4/5 sur 25;
- Onlay à vis transcoronaire et vis intradentinaire sur 23;
- Inter 24 facette à crampon platine (fig. 8-29 et 8-30).

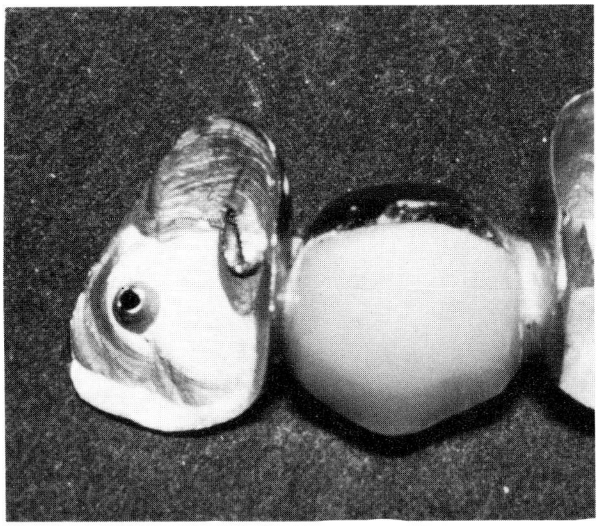

**Figure 8-29.** — Bridge comportant une couronne 4/5 sur 25 et un onlay sur 23, associant vis transcoronaire et vis intradentinaire.

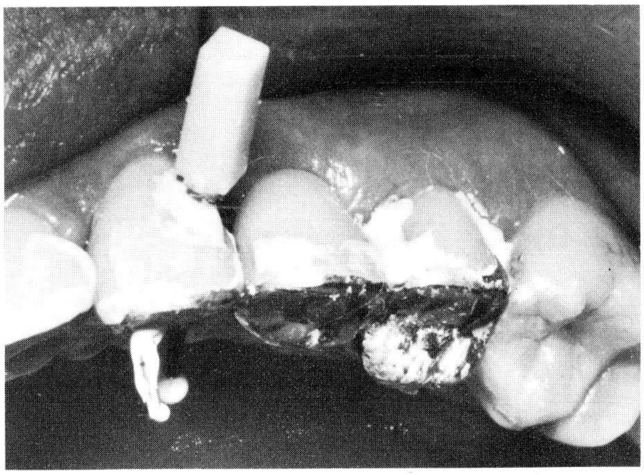

**Figure 8-30.** — Scellement-vissage du bridge.

CHAPITRE 9

# VIS T.M.S. MOYEN D'ANCRAGE POUR FIL DE LIGATURE

— *EN ORTHODONTIE :*
- *au niveau des dents temporaires,*
- *traction sur dent retenue,*
- *orthodontie préprothétique,*
- *mouvements mineurs en parodontologie.*

— *EN CHIRURGIE MAXILLO-FACIALE :*
- *traumatologie,*
- *orthopédie.*

## I. — LES VIS T.M.S. EN ORTHODONTIE

La vis intradentinaire peut constituer d'une manière très simple un point d'ancrage pour effectuer des tractions.

**1° Au niveau des dents temporaires.**

Étant donné leur caractère transitoire, nous estimons qu'il n'y a aucun inconvénient à y placer une vis intradentinaire (fig. 9-1).

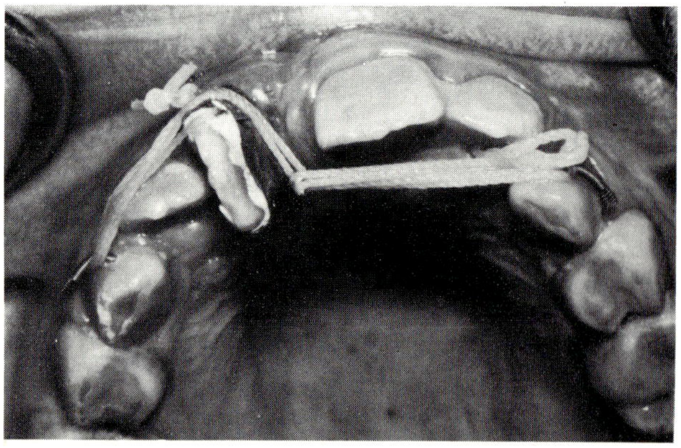

**Figure 9-1.** — Correction de la rotation de 11 à l'aide de fil grass-line dont les moyens d'ancrage sur 53 et 63 sont des vis T.M.S. Regular.

**2° Sur dent retenue.**

La vis intradentinaire peut remplacer avantageusement les moyens classiques : tenon intradentinaire scellé, coiffe coulée et scellée, fil péricoronaire ou transcoronaire de traction (fig. 9-2 et 9-3).

### Cas clinique

*Enfant mâle de 9 ans* présentant une canine inférieure droite incluse en malposition.

*Technique.* — Après dégagement chirurgical de la cuspide de la canine, l'émail est perforé à l'aide d'une fraise diamantée (0,9 mm de ⌀), un puits intradentinaire de 2 à 3 mm de profondeur est foré à l'aide du foret de 0,675 mm de diamètre et de 5 mm de partie active (Gold Kodex drill K 97) de manière à ne pas être gêné par l'épaisseur de l'émail.

La vis (T.M.S. Cleat) comportant à l'une de ses extrémités un œillet pour le fil de traction, est mise en place par vissage manuel en utilisant le porte-vis s'adaptant à ce type de vis.

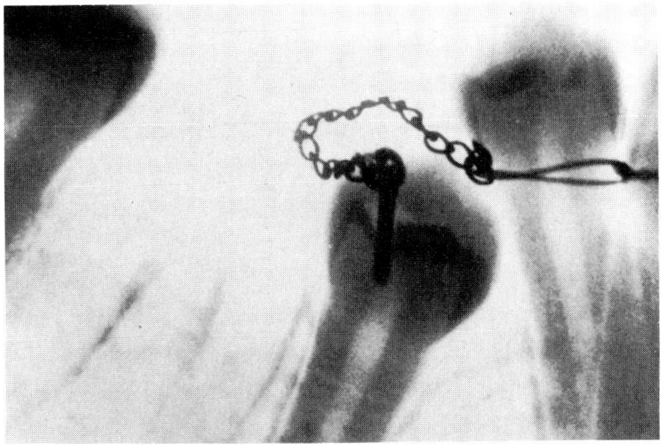

Figure 9-2. — Radiographie d'une vis en place sur dent retenue avant la réalisation de la traction orthodontique. (Cliché aimablement communiqué par G. J. Krintgsein, D.D.S., Oral Surgeon, Brooklyn, N.Y.).

Un fil de traction est passé dans l'œillet et les lèvres de l'incision muqueuse sont suturées au fil de soie.

Dans une autre séance, l'extrémité libre du fil de traction est reliée à un dispositif de traction (fig. 9-4 à 9-7).

**3° En orthodontie préprothétique.**

Étant donné que les dents à déplacer sont destinées à subir des meulages en certaines parties de leur surface, il n'y a pas d'inconvénient à placer dans ces zones de meulage des vis intradentinaires comme point d'appui pour des fils de traction (grass-line) ou des élastiques (Alastic).

**4° Mouvements mineurs en parodontologie.**

Pour la correction des malpositions dentaires associées ou résultant de l'alvéolyse, les vis intradentinaires peuvent aider grandement à la stabilisation des fils de traction, par exemple la soie végétale (grass-line) suivant la technique bien décrite par P. Dargent[32].

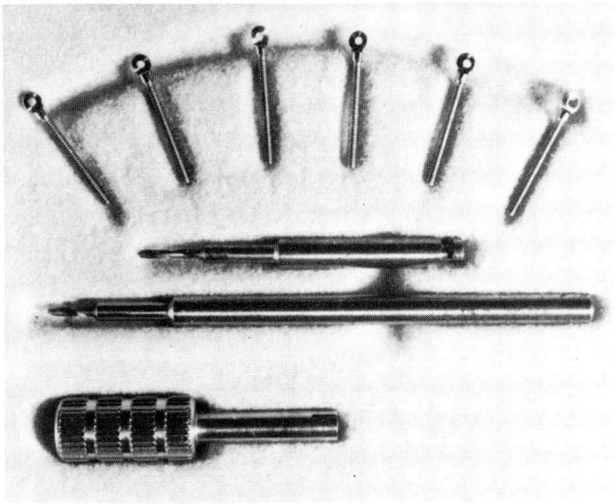

Figure 9-3. — Vis et instrumentation pour traction sur dent retenue (vis T.M.S. Cleat long).

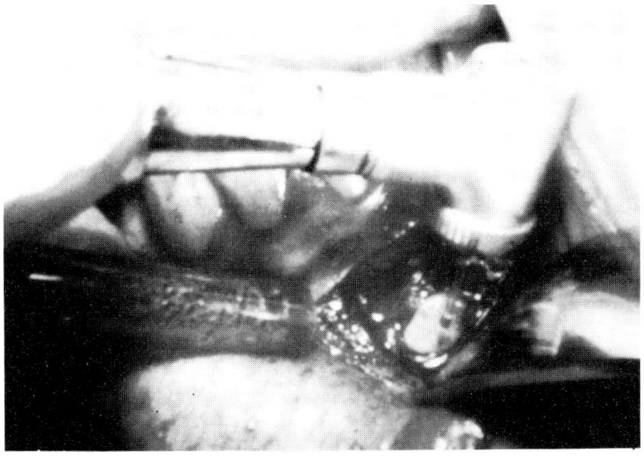

Figure 9-5. — Forage du puits destiné à la vis.

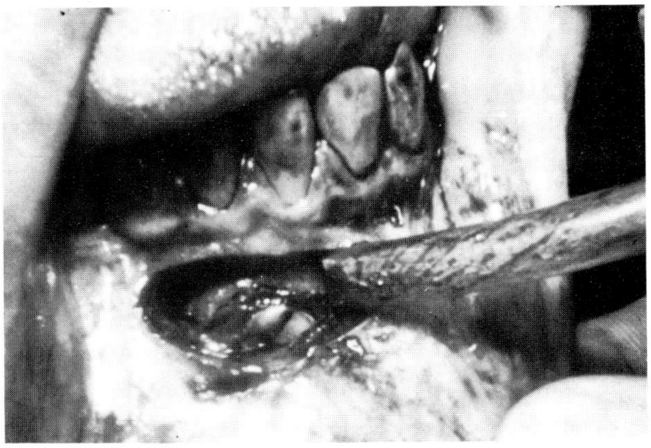

Figure 9-4. — Dégagement chirurgical de la couronne d'une dent retenue.

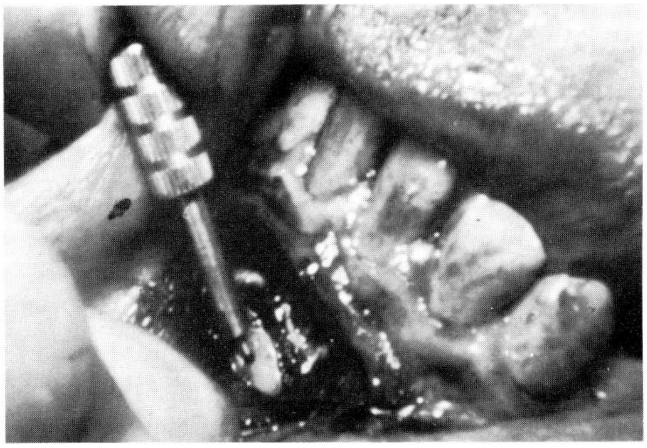

Figure 9-6. — Vissage de la vis T.M.S. « Cleat long ».

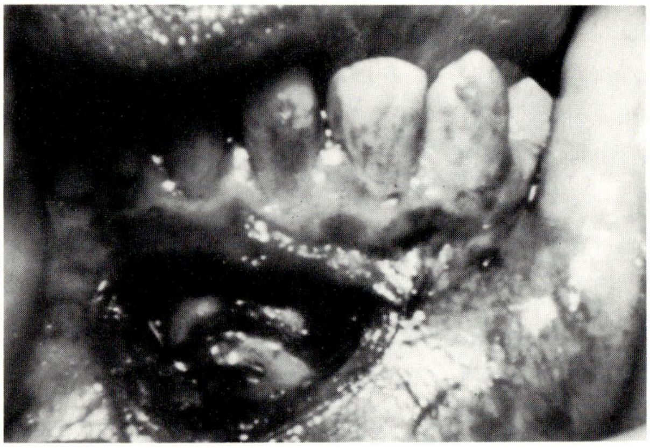

**Figure 9-7.** — Vis T.M.S. Cleat en place avant passage du fil de traction.

## II. — LES VIS T.M.S. MOYEN D'ANCRAGE EN CHIRURGIE MAXILLO-FACIALE

Nous avons proposé, en 1971[33], l'emploi des vis intradentinaires parapulpaires comme moyen d'ancrage pour réaliser le blocage bimaxillaire en traumatologie ou en chirurgie orthopédique.

*Ces vis n'ont pas la prétention de remplacer les ligatures péridentaires, mais elles ont leur intérêt dans certains cas bien particuliers : édentation plus ou moins importante; dents peu rétentives : canines permanentes, dents de lait, molaires peu évoluées chez l'enfant.* Dans ces cas, il est classiquement nécessaire d'avoir recours à des procédés plus complexes : gouttières, ligatures transmaxillaires de Paoli, ligatures périmandibulaires, ligatures transcoronaires de Hooper, ostéosynthèse, etc.

Par la simplicité et la rapidité de leur mise en œuvre les vis intradentinaires apportent une solution nouvelle à ces problèmes particuliers. Elles peuvent aussi être utilisées en complément des moyens classiques (stabilisation d'un arc, d'une ligature, ou d'une gouttière qui risque de glisser, lors des efforts de traction du blocage intermaxillaire, surtout dans la région incisivo-canine où les dents offrent souvent peu de rétention pour le fil péridentaire).

### TRAUMATOLOGIE

### TECHNIQUE

*a*) **Forage des puits intradentinaires.**

1° L'émail est entièrement perforé à l'aide d'une fraise-boule carbure de tungstène n° 0 tournant à grande vitesse en un point situé dans le tiers proximal du tiers cervical de la face vestibulaire (fig. 9-9).

2° Avec un foret à butée, de 5 mm de long et de 0,675 mm de diamètre (Gold Kodex Drill réf. K 97), nous ferons un puits intradentinaire de 2 à 3 mm de profondeur dans la dentine. Ce puits doit éviter la pulpe et l'émail. En gros il est foré selon un axe dirigé vers la face triturante faisant un angle d'environ 45 degrés avec l'axe général de la dent, et cherchant à se situer à mi-chemin de l'émail et de la pulpe (fig. 9-10).

*b*) **Mise en place de la vis T.M.S. Regular.**

La vis est « vissée » directement et *sans ciment de scellement* dans le puits, en utilisant le contre-angle réducteur auto-débrayable (fig. 9-11) ou à l'aide du porte-vis à main (fig. 9-12).

La vis étant en place, sa partie libre est rabattue vers le collet, de manière à assurer une prise convenable pour le fil de blocage. Cette manœuvre peut s'effectuer à l'aide d'un instrument spécial (fig. 9-13).

*c*) **Établissement du blocage bimaxillaire.**

Après avoir posé les vis, effectué la réduction, le blocage bimaxillaire est réalisé au moyen de ligatures métalliques ou au moyen d'élastiques qui unissent des vis mandibulaires aux vis maxillaires (fig. 9-14 et 9-15).

*d*) **Retrait de la vis.**

Après le déblocage, le retrait de la vis s'effectue par dévissage et le pertuis ainsi libéré peut être obturé au silicate ou au composite dans les régions découvertes par le sourire, à l'amalgame ou à l'or cohésif dans les autres cas.

# ILLUSTRATION TEMPS PAR TEMPS DE LA TECHNIQUE DES VIS T. M. S. MOYEN D'ANCRAGE EN TRAUMATOLOGIE

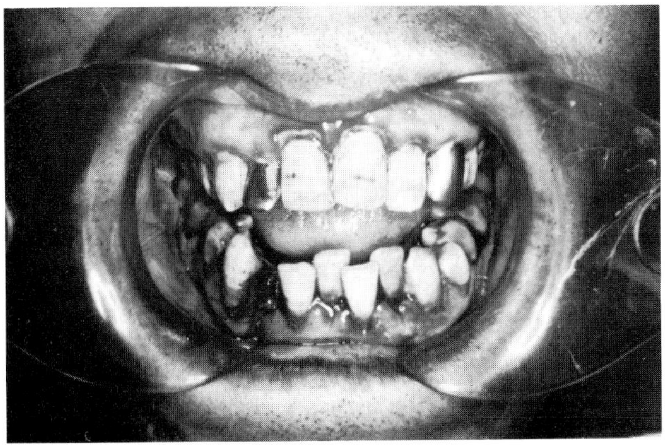

**Figure 9-8.** — Double fracture mandibulaire trait vertical entre 42 et 43 trait horizontal sous-condilien gauche.

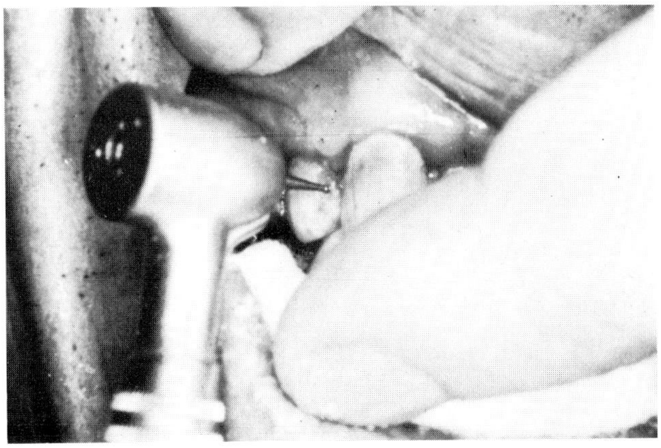

**Figure 9-9.** — Perforation de l'émail à la fraise-boule n° 0 montée sur la turbine.

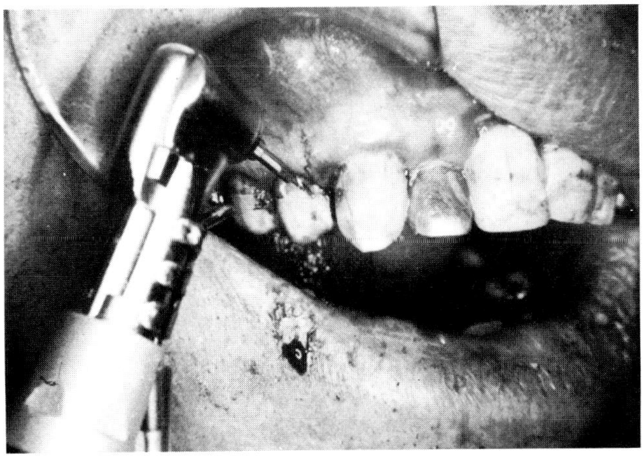

**Figure 9-10.** — Réalisation du puits intra-dentinaire au moyen d'un foret de 0,675 mm de diamètre et de 5 mm de long *(Kodex Drill, manche doré)*.

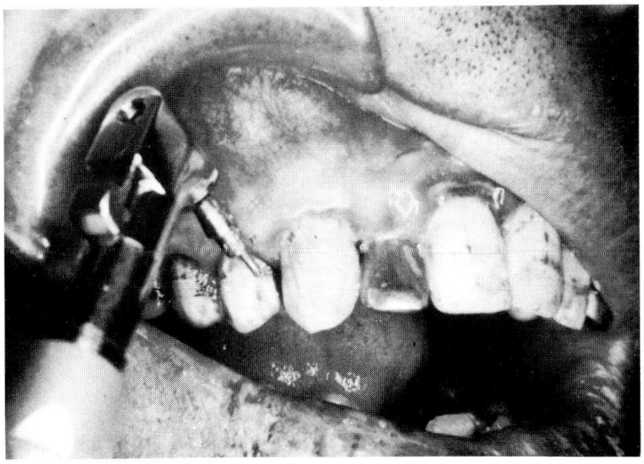

**Figure 9-11.** — Vissage de la vis T.M.S. en utilisant un contre-angle réducteur auto-débrayable et le mandrin porte-vis conçu pour contre-angle auto-débrayable.

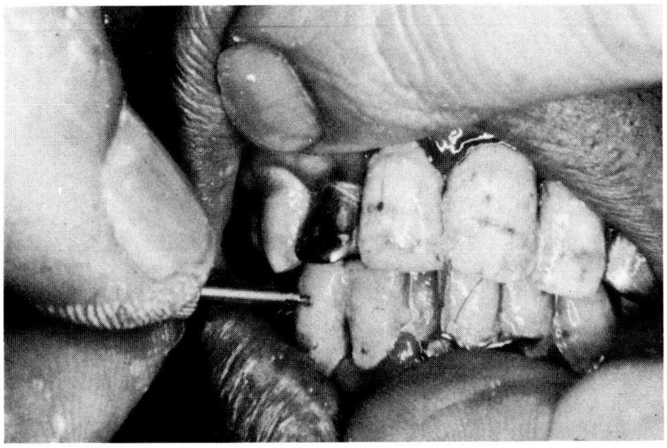

**Figure 9-12.** — Vissage d'une vis T.M.S. au moyen du porte-vis à main.

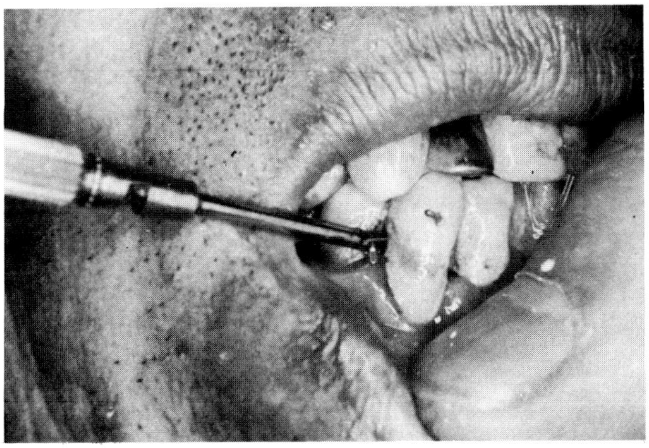

**Figure 9-13.** — L'extrémité libre de la vis T.M.S. est rabattue vers le collet au moyen de l'instrument spécial « Bending tool ».

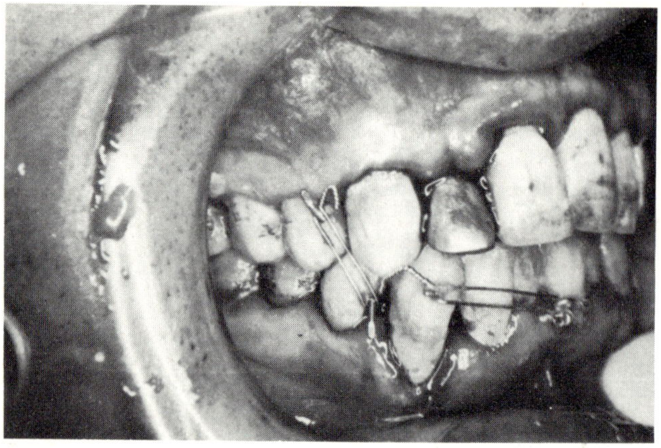

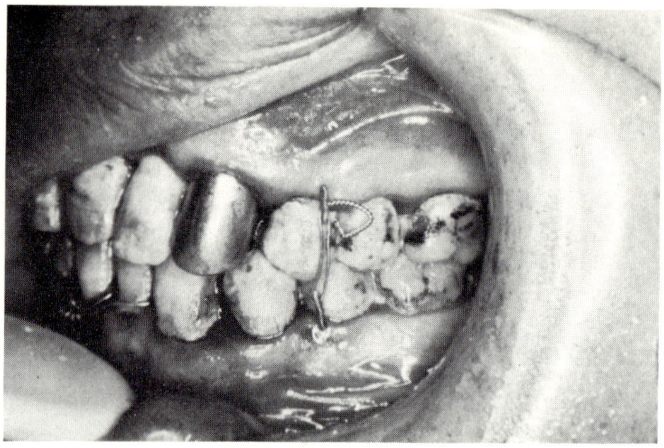

**Figures 9-14 et 9-15.** — Vis et ligature de contention en place.

## CAS CLINIQUE

### Cas clinique n° 1 (fig. 9-8 à 9-15)

Nous sommes en présence d'une fracture mandibulaire à deux traits, l'un vertical paramédian, entre 42 et 43, et l'autre horizontal sous-condylien gauche (fig. 9-8). Il s'agit d'un blessé atteint de parodontolyse et manifestement peu soucieux d'hygiène buccale. Ce sont ces constatations qui nous ont incités à utiliser comme moyen d'ancrage des vis intradentinaires plutôt que les classiques ligatures péridentaires, avec leurs risques d'agression du parodonte.

Pour réduire et contenir cette fracture, nous avons placé au niveau de 14, 44, 24, 34, des vis intradentinaires qui nous ont permis de poser des fils de blocage intermaxillaires entre 14, 44 et 34. Sur 43 nous avons placé une vis et sur 31, 32, nous avons mis une boucle d'Ivy, une ligature unit 43 au nœud d'Ivy pour assurer la contention après la réduction.

Les jours suivant le blocage, il n'a pas été nécessaire d'effectuer le serrage des fils de contention comme on est généralement obligé de le faire lorsqu'on utilise des fils péridentaires. Ce blocage a été maintenu un mois sans observer une mobilisation des vis, et chez ce sujet peu soigneux il fut facile d'assurer un minimum d'hygiène, étant donné le peu d'encombrement de cet appareillage.

La consolidation ayant été obtenue et les ligatures supprimées, nous avons enlevé les vis, en les dévissant et fait l'obturation des puits intradentinaires avec un produit composite (Adaptic).

### Cas clinique n° 2 (fig. 9-16)

Fracture mandibulaire présentant un trait vertical au niveau de la branche montante gauche. Il s'agit d'une édentée subtotale. Au maxillaire supérieur subsiste : 33, 21, 26, 27, au maxillaire inférieur l'arcade est dentée de 43 à 37.

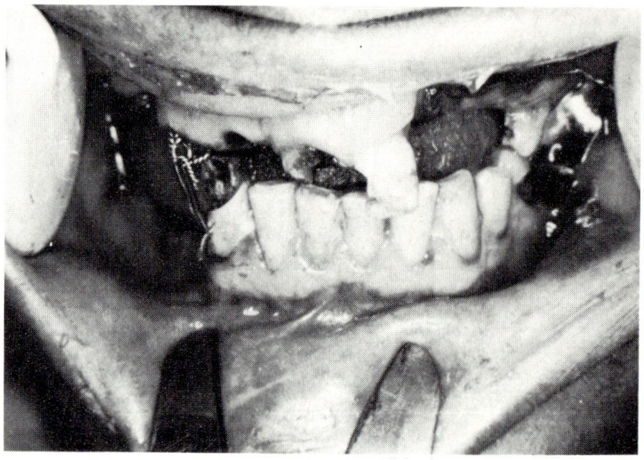

**Figure 9-16.** — Fracture mandibulaire avec édentation subtotale. Vis sur 43, dent naturellement peu rétentive.

A l'examen on note que 43 a une morphologie défavorable pour une ligature péridentaire, que 27 et 37 sont très délabrées du côté lingual, ce qui nous conduit à placer une vis sur ces trois dents, alors que 13 recouvert d'une couronne mal ajustée est justifiable d'une ligature.

La fixité de ces ancrages nous a permis de constituer un blocage bimaxillaire par des moyens simples, alors que classiquement, chez l'édenté subtotal, on a recours à des gouttières qui nécessitent généralement un temps supplémentaire pour leur réalisation.

### Cas clinique n° 3 (fig. 9-17)

**Enfant de dix ans.** — Fracture sous-condylienne gauche. A l'examen endo-buccal : prémolaires en cours d'évolution n'offrant aucune possibilité de rétention au fil péridentaire, canines de lait supérieures gauches très mobiles, la droite est tombée, les molaires 44, 36, 16, 26, ne sont pas suffisamment évoluées pour permettre un ancrage par ligature, au maxillaire inférieur les canines permanentes sont en place.

Par conséquent, nous plaçons une vis sur 16, 46, 26, 36, et 55, ce qui permet de réaliser la réduction et le blocage du maxillaire.

Les dents de lait ayant pratiquement disparu, les ligatures transcoronaires de Hooper ne pouvaient être utilisées.

La simplicité, la rapidité de la pose des ancrages par vis, sont des facteurs que nous avons particulièrement appréciés pour le traitement de cet enfant peu coopérant.

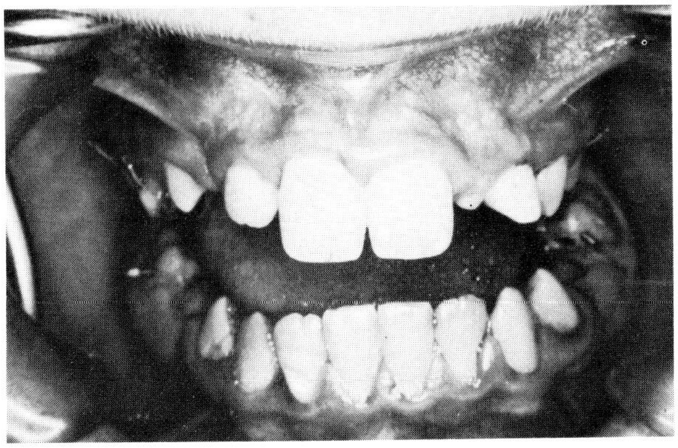

**Figure 9-17.** — Fracture sous-condylienne chez un enfant de dix ans, prémolaire en cours d'évolution n'offrant aucune possibilité de rétention pour un fil péricoronaire. La canine de lait supérieure gauche est très mobile, les vis placées sur 55, 16, 46, 26, 36 ont permis le blocage bimaxillaire.

### Cas clinique n° 4 (fig. 9-18)

Fracture symphysaire entre 41 et 31 chez un édenté partiel porteur de prothèse adjointe haut et bas.

Le blocage bimaxillaire a été facilement réalisé par l'emploi de vis intradentinaires.

Notons que dans ce cas des vis ont aussi été placées dans les dents en résine de la prothèse adjointe, ce qui nous a permis d'obtenir un bon blocage bimaxillaire et d'éviter de réaliser une ostéosynthèse au niveau symphysaire, comme il est classiquement nécessaire de le faire dans un tel cas (fracture symphysaire + édentation partielle).

## CHIRURGIE ORTHOPÉDIQUE

De même, les vis intradentinaires apportent une simplification et une sécurité pour le blocage bimaxillaire en chirurgie orthopédique (chirurgie du prognathisme par exemple).

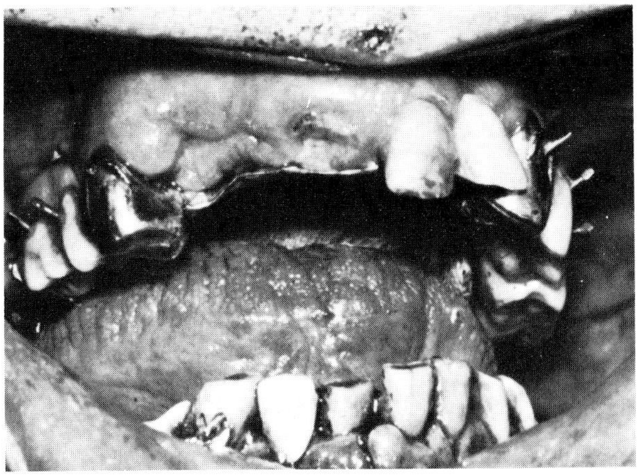

**Figure 9-18.** — Vis utilisées pour un blocage bimaxillaire dans un cas d'édentation subtotale appareillée par des prothèses partielles.

### Cas clinique.

Il s'agit d'un patient qui a été opéré une semaine auparavant par un confrère pour prognathisme mandibulaire suivant la technique de Converse, le blocage bimaxillaire étant assuré au niveau mandibulaire grâce à une gouttière en acryl et au maxillaire, qui présente une édentation subtotale (subsiste seulement 14, 21, 13, 24) l'opérateur avait réalisé une plaque-base avec arc vestibulaire. La stabilisation de cette plaque-base était assurée de chaque côté par deux ligatures transmaxillaires de Paoli dans les régions prémolaires et molaires. Ajoutons qu'il s'agissait d'un sujet fortement musclé. Sans doute de ce fait, au bout d'une semaine, les fils transmaxillaires sectionnaient partiellement le maxillaire, ce qui entraînait une mobilité de la plaque-base accompagnée de douleurs (fig. 9-19).

Devant cette complication, l'opérateur avait envisagé d'avoir recours à des ligatures périzygomatiques pour stabiliser les plaques-base. C'est alors que nous lui avons proposé l'emploi de vis intradentinaires. Sans lever le blocage bimaxillaire existant, nous avons placé sur 11 deux vis, sur 23 une vis et sur 24, à travers une couronne métallique, une vis (fig. 9-20). Ces vis ont permis de stabiliser l'arc vestibulaire (fig. 9-21) et d'assurer une bonne contention pendant quatre semaines. Notons qu'aussitôt cette meilleure contention obtenue, les douleurs ont immédiatement disparu. Un mois et demi après le blocage est supprimé (fig. 9-22).

Guido Stea[34], dans un article de la *Revue de Stomatologie* à propos de son expérience dans le traitement du prognathisme, signale une complication banale mais fâcheuse, le descellement des gouttières soit vers la fin de l'intervention, au moment du blocage, soit dans les jours suivants. Aussi préconise-t-il des séparations interdentaires pour assurer une meilleure stabilité

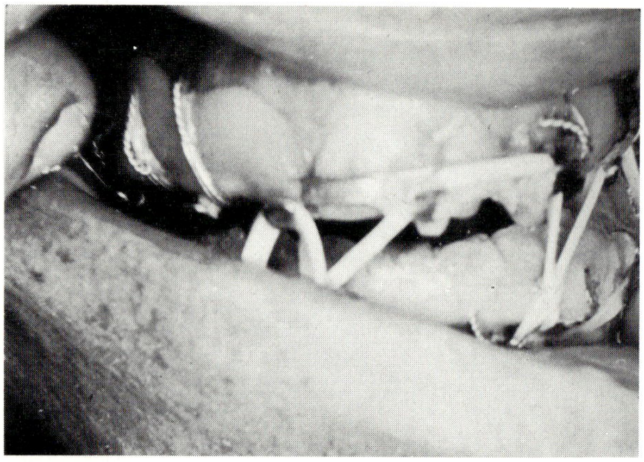

**Figure 9-19.** — Dans un cas de chirurgie orthopédique pour prognathisme mandibulaire, blocage bimaxillaire au moyen d'une plaque-base solidarisée au maxillaire par ligature transmaxillaire de Paoli.

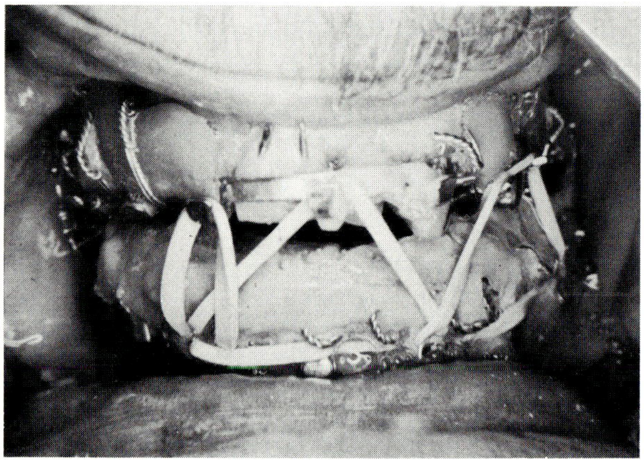

**Figure 9-20.** — Mise en place de vis au niveau de 11, 23 et 24.

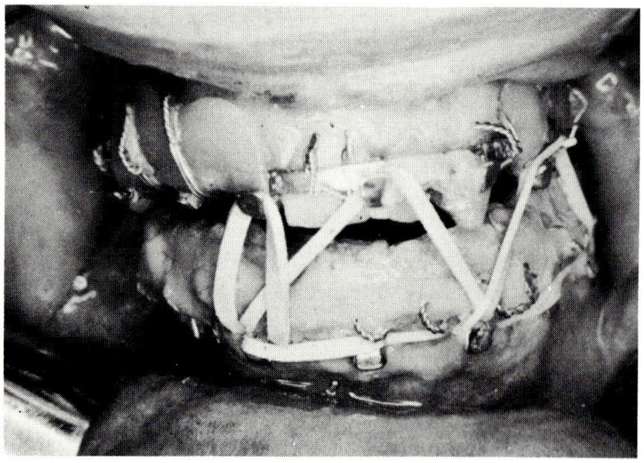

**Figure 9-21.** — Stabilisation de l'arc vestibulaire de la plaque-base au moyen des vis sur 11, 23 et 24.

des gouttières. Nous pensons que l'utilisation de vis est moins mutilante et la reconstitution coronaire secondaire moins complexe.

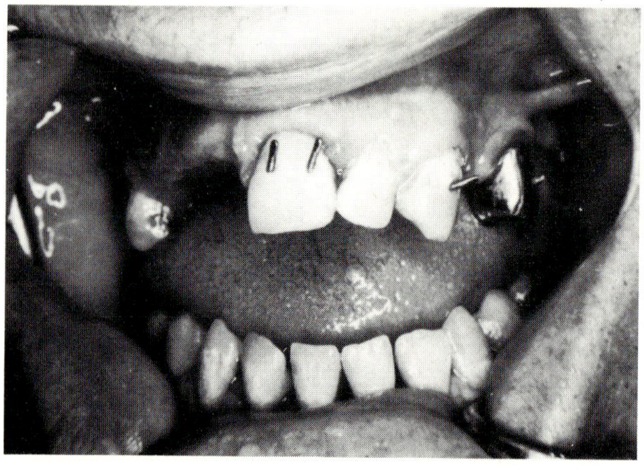

**Figure 9-22.** — En fin de traitement, après avoir enlevé l'appareillage pour le blocage bimaxillaire, vue des vis moyen d'ancrage avant leur suppression.

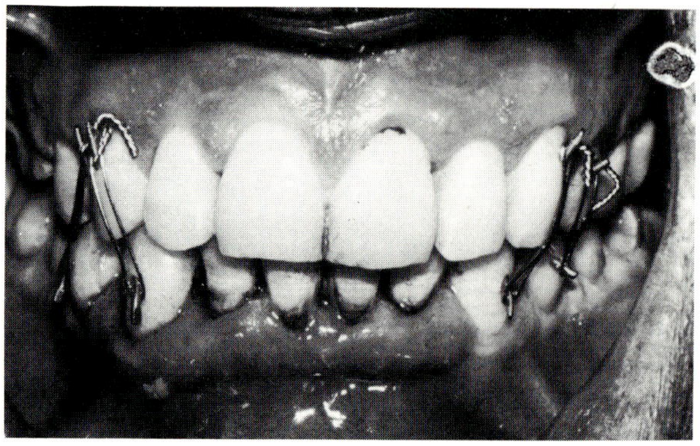

**Figure 9-23.** — Blocage bimaxillaire au moyen des vis T.M.S. et ligatures.

## DISCUSSION

Il est bien évident que dans la majorité des cas, les ligatures d'ancrages péridentaires donnent satisfaction. Mais lorsque surgit une difficulté dans leur emploi, nous estimons que les vis intradentinaires parapulpaires moyen d'ancrage peuvent être utilisées.

En effet, elles présentent de nombreuses qualités :
- Rapidité de mise en œuvre;
- Simplicité de l'instrumentation nécessaire;
- Fixité des ancrages (la nécessité de resserrer les ligatures bimaxillaires dans les jours suivant l'établissement d'un blocage bimaxillaire au moyen de ligature d'ancrage péridentaire n'apparaît pratiquement jamais lors de l'emploi des vis). Leur peu d'encombrement intrabuccal permet une hygiène aisée.

L'inconvénient que l'on peut reprocher à l'emploi des vis est la mutilation dentaire, mais il est plus théorique que réel. Car il s'agit de cavités aisément obturables dans une zone où il ne risque pas de se produire de carie secondaire.

*DEUXIÈME PARTIE*

# COLLAGE

CHAPITRE 10

# LE COLLAGE

## GÉNÉRALITÉS [35,46]

« *Procédé d'assemblage dans lequel les pièces à joindre sont réunies l'une à l'autre grâce à la bonne tenue d'une couche superficielle, par son adhérence et sa cohésion, sans modifier notablement la structure des pièces collées* (1). »

Tout polymère (acrylique, époxy, cyanocrylate, polyuréthane...) durcissant au contact d'une surface, présente une plus ou moins grande possibilité d'adhésion suivant l'état de cette surface.

Les traitements de surface permettent d'augmenter cette adhésion et d'en assurer la stabilité. Dans l'industrie, les polymères et les traitements de surface, en permettant des collages de haute performance (fig. 10-1 et 10-2) ont apporté une révolution dans les méthodes d'assemblage (suppression des tenons, mortaises, queues d'aronde, rivets, vis, soudures).

Utiliser un collage plutôt qu'un assemblage mécanique, est une décision qui présente de nombreux avantages : rapidité, distribution uniforme des tensions, élimination des trous et des protubérances, herméticité. Cependant le collage n'est pas une réponse à tous les problèmes d'assemblage, mais son champ d'application conquiert de nouveaux domaines à mesure que la chimie des polymères synthétise de nouvelles molécules.

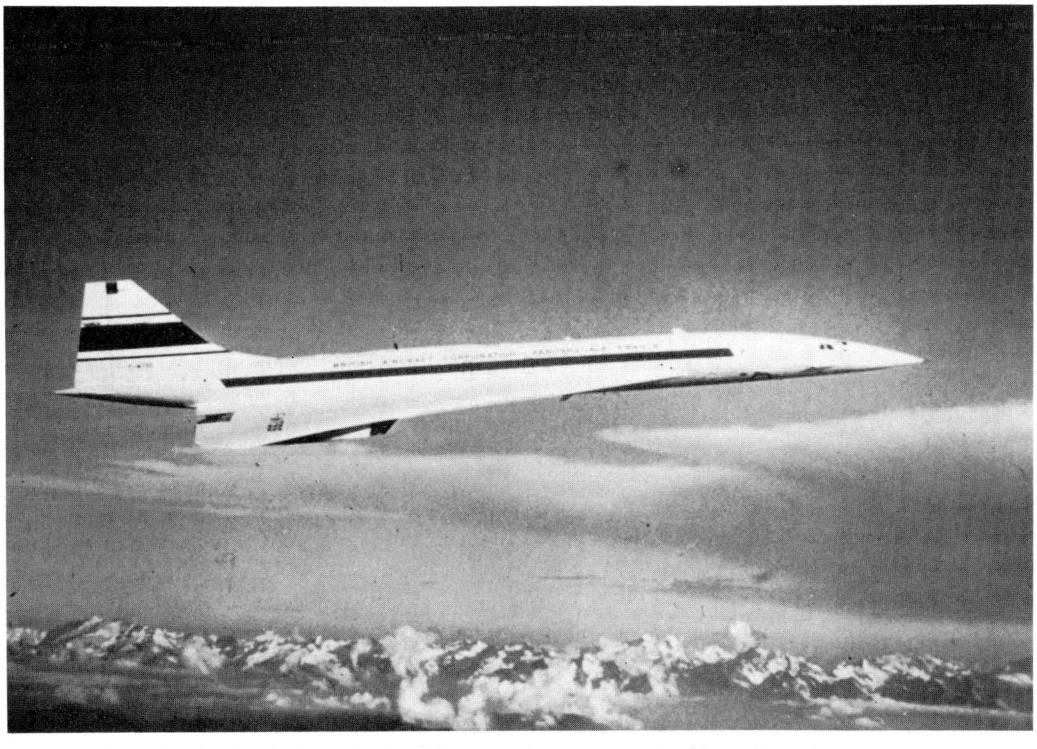

**Figure 10-1.** — Application industrielle de l'adhésion : les gouvernes du Concorde sont assemblées par collage.

(1) Norme allemande DIN 16 921.

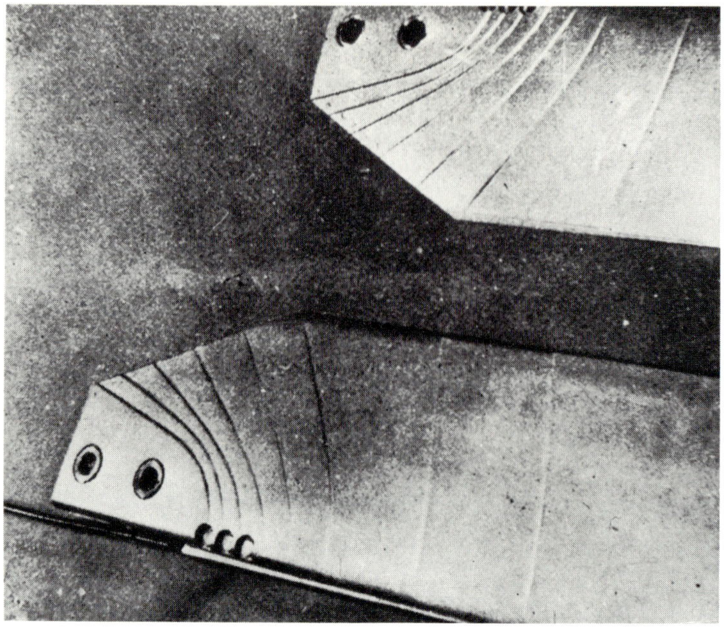

**Figure 10-2.** — Pales d'hélicoptères réalisées par collage de plusieurs tôles d'alliages légers (document communiqué par l'Aluminium Français).

*Contrairement à ce que pense le profane, la technologie du collage doit respecter certaines règles :*

## A) SÉLECTION DE L'ADHÉSIF

Elle se fait sur de nombreux critères. Citons par exemple :

1° Étude des conditions physico-chimiques du milieu dans lequel l'assemblage doit travailler (humidité, variation de température);
2° Nature des pièces à assembler et forme (coefficient de dilatation thermique, état de surface, etc.);
3° Étude des contraintes auxquelles sera soumis cet assemblage;
4° Plus ou moins grande longévité demandée à cet assemblage;
5° Conditions de mise en œuvre de l'adhésif;
- mode de durcissement,
  - par évaporation de solvant,
  - par polymérisation, à chaud, à froid,
- temps de durcissement;
- pression d'accostage nécessaire;
- quantité de chaleur dégagée par le durcissement.

6° Présentation de la colle :
- à un composant :
  - solide,
  - poudre,
  - liquide,
  - pâte, etc.
- à deux composants :
  - pâte + liquide,
  - poudre + liquide,
  - pâte + pâte, etc.

7° Condition et durée de conservation de la colle :
- à froid,
- à chaud,
- à l'abri de l'air, de l'humidité...

8° Temps offert à l'opérateur pour assembler les pièces.

## B) PRÉPARATION DE SURFACE

Le point primordial lorsqu'on veut utiliser les phénomènes d'adhésion est la préparation de la surface où ces phénomènes doivent se développer. Les moyens utilisés sont fonction de la nature du « substrat » et du polymère envisagé. Les opérations de préparation peuvent se classer en trois temps :

### Premier temps

- Éliminer toute trace de souillure (graisses, oxyde, humidité, corps étrangers, etc.);
- Les moyens d'y parvenir peuvent être :
  - mécaniques : brossage, sablage, ultra-sons, etc.
  - chimiques : dégraissage par solvants organiques en phase liquide ou vapeur, savon, acide, rinçage à l'eau distillée,

- physiques : déshydratation par l'air sec et propre, par chauffage ou par le vide.

#### Deuxième temps

Modifier la rugosité pour augmenter la surface réelle de la zone à encoller et créer des éléments d'une rétention micromécanique. Ce résultat peut être obtenu par meulage, sablage, ponçage, décapage de la couche superficielle par action chimique (attaque acide, enzymatique, etc.) ou électrolytique.

Ne pas oublier cependant que l'efficacité de cette modification reste fonction de la viscosité du polymère et de sa mouillabilité vis-à-vis du substrat (risque d'inclusion de bulle d'air à l'interface polymère-substrat).

#### Troisième temps

Application d'une couche d'un produit destiné à améliorer la valeur de la liaison et à en assurer la stabilité. On le désigne sous le terme de « primaire » ou de « coupling-agent ». Ces produits agissent en créant un lien chimique entre le substrat et l'adhésif. Actuellement, dans l'industrie des polymères, les plus couramment utilisés sont les traitements silaniques.

Après qu'une ou plusieurs de ces préparations de surface ont été effectuées, il est impératif de se mettre à l'abri de toute nouvelle contamination (oxydation, poussières, condensation, graisse). Dans notre pratique de collage, il faudra éviter après ces traitements tout contact digital avec le substrat, car les graisses digitales sont un contaminant qui peut passer inaperçu.

### C) APPLICATION DE LA COLLE

*a*) La limitation de la zone à encoller peut être obtenue au moyen de masque, de produit anti-colle, ou par l'absence de traitement de surface, etc.

*b*) Avant son durcissement, la colle doit mouiller la surface.

La mouillabilité est fonction de deux paramètres : la tension superficielle relative colle-surface et la viscosité de la colle.

La tension superficielle peut être abaissée par l'application d'un primaire sur la surface ou par l'incorporation à la colle d'un agent mouillant.

La viscosité peut être abaissée :
- par chauffage, pour les époxy,
- ou par dilution, etc.

### D) MISE AU CONTACT DES PIÈCES A ASSEMBLER

#### a) Mettre en bonne position et la maintenir

Ce résultat peut être obtenu :
- par la géométrie du joint (plot de position...),
- ou par des appareils annexes : griffes, pinces,

conçus pour qu'il n'y ait aucun mouvement relatif entre les éléments à unir.

Cet accostage peut s'effectuer à faible pression, ou au contraire nécessiter une forte pression pour obtenir la mise au contact des surfaces et la maintenir pendant le durcissement de la colle.

#### b) Durcissement de la colle

Selon les cas, le durcissement doit s'effectuer :
- à l'abri ou au contact de l'air,
- au sec ou en milieu humide,
- à la température ambiante ou avec une plus ou moins grande élévation de température,
- sous une faible ou une forte pression.

*En conclusion, on peut dire que la réussite d'un assemblage collé est une opération délicate, et que la qualité d'un collage dépend surtout du soin apporté à sa réalisation. C'est en fait une discipline rigoureuse à chacun des stades de l'opération qui permet d'être sûr de la qualité du collage.*

## *TRAITEMENTS SILANIQUES*[48, 49]

Les utilisateurs industriels des polymères désirant améliorer les propriétés mécaniques de leurs produits, inclurent dans les polymères des charges inorganiques, telles que fibre de verre, quartz, alumine, graphite. Le problème qui s'est posé alors était d'obtenir l'union chimique la plus intime entre le polymère et sa charge, de manière à profiter pleinement des avantages offerts par ces charges. L'absence d'union entre la charge et le polymère était un facteur de dégradation de ces produits dits « composites » (possibilité d'infiltration d'humidité, point de départ d'une ligne de fracture). Pour obtenir cette union, on traita la surface des charges à l'aide d'un « primer ». Les plus utilisés actuellement sont des dérivés silaniques. Ce sont des corps ayant une double fonction et dont la formule peut se schématiser R — Si —$(O\ R')_3$ dans laquelle R

| POLYMER SYSTEM | SILANES[a] A-151 | A-174 | A-186 | A-187 | A-189 | A-1100 | A-1120 |
|---|---|---|---|---|---|---|---|
| Polysulfide | | | X | X | X | X | X |
| Polyurethane | | | X | X | X | X | X |
| Butyl | | | X | X | | X | X |
| Neoprene | | | | | X | X | X |
| Nitrile | | | | | X | | |
| Silicone | X | X | | | | | |
| Acrylic, Thermoset | | | | X | X | X | |
| Acrylic, Latex | | X | | X | | X | |
| Phenolic | | | X | X | | X | X |
| Epoxy, Phenoxy | | | X | X | X | X | X |
| Nitrocellulose | | | | | | X | |
| Vinyl | | | | | X | X | X |
| Alkyd | | X | X | X | | X | X |
| Polyester | X | X | X | X | | X | X |

**Figure 10-3**

Compatibilité silane-polymère. (Extrait de Adhesion Promoters. Union Carbide Corporation, 270 Park Avenue, New York. N. Y. 10017.)

| Product Designation | Chemical Name | Chemical Formula |
|---|---|---|
| A-151 | Vinyltriethoxysilane | $CH_2{=}CHSi(OC_2H_5)_3$ |
| A-172 | Vinyl-*tris* (*beta*-methoxyethoxy) silane | $CH_2{=}CHSi(OCH_2CH_2OCH_3)_3$ |
| A-174 | *gamma*-Methacryloxypropyltrimethoxysilane | $CH_2{=}C(CH_3){-}C({=}O){-}OCH_2CH_2CH_2Si(OCH_3)_3$ |
| A-186 | *beta*-(3,4-Epoxycyclohexyl)-ethyltrimethoxysilane | O⟨S⟩$-CH_2CH_2Si(OCH_3)_3$ |
| A-187 | *gamma*-Glycidoxypropyltrimethoxysilane | $\underbrace{CH_2{-}CH}_{O}CH_2OCH_2CH_2CH_2Si(OCH_3)_3$ |
| A-188 | Vinyltriacetoxysilane | $CH_2{=}CHSi(OOCCH_3)_3$ |
| A-189 | *gamma*-Mercaptopropyltrimethoxysilane | $HSCH_2CH_2CH_2Si(OCH_3)_3$ |
| A-1100 | *gamma*-Aminopropyltriethoxysilane | $NH_2CH_2CH_2CH_2Si(OC_2H_5)_3$ |
| A-1120 | N-*beta*-(Aminoethyl)-*gamma*-aminopropyltrimethoxysilane | $NH_2CH_2CH_2NHCH_2CH_2CH_2Si(OCH_3)_3$ |

**Figure 10-4**

Silanes de Union Carbide. (Extrait de Adhesion Promoters. Union Carbide Corporation, 270 Park Avenue. New York, N. Y. 10017.)

réagit avec le polymère et O R′ donne par hydrolyse R — Si — OH qui, par condensation des groupes Si — OH du substrat, donne une liaison du type —Si — O—Si—. Donc un groupe se lie au polymère et l'autre au substrat, réalisant ainsi un lien chimique.

Le silane utilisé est choisi en fonction du polymère considéré (voir fig. 10-3 et 10-4). Pour un acryl, par exemple, on emploi le $\gamma$ Méthacryloxypropyltriméthoxysilane ou $\gamma$ Glycidoxypropyltriméthoxysilane. *L'utilisation pratique est délicate :* on doit réaliser une couche monomoléculaire. Les silanes seront donc appliqués en une solution à forte dilution (0,5 % dans un solvant qui mouille le substrat (alcool méthylique pour la céramique et l'or).

Pour que le lien chimique entre le silane et le substrat existe, il est nécessaire que le silane s'hydrolyse en silanol, car c'est lui qui réagit avec le substrat. Pour parvenir à cette hydrolyse, on peut, par exemple, faire une solution aqueuse à un *p*H donné. Cette solution est instable par le fait que les radicaux silanol sont très réactogènes et risquent de polymériser entre eux; la conservation en est limitée dans le temps suivant la réactivité du silane considéré.

Pour illustrer l'importance des traitements silaniques, relatons cette expérimentation de Laird et Nelson[50] : collage verre-époxy; au bout d'une journée dans l'eau à 190° Fahrenheit le joint cède. Même collage verre-époxy, mais utilisant un verre ayant subi un traitement silanique, le joint ne cède qu'au bout de 180 jours dans l'eau à 190° Fahrenheit.

L'emploi de silane pour améliorer les liaisons polymère-substrat a été étendu avec succès à un grand nombre de matériaux inorganiques, bien que la nature du phénomène de liaison soit encore mal définie. Les silanes étant des corps éminemment réactogènes, ils sont d'un stockage difficile et d'une mise en œuvre délicate.

## *RÈGLE D'EMPLOI D'UN SILANE*

1° Choisir le silane approprié au polymère concerné (fig. 10-3 et 10-4).

2° Calculer la concentration de silane qui donne une couche la plus fine possible. Les fabricants donnent, pour chaque silane, les éléments de ce calcul.

3° Si l'on utilise une solution, attendre suffisamment de temps pour que l'hydrolyse s'effectue au sein de celle-ci, après avoir ajusté le *p*H.

4° Après application sur le substrat, la réaction silanol-substrat se fait avec production d'alcool ou d'acide, selon le cas. Avant d'appliquer le polymère, il faut favoriser l'élimination de ces produits par évaporation ou par chauffage léger.

CHAPITRE 11

# COLLAGE EN ODONTO-STOMATOLOGIE

Nous nous limiterons, dans les pages qui suivent, aux collages qui vont subir les agressions de l'environnement buccal.

Ils peuvent être classés en deux catégories :

- ceux où la liaison est réalisée en bouche,
- ceux où la liaison est effectuée en dehors de la bouche.

Réalisés dans la cavité buccale, ils nous imposent des contraintes dans le domaine des températures, des temps de prise, des pressions et des toxicités, qui doivent rester dans les limites compatibles avec les exigences habituelles du travail en bouche.

Réalisés en dehors de la bouche, ces assemblages peuvent alors utiliser des techniques plus libres : les températures peuvent dépasser 50 °C, les temps de prise peuvent dépasser 15 mn, les pressions peuvent être élevées, etc.

## *A) LES LIAISONS RÉALISÉES EN BOUCHE*

Elles peuvent se distinguer en :

*a)* **Liaison polymère-tissu dur de la dent.** L'émail et la dentine sont des tissus de composition chimique similaire (émail 96 % de minéraux, dentine 60 % de minéraux). Mais la différence de minéralisation nécessite des techniques de préparation de surface et de collage très différentes.

Nous n'aborderons pas le problème des liaisons polymère-dentine qui sont sans doute riches de promesses : fond de cavité, matériaux d'obturation, ciment adhésif, pâte à canaux adhérente et non biodégradable, etc.

*b)* **Liaison polymère-autres tissus que les tissus durs de la dent** (tissu pulpaire, os, muqueuse fixée ou libre, etc.). Ces liaisons ne sont pas concernées par notre exposé. Actuellement, elles font essentiellement appel à un type particulier d'adhésion dite « anaérobie » de la famille des cyanocrylates dont une des caractéristiques est d'être biodégradable (1).

*c)* **Liaison polymère-matériaux inorganiques** (or, céramique, nickel-chrome...).

## *B) LES LIAISONS RÉALISÉES EN DEHORS DE LA BOUCHE*

Elles concernent les liaisons polymères-matériaux inorganiques (or, céramique, nickel-chrome, aluminium).

* * *

Qu'elles soient réalisées dans la bouche ou en dehors de la bouche, nous avons appliqué ces liaisons à différents domaines de notre spécialité.

– *En dentisterie opératoire :*
  - reconstitution des angles et des défauts de l'émail des dents antérieures.
  - obturation des cavités des Classes III, IV et V.

– *En prothèse :*
  - attelle ou attelle-bridge des antérieures mandibulaires,
  - fixation de facette de céramique sur une infrastructure métallique.
  - union chimique de la résine et des métaux.

(1) Dès 1959, le Professeur Raymond Leibowitch a tenté l'emploi des cyanocrylates dans des applications prothétiques : scellement des onlays de céramique Classe V, des facettes crampon-platine. Ces essais n'ont pas répondu aux espoirs de l'expérimentateur, car, à l'époque, on ignorait la biodégradabilité des cyanocrylates.

Quoi qu'il en soit, c'est grâce aux travaux du Professeur R. Leibowitch que nous avons été conduits à approfondir et à chercher à utiliser des adhésifs pour résoudre différents problèmes de notre spécialité.

- *En traumatologie dento-maxillaire :*
  - fixation d'attelle.
- *En traumatologie maxillo-faciale :*
  - contention.
- *En parodontologie :*
  - contention.
- *En orthodontie :*
  - fixation des attachements.
- *En prophylaxie de la carie :*
  - colmatage hermétique des puits et fissures de l'émail.

## *CHOIX DU POLYMÈRE*

Quand il s'agit de faire un assemblage par adhésif, le premier point est de préciser les conditions physico-chimiques du milieu dans lequel va travailler cet assemblage. Pour nous, il s'agit du milieu buccal. Dans celui-ci, certaines de ces conditions sont aisément chiffrables :

– Variations de température de 37° $\pm$ 30° qui sont d'autant plus nocives que les coefficients de dilatation des matériaux assemblés sont différents (dent 10 $\times 10^{-6}$, porcelaine 7,9 $\times 10^{-6}$, or 15 $\times 10^{-6}$, acrylique 127 $\times 10^{-6}$, composite 27 $\times 10^{-6}$)[47];

– Milieu humide (salive : 994-995 ‰ eau), l'humidité est l'un des principaux ennemis des joints de colle;

– Forces appliquées : nous ne possédons pas actuellement d'étude valable pour les forces auxquelles sont soumises les dents; on donne habituellement des chiffres de l'ordre de 30 kg dans la région incisive et 60 kg pour les molaires.

En fait, en l'état actuel de nos connaissances, nous sommes incapables de reproduire au laboratoire un environnement buccal artificiel. Les salives artificielles qui sont proposées n'en sont qu'une approximation et ne permettent pas, par exemple, l'étude des corrosions métalliques, telles qu'elles se produisent dans la bouche. Les enzymes produites par les tissus buccaux, par les bactéries, ne sont pas reproductibles, ce qui oblige à une expérimentation *in vivo.*

Certains penseront qu'il est prématuré d'exposer des techniques qui n'ont pas suffisamment subi l'épreuve du temps, mais nous estimons que lorsque les exigences techniques sont bien définies, il est plus facile de trouver les matériaux nécessaires à leur réalisation, une sorte de dialogue pouvant s'établir alors entre le clinicien, les chercheurs et les fabricants.

## *LIAISON MATÉRIAUX INORGANIQUES POLYMÈRES*

Les liaisons matériaux inorganiques-polymères qui nous intéressent concernent la céramique, les alliages d'or, les stellites, les nickel-chrome, les charges pour les composites (quartz, billes de verre, alumine), etc.

Les polymères que nous employons sont les résines P.M.M. polymérisant à froid, les acryliques polymérisant à chaud, les époxy.

Le temps de nettoyage comprend : lavage à l'eau bouillante, action des solvants organiques (alcool, acétone, trichlorétylène) accélérés dans un bac à ultrasons. Ces traitements sont suivis d'un sablage de la surface à encoller, ce qui procure une surface propre et d'une certaine rugosité. La rugosité est fonction du calibre des grains et de la pression du jet d'air; elle a pour effet d'augmenter l'étendue de la surface à encoller. Nous préférons l'emploi d'une sableuse à circuit ouvert, car ainsi le sable du jet est toujours neuf et propre.

Le temps de séchage : pour déshydrater, nous pouvons utiliser un alcool 2-Méthyl-2-Butanol ou déshydrater par chauffage.

L'application de « primer » est un temps de première importance dans la préparation des surfaces des matériaux inorganiques. Il est classique d'utiliser les traitements silaniques pour le verre, pour la céramique. Or, comme l'a écrit Ziemianski[48], ces traitements sont aussi valables pour les métaux : alliage d'or, aluminium, stellite. Il faut aussi savoir qu'à chaque polymère correspond un type de silane bien défini réagissant avec ce polymère (voir fig. 10-3).

En 1967, Paffenbarger et Bowen[51] ont montré les premiers l'intérêt du traitement silanique pour obtenir l'union des dents de porcelaine et de la résine acrylique en prothèse adjointe. Ils préconisaient l'emploi du A 174 de l'Union Carbide en solution de 0,5 %. Bowen[52], en 1963, promoteur des résines composites pour restauration, traita la poudre de silice, charge des composites, avec un trimetoxy-vinyl-silane de manière à obtenir une union chimique entre le polymère et la charge. *L'originalité des composites actuels réside essentiellement dans cette liaison chimique entre le polymère et la charge.*

Nous-mêmes, dès 1967, dans notre technique d'union des facettes de céramique sur infrastructure métallique grâce à un collage par résine époxy, préconisions de traiter la surface de la céramique et du métal au moyen d'un silane A 187 (Union Carbide) compatible avec les époxy, de manière à accroître la stabilité du joint de colle en milieu salivaire.

Sur le marché, depuis quelques années, la Maison Taub a commercialisé un coupling-agent sous le nom de « Fusion » qui permet d'obtenir l'union du métacrylate avec les matériaux inorganiques tels que l'or, la céramique, les stellites. Nous avons demandé au fabricant de nous confirmer que son produit était un silane. Il refusa de nous répondre.

## MISE EN ŒUVRE DU « FUSION »

Il se présente sous la forme de deux solutions : A et B. Le mélange est à faire juste au moment de l'emploi « Mettre dans un godet Dapen, 2 gouttes de A et 2 gouttes de B. Attendre 15 minutes que les produits réagissent et étendre la solution A + B sur le substrat auquel on voudra faire adhérer la résine acrylique. Attendre 5 minutes, sécher par air chaud et sec et appliquer la résine sur le substrat lorsqu'elle présente encore un aspect humide ». Les deux liquides A et B, aux dires du fabricant, sont très sensibles à l'humidité et à la lumière. Le mode d'emploi, ses précautions d'emploi et les propriétés du Fusion ressemblent étonnamment aux propriétés et à la mise en œuvre du silane A 174 de l'Union Carbide. Le produit est atoxique et non irritant. Il peut être utilisé en bouche et en dehors de la bouche.

La Lincoln Corporation U.S.A. produit un coupling-agent similaire sous le nom de « Linkage ».

Actuellement, pour l'union des matériaux inorganiques et du P.M.M. Sevriton ou des résines polymérisant à chaud, nous utilisons le Fusion étant donné sa commodité d'emploi, mais il est possible de faire soi-même une solution de A 174.

Pour l'union céramique-époxy, alliage d'or-époxy, ou nickel-chrome-époxy, nous utilisons une solution A 187 (fig. 10-4).

## MISE EN ŒUVRE DU SILANE A 187

On réalise une solution A à 2 % de silane dans l'alcool méthylique pur, placée dans un flacon compte-gouttes coloré de manière à éviter l'action néfaste de la lumière. Puis une solution B faite de 2 parties d'eau pour 8 parties d'alcool méthylique. Cette solution est acidifiée par addition de 0,4 % d'acide acétique pur en volume.

Le coupling-agent sera obtenu 30 minutes avant l'emploi en mélangeant à parties égales quelques gouttes A et B dans un godet Dapen, ce qui fournit une solution à 1 % de silane avec un *p*H de 4.3. Le temps de 30 minutes permet l'hydrolyse du silane A 187, puis il est passé sur les matériaux inorganiques à encoller par époxy : on chauffe à 100° quelques instants pour éliminer le solvant et l'alcool méthylique issu de la réaction silane-substrat. Les matériaux étant à 80° environ, on procède à l'application de l'adhésif époxy.

## CHAPITRE 12

# COLLAGE SUR L'ÉMAIL [53, 54, 55, 56]

### TRAITEMENT DE SURFACE DE L'ÉMAIL

Depuis une quinzaine d'années, de nombreux chercheurs ont essayé d'obtenir l'union des polymères et de l'émail. Trois groupes de chercheurs se sont attachés à ce problème : ceux qui cherchent à rendre les matériaux d'obturation adhérents aux parois d'émail des cavités, ceux qui cherchent à réaliser la prophylaxie de la carie des sillons et puits de l'émail au moyen d'un colmatage hermétique grâce à des polymères chargés ou non de fluor, et enfin, ceux qui cherchent à obtenir le collage sur l'émail des attachements d'orthodontie au moyen de polymères.

De nombreux traitements de surfaces ont été essayés, ainsi que divers polymères : acrylique, époxy, cyanocrylate, polyuréthane, formule de Bowen, etc. Tous les chercheurs sont d'accord sur la nécessité d'un décapage de la surface de l'émail pour mettre à nu les prismes. Différentes solutions ont été proposées : attaques acides (phosphorique, citrique, sulfurique, fluorhydrique), par enzymes protéolytiques (papaïne, trypsine), par agents chélateurs (Edéta), par oxydant ($H^2O^2$)[57].

Il semble qu'actuellement la majorité des auteurs donnent la préférence au traitement par l'acide phosphorique (solution aqueuse à 50 % pendant une à deux minutes), Lee, Philips et Swartz[58] ont montré que la liaison acryl-émail prétraité ($PO^4H^3$), maintenue six mois dans l'eau avec stress cyclique thermique et mécanique, présente encore une résistance à la traction de l'ordre de 40 kg/cm². Ce traitement

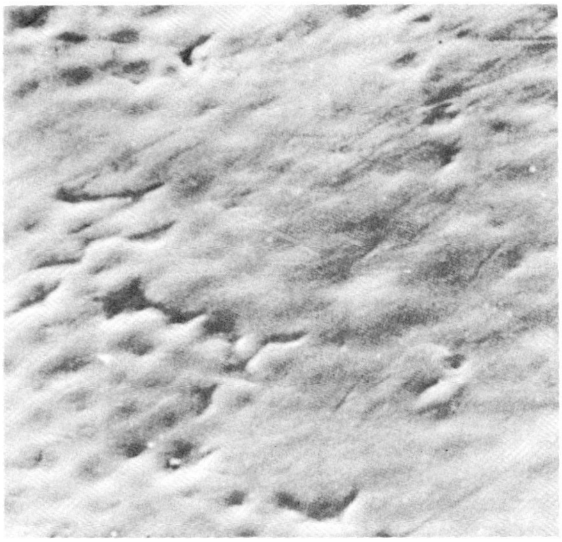

*800 X*

*Surface d'émail humain non traitée. Une pellicule d'éléments divers — plaque microbienne, pellicule enveloppe et minéralisation — apparaît. L'application de l'Epoxylite Cavity Cleanser à 20 secondes d'intervalle permet au praticien d'enlever graduellement et soigneusement les plaques microbiennes, souillures très dures et même le tartre, sans affecter l'émail.*

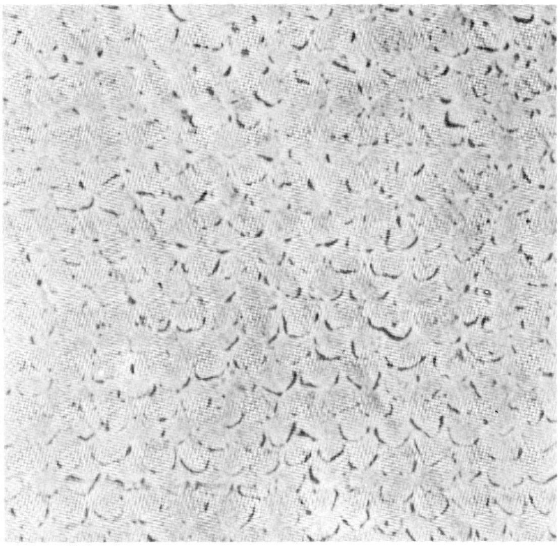

*800 X*

*L'émail peut être traité au Cavity Cleanser pendant 3 minutes. Comme montré ci-dessus, la surface de la dent est totalement exempte de débris de toute sorte. Les cristaux d'hydroxy-apatite sont apparents et bien définis. La cavité est prête à recevoir un ciment de scellement ou un matériau de restauration.*

**Figure 12-1.** — Documents communiqués par Lee Pharmaceuticals, South El Monte, Californie (U.S.A.), montrant au grossissement × 800, la surface de l'émail avant traitement *(à gauche)* et après traitement par acide *(à droite)*.

débarrasse l'émail de tous les débris organiques : tartre, plaque bactérienne, etc. et met à nu les surfaces des prismes d'émail, ce qui crée un accroissement de la surface, libère les fins sillons entre les prismes et dégage le collagène interprismatique (fig. 12-1) favorisant ainsi les possibilités de liaison chimique. En fait, pour Miura[59], l'accrochage serait essentiellement d'ordre mécanique, l'acrylique pénétrant dans ces sillons interprismatiques, ce qui explique la nécessité de placer le polymère sous une forme bien liquide au contact de l'émail prétraité.

D'autre part, certains chercheurs comme Miura[60], Lee[58], préconisent d'adjoindre à ce traitement par voie acide une application d'un silane pour acrylique. Ce second traitement augmente sensiblement la valeur du joint émail-acryl et améliore grandement dans le temps la tenue de ce joint en milieu buccal (pour Lee[58], la longévité serait multipliée par 50). Comme tous les silanes, il réagit par ses fonctions bipolaires, créant une union chimique entre le calcium de l'émail et l'acryl. De plus, pour Miura, ce silane aurait l'avantage d'augmenter la mouillabilité de la résine au niveau des sillons interprismatiques créés par le traitement acide.

On peut utiliser du méthacryloxypropyltrimétoxysilane commercialisé sous le numéro Z-6030 de Dow-Corning ou le A 174 de l'Union Carbide.

Lee a commercialisé un coupling-agent ou « primer » pour les polymères suivant la formule de Bowen : le P 9075 Epoxylite. En fait, ce produit est aussi un coupling-agent pour les acryliques et peut être employé pour le P.M.M.

De plus récents travaux : Sharp, Grenoble et Gwinnett[61] ont montré, grâce à des études au microscope électronique, qu'en fait l'acide phosphorique agissait sur la surface de l'émail en rendant cette surface poreuse.

Un polymère appliqué suffisamment fluide sur cette surface, pénètre plus ou moins profondément selon la concentration, le temps d'application de cet acide, et la nature du polymère.

Sharp et Grenoble[6] ont comparé différentes concentrations et différents temps d'application, et trois marques de polymères r résentant deux familles de polymères :

*Sevriton :* polyméthylmétacrylate;

*Adaptic et Adent :* composites réalisés selon la formule de Bowen.

Les meilleurs résultats sont obtenus avec une concentration à 50 % pour une application de deux minutes :

*le Sevriton* pénètre de 15 à 50 µ;

*l'Adaptic* de 10 à 15 µ;

*l'Adent* de 10 à 15 µ.

Pour le clinicien, c'est la publication de Laswell[4] qui a démontré cliniquement la stabilité de la liaison P.M.M.-émail prétraité.

Il fait état d'un recul de onze ans sur 97 cas cliniques comportant quatre échecs pour des reconstitutions d'angles d'incisives au moyen de Sevriton, dont la rétention n'est due qu'à l'adhésion sur l'émail prétraité.

*Nous basant sur les résultats expérimentaux de Sharp et Grenoble[6] et les résultats cliniques de Laswell, nous avons choisi d'utiliser principalement le Sevriton lorsque nous voulons faire un assemblage polymère-émail, car nous estimons que toute modification à leur technique revient à ouvrir une nouvelle expérimentation clinique d'une durée minimum de onze ans.* Nous pensons qu'il n'est pas possible de juger de la valeur d'une technique uniquement par l'emploi d'expérimentation *in vitro* de vieillissement accéléré.

De nombreux travaux ont montré que les résines non chargées, telles que le Sevriton, résistent mieux aux tests de discoloration et d'abrasion que les résines composites. La structure hétérogène des composites rend impossible le polissage fin de la surface, les colorants sont retenus par les rugosités et s'infiltrent entre les charges et le polymère[62] (Fusayama et collaborateurs).

Lugassy[63] et collaborateurs, dans un travail comparant la résistance à l'abrasion des résines non chargées et des composites, ont constaté que les résines non chargées résistent mieux que les composites. Certes les résines non chargées subissent une abrasion; cependant si elles sont correctement manipulées l'usure se fait en conservant un état de surface suffisamment lisse pour que les colorants ne s'y fixent pas.

Ces résultats s'expliquent aussi par la structure hétérogène du composite.

## REMINÉRALISATION DE L'ÉMAIL TRAITÉ PAR L'ACIDE PHOSPHORIQUE

Attaquer l'émail par l'action d'un acide peut faire craindre, à des praticiens soucieux de respecter l'adage « primum non nocere », de commettre un geste dangereux et irréversible. En effet, on rend l'émail poreux sur une profondeur de 15 à 30 µ. C'est bien sûr une mutilation, mais peut-on la comparer aux effets de nos instruments rotatifs?

En fait, les travaux de Newmann, Miura[60], Wei[64], Albert et Grenoble[65], ont tous conclu que *ces attaques par l'acide phosphorique à 50 % pendant deux minutes ne provoquent aucun dommage permanent à la surface de l'émail.*

En effet, ils ont montré par des expérimentations *in vivo* et *in vitro* que l'émail attaqué se reminéralisait dans la salive en quelques jours, et qu'il était alors impossible de faire la différence au microscope électronique entre une zone traitée par l'acide et une zone qui ne l'était pas. Wei[66] en outre a montré, en employant une microsonde électronique, que la concentration du calcium et du phosphore dans une surface attaquée par l'acide dans des conditions analogues à celles que nous employons était considérablement plus basse que la normale. Après être resté au contact de la salive pendant quelques jours, les résultats du même examen montrent un retour à des concentrations identiques à celles de l'émail non attaqué.

D'autres études utilisant la microscopie en lumière polarisée, la microradiographie ont confirmé ces résultats[67].

Pour R.-W. Joos[68], la reminéralisation de l'émail attaqué par l'acide phosphorique pourrait être expliquée de trois manières :

- dépôt de produits mucoïdes d'origine salivaire,
- abrasion ou érosion de la couche superficielle de l'émail attaqué,
- reminéralisation à partir des constituants salivaires.

## CRÉATIONS DE MICRORÉTENTIONS DANS L'ÉMAIL PAR USINAGE CHIMIQUE

L'assemblage P.M.M.-émail prétraité est un assemblage par microrétention. L'originalité de cet assemblage réside dans la manière de réaliser ces microrétentions. Elles sont obtenues par un usinage chimique.

Qu'est-ce qu'un usinage? Pour la plupart des gens, l'usinage consiste à travailler une pièce par enlèvement de matière afin de lui donner une forme et des dimensions bien déterminées. Dans le cas de l'« usinage mécanique », on met en œuvre un outil plus dur que la pièce à usiner, que ce soit par l'utilisation d'outils tranchants ou par abrasion. Dans le cas de l'« usinage chimique », l'enlèvement de matière est obtenu par l'action d'un liquide corrosif. Les graveurs furent les premiers à utiliser l'usinage chimique.

C'est à notre connaissance la première fois que dans notre spécialité on parvient à remplacer l'usinage mécanique par un usinage chimique. La différence entre ces deux modes d'usinage est une différence d'échelle. L'usinage chimique réalise des microrétentions (15 à 30 microns de profondeur), en opposition avec la préparation mécanique conventionnelle qui ne peut que créer des préparations macroscopiques (le diamètre minimal des instruments rotatifs étant sensiblement de 5/10 de mm).

Les rétentions obtenues par l'usinage mécanique sont généralement prises dans la dentine.

L'usinage chimique permet de réaliser des microrétentions uniquement dans l'émail sur une profondeur de 15 à 30 μ.

C'est aussi la première fois que nous sommes à même de créer une préparation efficace, et telle qu'une restitution « ad integrum » est possible.

Cette particularité a permis d'employer « l'usinage chimique » pour créer des liaisons temporaires ou permanentes sans risque de dommage irréversible pour l'émail dentaire. Les applications en sont déjà nombreuses.

| USINAGE MÉCANIQUE<br>*(instruments rotatifs)* | USINAGE CHIMIQUE<br>*(acide phosphorique)* |
|---|---|
| MACROPRÉPARATIONS DANS LA DENTINE | MICROPRÉPARATIONS DANS L'ÉMAIL |
| MUTILATIONS IRRÉVERSIBLES | RESTITUTION « AD INTEGRUM » |

CHAPITRE 13

# PROCÉDURE TECHNIQUE POUR OBTENIR LA LIAISON ÉMAIL-POLYMÈRE

Dans toutes les applications utilisant la liaison émail-polymère, le traitement de l'émail et du polymère se fait selon des procédures respectant les mêmes principes.

On peut diviser la réalisation de cet assemblage en deux temps :

1° le traitement de la surface de l'émail,

2° l'application du polymère sur l'émail.

Pour la réalisation de ces deux temps successifs, il est nécessaire d'isoler du milieu buccal la surface d'émail concernée. Dans toutes ces applications, nous plaçons la digue (voir appendice) pour éviter que dans le premier temps l'acide phosphorique n'irrite les autres tissus buccaux, et dans le second temps la salive ou le sang ne viennent perturber le collage émail-polymère.

Exception cependant pour la prophylaxie de la carie des sillons et des puits de l'émail, et en orthodontie. Dans ces cas, l'assèchement est maintenu par des rouleaux de coton et la pompe à salive.

En traumatologie maxillo-faciale, la digue ne pouvant être utilisée (les arcades étant au contact), l'assèchement est obtenu grâce à une prémédication pour réduire le flux salivaire (Atropine..., etc.) et par l'emploi de l'aspirateur chirurgical.

## 1° TRAITEMENT DE LA SURFACE DE L'ÉMAIL

### A) NETTOYAGE

Il s'agit de débarrasser la surface de l'émail de tout tartre, dépôt, plaque. Après détartrage éventuel au Cavitron, nous pratiquons un nettoyage, polissage, au moyen d'une brossette et de poudre de zirconium (Zircate de Caulk).

Précautions à observer :

- Ne pas employer une pâte à polir contenant des corps gras;
- Ne pas employer une pâte à polir contenant du fluor, car il s'opposerait à l'action décalcifiante de l'acide phosphorique sur l'émail;
- Ne pas employer une cupule de caoutchouc, car elle laisserait des dépôts qui s'opposeraient à l'action de l'acide phosphorique.

Rinçage au spray et séchage à l'air propre.

### B) APPLICATION DE L'ACIDE PHOSPHORIQUE

Nous essayons toujours, dans la mesure du possible, de limiter l'action de l'acide à la zone à encoller. Pour cela, nous préférons utiliser un gel aqueux à 60 % d'acide phosphorique, coloré en rouge, qui présente l'avantage, grâce à sa consistance, de ne pas s'étendre sur l'émail au-delà de la zone sur laquelle on l'a placé. Il est mis en place à l'aide d'une spatule ou mieux, d'une seringue à hydrocolloïde.

L'application est maintenue pendant une minute. (Le contrôle de temps doit être précis (1), d'où la nécessité

(1) La mesure exacte du temps est très importante dans notre pratique pour de nombreuses techniques :
– Temps de *malaxage* des produits à empreinte,
des polymères,
– Temps de *prise* des ciments,
des polymères,
des produits à empreindre,
– Temps de *latence* pour une anesthésie.

de disposer d'une minuterie.) Au bout de ce temps, nous essuyons le gel avec un coton, puis rinçage, séchage, pour contrôler l'action décapante. L'émail de la zone traitée doit avoir perdu son brillant, et présenter un aspect blanc mat, sinon nouvelle application du gel pendant 30 secondes. Nouveau rinçage abondant, car s'il reste des traces d'acide, l'adhérence peut être compromise[69].

Avant la commercialisation par les Établissements Unitek du gel coloré, nous utilisions une solution aqueuse d'acide phosphorique à 50 % préparée à la demande en pharmacie.

La firme Den-Tal-Ez propose un crayon feutre « Etching-Pen » contenant une solution d'acide phosphorique (60 %).

Actuellement, nous conservons l'usage d'une solution aqueuse d'acide phosphorique dans le cas du traitement de l'émail pour la prophylaxie des puits et des sillons, car nous pensons que sous cette forme il s'insère mieux dans les puits et les sillons.

### Action de l'acide phosphorique sur la dentine

Au cours de l'application de l'acide phosphorique sur l'émail, dans certaines techniques, il est difficile d'éviter d'en mettre sur la dentine.

Les travaux de Johnson, et collaborateurs[70] ont montré « qu'une fine épaisseur de dentine, fraîchement coupée, peut protéger la pulpe des irritations provoquées par une solution très concentrée d'acide phosphorique dans la plupart des cas » (1).

L'expérimentation compare les réactions inflammatoires de la pulpe soumise à l'action de l'acide phosphorique ou de l'eau distillée, après qu'on ait préparé une cavité de Classe V, en laissant entre le fond et la pulpe une épaisseur variant entre 500 et 1 000 microns.

*Dans les conditions de l'expérience, l'eau distillée a déclenché une réaction inflammatoire plus souvent que l'acide phosphorique.*

G. Goto et R. E. Jordan[71] ont montré que l'acide $PO^4H^3$ à 50 % ne produisait pas de lésion pulpaire observable histologiquement lorsqu'il était appliqué au fond d'une cavité intradentinaire fraîchement préparée. Leur étude a porté sur 104 dents de chien.

Quoi qu'il en soit, différents artifices permettent de protéger certaines surfaces de l'émail ou de la dentine de l'action de l'acide phosphorique. Pour cela, on réalise des masques en :

- Vernis Copalite trois couches,
- Ciment oxyphosphate,
- Cire,
- Hydroxyde de calcium.

Les modalités d'application de ces masques seront détaillées à l'occasion des différentes techniques.

(1) Deux solutions d'acide phosphorique sont employées : 6 molar $PO^4H^3$ tamponné au Phosphate de Sodium à un PH de 3,5 et 5,0.

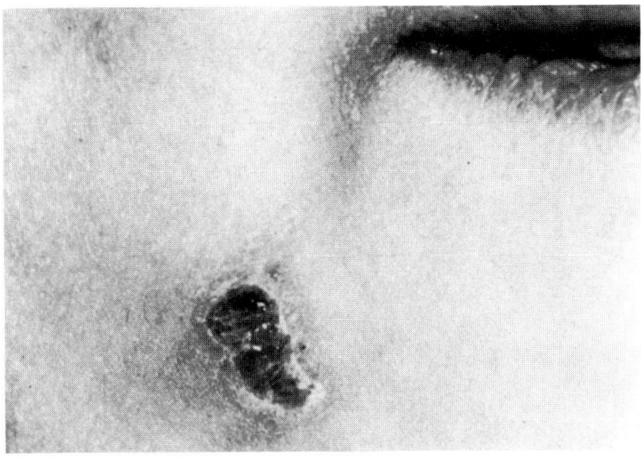

**Figure 13-1.** — Brûlure au niveau de la peau produite par la pression pendant quelques minutes d'un doigt contaminé d'acide phosphorique à 50 %. Cette brûlure a laissé une cicatrice visible.

### Action de l'acide phosphorique sur la peau

Si par inadvertance de l'acide phosphorique à 50 % est au contact de la peau pendant quelques minutes, il produira une brûlure chimique qui laissera une cicatrice qui peut être indélébile suivant la profondeur de cette brûlure (fig. 13-1).

En cas de projection d'acide phosphorique sur la peau, voire même dans l'œil, rincer immédiatement abondamment à l'eau, et appliquer de l'eau bicarbonatée à saturation. (Nous conseillons, chap. 29, d'avoir toujours disponible dans le cabinet un flacon d'eau bicarbonatée à saturation.)

Au niveau des muqueuses buccales il est rare que l'acide phosphorique produise des brûlures, car l'enduit salivaire protège la muqueuse et dilue l'acide, de toute façon on doit toujours essayer de limiter l'action de l'acide à la zone d'émail à traiter. L'usage de la digue est une bonne précaution (voir chap. 28).

## C) SÉCHAGE

La qualité de l'assemblage polymère-émail dépend considérablement de la rigueur du séchage.

Le souci de ne pas contaminer la surface traitée nous conduit à utiliser pour ce séchage un air chaud parfaitement sec et propre. Pour cela, nous avons abandonné l'emploi de la seringue triple pour le séchage dans les collages, car elle conserve toujours dans ses tubulures un peu d'eau qui vient se mêler au jet d'air, par aspiration.

L'air comprimé produit par un compresseur conventionnel est pollué en huile de graissage du piston. De plus, cet air contient inévitablement de l'humidité[72].

Pour avoir un air sec et sans huile, nous conseillons l'utilisation d'un compresseur spécial (Durr 0977) qui fonctionne sans huile grâce à l'emploi de piston à segment de Téflon, et qui est muni d'un assécheur qui, à chaque cycle de compression, se régénère en utilisant une partie de l'air comprimé. Ce système permet d'obtenir un air sec tel que son point de rosée est de — 40° (0,017 g d'eau par $m^3$) (1).

La recherche d'un air sec et sans huile est un perfectionnement nécessaire pour les techniques de collage; l'emploi de ce type de matériel est intéressant aussi pour la maintenance de nos équipements, l'air humide entraînant une néfaste corrosion.

Si l'opérateur ne dispose pas d'un tel compresseur, il peut revenir à l'emploi de la désuète poire à air chaud dont l'extrémité sera chauffée dans la flamme d'une lampe à alcool.

La déshydratation peut aussi être aidée par l'emploi d'un alcool qui agit en déplaçant les molécules d'eau. Pour que cet alcool soit actif, Zisman[54] a montré, en 1965, qu'il lui faut une tension superficielle de 25 dynes/cm, un point d'ébullition au-dessus de 90° et une solubilité dans l'eau située entre 2 et 25 %. L'alcool le plus actif est le 2-Méthyl-2-Butanol. Dans la terminologie anglo-saxone, ces produits sont désignés sous le terme de « drying-agent ».

Mode d'emploi : après un premier séchage, on passe abondamment le 2-Méthyl-2-Butanol sur la zone intéressée; on attend 60 secondes.

L'emploi de ce déshydratant est strictement réservé aux surfaces d'émail, car nous craignons qu'au contact de la dentine il ne la dessèche trop, provoquant ainsi une irritation pulpaire.

La firme Epoxylite commercialise un « drying-agent » sous la dénomination de « Prep Dry ».

(1) Le point de rosée est la température à laquelle un gaz doit être refroidi pour provoquer la condensation de la vapeur d'eau contenue.

## 2° PRÉPARATION DU P.M.M. (SEVRITON)

Il est présenté dans un coffret. On peut se procurer tous les constituants de ce coffret séparément (poudre, monomère, etc.). Signalons que les teintes S5 et S6 conviennent pratiquement dans la majorité des cas.

Cette préparation se fait en suivant scrupuleusement les directives du fabricant : dans le godet fourni par celui-ci (c'est un godet Dapen muni d'un socle en caoutchouc et d'un couvercle en verre) « *on dépose 8 gouttes du monomère et on ajoute de la poudre à saturation. On tape le godet trois fois sur la table, on retourne le godet et on tape nettement pour enlever tous les excès. Pendant 15 secondes, au moyen d'un bâtonnet de verre, en tournant toujours dans le même sens, on homogénéise le mélange, puis on ajoute 2 gouttes du monomère, tout en continuant de mélanger. On couvre, et on laisse se reposer quelques instants* ». Puis, le mélange étant toujours à consistance fluide et mouillée, de telle sorte qu'il pénètre bien dans les microporosités créées à la surface de l'émail par l'acide, on applique la résine sur les zones d'émail à encoller. La polymérisation doit se faire à l'abri de l'air, afin d'éviter l'évaporation du monomère en surface, car elle entraînerait rugosité et porosité.

Nous effectuons cette protection avec de la vaseline, déposée sur le polymère à l'aide d'une seringue à hydrocolloïde, ou par de l'huile de paraffine déposée au moyen d'une pissette de laboratoire.

Cette protection peut aussi se faire par le moyen d'un strip, d'un moule individuel, etc.

## 3° FINITION

Un délai de 10 minutes après le début du mélange poudre-liquide est respecté avant d'entreprendre les manœuvres de finition : enlèvement de la protection, des excès, et polissage.

La finition sera toujours effectuée sous spray, pour éviter l'échauffement.

CHAPITRE 14

# PROPHYLAXIE DES CARIES DES SILLONS ET DES PUITS DE L'ÉMAIL

## PRINCIPE

Il utilise l'adhésion polymère-émail traitée par l'acide pour réaliser un colmatage hermétique des puits et fissures de l'émail[73, 74, 75, 76, 77].

Dans l'esprit des promoteurs de la méthode : Cueto, Buonorocore, Lee, Swartz, Gwinnet, ce traitement doit s'opposer au développement des caries provoquées par l'imperfection de la coalescence des prismes de l'émail, au fond des sillons et des puits. Il remplace les classiques obturations à l'amalgame que proposait l'odontomie prophylactique de Hyatt : « c'est l'excavation, suivie de l'obturation immédiate des fissures dès que la sonde la plus fine les pénètre, qu'il y ait ou *non* apparence de carie » (Marmasse[78]).

## MATÉRIAUX

On trouve sur le marché différents polymères adaptés à ce principe.

1° l'Epoxylite 9070 « Fissure Sealant » qui est un polyuréthane contenant 10 % de monofluorophosphate de sodium. Très fluide à l'emploi, il polymérise en donnant un produit flexible. L'émail est traité par l'acide citrique (9070 C). Il n'y a pas d'application de coupling-agent.

2° L'Epoxylite 9075 basée sur la réaction du biphénol A et du glycidyl métacrylate (formule de Bowen correspondant à la résine de base des composites). Elle ne contient pas de fluorure, elle se présente à l'emploi comme un liquide très fluide et devient très dure par polymérisation, celle-ci doit se faire à l'abri de l'humidité. L'émail est traité par l'acide phosphorique (9075 C) puis par un primaire silanique (9075 P).

3° Le Nuva-Seal de Caulk est un produit analogue qui nécessite pour sa polymérisation une irradiation par ultra-violets[75] (lampe Nuva-Lite).

L'emploi d'ultra-violets pour déclencher la polymérisation permet au praticien de ne pas hâter la mise en place du Nuva-Seal. Il reste à consistance fluide avec un maximum de mouillabilité pour pénétrer dans les fissures et puits de l'émail, puisque la polymérisation ne se déclenche qu'après action des ultra-violets. La polymérisation est obtenue après 20 à 30 secondes d'irradiation.

4° L'Alphaseal de l'Amalgamated Dental Company est un « fissure sealent » à base d'urétane acrylate contenant un agent fluorescent. Il est livré avec une lampe à U.V., l'Alphalight : la polymérisation est réalisée en 30 secondes par des U.V. qui sont conduits au niveau des dents grâce à une fibre optique d'un maniement très facile.

De plus, les ultra-violets produits par la lampe sont très filtrés (lumière noire). L'Alphaseal contenant un produit fluorescent, les U.V. produisent une fluorescence bleue au niveau du polymère. Cette fluorescence permet de bien localiser l'Alphaseal lors de la polymérisation. Lors des séances de contrôle (tous les six mois) on peut ainsi vérifier la présence du polymère et déceler les zones où son usure peut nécessiter une nouvelle application.

L'efficacité de ces techniques fait actuellement l'objet des travaux de nombreux chercheurs[79, 80, 81, 82]. Et il nous faut suivre de près la publication de leurs observations, dans la presse internationale, pour connaître la valeur réelle de ces nouveaux produits de prophylaxie, qui nous sont proposés et vantés par l'industrie avec un grand appareil publicitaire.

**CHAPITRE 15**

# RECONSTITUTION D'ANGLE D'INCISIVE

— *RECONSTITUTION D'ANGLE D'INCISIVE AU MOYEN DE POLYMÈRE COLLÉ SUR L'ÉMAIL.*
— *RECONSTITUTION D'ANGLE D'INCISIVE FRACTURÉE AVEC COLLAGE DU FRAGMENT.*
— *RECONSTITUTION D'ANGLE D'INCISIVE AU MOYEN D'UN BLOC DE CÉRAMIQUE ÉLABORÉ PAR CUISSON AU LABORATOIRE ET COLLÉ SUR L'ÉMAIL.*

## INTRODUCTION

Les fractures d'angle des incisives sont un accident de plus en plus fréquemment rencontré en pratique courante (accidents de la circulation, sport, etc.).

Ils mettent le praticien devant une situation délicate, d'autant que les patients sont de plus en plus attentifs à la qualité de leur sourire.

En effet, la restauration de ces fractures exige classiquement la mise en œuvre de techniques s'accompagnant de meulage important, ce qui dans le passé incitait à conseiller l'abstention thérapeutique au regard de l'escalade prothétique que l'intervention risquait d'entraîner.

Chez les enfants, on constate une fréquence encore plus élevée de cet accident : 4,2 % pour Ellis et Davey[83] qui ont examiné 4 500 enfants d'âge scolaire dans une même ville. Dans un travail portant sur 25 000 enfants, G. Schutzmannsky[84], constate que la Classe I et la Classe II d'Ellis (1) représentent 78,6 % des lésions traumatiques des incisives.

Dans bien des cas, les praticiens considèrent que l'attente est la meilleure règle thérapeutique. En effet, les techniques conventionnelles ne nous offrent que des moyens nécessitant des mutilations dentinaires, voire même pulpaires, difficilement applicables à des enfants. Cette attitude, quoi qu'il y paraisse, ne tenait pas compte des répercussions possibles sur le plan psychique et sur le plan dentaire, en renvoyant à la dix-huitième année l'intervention thérapeutique, arguant d'une rétraction pulpaire favorable.

(1) Pour Ellis[83] :
Classe I. — C'est la fracture de la couronne concernant peu ou pas de dentine;
Classe II. — C'est la fracture plus importante concernant la dentine sans atteinte pulpaire;
Classe III. — C'est la fracture étendue de la couronne exposant la pulpe.

En fait, pendant ces années d'attente, cette infirmité peut être génératrice de complications[85] :

*Psychiques.*

Pour l'enfant : fixation sur cette disgrâce esthétique (timidité), troubles de la mimique (difficultés dans les rapports sociaux).

Pour les parents : problèmes affectifs qui, selon le terrain, peuvent prendre des proportions déraisonnables.

*Dentaires.*

Ce sont essentiellement des déplacements rendus possibles par la perte de substance : mésialisation, version, rotation, égression. Ces déplacements dentaires, souvent importants lorsque le patient atteint l'âge adulte, rendent alors difficile l'exécution d'une restauration esthétique, et nécessitent parfois des reconstitutions s'étendant à plusieurs dents.

## RECONSTITUTION D'ANGLE D'INCISIVE (2) AU MOYEN DE POLYMÈRE COLLÉ SUR L'ÉMAIL [4, 44, 85, 86]

R. Laswell, A. Welk et J. Regenos[4] ont publié les résultats d'une expérimentation clinique s'étendant sur une période de onze ans et pour 87 cas de reconstitution d'angles et de défauts de l'émail pour les incisives supérieures. Ces auteurs proposent pour la reconstitution d'un angle après fracture, la technique suivante :

- La dent à restaurer est isolée de la salive;
- Les surfaces de fracture ne sont pas modifiées;

(2) En partie déjà publié dans « *An Individual Mold and Resin Restoration for the Fractured Angle of Incisors* ». A. Rochette. *Journal of Prosthetic Dentistry*, nov. 1974[86].

- S'il y a une grosse surface de dentine exposée, on la recouvre à l'hydroxyde de calcium sans intéresser l'émail fracturé. Cette manœuvre n'est pas nécessaire si la fracture est ancienne, l'adhésion n'est cependant réelle qu'au niveau de l'émail;
- La dent est séchée à l'air chaud;
- La surface fracturaire est traitée à l'acide phosphorique en solution aqueuse à 50 % pendant 1 à 2 minutes;
- Rinçage, séchage immédiat à l'air chaud et une résine autopolymérisable (Sevriton) est mise en place soit au pinceau, soit à la spatule. La polymérisation du Sevriton devant s'effectuer à l'abri de l'air, on recouvre par une cire protectrice (Sevriton Wax-Protector).

En onze ans d'expérimentation, pour 87 cas, les auteurs donnent 4 échecs dont un a été traité à nouveau par cette méthode; certes, pour certains cas, après 3 ou 4 années, ils observèrent une abrasion ou une discoloration qui nécessita une réfection partielle de la reconstitution.

Cette technique présente deux difficultés :

*a*) La mise en place de la résine et son modelage avant polymérisation sont des opérations délicates. Sa sculpture après polymérisation et son polissage représentent une manœuvre relativement longue et difficile.

Ces difficultés sont accrues lorsqu'il s'agit d'intervenir sur de jeunes enfants qui généralement supportent mal les longues séances;

*b*) L'application de cire isolante sur la résine encore malléable entraîne souvent une déformation de la reconstitution. R. G. Robb[87] a proposé l'emploi de moules préfabriqués en celluloïd (moules Odus). C'est une solution qui nécessite un grand choix de formes et de tailles pour une adaptation approximative.

C'est pourquoi nous avons imaginé de réaliser un moule obtenu par « Thermo-Vacuum-Press » sur un modèle figurant les reconstitutions que l'on veut obtenir. Ce moule[86] a trois buts :

1° Il sert à placer la masse de résine dans une phase encore très fluide, sur la zone concernée par la restauration (cette fluidité est un facteur important pour la réussite de l'adhésion);

2° A mouler la reconstitution selon la forme prévue;

3° A maintenir la résine à l'abri de l'air pendant sa polymérisation. Rappelons que c'est une précaution indispensable, car en son absence il y a une évaporation du monomère en surface, ce qui entraîne des porosités. Elles sont la cause de discolorations et d'une baisse de la résistance à l'abrasion.

Notre technique, nécessitant la confection de ces moules individuels, peut paraître une complication. Mais l'expérience clinique nous a montré qu'en fait elle nous apporte un gain de temps par la simplification des finitions. Elle nous apporte aussi une garantie de bonne polymérisation et d'une bonne morphologie de la zone reconstituée. Étant donné que nous conservons le modèle reconstitué, s'il est nécessaire de réintervenir dans l'avenir, par exemple à l'occasion d'un nouveau traumatisme, il sera facile de refaire un moule et la reconstitution dans la même séance clinique.

## TECHNIQUE A L'OCCASION D'UN CAS CLINIQUE

Reconstitution des angles mésiaux des deux incisives centrales supérieures (Classe II d'Ellis) chez une jeune fille de 13 ans présentant un diastème interincisif. La fracture remonte à trois ans, les incisives sont vivantes, le préjudice esthétique provoque des problèmes psychologiques (fig. 15-1).

### Première séance clinique

*a*) Choix de la teinte de la résine Sevriton employée pour la reconstitution. (Ce choix est effectué avant la mise en place de la digue, car la coloration de

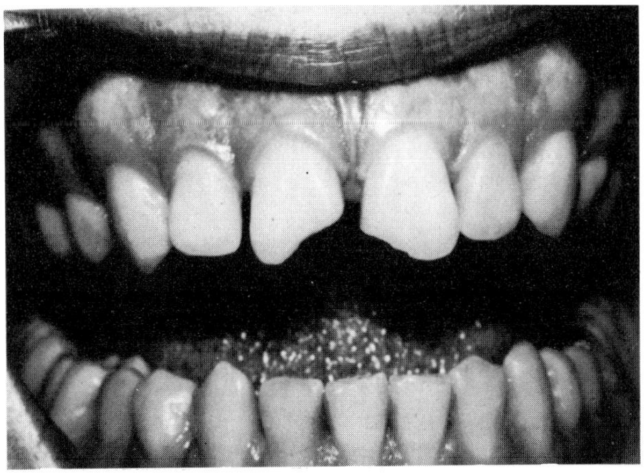

**Figure 15-1.** — Fracture des angles mésiaux des deux incisives centrales supérieures (Classe II d'Ellis).

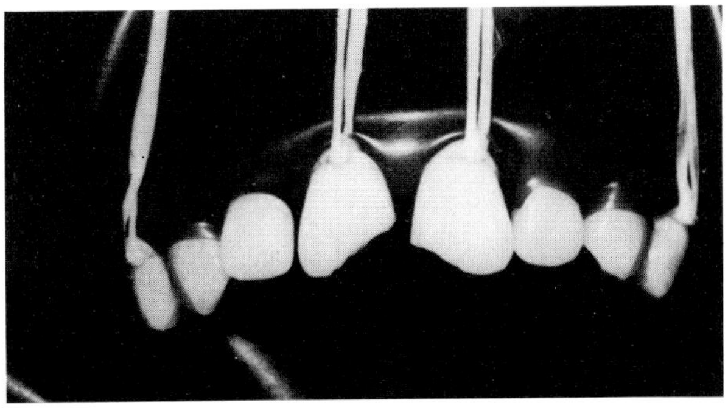

**Figure 15-2.** — Digue en place pour la prise d'empreinte préliminaire.

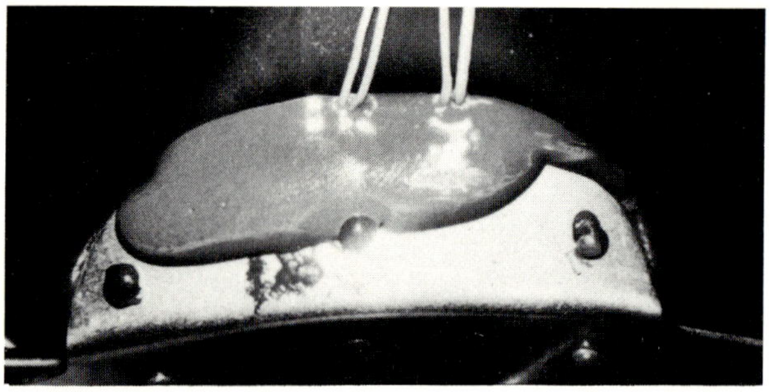

**Figure 15-3.** — Prise d'empreinte préliminaire au thyocol, digue en place.

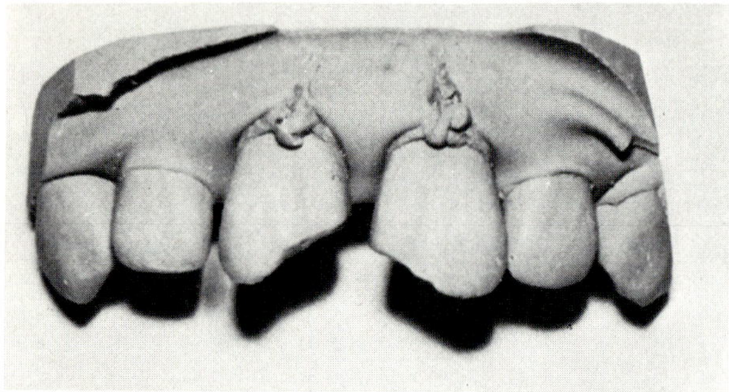

**Figure 15-4.** — Modèle obtenu à partir de l'empreinte préliminaire.

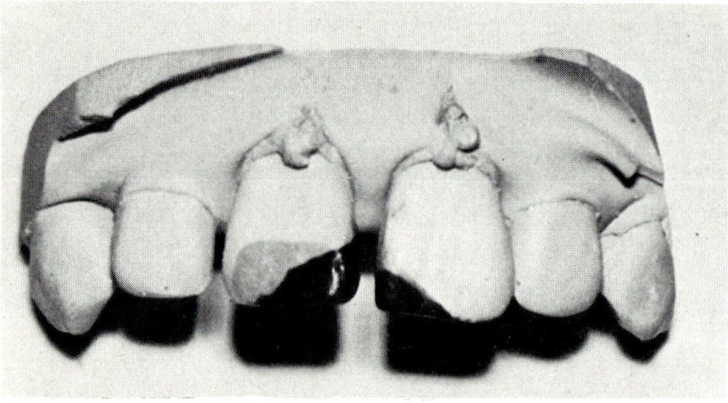

**Figure 15-5.** — Sur le modèle préliminaire, reconstitution a la cire des couronnes dentaires fracturées.

celle-ci risque d'entraîner une erreur dans la prise de teinte.)

*b*) Pose de la digue sur les six antérieures (fig. 15-2). Au niveau des dents fracturées, la digue sera fixée avec des fils de soie cirée en ruban, en veillant à bien dégager les zones fracturées, en laissant libre un à deux millimètres d'émail au-delà des bords de la fracture.

*c*) Prise d'empreinte au thyocol, digue en place (fig. 15-3).

### Technique de laboratoire

*a*) Un modèle Velmix est tiré de cette empreinte (fig. 15-4).

*b*) Sur ce modèle, les incisives fracturées sont reconstituées à la cire à inlay (fig. 15-5).

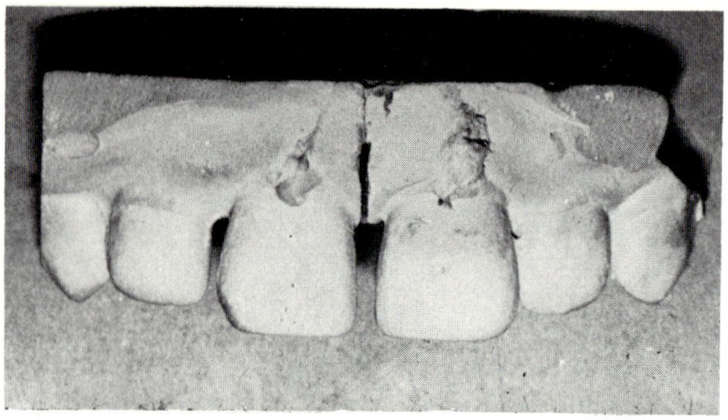

**Figure 15-6.** — Duplicata du modèle préliminaire reconstitué.

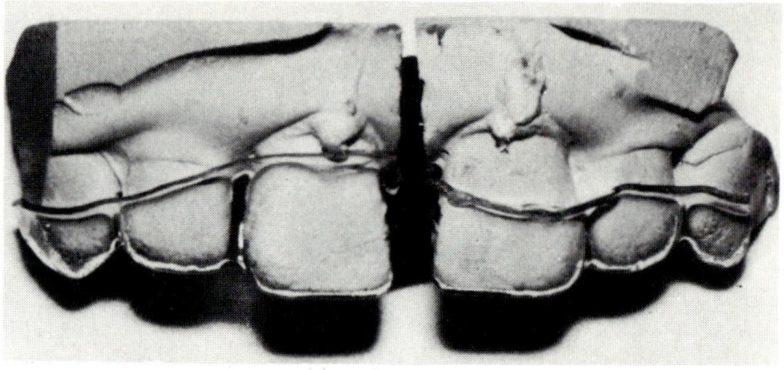

**Figure 15-7.** — Moule individuel réalisé sur le duplicata au moyen du « Vacuum-thermo-former ». Pour obtenir une bonne adaptation au niveau des faces mésiales, nous avons fractionné le duplicata entre 11 et 21.

*c*) De ce modèle reconstitué et mouillé, on tire un duplicata en plâtre dur (fig. 15-6).

*d*) Ce duplicata est fractionné dans l'espace interincisif.

*e*) Au moyen d'un « vacuum-thermo-formeur Omnivac » par exemple, nous pressons une fine plaque de matière plastique transparente (Omni-dental Temporary splint material) sur les deux fragments du modèle figurant les dents reconstituées et la digue en place (fig. 15-7).

*f*) Cette plaque est découpée aux contours des couronnes dentaires dépassant la digue.
Le moule de la zone à reconstituer est ainsi obtenu et s'adapte sans aucun ajustage clinique.

### Deuxième séance clinique

1° Nettoyage de la zone fracturaire à l'aide d'une brossette et de poudre de zirconium non fluorée (Zircate) pour faire disparaître enduit, dépôt, et éventuellement vernis placé dans un traitement antérieur.

2° Rinçage.

3° Application de « Copalite » au collet des dents, de manière à éviter un glissement et un manque d'étanchéité de la digue, en veillant scrupuleusement à éviter d'en mettre sur l'émail fracturaire.

En effet, sa présence empêcherait l'action de l'acide phosphorique.

4° Mise en place de la digue (indispensable). Elle sera grande pour se mettre à l'abri de l'humidité de l'expiration nasale du patient; elle sera fixée avec des fils de soie non cirés.

5° Rinçage à l'eau.

6° Séchage à l'air chaud.

7° Traitement de surface de l'émail à l'acide phosphorique à 50 % pendant 1 mn 30 s.

8° Rinçage abondant à l'eau.

9° Séchage à l'air sec et propre.

10° Essai d'un moule en prenant garde d'éviter tout contact digital avec la zone d'émail destinée à être recouverte par la résine (fig. 15-8).

11° Le matériau utilisé est du Sevriton plutôt qu'un composite (meilleure adhésion à l'émail traité[61], meilleure résistance à l'abrasion[63], meilleur état de surface, moins de modifications des teintes[64], voir page 94).

Le Sevriton est préparé en se conformant strictement au mode d'emploi du fabricant (voir pages 98 et 166). Dès qu'il est prêt et encore très fluide, on procède au remplissage de la portion du moule correspondant à la zone fracturée, en évitant bien sûr d'incorporer des bulles d'air. Puis et rapidement, au moyen d'une spatule, on enduit la zone fracturée avec une portion du produit qui doit être très fluide de manière à bien mouiller l'émail. Aussitôt le moule est inséré en bonne position (fig. 15-9). Au moyen d'une spatule on se débarrasse des excès qui débordent du moule. La pression est maintenue 6 mn, et le moule laissé en place encore 10 mn, de telle sorte que la polymérisation s'effectue à l'abri de l'air, ce qui évite l'évaporation du monomère, et par conséquent une rugosité et une porosité de la surface, défaut qui favoriserait une « discoloration ».

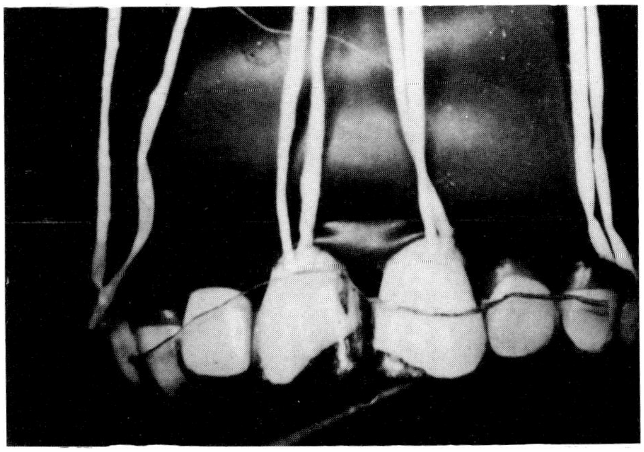

**Figure 15-8.** — Essai des moules, digue en place.

12° La résine n'adhérant pas au moule, celui-ci est retiré et, étant donné sa précision, la finition sera réduite à un minimum. Elle sera effectuée au ciseau à émail et à la White Stone sous spray. Notre choix s'est porté sur les pointes montées n° FG 661 de Meisinger, vitesse 120 000 tr/mn d'abord la verte, puis la blanche. La finition est conduite de telle sorte que l'on supprime tous les excès de résine au-delà de la zone de fracture, contrairement à ce que préconisent certains fabricants de composites qui conseillent de déborder sur quelques millimètres. Puis l'occlusion est soigneusement contrôlée et éventuellement régularisée de telle manière que dans les différents rapports d'occlusion les dents antagonistes n'entrent pas en contact avec la reconstitution.

13° Prévenir le patient que pour juger du résultat esthétique quant à la couleur, il est nécessaire d'attendre quelques jours avant que disparaisse la teinte blanc mat produite par l'action de l'acide phosphorique au niveau de l'émail adjacent à la zone fracturée (fig. 15-10).

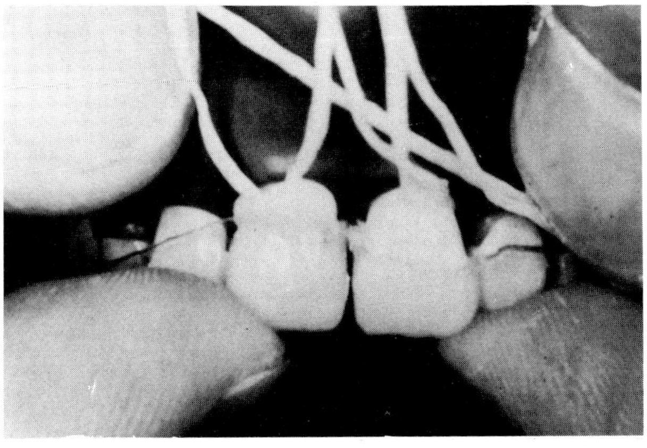

**Figure 15-9.** — Les moules, chargés en Sevriton sont insérés sur les dents et maintenus en bonne position par pression digitale pendant 6 mn.

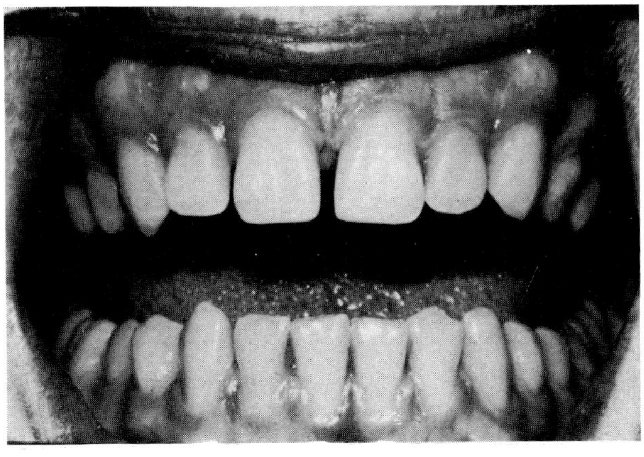

**Figure 15-10.** — Reconstitution terminée. Cliché pris une semaine plus tard, alors qu'a disparu l'aspect blanc mat de l'émail traité adjacent à la reconstitution.

## FORMES CLINIQUES

### 1° Absence de diastème

En l'absence de diastème entre l'angle à reconstituer et la dent adjacente, on coupe le modèle entre les deux dents.

Cela permet une meilleure finition de la cire au niveau proximal. Puis la technique est poursuivie comme ci-dessus. Lors de la seconde séance clinique, après avoir posé la digue, nous créons un espace au moyen d'un séparateur Ivory (Double Bow, Straight Jaw) (fig. 15-11) de manière à glisser facilement le moule sur la face proximale.

### 2° Mésialisation postfracturaire

*a)* Le déplacement est important et s'oppose à toute reconstitution esthétique. Il est nécessaire de prévoir un traitement orthodontique pour corriger ces déplacements avant d'entreprendre la reconstitution.

*b)* Si le déplacement est minime (fig. 15-12), il peut être corrigé au cours des deux séances cliniques par l'action du séparateur Ivory (fig. 15-11).

*Première séance clinique*

Après avoir placé la digue (fig. 15-13), mise en place du séparateur pour corriger le déplacement (fig. 15-14).

Prise d'empreinte, séparateur en place (fig. 15-15). L'empreinte englobe le séparateur, et pour extraire l'ensemble empreinte-séparateur il est nécessaire de desserrer. Le séparateur Ivory (fig. 15-11) convient à cette technique, car lorsqu'on le desserre, sa forme de mors est telle qu'il n'y a pas de déformation de l'empreinte des dents (voir fig. 15-16).

*Technique de laboratoire*

Après avoir coulé un modèle en plâtre dur (fig. 15-17), la technique est conduite comme précédemment.

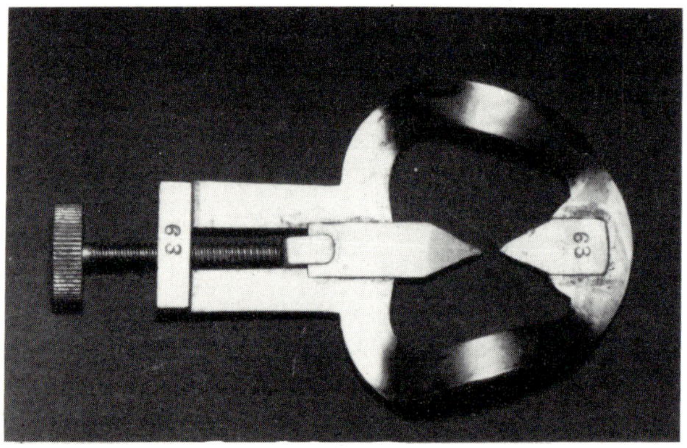


**Figure 15-11.** — Séparateur d'Ivory.

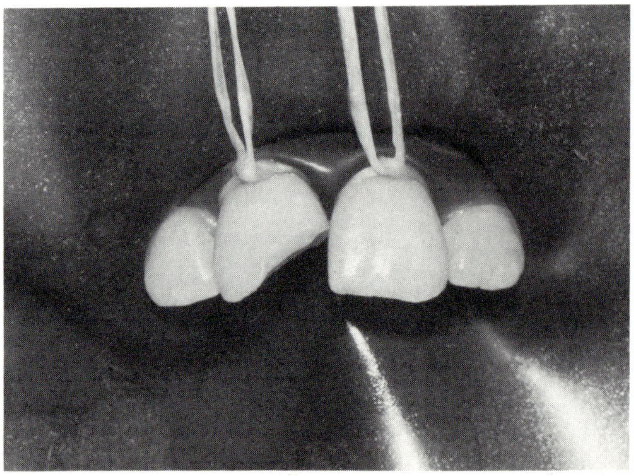

**Figure 15-13.** — Mise en place de la digue.

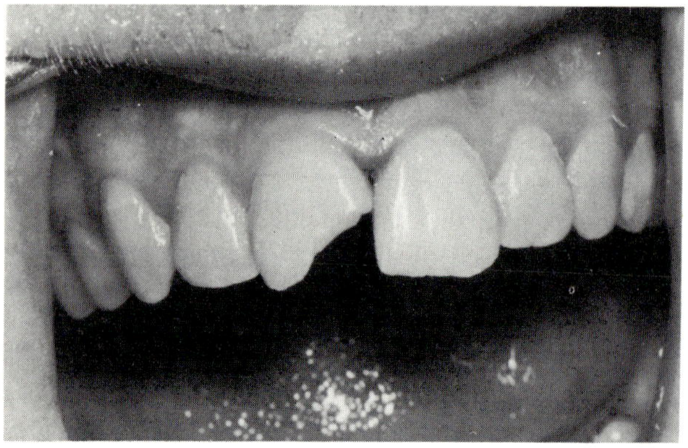

**Figure 15-12.** — Fracture coronaire de 11 (Classe II d'Ellis) ayant entraîné une mésialisation par perte du point de contact.

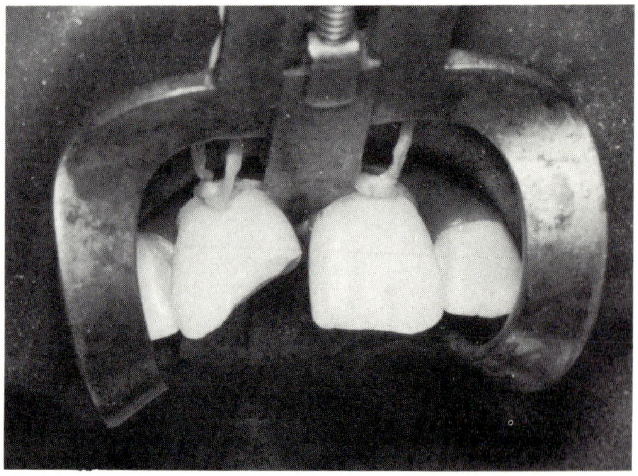

**Figure 15-14.** — Séparateur d'Ivory, digue en place.

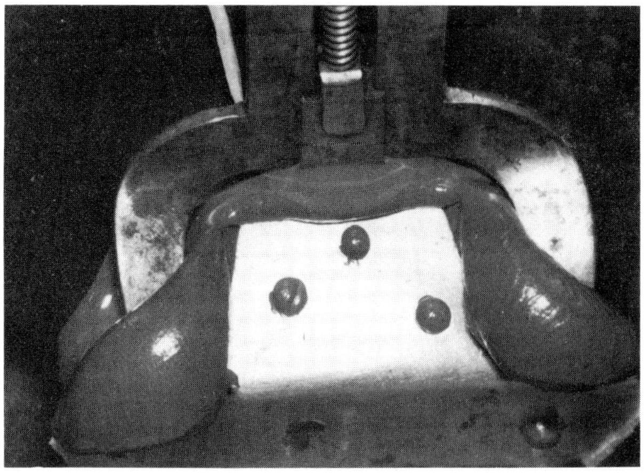

**Figure 15-15.** — Prise d'empreinte préliminaire au thyocol, séparateur en place.

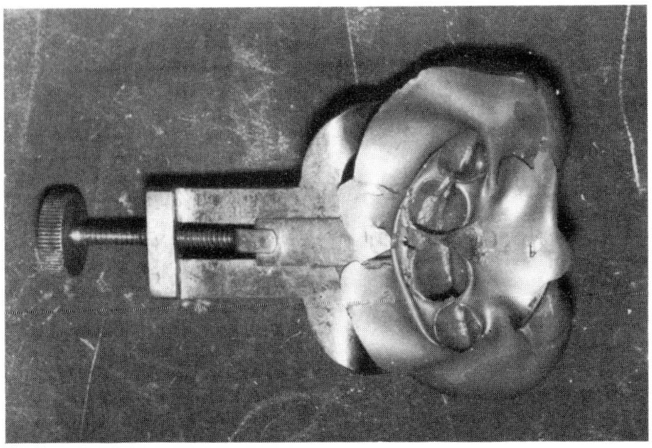

**Figure 15-16.** — Vue de l'empreinte préliminaire. Notons que la géométrie du mors, du séparateur, permet de desserrer l'écartement sans qu'il y ait déformation de l'empreinte.

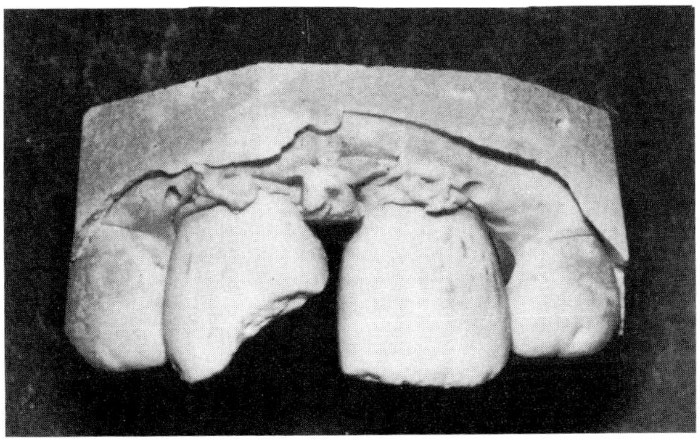

**Figure 15-17.** — Modèle préliminaire.

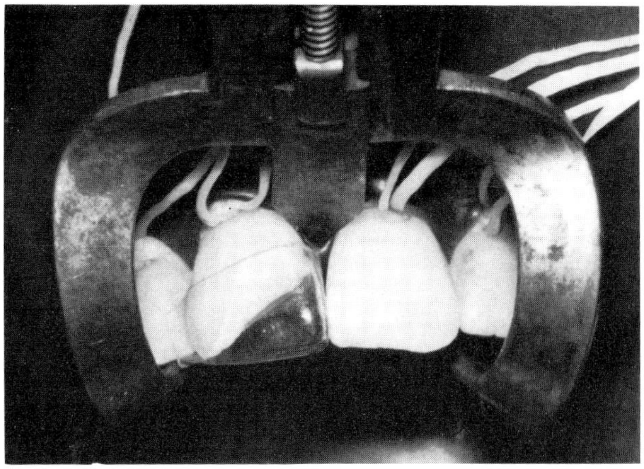

**Figure 15-18.** — Essai du moule après la mise en place de la digue et du séparateur.

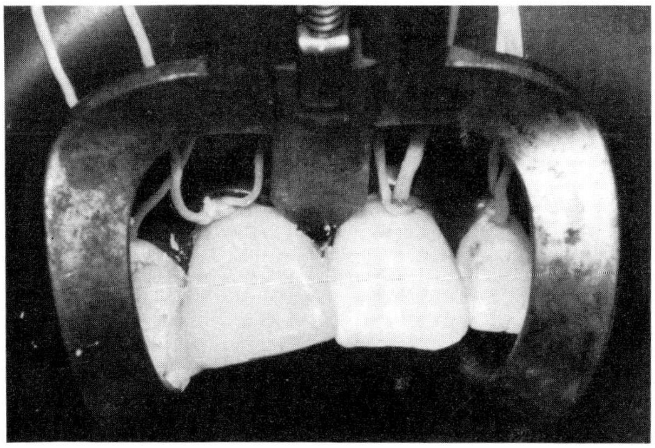

**Figure 15-19.** Polymérisation du Sevriton à l'abri du moule.

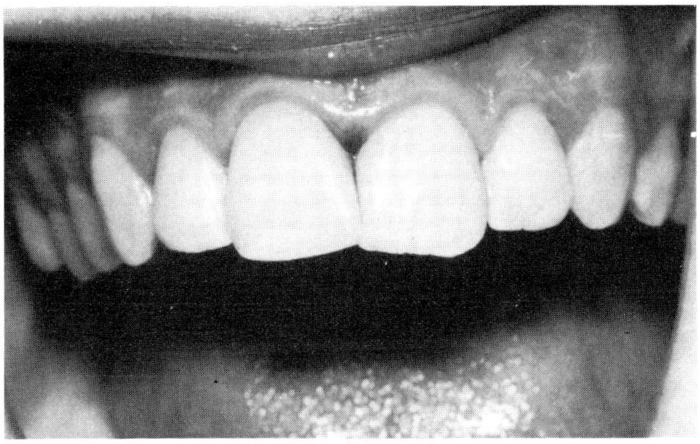

**Figure 15-20.** — Reconstitution terminée.

*Deuxième séance clinique*

- Pose de la digue.
- Mise en place du séparateur et essai du moule (fig. 15-18).

Puis la technique est conduite comme précédemment (fig. 15-19 et 15-20).

### 3° La fracture s'étend para ou sous-gingivale

Si le dégagement de la zone fracturaire et de l'émail adjacent ne peut être assuré par la digue ou les fils de soie, il sera nécessaire de faire une gingivectomie partielle au bistouri électrique, afin de dégager, au moins 1,5 mm d'émail au-delà de la limite de la surface fracturaire une fois la digue mise en place.

### 4° Fracture nettement sus-gingivale

Dans le cas où les bords de la surface de fracture sont à plus de 2 mm de la gencive, on peut éviter de mettre la digue pour la prise d'empreinte.

## CAS CLINIQUES

### Cas n° 1

**Enfant mâle de 10 ans,** turbulent, difficile, refusant le fraisage aux dires de ses parents.

Description des lésions :

- Sur 11, fracture intéressant la pulpe et nécessitant une dépulpation;
- Sur 21, fracture de l'angle mésial à distance de la chambre pulpaire (fig. 15-21).

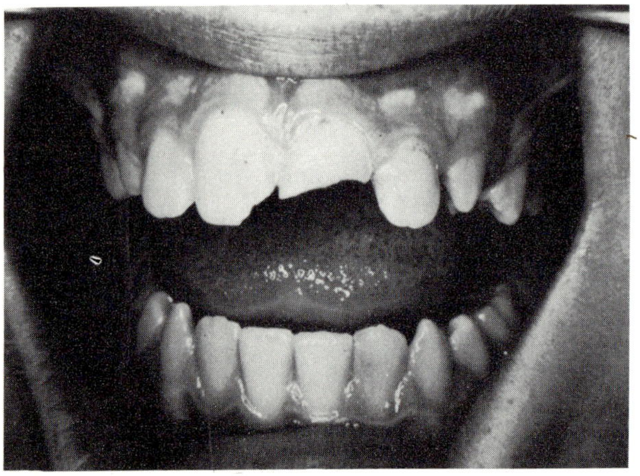

**Figure 15-21.** — Chez un garçon de 10 ans, fracture de 11 (Classe II) et de 21 (Classe III d'Ellis).

Les parents voulaient éviter tout complexe à leur fils et souhaitaient une reconstitution esthétique immédiate. Que faire?

Les méthodes conventionnelles nous entraînent pour 11 à une céramique après reconstitution du moignon au moyen d'un tenon radiculaire. Cette solution est très mutilante; de plus, nous savons que les limites cervicales des reconstitutions périphériques, chez le jeune, posent des problèmes tels que la régression physiologique du bourrelet gingival nécessite d'envisager de reprendre, quelques années plus tard, cette reconstitution. Ceci élimine la solution apportée par la dent de Richemond.

Pour 21, l'emploi des vis intradentinaires que nous avons précédemment cité, pour la reconstitution des angles, est à notre avis contre-indiqué chez ce jeune à pulpe volumineuse.

La reconstitution par adhésion de la résine sur l'émail prétraité résout élégamment le problème. *C'est une solution transitoire (nécessité de réintervenir en fonction de l'abrasion) mais elle a le mérite de sa simplicité, de sa rapidité d'exécution, et surtout d'éviter l'irréversibilité de la mutilation;* c'est pourquoi chez ce garçon nous avons appliqué cette technique (fig. 15-22).

En plus de leurs indéniables avantages esthétiques, ces reconstitutions évitent les migrations des dents (mésialisations, versions) trop souvent observées chez les enfants aux incisives fracturées et pour lesquelles on s'abstient d'intervenir en raison de leur jeune âge. Chez ces patients parvenus à l'âge adulte, ces migrations compliquent souvent l'exécution d'une restauration esthétique de ces dents.

### Cas n° 2

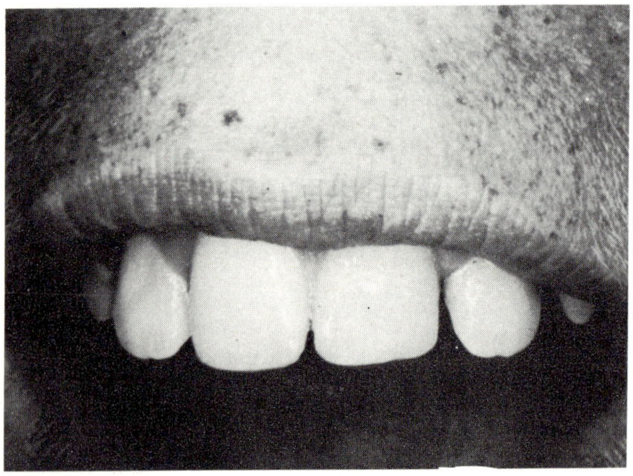

**Figure 15-22.** — Reconstitution terminée.

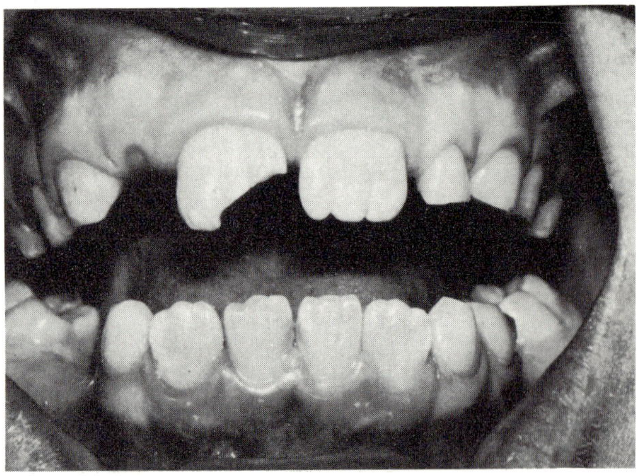

**Figure 15-23.** — Fracture de 11, Classe II d'Ellis chez un enfant de 7 ans.

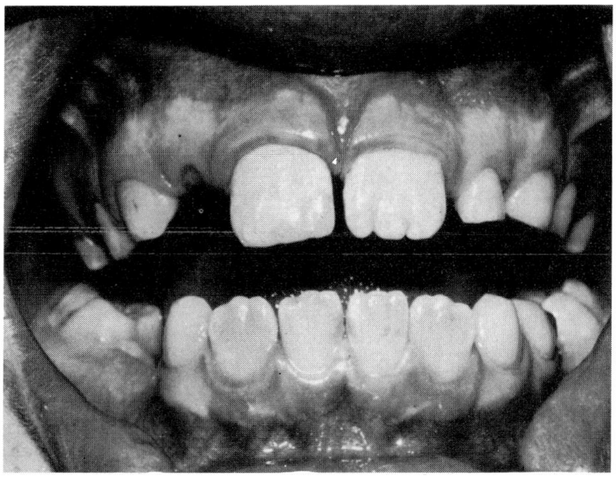

**Figure 15-24.** — Reconstitution terminée.

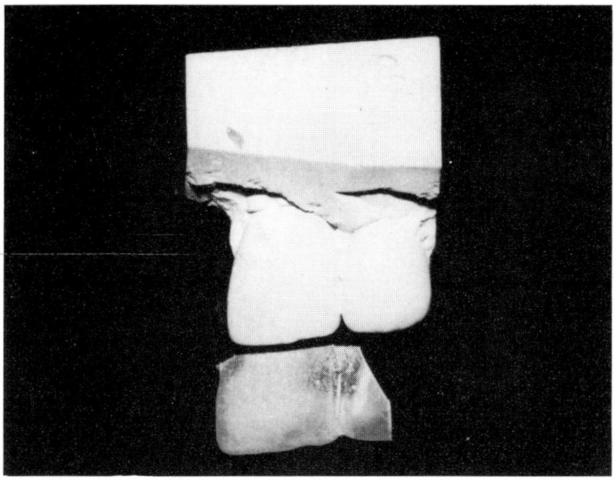

**Figure 15-27.** — Moule individuel réalisé sur le modèle reconstitué à l'aide du « Aderer Resin coping Kit ».

## Cas n° 3

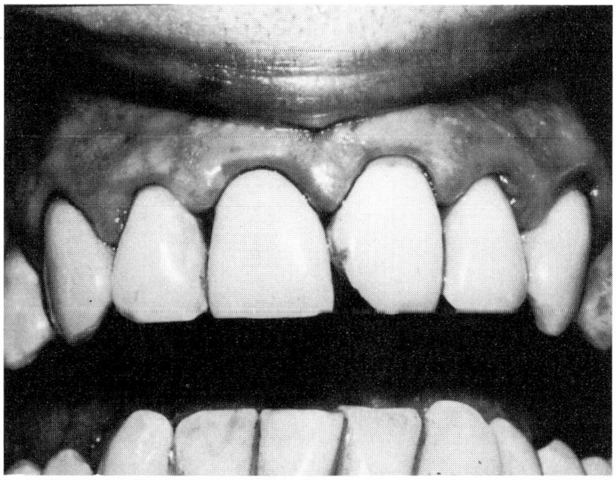

**Figure 15-25.** — Perte de l'angle mésial de 21 par extension d'une carie proximale.

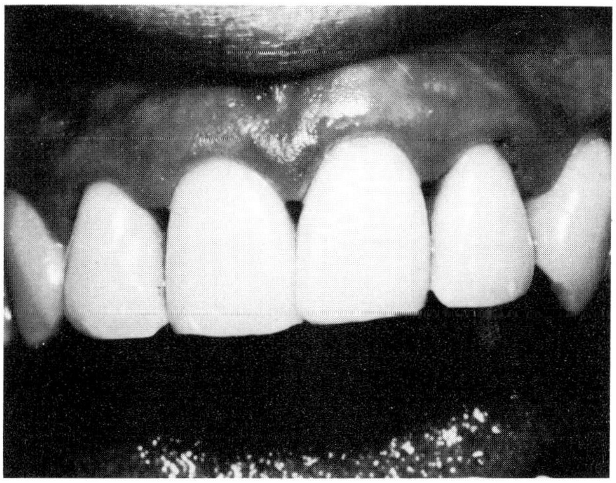

**Figure 15-28.** — Reconstitution terminée.

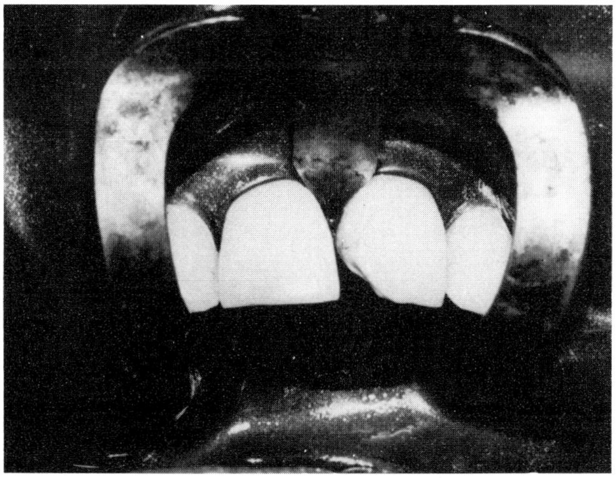

**Figure 15-26.** — Séparateur d'Ivory écartant les incisives centrales pour l'empreinte préliminaire.

# RECONSTITUTION D'ANGLE D'INCISIVE FRACTURÉE AVEC COLLAGE DU FRAGMENT

En cas de fracture angulaire des incisives après traumatisme, il est rare de pouvoir récupérer le fragment. Lorsque cette éventualité se présente, il est possible de coller le fragment sur la dent en utilisant le P.M.M., après avoir traité les surfaces d'émail fracturaire par l'acide phosphorique.

## TECHNIQUE DÉCRITE A PROPOS D'UN CAS CLINIQUE

**Homme de 24 ans** qui vient consulter pour une fracture traumatique de l'angle distal de 11. Le traumatisme date de deux mois (fig. 15-29).

A l'examen, le trait passe à distance de la cavité pulpaire. Les tests thermiques, normaux, témoignent d'une vitalité pulpaire conservée.

Nous remarquons une tuméfaction de la lèvre supérieure. A la palpation, on perçoit la présence d'un corps étranger. Nous pensons qu'il s'agit du fragment de la couronne dentaire détaché par le traumatisme. Une radiographie nous le confirme (fig. 15-30).

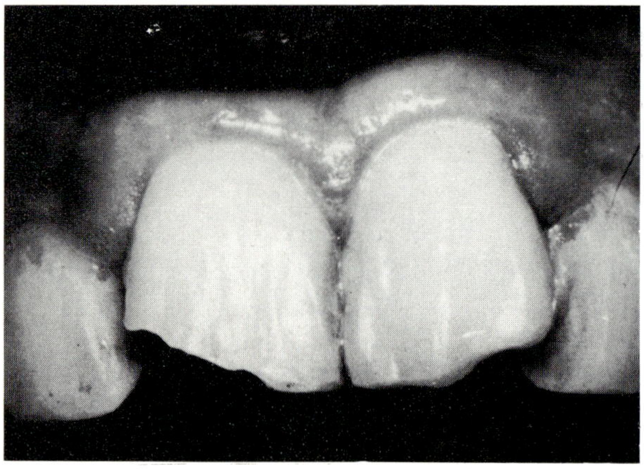

**Figure 15-29.** — Fracture de l'angle distal de 11 (Classe II d'Ellis).

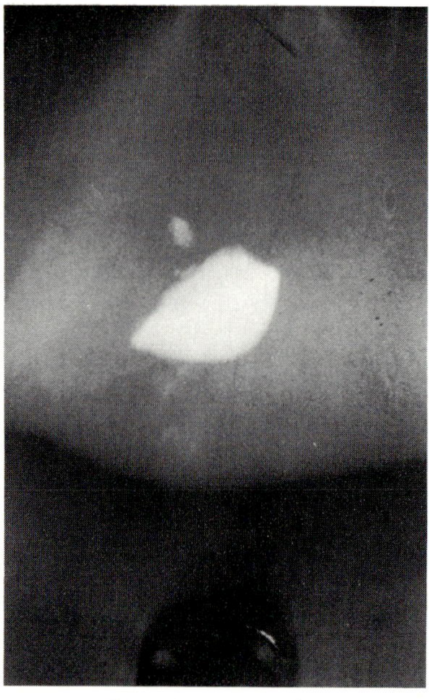

**Figure 15-30.** — Radio rétro-labiale qui nous montre le fragment de 11 fracturée, inclus dans la lèvre.

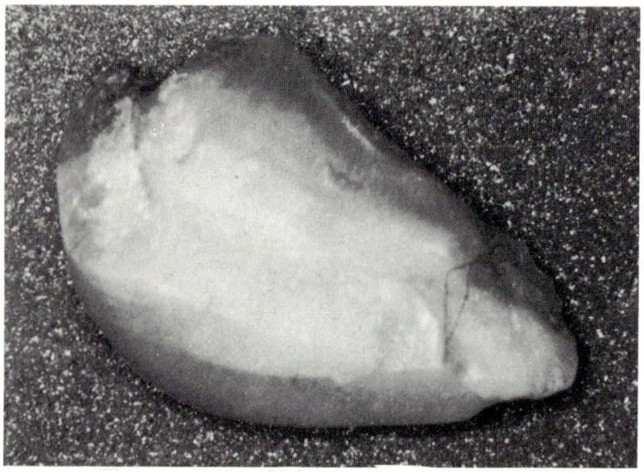

**Figure 15-31.** — Fragment coronaire de 11 après sa recupération.

Après récupération de ce fragment, nous l'avons débarrassé de toute trace de sang et placé dans du sérum physiologique (fig. 15-31). Après cicatrisation de la plaie labiale, nous avons effectué le collage de ce fragment.

### Première séance clinique

Après avoir placé la digue sur la dent fracturée et les dents adjacentes, nous prenons une empreinte au thyocol.

### Technique de laboratoire (1)

1° Nous tirons de l'empreinte un modèle en plâtre dur « Velmix ».

2° Nous fractionnons le modèle, de manière à isoler la dent fracturée (fig. 15-35).

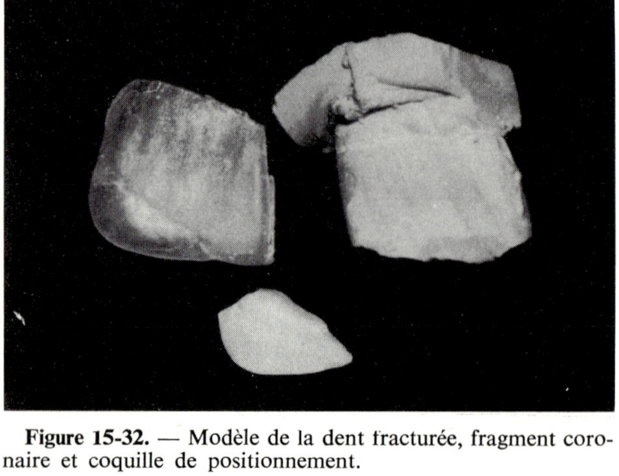

**Figure 15-32.** — Modèle de la dent fracturée, fragment coronaire et coquille de positionnement.

(1) Les illustrations du temps de laboratoire se rapportent à un autre cas clinique (voir page 110).

3° Sur ce fragment de modèle, nous plaçons en bonne position le fragment de dent (fig. 15-36), et nous le fixons avec un rien de cire collante (fig. 15-37).

4° Nous réalisons une coquille de positionnement qui permettra de placer exactement le fragment sur la zone fracturaire et de le maintenir en bonne position pendant la polymérisation du P.M.M. (fig. 15-32 et 15-41).

Cette coquille assure aussi que la polymérisation s'effectue à l'abri de l'air.

Pour sa réalisation, nous nous servons du Resin Coping Kit system « Aderer », en suivant les instructions du fabricant (fig. 15-38 à 15-41).

*a*) Placer un « Aderer resin disk » de 0,025 inches d'épaisseur sur la pince support, la surface lisse étant tournée vers le haut;

*b*) Enlever le couvercle de la boîte contenant de la composition à emboutir;

*c*) Chauffer le disque sur une lampe à alcool doucement et uniformément, jusqu'à ce que la matière devienne franchement transparente;

*d*) Placer immédiatement le disque maintenu par la pince sur le flacon de pâte à emboutir;

*e*) Nous enfonçons le fragment du modèle porteur, du fragment dentaire, dans le disque de plastique et la pâte à composition sous-jacente. Nous laissons refroidir 10 s (fig. 15-39).

5° On retire le modèle et le fragment recouverts de la coquille (fig. 15-40).

6° Avec des ciseaux fins, nous coupons les excès de plastique, de manière à ce qu'ils n'interfèrent pas avec la digue.

7° On se débarrasse à l'eau chaude de la cire collante déposée sur le fragment et on le replace dans du sérum physiologique.

8° Après avoir préparé le Sevriton selon les instructions du fabricant, on en dépose sur la surface de fracture de la dent, à l'aide d'une spatule et on applique immédiatement la coquille de positionnement (fig. 15-33).

9° Après 10 mn, la coquille est fendue et enlevée, les excès de Sevriton sont meulés à la pointe montée blanche sous spray.

10° L'occlusion est soigneusement contrôlée et éventuellement régularisée de telle manière que dans les différents rapports d'occlusion les dents antagonistes n'entrent pas en contact avec la reconstitution.

Nous prévenons le patient que, passé quelques jours, le résultat esthétique sera supérieur au résultat immédiat, car les zones d'émail ayant subi l'action de l'acide phosphorique ont, pour quelques heures, un reflet blanc mat (fig. 15-34).

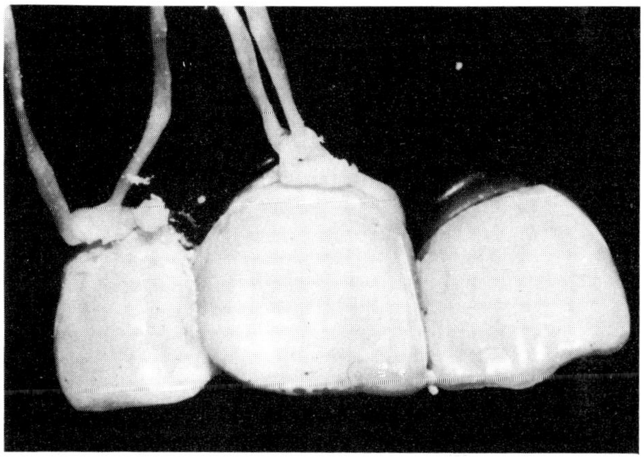

**Figure 15-33.** — Collage du fragment maintenu en bonne position par la coquille de positionnement.

### Deuxième séance clinique

1° Mise en place de la digue sur la dent fracturée et les dents adjacentes.

2° Nettoyage de la surface de fracture à la brossette.

3° Nous contrôlons la bonne adaptation du fragment et le présentons à l'aide de la coquille de positionnement.

4° Traitement de la surface d'émail fracturaire du fragment et de la dent à l'acide phosphorique après protection de la surface dentinaire par une couche de Dycal, le traitement est maintenu pendant 1 mn 30 s.

5° Rinçage et séchage.

6° On fait disparaître le Dycal d'un coup de sonde.

7° Le fragment est placé dans la coquille de positionnement (fig. 15-41).

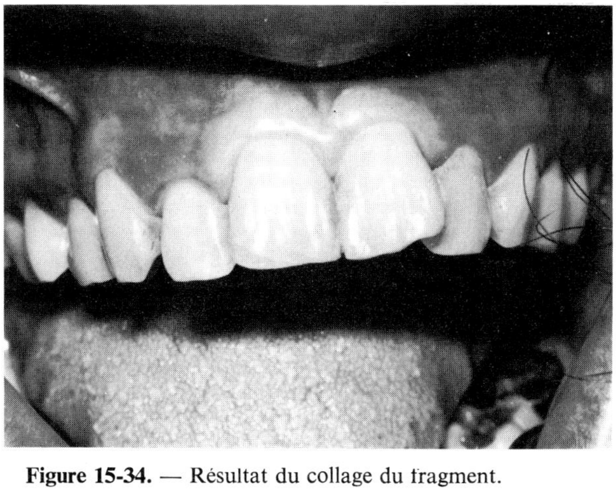

**Figure 15-34.** — Résultat du collage du fragment.

# ILLUSTRATION TEMPS PAR TEMPS DE LA TECHNIQUE DE LABORATOIRE POUR UN AUTRE CAS CLINIQUE

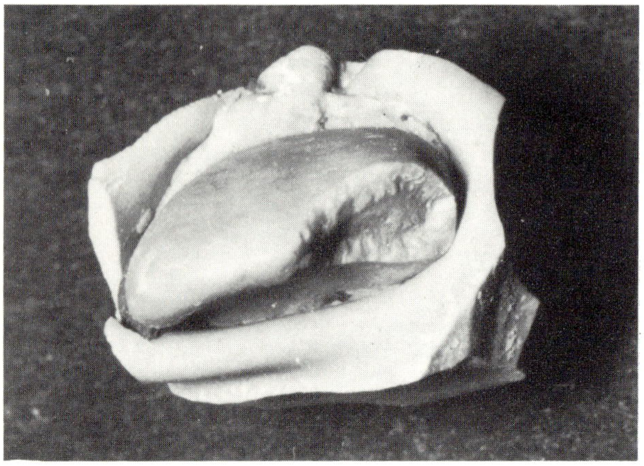

**Figure 15-35.** — Modèle d'une fracture d'angle de 11.

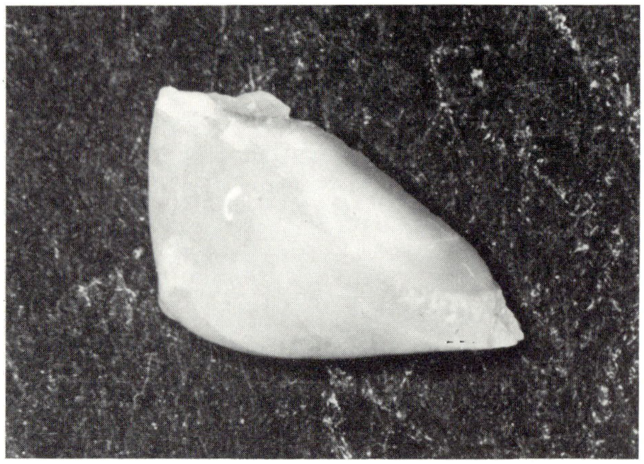

**Figure 15-36.** — Fragment coronaire récupéré par le patient après la fracture.

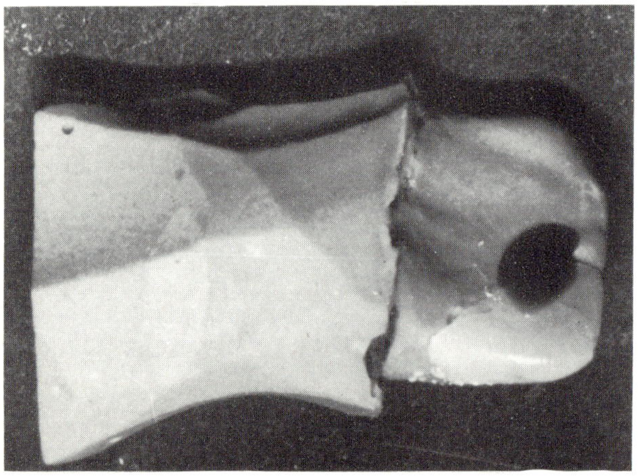

**Figure 15-37.** — Modèle de l'incisive fracturée avec le fragment coronaire fixé par une goutte de cire.

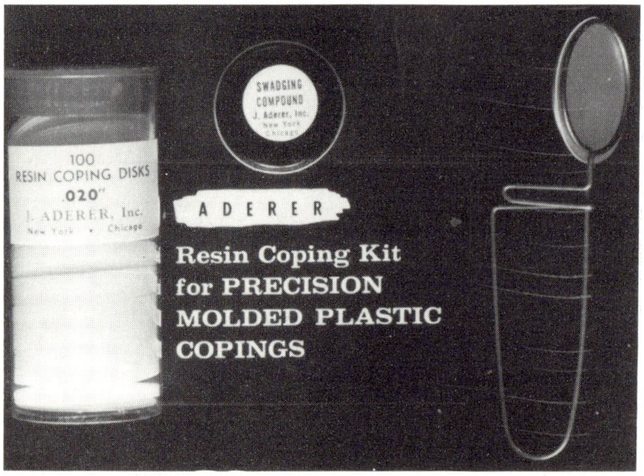


**Figure 15-38.** — Matériel permettant de réaliser simplement et avec précision des coquilles de positionnement ou des moules individuels.

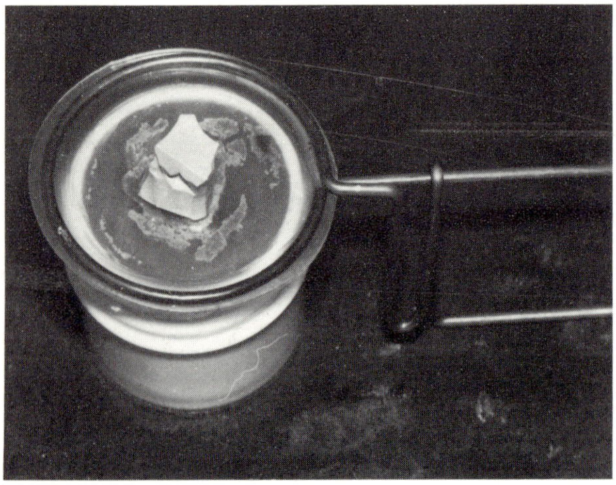

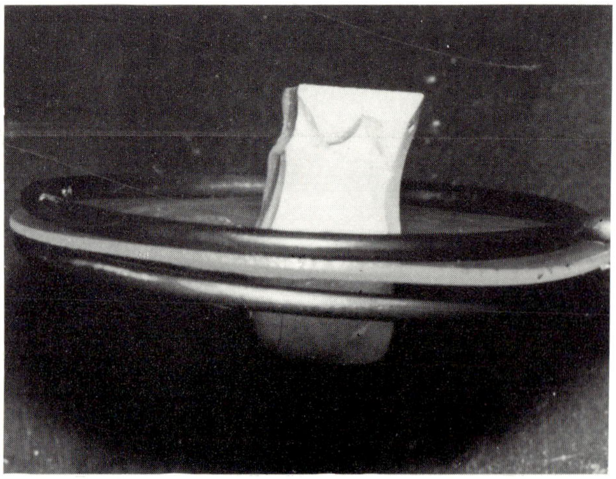

**Figures 15-39 et 15-40.** — Mise en œuvre du procédé « Resin coping Kit ».

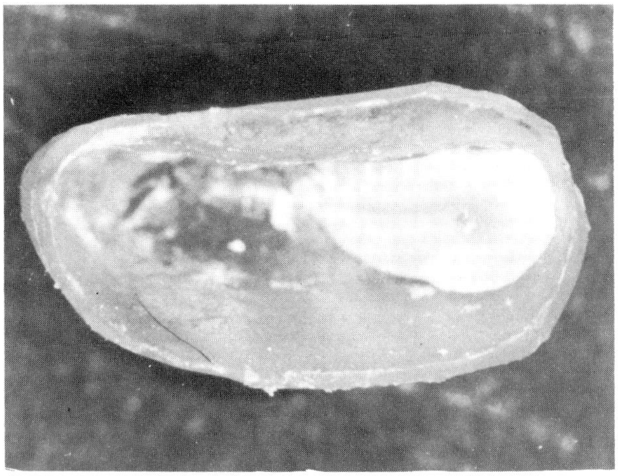

**Figure 15-41.** — Coquille de positionnement contenant le fragment dentaire.

## DISCUSSION

Cette technique est aussi applicable aux dents dévitalisées. Dans ce cas, nous prenons une rétention supplémentaire en faisant pénétrer le polymère dans la chambre pulpaire ou le canal radiculaire.

Notons qu'il serait intéressant d'informer le public et le corps médical de ces possibilités et d'inciter les témoins à conserver les fragments ou les organes dentaires lors d'un traumatisme pour les collages ou les réimplantations éventuels (voir p. 156).

Nous avons réalisé la mise au point de cette technique dans le cadre de nos préoccupations concernant les assemblages par micro-rétention de l'émail plus polymère. Cependant, en effectuant des recherches bibliographiques sur les collages en odonto-stomatologie, nous avons découvert que, dès 1956, Grazide et Coulomb[88] de Toulouse, avaient publié un article dans lequel ils préconisaient « la reconstitution d'une dent fracturée ou morcelée au moyen des fragments mêmes de cette dent, rassemblés et maintenus en place au moyen d'une colle qui suffira, à elle seule, à maintenir et à contenir les divers fragments, et permettra à la dent ainsi reconstituée d'assurer ses fonctions ». Ils proposaient comme colle des résines autopolymérisables, et pour améliorer la rétention ils créaient des cavités rétentives dans les fragments.

# RECONSTITUTION D'ANGLE D'INCISIVE AU MOYEN D'UN BLOC DE CÉRAMIQUE ÉLABORÉ PAR CUISSON AU LABORATOIRE ET COLLÉ SUR L'ÉMAIL (1)

## I. RECONSTITUTION D'ANGLE DÉTRUIT PAR FRACTURE CLASSE I OU II D'ELLIS

### INTRODUCTION

L'adhésion du P.M.M. sur l'émail traité nous a incité à mettre au point une technique permettant de reconstituer des angles des incisives supérieures fracturées au moyen d'un bloc de céramique élaboré par cuisson au laboratoire et collé sur l'émail fracturaire sans meulage ni fraisage[89].

### PRINCIPE

Le bloc de céramique est collé au moyen de Sevriton sur l'émail fracturaire traité à l'acide phosphorique.

1° L'union « émail traité-Sevriton » est réalisée selon la technique de Laswell.

2° L'assemblage « céramique-Sevriton » est obtenu grâce à une cavité rétentive ménagée dans la céramique. Elle assure une liaison mécanique entre le Sevriton et la céramique.
L'herméticité est due à un traitement silanique de la céramique (Fusion)[44, 51] (voir p. 87 et 92).

Pour réaliser au laboratoire le bloc de céramique et sa cavité rétentive, nous utilisons la technique d'élaboration de la céramique sur matrice d'or fin coulé[90, 91].

### TECHNIQUE

La technique est décrite pour la restauration de l'angle mésial, fracturé par traumatisme, d'une incisive centrale supérieure droite (Classe II d'Ellis) (fig. 15-42).

(1) En partie déjà publié dans « A Ceramic Restoration Bonded by Etched Enamel and Resin for Fractured Incisors », A. Rochette. *J. of Prosthetic Dentistry*, mars 1975[89].

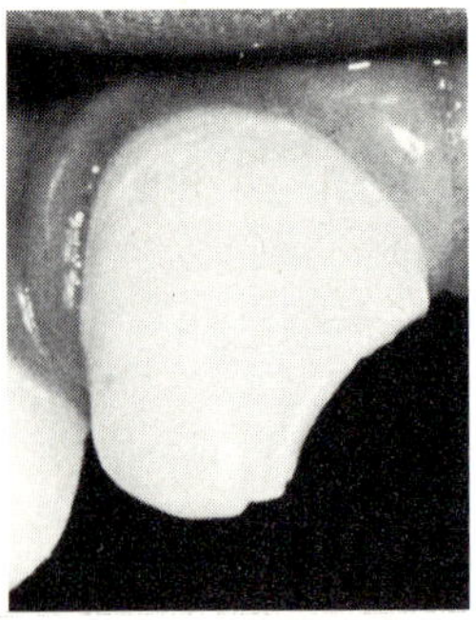

**Figure 15-42.** — Fracture de l'angle mésial d'une incisive centrale supérieure vivante (Classe II d'Ellis).

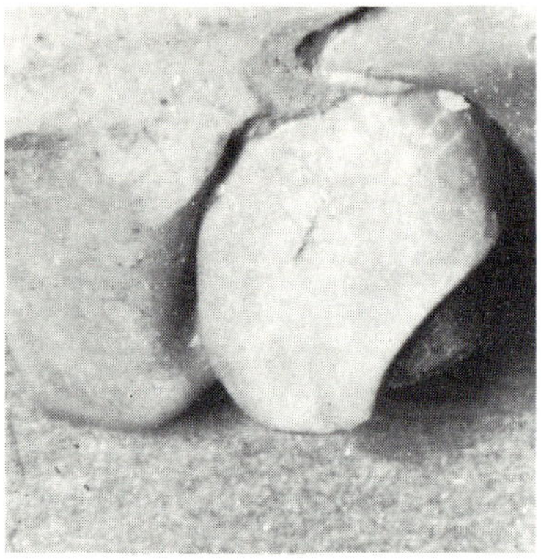

**Figure 15-43.** — Modèle avec reconstitution en cire de la dentine perdue.

## Première séance clinique

1° Choix de la teinte pour la reconstitution en céramique et pour le Sevriton.
2° Mise en place de la digue sur les quatre incisives.
3° Sans modification de la surface de fracture, nous prenons une empreinte des dents antérieures aux élastomères.
La mise en occlusion du modèle de l'arcade antagoniste est faite selon les techniques habituelles.

## Technique de laboratoire

1° Coulée du modèle en plâtre dur « Velmix ».
2° Au niveau de la zone fracturée correspondant à la dentine, on fait un apport de cire à inlay correspondant sensiblement au volume de la dentine perdue. Au cours de cette manœuvre, il est important de ne pas laisser la cire couler sur la zone correspondant à l'émail fracturé (fig. 15-43 et 15-44).
3° Une empreinte de ce modèle modifié est prise au Xantoprène + Optosil. (Il faut utiliser un élastomère silicone, car le Scutan, lors de sa polymérisation, adhère aux élastomères thyocol.)

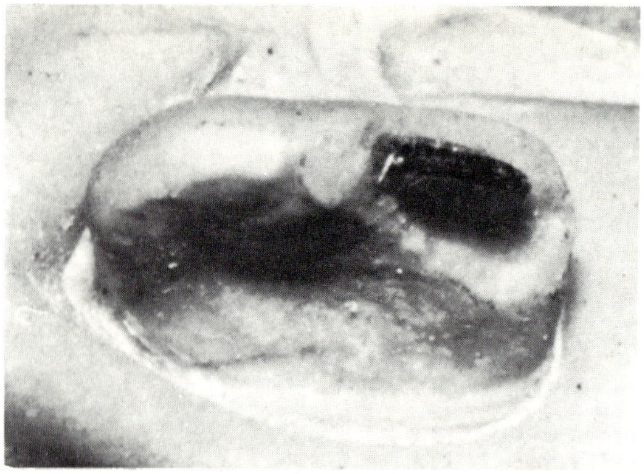

**Figure 15-44.** — La cire ne doit pas empiéter sur la zone d'émail fracturé.

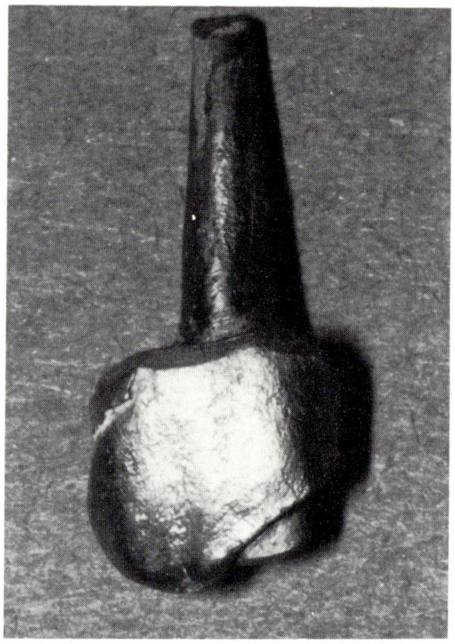

**Figure 15-45.** — Modèle en or fin sur lequel la porcelaine sera cuite.

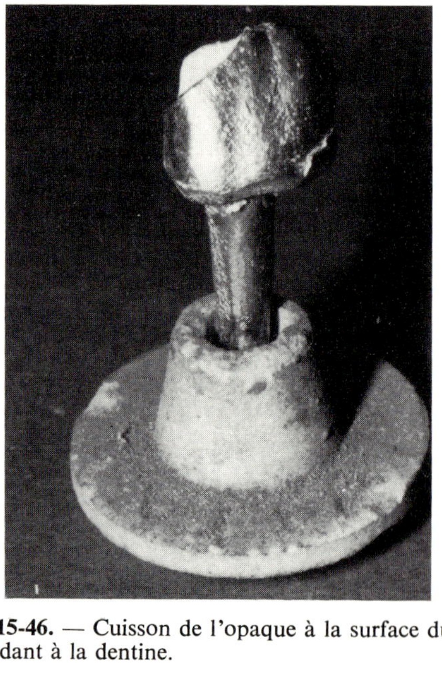

**Figure 15-46.** — Cuisson de l'opaque à la surface du volume correspondant à la dentine.

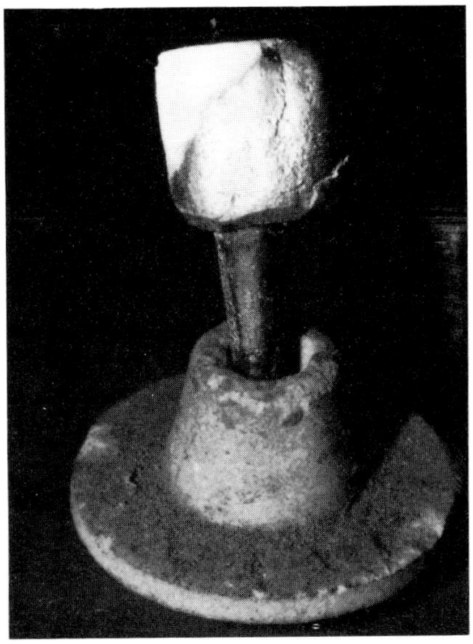

**Figure 15-47.** — Élaboration de la céramique « dentine » (avant cuisson).

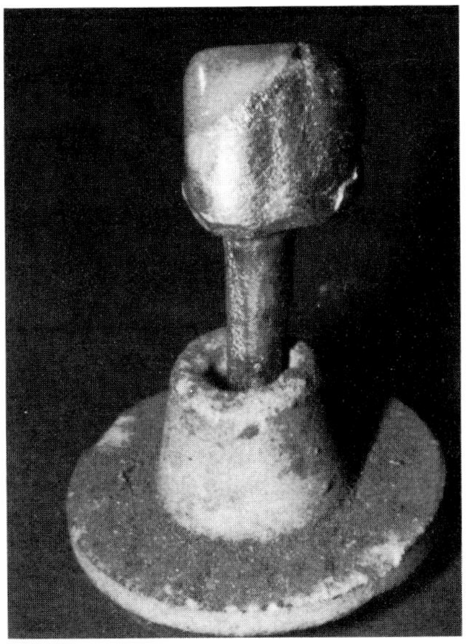

**Figure 15-48.** — Élaboration de la céramique « dentine » (cuisson terminée).

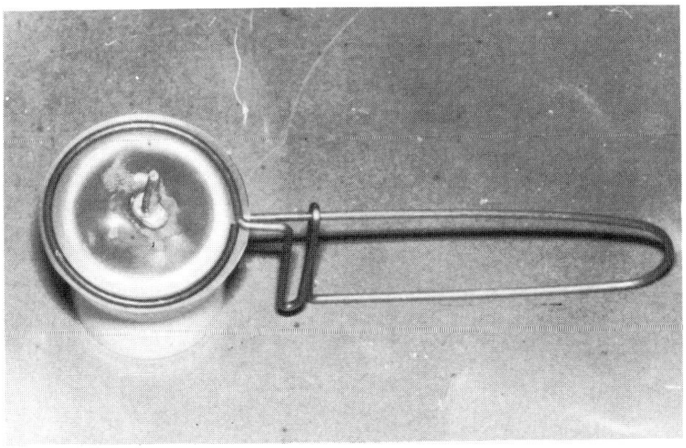

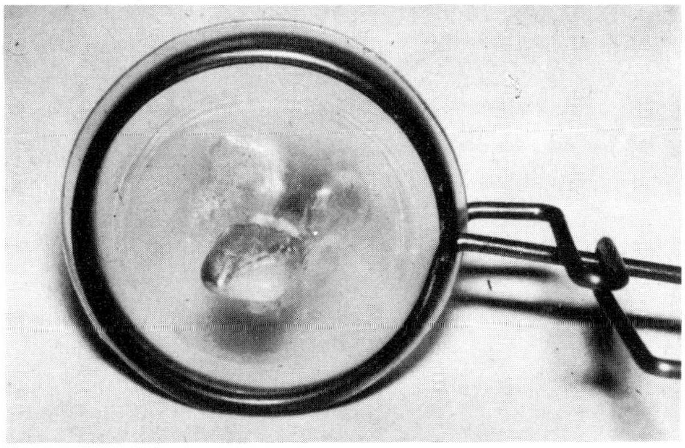

**Figures 15-49 et 15-50.** — Réalisation de la coquille de positionnement au moyen du « Resin coping Kit Aderer ».

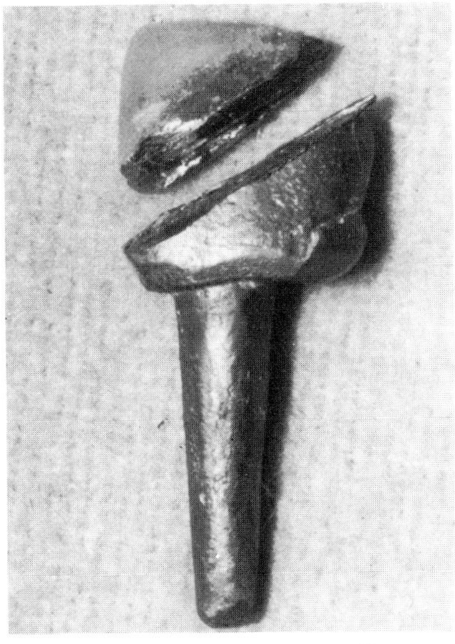

**Figure 15-51.** — Section au disque du modèle en or fin.

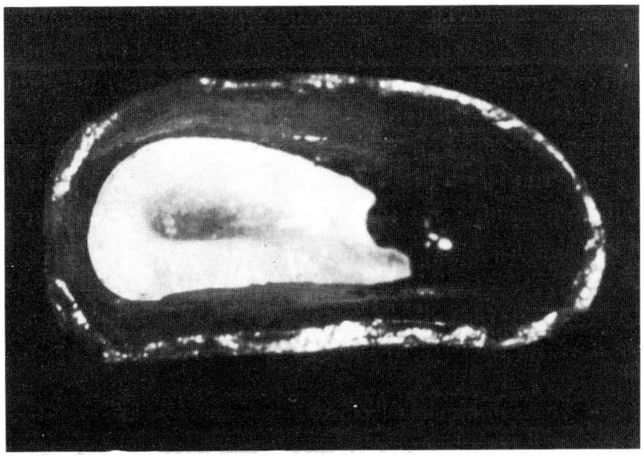

**Figure 15-52.** — Bloc de céramique en place dans la coquille de positionnement. On remarque l'image nette de la cavité de rétention.

4° Après avoir malaxé la pâte et le liquide du Scutan, selon les instructions du fabricant, nous introduisons rapidement le mélange dans l'empreinte de la dent fracturée modifiée.
Pour faire pénétrer le Scutan dans les parties les plus fines de l'empreinte, nous nous aidons d'une sonde 6 et d'un vibreur à plâtre.
L'empreinte de la dent fracturée est remplie jusqu'à atteindre la limite de la digue. Puis nous piquons dans la résine avant sa polymérisation un tenon conique en plastique calcinable.

5° Après polymérisation, le reste de l'empreinte est coulé en plâtre dur « Velmix ».

6° L'ensemble Scutan + tenon plastique est dégagé du modèle, mis en revêtement et coulé en or fin (fig. 15-45). Le revêtement utilisé est le Cerami-Gold. En effet, l'or fin coule à 1 063 °C, d'où l'intérêt d'un revêtement pour haute fusion. D'autre part, la dureté de ce revêtement nous met à l'abri des craquelures que peut provoquer le Scutan lors de sa calcination.

7° L'or fin étant très mou, il sera dégagé du revêtement au moyen d'acide fluorhydrique et cuve à ultrasons, pour éviter de déformer le modèle unitaire[91].
A l'aide d'une fraise-boule n° 1, nous créons une dépression au niveau de la face palatine du volume représentant la reconstitution dentinaire, de manière à ce que la cavité créée dans la céramique soit rétentive.
Le modèle unitaire en or fin est replacé sur le modèle de l'ensemble.

8° La céramique est élaborée sur le modèle d'or fin (point de fusion à 1 063 °C) en utilisant les poudres V.M.K.[70] pour céramo-métallique (point de fusion à 980 °C). La céramique céramo-métallique est pratiquement accordée en dilatation avec l'or fin[92], et le mouille bien.
- Application d'une couche d'opaque de couleur correspondant à la teinte de la reconstitution sur la masse d'or représentant la dentine (voir fig. 15-46).
  Il ne faut pas en mettre sur la zone de fracture. L'opaque est cuit.
- La reconstitution de l'angle est terminée en utilisant la poudre dentine pour l'ensemble et la poudre incisale pour le dégradé incisif (fig. 15-47 et 15-48).

9° Après cuisson, le modèle unitaire et la céramique sont reportés sur le modèle d'ensemble pour vérification de forme et de rapport d'occlusion.

10° Après d'éventuelles modifications, on réalise une coquille de positionnement qui va permettre de placer exactement l'angle de porcelaine sur la zone fracturée, et de le maintenir en bonne place pendant la polymérisation du Sevriton. Cette coquille assure aussi que la polymérisation s'effectue à l'abri de l'air.
Pour la réaliser, nous nous servons du « resin coping Kit » de Aderer, en suivant les instructions du fabricant (fig. 15-38) :
*a*) Placer un « Aderer resin disk » de 0,025 inches d'épaisseur sur la pince-support, la surface lisse étant tournée vers le haut;
*b*) Enlever le couvercle de la boîte contenant de la composition à emboutir;
*c*) Chauffer le disque sur une lampe à alcool doucement et uniformément, jusqu'à ce que la matière devienne franchement transparente;
*d*) Placer immédiatement le disque maintenu par la pince sur le flacon de pâte à emboutir;
*e*) Enfoncer le modèle unitaire porteur du bloc de céramique dans la feuille de plastique et la composition sous-jacente. Laisser refroidir dix secondes (fig. 15-49);
*f*) On retire le modèle unitaire recouvert de son moule (fig. 15-50).
*g*) Avec des ciseaux fins, nous coupons les excès de plastique, de manière à ce qu'ils n'interfèrent pas avec la digue.

11° L'ensemble céramique-modèle unitaire en or fin est plongé dans l'eau régale, afin de libérer le bloc céramique. Pour gagner du temps et économiser l'or fin, le modèle peut être sectionné au disque, en passant à une distance suffisante de la céramique pour ne pas risquer de l'endommager. (De cette façon, cette technique consomme environ 1 g d'or fin qui pourra être récupéré par traitement de l'eau régale) (fig. 15-51).

### Deuxième séance clinique

**Essai clinique.**

Après avoir placé la digue, nous contrôlons la bonne adaptation du bloc de céramique sur la surface de fracture, en le présentant à l'aide de la coquille de positionnement (fig. 15-52).

**Collage du bloc de céramique.**

*a*) Après avoir nettoyé et déposé le bloc de céramique, nous le traitons au coupling agent silanique « Fusion » qui a été préparé 20 mn auparavant, selon les instructions du fabricant.
Il est appliqué à l'aide d'une boulette de coton sur toute la surface de la céramique à encoller; puis il est placé 5 mn sous une lampe à incandescence et séché à l'air sec et propre.
Le coupling agent silanique permet de réaliser une union chimique entre la céramique et le polymère, ce qui évitera les infiltrations.
*b*) Nous effectuons le traitement de la surface d'émail pendant 1 mn 30 s à l'aide d'acide phosphorique

à 50 %, suivi d'un rinçage et d'un séchage.

*c*) Nous préparons du Sevriton de la teinte choisie, en suivant scrupuleusement les instructions du fabricant. Le bloc de céramique étant en bonne place dans la coquille de positionnement, au moyen d'une sonde 6, nous remplissons la cavité rétentive ménagée en son centre.

*d*) Puis, après avoir enduit de Sevriton la surface de fracture à l'aide d'une spatule, nous insérons sur la dent la coquille de positionnement contenant le bloc de céramique (fig. 15-53). La pression est maintenue pendant 10 mn.

*e*) Après l'avoir fendue à l'aide d'un scalpel, la coquille est retirée, ainsi que la digue. L'excès de Sevriton est enlevé au moyen d'une pointe montée blanche F G 661 de Meissinger sous spray. L'occlusion est soigneusement contrôlée et éventuellement régularisée, de telle manière que dans les différents rapports d'occlusion les dents antagonistes n'entrent pas en contact avec les reconstitutions.

*f*) Prévenir le patient que pour juger du résultat esthétique quant à la couleur, il est nécessaire d'attendre quelques jours afin que disparaisse la teinte blanc mat produite par l'action de l'acide phosphorique au niveau de l'émail adjacent à la zone fracturée (fig. 15-54)

*Cas particulier.*

En l'absence de diastème entre la dent à reconstituer et la dent adjacente à la zone fracturée, on écarte les dents en utilisant un séparateur d'Ivory (fig.15-11) lors de la prise d'empreinte et lors du collage, comme nous l'avons indiqué page 104.

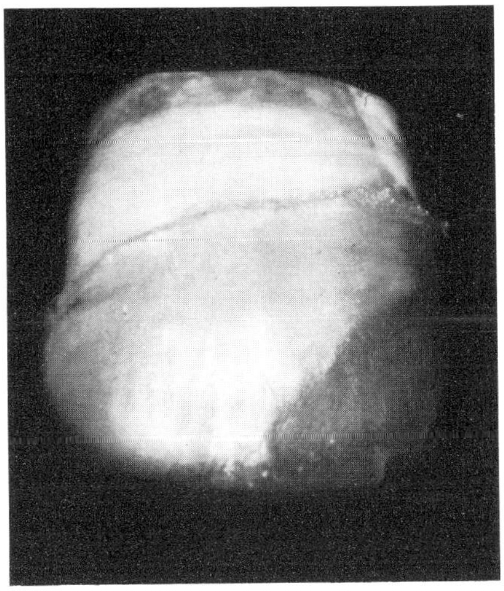

**Figure 15-53.** — Collage du bloc de céramique en utilisant la coquille de positionnement.

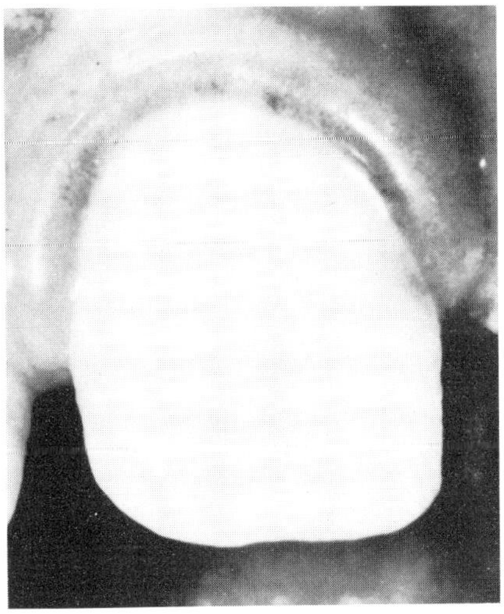

**Figure 15-54.** — Collage terminé.

## Cas clinique

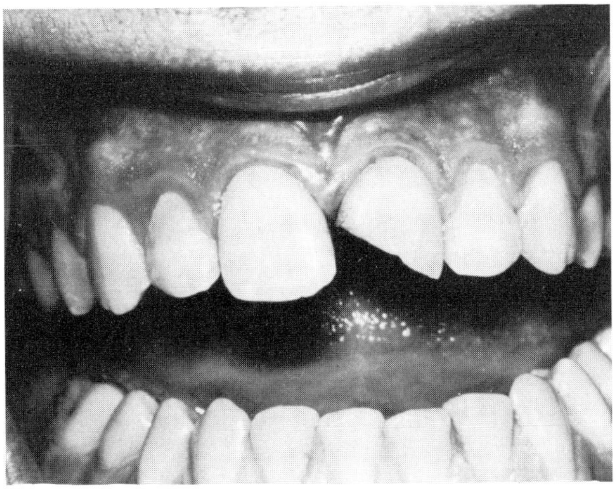

**Figure 15-55.** — Fracture coronaire de 21.

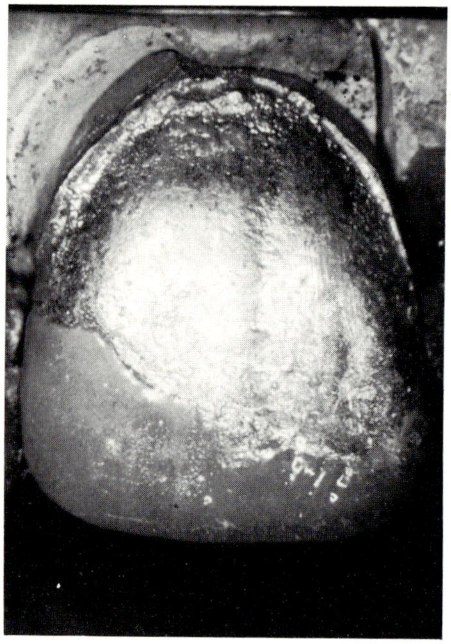

**Figure 15-56.** — Modèle unitaire en or fin après cuisson du bloc de céramique.

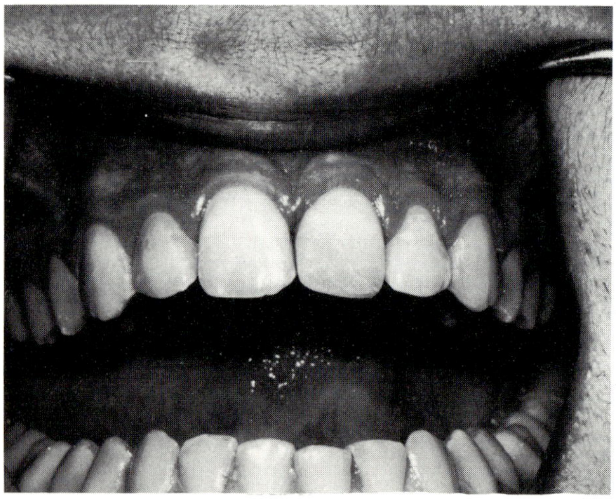

**Figure 15-57.** — Bloc de céramique collé.

## II. RECONSTITUTION D'ANGLE D'INCISIVE DÉTRUIT PAR EXTENSION DE CAVITÉ PROXIMALE

Le principe et la technique sont identiques à ceux décrits précédemment. Cependant :

1° Il faut faire disparaître les tissus cariés,

2° Régulariser les bords d'émail, de manière à ce qu'il soit possible de placer, au moyen de la coquille de positionnement, le bloc de céramique au contact des surfaces d'émail de la cavité.

### Cas clinique (fig. 15-58 à 15-62)

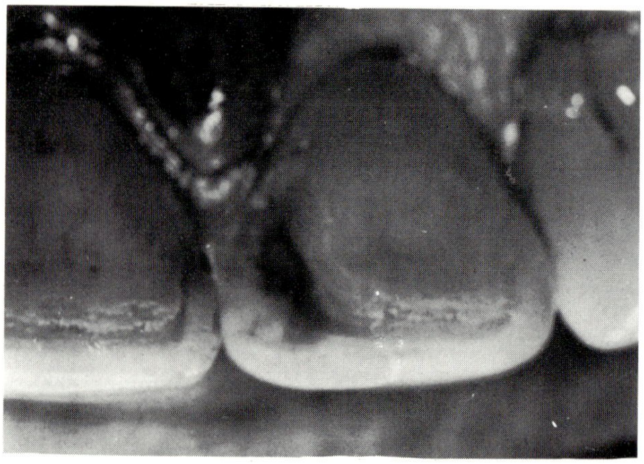

**Figure 15-58.** — Perte de l'angle mésial de 21 par extension d'une carie proximale. Vue palatine après régularisation des bords d'émail.

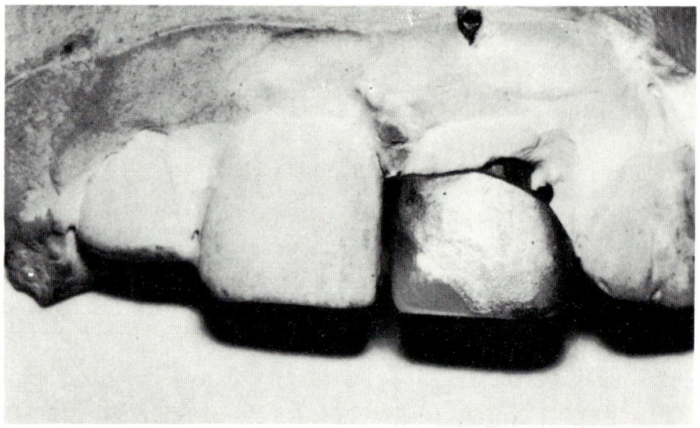

**Figure 15-59.** — Modèle unitaire en or fin, en place sur le modèle d'ensemble, après cuisson de la céramique.

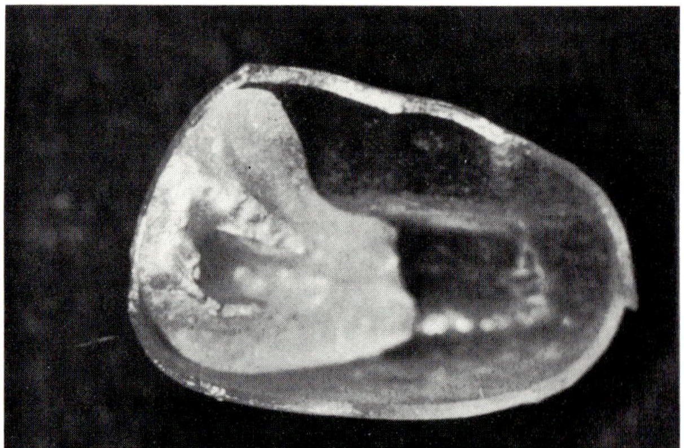

**Figure 15-60.** — Bloc de céramique en place dans la coquille de positionnement.

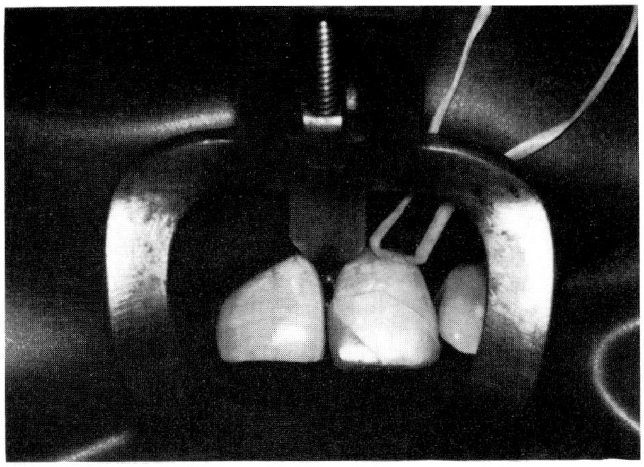

**Figure 15-61.** — Essai de la coquille de positionnement, après avoir écarté les incisives au moyen du séparateur d'Ivory.

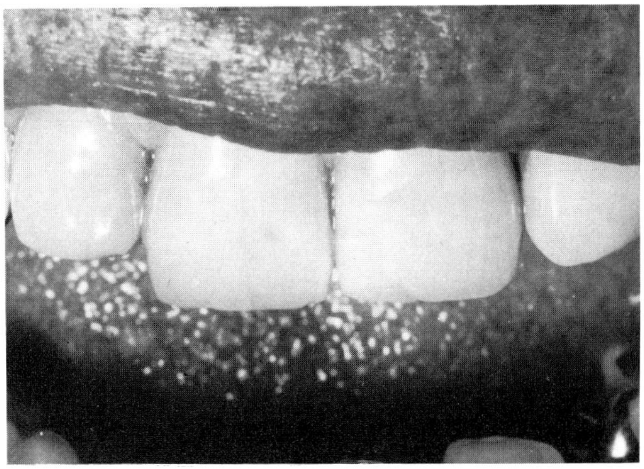

**Figure 15-62.** — Résultat après collage du bloc de céramique.

## DISCUSSION

Quels peuvent être les avantages de cette réalisation, par rapport aux reconstitutions d'angle en résine collée sur l'émail ?

Pour nous, c'est essentiellement que la céramique résiste à l'abrasion alors que les résines non chargées ou chargées s'usent en quelques années (fig. 15-63 et 15-64). *En contrepartie, nous admettons que la technique est plus complexe, et qu'il n'est pas toujours facile d'obtenir une teinte et un état de surface satisfaisants.*

En cas de perte de substance peu importante la reconstitution en résine et son usure, permettent, au cours des années, de pratiquer un discret meulage de l'émail, en accord avec l'usure de la résine. On parvient ainsi, en quelques années, à faire disparaître complètement l'irrégularité du bord et à rendre inutile la réalisation d'une reconstitution plus permanente.

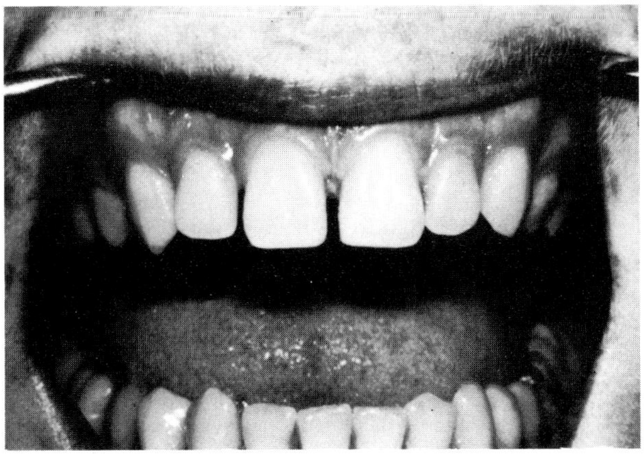

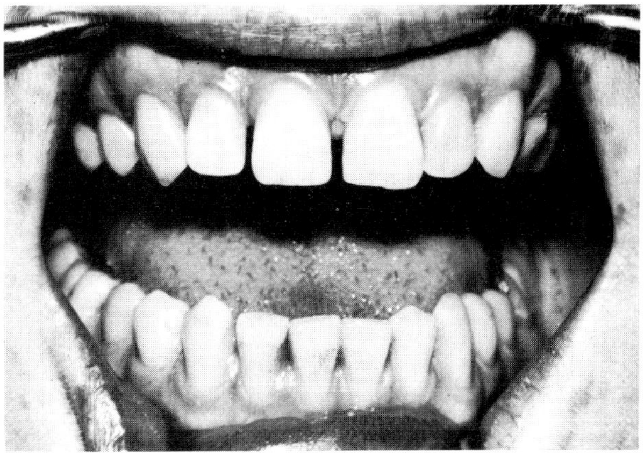

**Figure 15-63.**

*A gauche :* Reconstitution au Sevriton des angles mésiaux de 11 et 21 (Cas fig. 15-1).

*A droite :* Trois ans plus tard, on constate une légère abrasion du bord incisif de la reconstitution. Notons qu'il n'est apparu *aucune coloration dans la masse du Sevriton ni à la jonction émail-polymère.*

CHAPITRE 16

# RECONSTITUTION DES DÉFAUTS OU DES DYSPLASIES DE L'ÉMAIL DES FACES VESTIBULAIRES DES DENTS ANTÉRIEURES

Pour ces lésions, les possibilités offertes par l'adhésion des polymères sur l'émail traité par l'acide permet d'obtenir un traitement des lésions sans aucune préparation mécanique.

Pour traiter l'émail, nous utilisons surtout le gel d'acide phosphorique de la firme Unitek. Puis procédons à l'application de Sevriton ainsi que pour les techniques précédemment décrites.

## CAS CLINIQUE

### Cas n° 1

Défaut limité de l'émail à la face vestibulaire de 21 (fig. 16-1, 16-2 et 16-3).

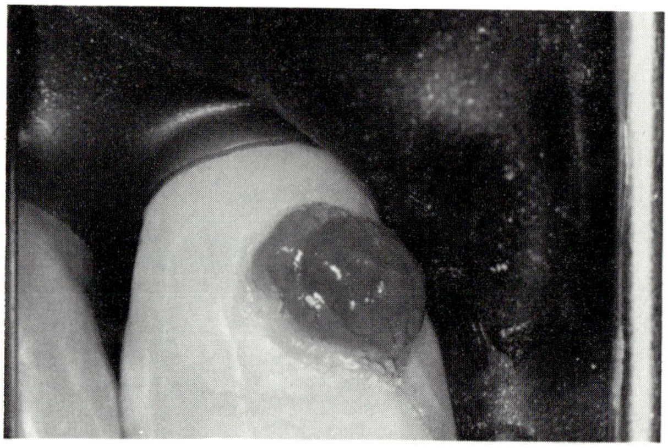

**Figure 16-2.** — Gel d'acide phosphorique pour traiter les berges du défaut d'émail.

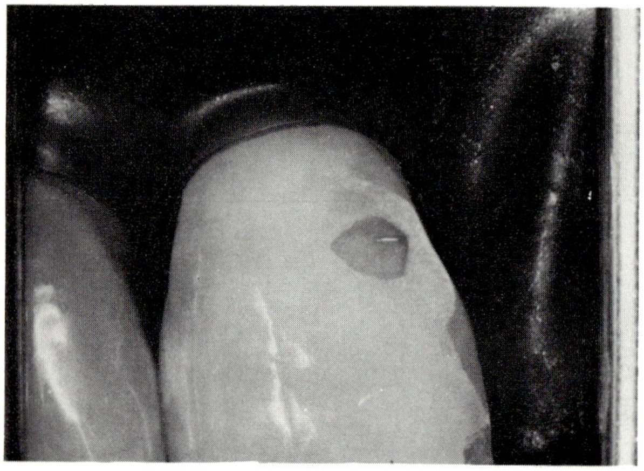

**Figure 16-1.** — A la face vestibulaire d'une incisive supérieure, défaut d'émail mettant à nu la dentine.

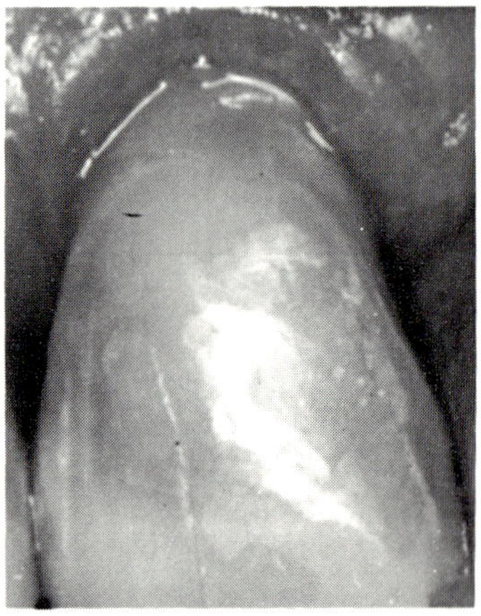

**Figure 16-3.** — Résultat après mise en place du Sevriton.

## Cas n° 2

Érosions importantes de la face vestibulaire des deux centrales chez une jeune femme. Elle découvre largement les collets des incisives supérieures et ne voulait pas de jaquette car, d'après elle, le bord de la prothèse est toujours visible au niveau de la gencive. Aussi apprécia-t-elle particulièrement cette technique au résultat esthétique parfait, malgré qu'elle soit prévenue du risque d'avoir à refaire ces reconstitutions tous les trois ou quatre ans, étant donné la possibilité d'usure de ces matériaux (fig. 16-4 et 16-5).

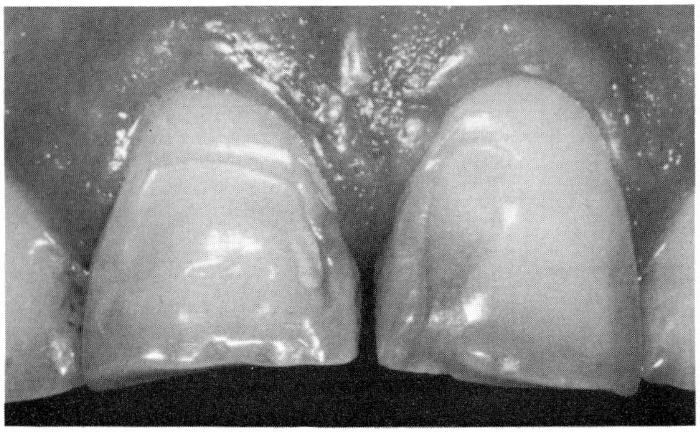

**Figure 16-4.** — Érosions importantes à la face vestibulaire des incisives centrales chez une jeune femme.

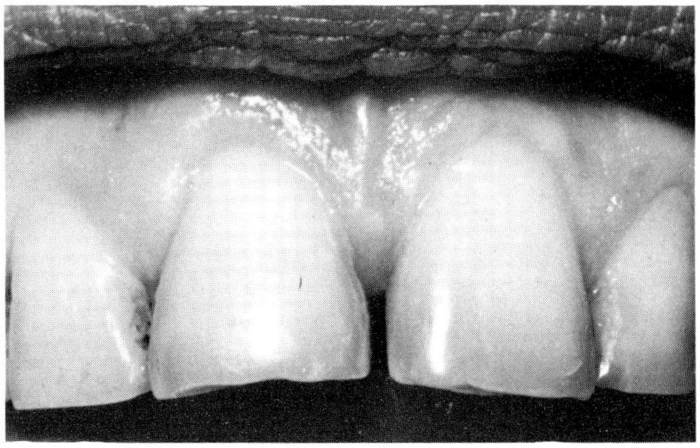

**Figure 16-5.** — Résultat après reconstitution au Sevriton.

## Cas n° 3

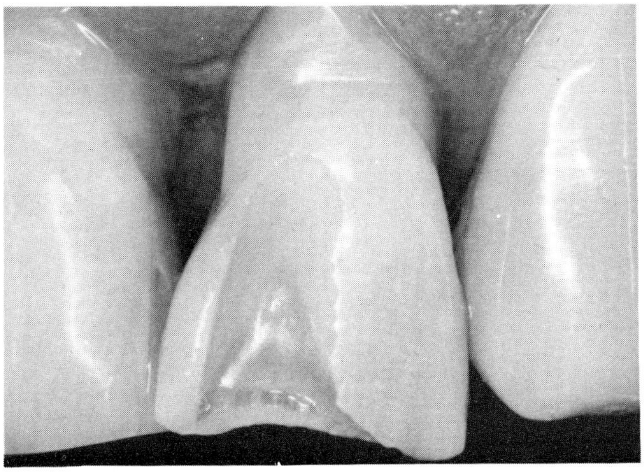

**Figure 16-6.** — Érosion à la face vestibulaire d'une incisive latérale supérieure.

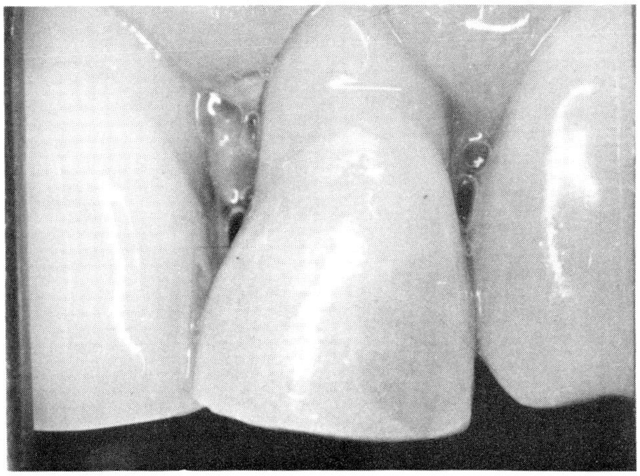

**Figure 16-7.** — Résultat après reconstitution au Sevriton.

### Cas n° 4

Hypoplasie de l'émail chez un enfant de 7 ans (fig. 16-8 et 16-9).

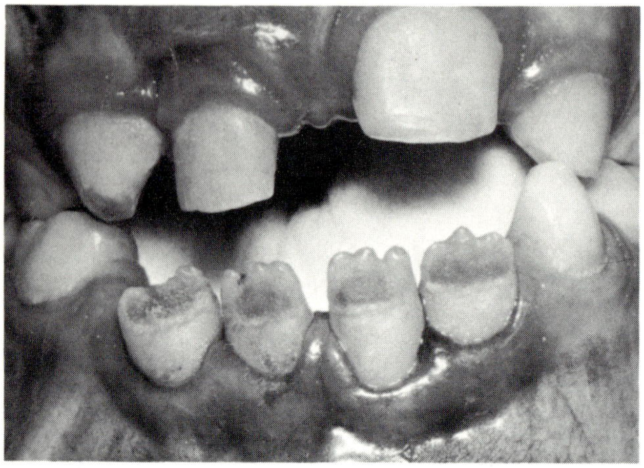

**Figure 16-8.** — Hypoplasie de l'émail chez un enfant de 7 ans. 21 qui était atteinte est déjà reconstituée au niveau incisal.

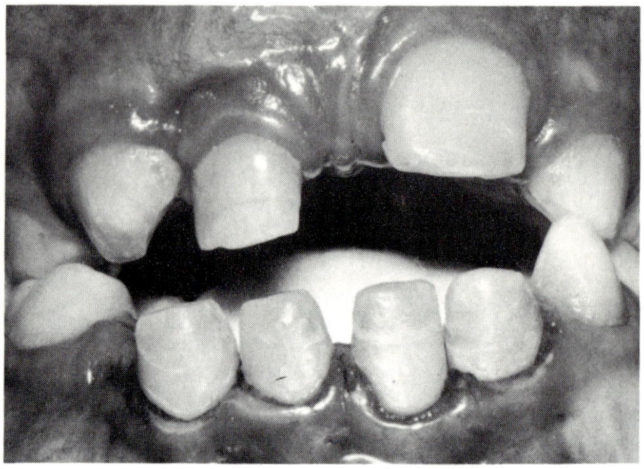

**Figure 16-9.** — Résultat après application du Sevriton.

CHAPITRE 17

# COLLAGE DES OBTURATIONS SUR LES PAROIS D'ÉMAIL DES CAVITÉS DE CLASSES III ET V

## OBTURATION DES CAVITÉS DE CLASSES III ET V AU MOYEN DE COMPOSITE

Pour les cavités de Classes III et V nous employons des composites.

En effet, le P.M.M. non-charge présente une rétraction centripète, lors de la polymérisation. Lorsque la reconstitution est en relief, ce retrait peut s'exercer au niveau des surfaces libres, par contre, lorsque l'obturation est insérée en creux, le retrait a tendance à détacher la masse du P.M.M. des bords de la cavité.

Les composites polymérisent pratiquement sans contraction (1) et conviennent mieux pour les obturations en creux telles que celles des cavités Classes III et V. Par contre, ils adhèrent moins bien à l'émail traité que la résine non chargée, car, plus visqueux, ils pénètrent moins bien dans les porosités de l'émail traité.

Les fabricants de composites préconisent de mettre au contact de l'émail traité une fine couche de résine non chargée, très fluide, et mouillant bien l'émail traité, puis de compléter immédiatement l'obturation au moyen de composites qui copolymérisent avec la résine non chargée.

C'est le cas pour :

- L'Adaptic et sa « Resin Bonding Agent »;
- Le Concise et le Consice E.B.S.;
- Le système Nuva-field (chargé) et Nuva seal (non chargé) qui polymérisent par exposition aux rayons U.V. (lampe Nuva Light).

Le problème de l'adhérence des composites à l'émail traité est très amélioré par ces techniques. Il reste cependant l'impossibilité d'obtenir avec des composites un état de surface satisfaisant. En effet, étant donné leur hétérogénéité, l'usure inégale des composants entraîne une rugosité regrettable qui favorise, entre autres, les discolorations.

L'application d'une couche superficielle de résine non chargée ne remédie que momentanément à cet inconvénient.

### PRINCIPE

Le collage des obturations en composite sur les parois d'émail des cavités de Classes III et V assure l'herméticité et la rétention de ces obturations. Le

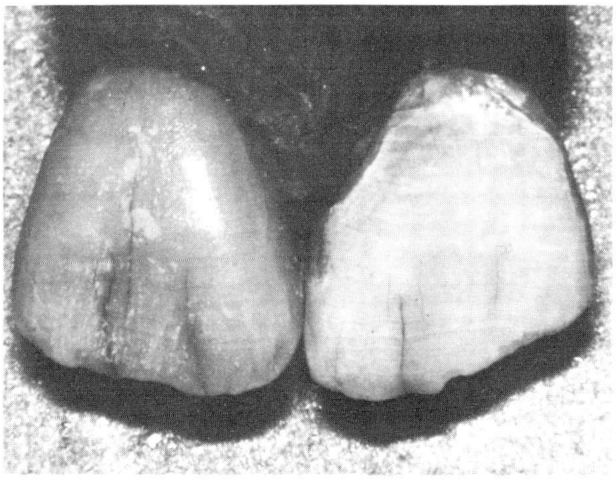

**Figure 17-1.** — Après polissage au Zircate de 11 et 21. 11 a reçu une triple couche de vernis Copalite.
21 n'a reçu aucune protection.
Les deux dents sont soumises à l'action de l'acide phosphorique à 50 % pendant 90 s.
On constate le dépoli blanc mat produit par l'action de l'acide sur 21 alors que l'émail protégé de 11 conserve l'aspect initial.

(1) Pour les composites, la rétraction linéaire à la polymérisation est quatre à cinq fois plus faible que celle des résines non-chargées type P.M.M.

collage est obtenu grâce au traitement des parois d'émail par l'acide phosphorique. *Dans notre technique, ce traitement est limité à l'émail par l'emploi de vernis protecteur* (1). (Copalite.) (Fig. 17-1.)

## CAVITÉS DE CLASSE III

### TECHNIQUE

Décrite à l'occasion d'un cas clinique (obturation de cavité de Classe III sur 11 et 21) en utilisant l'Adaptic et son Adaptic-Bonding-Resin.

1° A la *brossette* chargée de poudre de zirconium, nettoyage soigneux de toutes les surfaces coronaires des quatre incisives.
Choix de la teinte avant la pose de la digue qui, par sa couleur, fausserait le résultat.

2° Trois couches de vernis Copalite sont déposées sur toutes les surfaces des quatre incisives supérieures.

3° Mise en place de la digue, fixée avec des fils de soie sur 12 et 22 (2).

4° Nettoyage de la carie à la fraise-boule à basse vitesse, sans chercher particulièrement à créer des rétentions (fig. 17-2).

5° Le gel d'acide phosphorique à 50 % est déposé dans la cavité à l'aide d'une seringue (fig. 17-3).

6° On laisse agir pendant 90 s (fig. 17-4).

7° La cavité est rincée au spray air + eau; séchage.

8° Un strip métallique est mis en place pour 11 et bloqué par un coin en bois d'oranger (fig. 17-5).

9° L'obturation est réalisée avec l'Adaptic et l'Adaptic-Bonding-Resin.
Le composite et son « Bonding agent » sont préparés simultanément :
- l'Adaptic sur la feuille de carton par un assistant qui le charge immédiatement dans la seringue « Mix-inject » (30 s),
- la résine « Bonding agent » est mélangée à son catalyseur (une goutte de chaque) dans le godet en plastique prévu à cet effet, en utilisant le pinceau applicateur fourni par le fabricant (15 s).

10° A l'aide de ce pinceau le praticien dépose une fine couche de résine « Bonding agent » sur toutes les parois de la cavité puis, immédiatement, à l'aide de la seringue il remplit la cavité et le composite est maintenu en bonne place par le strip métallique (5 mn) (fig. 17-6).

Après polymérisation complète (7 mn), les excès

(1) Dans certain cas la protection est imparfaite. Il serait souhaitable que les fabricants envisagent de nous fournir un vernis plus adapté à cet usage.

(2) En cas de petite carie ou lorsque les dents sont serrées, il est pratique, après avoir placé la digue, d'utiliser un séparateur d'Éliot qui permet d'avoir accès à la cavité et maintient la digue en place. On peut aussi utiliser les écarteurs de Ferrier, n° 1 ou n° 2.

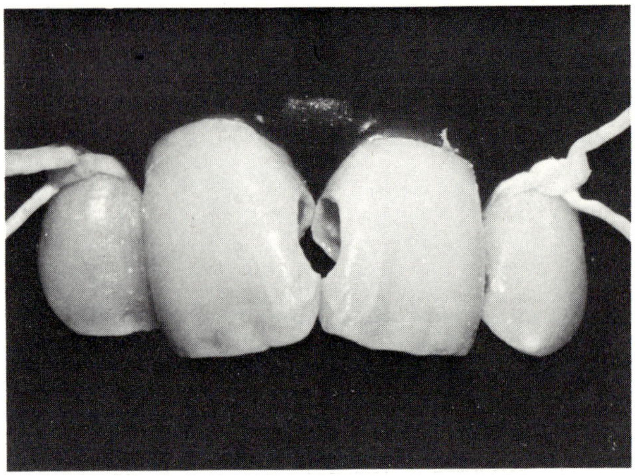

**Figure 17-2.** — Cavité proximale sur 11 et 21.

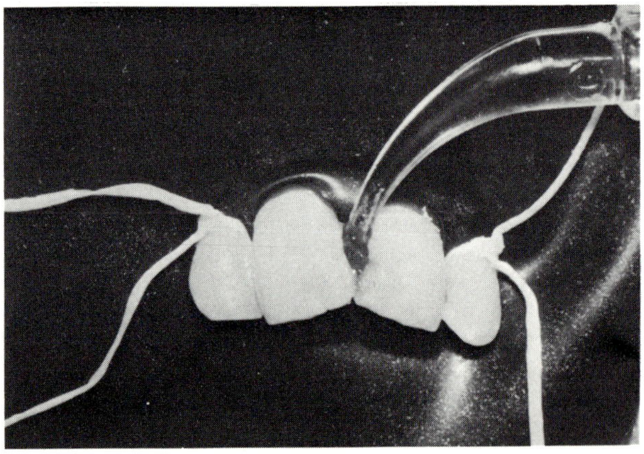

**Figure 17-3.** — Mise en place du gel d'acide phosphorique dans les cavités en utilisant une seringue à élastomère.

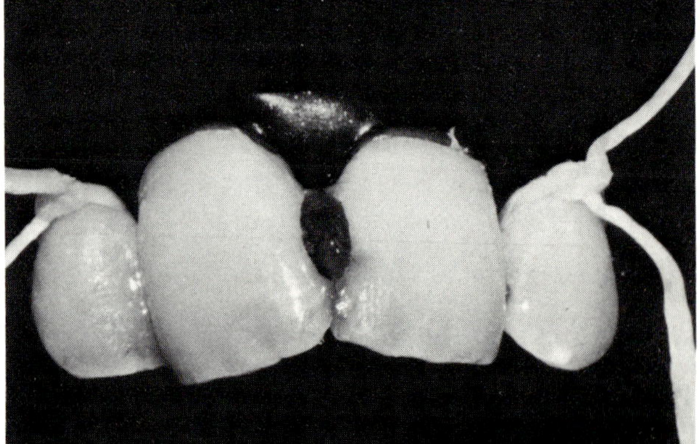

**Figure 17-4.** — Action de l'acide phosphorique au niveau des parois d'émail des cavités, les surfaces coronaires étant protégées par le vernis Copalite.

de composite sont enlevés au moyen d'un ciseau à émail droit (fig. 17-7 et 17-8). Cette manœuvre est facilitée du fait que le composite est cassant et n'adhère qu'aux parois d'émail de la cavité, car l'acide phosphorique n'a créé de microrétentions qu'en cet endroit. La surface de la couronne dentaire étant protégée de l'action de l'acide phosphorique par les trois couches de Copalite que nous avons placées avant d'entreprendre les tailles de cavité.

11° On obture de la même manière la cavité sur 21.

12° La finition des obturations est facilitée, car les excès de matériaux ne collent pas à la surface de la couronne dentaire.
Polissage au strip abrasif, suivi d'un polissage fin réalisé à la pâte Adaptic Polishing, pâte entraînée par un insert en plastique souple E.V.A. monté sur le contre-angle E.V.A.

13° La digue est retirée et l'occlusion est contrôlée (fig. 17-9).

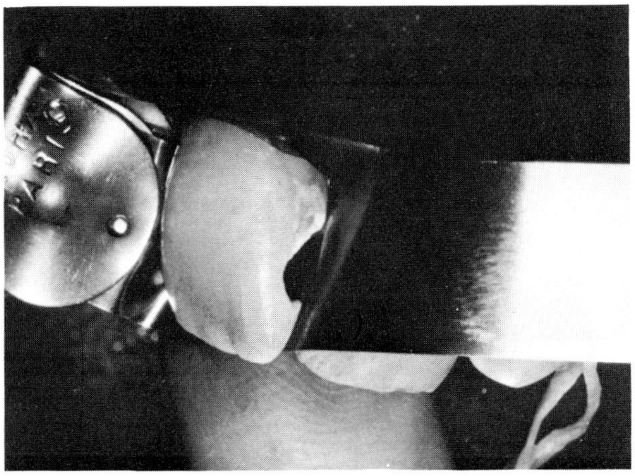

**Figure 17-5.** — Mise en place d'un strip métallique bloqué par un coin en bois d'oranger.

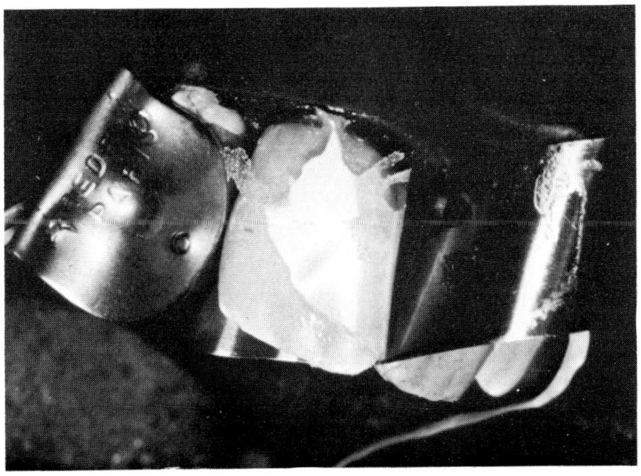

**Figure 17-6.** — Reconstitution vue après polymérisation sous strip.

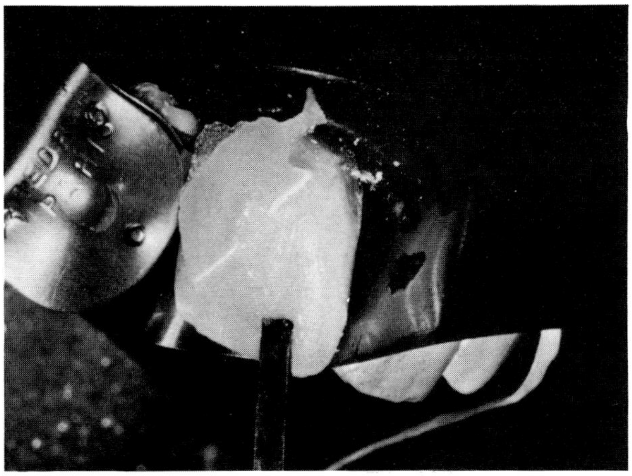

**Figure 17-7.** — Les excès sont enlevés à l'aide d'un ciseau à émail droit.

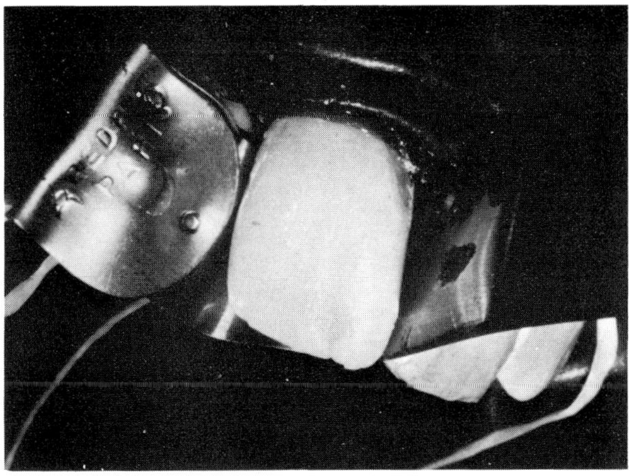

**Figure 17-8.** — Obturation débarrassée de ses excès. L'emploi du ciseau à émail est possible car les excès de polymère n'ont pas collé sur les surfaces d'émail adjacentes à la cavité, étant donné que ces surfaces ont été protégées de l'action de l'acide phosphorique. Le collage du polymère n'a lieu qu'au niveau des parois d'émail de la cavité.

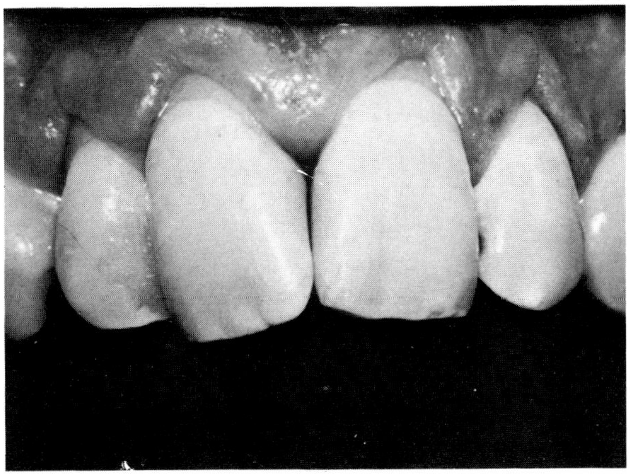

**Figure 17-9.** — Reconstitution terminée.

## CAVITÉS DE CLASSE V

La technique est analogue à celle de la Classe III. Le Clamp Ferrier n° 212 est utilisé pour dégager la cavité après pose de la digue (voir p. 182, fig. 28-3). La protection du composite pendant la polymérisation est assurée par de l'huile de paraffine.

## MYLOLYSE

En présence de mylolyse « *on devrait le plus souvent, en présence de ces lésions, se contenter de donner à leur porteur des conseils de modération prophylactique : suppression de tout dentifrice contenant des abrasifs...* » (Marmasse[94]).

Nous suivons généralement son conseil, contrairement à l'opinion de beaucoup, qui estiment que les techniques de collage sont particulièrement adaptées aux mylolyses. En fait, cela semble illusoire, car rappelons que le collage des polymères n'a réellement lieu que sur l'émail; la mylolyse se développant de part et d'autre du collet anatomique, il n'y a que la partie coronaire de la lésion qui est bordée par de l'émail. Cela est insuffisant pour assurer une bonne rétention.

* * *

### Fond de cavité pour obturation en polymère

Les constatations et les expérimentations accumulées depuis des années par les cliniciens et les chercheurs ont amené à l'abandon, par la plupart des praticiens, du Sevriton comme matériau d'obturation. On lui reprochait de mortifier les pulpes et de changer de couleur. Nous pensons que la pratique du collage de l'obturation en Sevriton ou en composite aux parois d'émail des cavités repose le problème de la toxicité et de la discoloration du Sevriton et des composites. En effet, de récents travaux il ressort que l'irritation pulpaire en cas de cavité profonde, provoquée par le P.M.M. ou les composites est due *essentiellement* au manque d'étanchéité de ces obturations plus qu'à leurs composants eux-mêmes.

L'espace entre les matériaux d'obturation et les murs de la cavité ouvrent un chemin pour le flot capillaire de la cavité buccale, entraînant des bactéries. Ce sont elles et leurs produits de dégradation qui irritent la pulpe, favorisant les récidives de caries et provoquent un dépôt coloré à la jonction « matériaux d'obturation-parois », dépôt qui par transparence, modifie la teinte de l'obturation[93].

Nos constatations cliniques confirment cette théorie. En effet, depuis plusieurs années que nous pratiquons des reconstitutions d'angle au Sevriton *collé* sur l'émail fracturaire des incisives, nous n'avons jamais constaté de dépôt coloré à la jonction émail-Sevriton.

A ce stade, on peut reposer le problème des fonds de cavités pour les obturations en polymère chargé ou non-chargé, d'autant qu'un récent travail de Raphaël Grajower et collaborateur a montré grâce à l'emploi du microscope électronique que :

*a*) l'hydroxyde de calcium diminue la résistance à l'abrasion des polymères et entraîne une discoloration grisâtre de ceux-ci;
*b*) les eugénates inhibent la polymérisation des polymères (nous le savions déjà);
*c*) que le copalite est soluble dans les polymères;
*d*) le ciment oxyphosphate n'interfère pas sur le polymère.

Nous pouvons en conclure que s'il paraît indispensable de placer un fond de cavité, il faut utiliser de l'oxyphosphate. (Depuis de nombreuses décennies les inlays, onlays, coiffes complètes sont scellés sur les dents pulpées aux moyens de ciment oxyphosphate.)

## INLAY DE CÉRAMIQUE POUR CAVITÉ DE CLASSE V FIXÉ PAR POLYMÈRE ET MICRO-RÉTENTION

### PRINCIPE

L'inlay est collé sur les parois d'émail de la cavité.

1° L'union émail-Sevriton est due aux micro-rétentions créées par l'acide phosphorique sur l'émail.

2° L'assemblage céramique-Sevriton est obtenu grâce à de minuscules cavités de rétention ménagées dans la céramique.

Un traitement silanique assure l'herméticité entre la céramique et le Sevriton.

Pour réaliser au laboratoire l'inlay de céramique et ses cavités de rétention, nous utilisons la technique d'élaboration de la céramique sur une matrice d'or fin coulé[90, 91].

### TECHNIQUE

#### Première séance

La cavité de carie est débarrassée de la dentine ramollie à la fraise-boule.

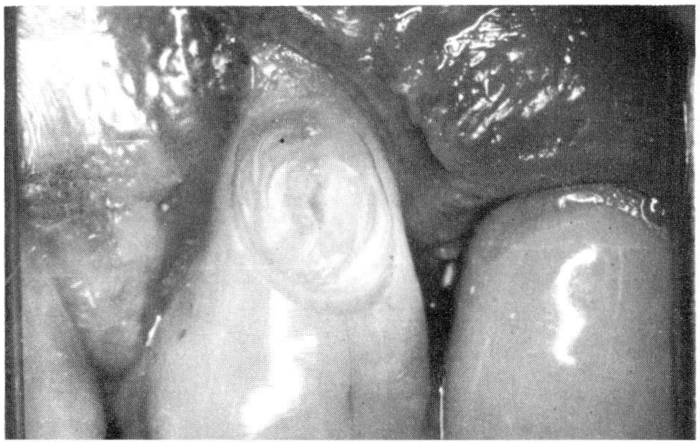

**Figure 17-10.** — Cavité de Classe V sur une première prémolaire supérieure.

Les contours sont tracés en fonction de l'extension de la carie et les murs sont mis de dépouille, sans chercher à obtenir une forme rétentive. Cependant, le fond est laissé convexe et la limite avec les murs est nettement tracée, de manière à assurer la stabilité de l'inlay (fig. 17-10).

Dans la mesure du possible, on cherche à rendre cette cavité asymétrique pour faciliter le repérage lors de la mise en place de l'inlay.

**Prise d'empreinte**

Après avoir placé un fil rétracteur ou la digue avec un clamp de Ferrier n° 212 stabilisé à la pâte de Kerr sur les dents adjacentes (voir fig. 28-3) l'empreinte est prise au moyen d'un élastomère silicone (1).

Le porte-empreinte est confectionné à l'aide du couvercle plastique d'une boîte de fraises. On l'enduit de colle à silicone (Elasticon adhesive).

L'empreinte est prise en utilisant les deux consistantes.

- le light est placé dans la cavité à l'aide de la seringue à élastomère,
- le heavy est placé sur le porte-empreinte (fig. 17-11)

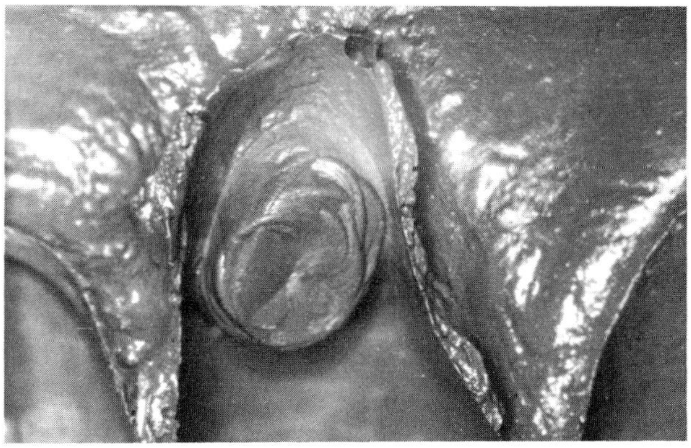

**Figure 17-11.** — Empreinte au Silicone.

(1) Le Scutan, résine autopolymérisable, utilisé dans la technique, adhère au thyocol, donc celui-ci ne peut être employé.

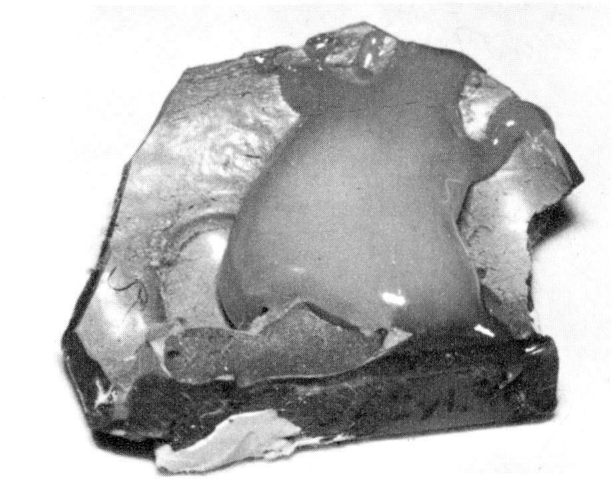

**Figure 17-12.** — Coulée du Scutan dans l'empreinte silicone.

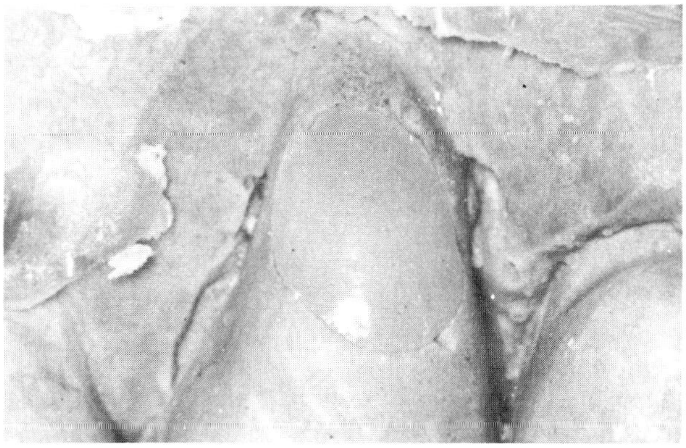

**Figure 17-13.** — Inlay de céramique sur le modèle de contrôle.

## Technique de laboratoire

De cette empreinte on tire :

- Un modèle en Scutan (résine autopolymérisable qui présente peu de rétraction à la polymérisation (fig. 17-12). On le démoule 8 mn plus tard, puis on coule un modèle de contrôle en plâtre dur Velmix;
- Le modèle en Scutan est taillé de manière à en diminuer le volume tout en conservant suffisamment de surface adjacente à la cavité, pour que le céramiste puisse donner à l'inlay un bombé en accord avec la morphologie corono-radiculaire.

Le fond de la cavité est enduit de colle, sans en mettre sur les murs, puis on y dépose quelques billes de résine calcinable de 0,45 mm de diamètre.

Le modèle modifié est mis en revêtement Ceramigold et coulé en or fin.

Le revêtement est éliminé par immersion dans l'acide fluorhydrique plus ultrasons.

**Réalisation de la céramique.**

La céramique est élaborée sur le modèle d'or fin (point de fusion 1 063 °C) en utilisant les poudres

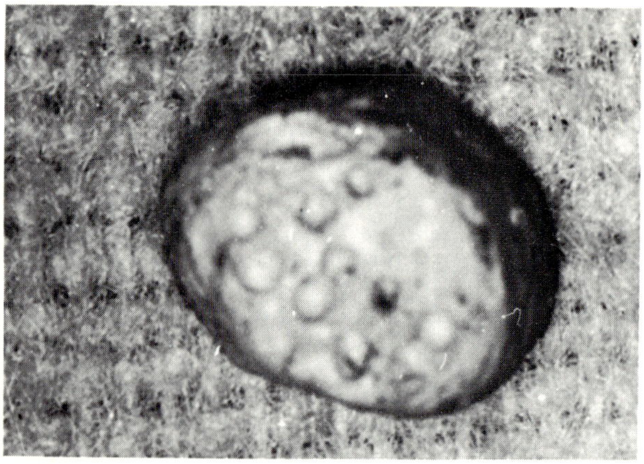

**Figure 17-14.** — Face interne de l'inlay de céramique montrant les rétentions.

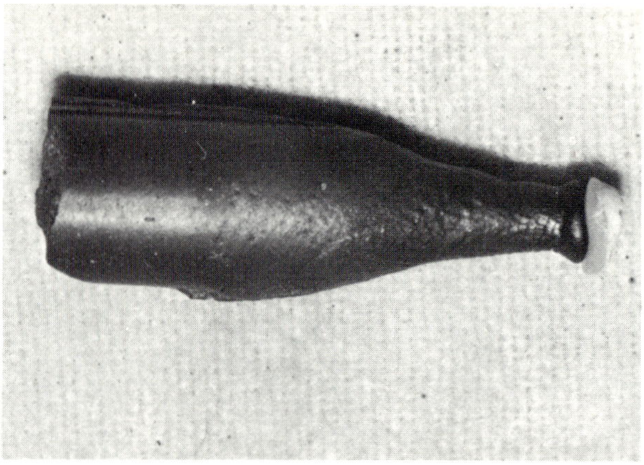

**Figure 17-15.** — Inlay de céramique fixé sur un bâton de pâte de Kerr pour le présenter lors du collage.

V.M.K. 68 pour céramo-métallique (point de fusion 980 °C).

Le fond de la cavité est recouvert d'une couche d'opaque pour soutenir la teinte que l'on désire obtenir.

Puis l'inlay est terminé en deux cuissons.

L'or est éliminé par immersion dans l'eau régale (fig. 17-14). On contrôle la bonne adaptation sur le modèle en Velmix (fig. 17-13).

**Deuxième séance clinique :**
**Collage**

1° Traitement de surface de l'inlay. Application de Fusion sur la surface (voir p. 92).

2° Mise en place de la digue fixée par un clamp de Ferrier n° 212 SS White, maintenu en bonne position grâce à la pâte de Kerr collée sur les dents adjacentes.

3° Retrait de l'obturation provisoire.

4° Pour présenter l'inlay dans la cavité, on prépare un morceau de bâton de pâte de Kerr façonnée en pointe (3 cm de long), celle-ci étant refroidie, la fine pointe est chauffée et collée à face vestibulaire de l'inlay. Une marque est faite sur la pâte pour repérer le bord cervical de l'inlay (fig. 17-15).

5° Traitement des parois d'émail de la cavité, en utilisant un gel d'acide phosphorique (gel d'Unitek). On le laisse agir 1 mn 30 s.

6° Préparation du Sevriton à consistance très fluide pour faciliter l'insertion (voir p. 98).

7° Le Sevriton est déposé sur l'inlay au niveau des rétentions et sur les bords d'émail de la cavité.

8° L'inlay est mis en place; la pâte de Kerr est décollée par un mouvement de torsion, tout en maintenant la pression.

Puis à l'aide d'un bâtonnet en bois d'oranger, l'inlay est maintenu en bonne place, tandis qu'un peu d'huile de paraffine est déposée sur les bords pour que la polymérisation du Sevriton s'effectue à l'abri de l'air.

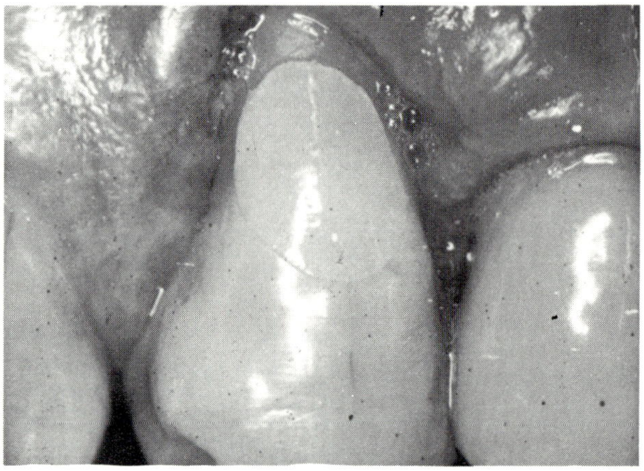

**Figure 17-16.** — Inlay de céramique collé.

9° Après polymérisation, les excès de Sevriton sont enlevés à la pointe montée blanche FG 661 de Meisinger.

10° Le résultat esthétique ne peut être jugé qu'une semaine plus tard, lorsque l'émail aura repris sa teinte normale (fig. 17-16).

*Cas particuliers.*

1° Lorsque la cavité est sous-gingivale, nous faisons une gingivectomie au bistouri électrique.

2° Quand la cavité s'étend sur la racine, la paroi à ce niveau est dépourvue d'émail. Pour obtenir la rétention de la résine, nous y creusons, à l'aide d'une fraise-roue n° 0, une gorge à la jonction du fond et de la paroi de la cavité.

CHAPITRE 18

# ATTELLE OU ATTELLE-BRIDGE COLLÉE SUR L'ÉMAIL DES DENTS ANTÉRIEURES MANDIBULAIRES (1)

— *ATTELLE PERMANENTE :*
- *En parodontologie,*
- *En orthodontie.*

— *ATTELLE-BRIDGE OU BRIDGE.*

## INTRODUCTION

Le travail de Laswell, Weelk et Regenos « *Attachment of resin restoration to acid pretreated enamel* » a cliniquement démontré la stabilité pour plus de onze ans (97 cas, 4 échecs) de l'adhésion du Sevriton sur l'émail prétraité par l'acide phosphorique.

D'autre part, notre expérience, acquise au cours de nombreuses réalisations d'attelles ou d'attelles-bridges de la région incisivo-canine inférieure, avec pour mode de rétention les vis transcoronaires parapulpaires non parallèles (S.M.S.) nous incitait naturellement, dans un esprit de simplification et de non-mutilation, à réaliser les mêmes armatures et à obtenir la rétention au niveau de l'émail par collage[44, 95].

## PRINCIPE

Le principe est d'obtenir l'union d'un bandeau lingual métallique avec l'émail grâce à du polyméthyl-méthacrylate. L'assemblage P.M.M.-émail est réalisé selon la technique de Laswell[4].

L'assemblage P.M.M.-métal est obtenu grâce à une série de pertuis cylindro-coniques créés dans le bandeau lingual, qui assurent une liaison mécanique entre le P.M.M. et le métal.

L'herméticité entre le métal et la résine est assurée par un traitement du métal grâce à un coupling agent silanique (Fusion).

Le bandeau lingual est obtenu par coulée directe sur un modèle en revêtement. Il lui est adjoint un système annexe pour satisfaire aux exigences des techniques de collage. En effet, il faut prévoir des « griffes de positionnement » qui permettent de maintenir l'attelle en bonne position et de s'opposer à tout déplacement relatif des dents, et un « levier de pression » qui permettra de tenir l'attelle et de l'appliquer fortement contre la face linguale des dents.

## A) ATTELLE PERMANENTE

### I. — ATTELLE POUR UNE CONTENTION PERMANENTE EN PARODONTOLOGIE

#### TECHNIQUE

La technique est décrite à l'occasion de la réalisation d'une attelle permanente s'étendant de 35 à 43.

(1) En partie déjà publié dans « *Attachment of a Splint to Enamel of Lower Anterior Teeth* », A. Rochette. *J. Prosthetic Dentistry*, oct. 1973[95].

### Première séance clinique

- Détartrage et polissage avec une brossette chargée d'oxyde de zirconium non fluoré en poudre.
- L'empreinte est prise à l'aide d'un porte-empreinte standard perforé et large.

Nous utilisons le Heavy Néoplex pour le porte-empreinte et le Light Permlastic pour la seringue (technique du double mélange). Le Light est déposé à la seringue sur toutes les surfaces des dents.

### Technique de laboratoire

Pour la réalisation de l'attelle et de ses annexes (griffes de positionnement et levier de pression), nous utilisons la technique de coulée directe sur modèle réfractaire[96, 97, 98, 99].

Rappelons le principe de cette technique : à partir de l'empreinte, on réalise en revêtement-modèle « le maître-modèle » (Cymo-die). C'est sur ce modèle qu'est réalisée la maquette en cire, puis le maître-modèle recouvert de sa maquette est mis en revêtement. Ainsi la coulée sera effectuée directement sur le maître-modèle.

Cette technique présente l'avantage d'être simple et précise. *En effet, elle évite le temps, toujours délicat, de la séparation de la maquette en cire et du modèle, et de la mise en revêtement.* Cette technique est particulièrement adaptée à la réalisation de cires complexes et fragiles (ce qui est notre cas, voir fig. 18-4 et 18-42) et élimine la nécessité d'avoir recours à des soudures.

Après la coulée, pour le démoulage, on est contraint de détruire ce maître-modèle.

Les finitions habituelles se feront donc en se reportant sur un modèle en plâtre dur « modèle de contrôle » tiré secondairement de la même empreinte.

La nécessité d'obtenir deux modèles précis à partir de la même empreinte explique l'emploi des élastomères, d'autant que le revêtement-modèle se prête mal à être utilisé avec des hydrocolloïdes réversibles ou irréversibles, en raison principalement de son effet hygroscopique.

**1° Traitement de l'empreinte.**

*a*) Nous supprimons la portion vestibulaire des languettes interdentaires. Pour ce faire, au moyen de ciseaux fins, nous coupons la languette en son milieu et à son attache vestibulaire. Notons que les portions utiles de l'empreinte sont : toute la surface linguale, les surfaces proximales adjacentes, le bord incisif et le tiers supérieur de la face vestibulaire des dents.

*b*) Coffrage de l'empreinte à la cire pour faciliter la coulée du modèle, étant donné la consistance sirupeuse du revêtement-modèle qui a tendance à s'écouler.

**2° Coulée du « maître-modèle » en « Cymo-die ».**

Ce revêtement-modèle se présente sous la forme d'une poudre et d'un liquide. Le mélange poudre-liquide peut se faire dans des proportions situées entre le rapport 13 cm³ à 16 cm³ de liquide pour 50 g de poudre, selon la consistance que l'on désire obtenir. Nous utilisons le rapport 15 cm³ pour 50 g de poudre.

Après spatulation, le mélange est introduit avec soin dans l'empreinte, car sa consistance sirupeuse favorise la formation de bulles. Pour les éviter, nous faisons des apports successifs à l'aide d'un instrument fin.

**3° Démoulage.**

Il doit être effectué entre 1 h et 1 h 30 après la coulée du modèle. Passé ce temps, il y a risque d'adhérence entre le revêtement et l'élastomère.

Le démoulage se fera avec précaution, car il y a risque de fracture des parties fines du modèle, d'où l'intérêt d'utiliser un porte-empreinte large qui donne une masse suffisante d'élastomère entre les parois du porte-empreinte et les dents.

**4° Coulée du « modèle de contrôle ».**

A partir de la même empreinte, nous obtenons un modèle de contrôle en plâtre dur (Velmix). Nous avons donc tiré de l'empreinte deux modèles : le maître-modèle et le modèle de contrôle (fig. 18-1).

**5° Confection de la maquette en cire.**

Le tracé est effectué par le praticien. Il précise les limites de l'armature sur les faces linguales; elles n'atteignent pas le bord incisif et restent nettement

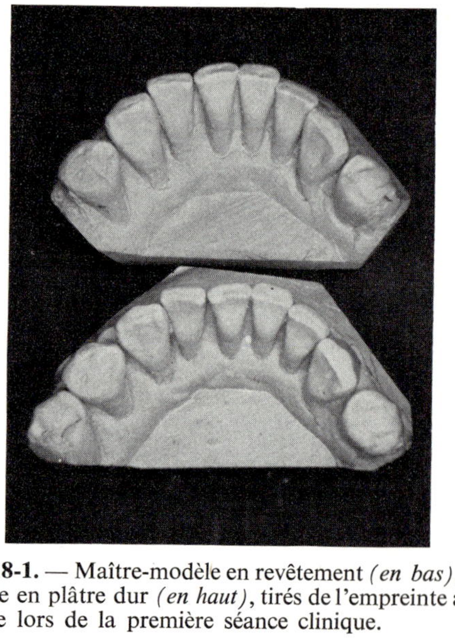

**Figure 18-1.** — Maître-modèle en revêtement *(en bas)*, modèle de contrôle en plâtre dur *(en haut)*, tirés de l'empreinte au Thyocol réalisée lors de la première séance clinique.

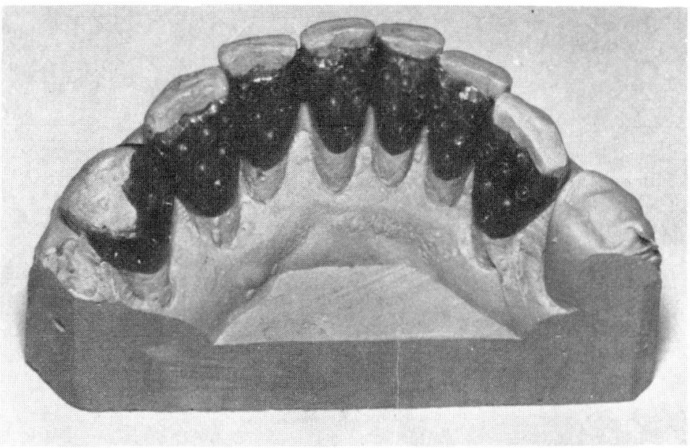

**Figure 18-2.** — Maquette en cire sur le maître-modèle en revêtement. On remarque les pertuis de rétention ménagés dans la cire.

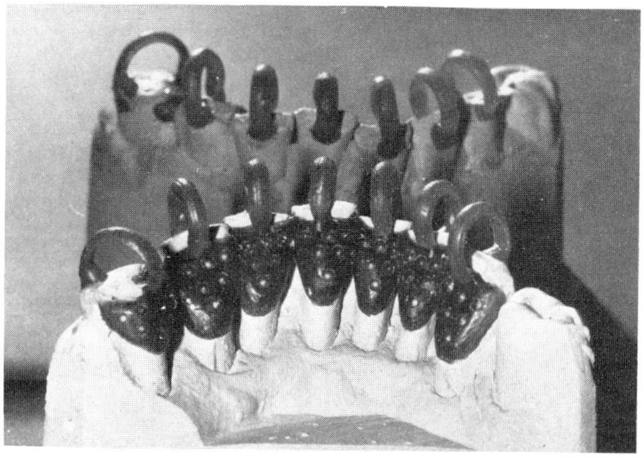

**Figure 18-3.** — Adjonction de griffes de positionnement.

supra-gingivales; elles remontent au niveau des faces proximales pour respecter les embrasures.

La maquette en cire est réalisée sur le maître-modèle en revêtement-modèle, en respectant une épaisseur maximale de 0,7 mm et en finissant les bords en biseau fin. Au niveau de chaque dent, à l'aide d'une spatule coupante et pointue, on ménage dans la cire des pertuis (voir fig. 18-2).

L'emplacement et la dimension de ces pertuis sont choisis de manière à permettre d'en ménager le plus grand nombre (de 6 à 12). Ces pertuis sont destinés à assurer l'assemblage mécanique entre le métal et le polymère.

Il faut ensuite ajouter à la maquette les griffes de positionnement et le bras de levier.

Les griffes, pour placer en position exacte, et le bras de levier pour exercer une pression qui applique le bandeau contre la face linguale pendant la polymérisation de la colle. Les griffes de position ont en plus pour rôle d'immobiliser toutes les dents qui seront collées à l'armature, et d'éviter leur mouvement relatif et leur déplacement sous la pression de la colle. Il faut donc en prévoir au moins une par dent. Lorsque la polymérisation est terminée, ces griffes de positionnement et le bras de levier sont supprimés, les bras de connexion entre les griffes et le bandeau doivent passer à distance de l'émail, de manière à ne pas risquer de l'attaquer lorsqu'on les sectionnera.

Les connexions, les griffes et le bras de levier doivent être suffisamment épais pour assurer leur rôle et ne pas se déformer sous la pression exercée lors du collage.

Pour les réaliser, on utilise de la cire calibrée demi-jonc Kerr n° 14.

- Les griffes de positionnement sont réalisées comme l'indique la figure 18-3;
- Toutes les griffes de positionnement sont réunies par une barre horizontale;
- Sur cette barre, on édifie une anse, qui joue le rôle de bras de levier, et qui permettra de saisir l'attelle

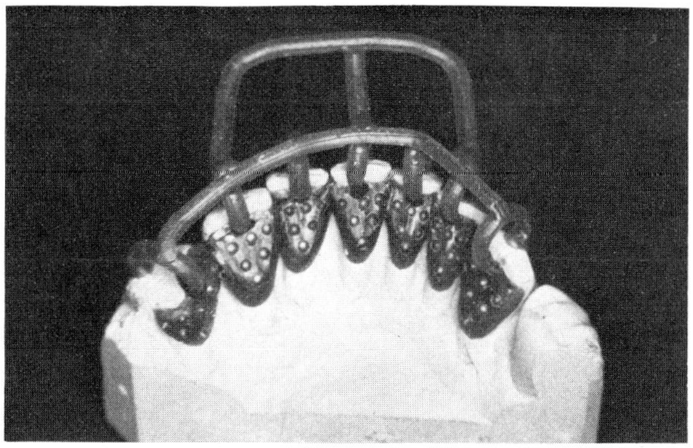

**Figure 18-4.** — Mise en place du levier de pression.

lors des différentes manipulations. Notons que ce bras de levier est contenu dans un plan parallèle au plan d'occlusion et s'étend en direction vestibulaire pour ne pas cacher la vue et gêner l'accès des faces linguales (voir fig. 18-4).

6° **Mise en revêtement.**

Le maître-modèle est taillé de manière à réduire ses dimensions et à faciliter sa mise en place dans le cylindre.

La mise en place des tiges de coulée se fait classiquement, mais il faut les prévoir suffisamment rigides étant donné le poids de l'ensemble cire-modèle. Il faut aussi prévoir des évents, étant donné la compacité du revêtement. On choisit un cylindre de taille adéquate. Il n'est pas garni de feuille d'amiante, mais seulement généreusement vaseliné. Le modèle est mouillé (10 mn, eau à température de la pièce), pour faciliter l'union avec le revêtement, bien séché à l'air comprimé et il faut procéder sans retard à la mise en revêtement avec le mélange : 50 g de poudre Cymodie pour 17 cm³ d'eau.

La prise est terminée au bout de 45 mn, et le cylindre est porté au four qui est monté progressivement à

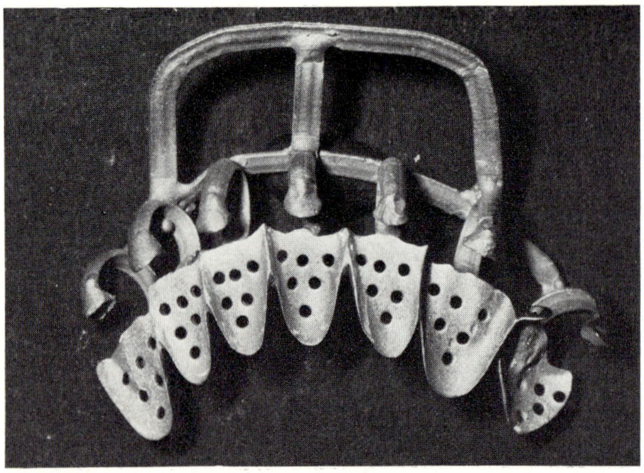

**Figure 18-5.** — Attelle et ses annexes après coulée.

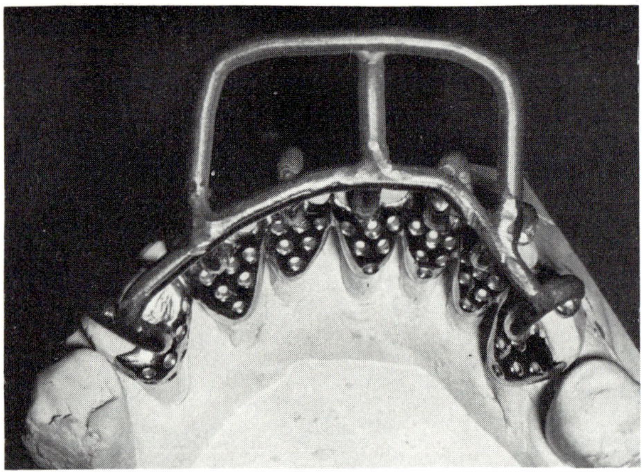

**Figure 18-6.**

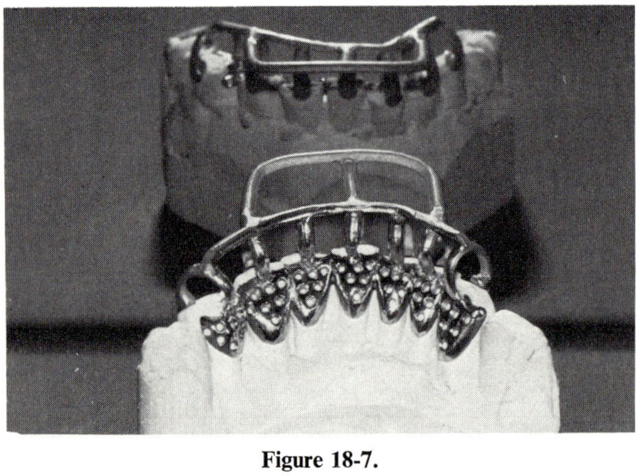

**Figure 18-7.**

**Figures 18-6 et 18-7.** — Attelle sur le modèle de contrôle.

600 °C et chauffé pendant 1 h 30 à 2 h selon l'importance de la coulée.

Il est préférable d'effectuer la coulée à l'aide d'une fronde centrifuge, étant donné que le revêtement Cymo-die n'est pas poreux.

Elle est effectuée en utilisant de l'or platiné autotrempant type n° 4 de l'A.D.A.[47] or à haut coefficient de rigidité, de façon à assurer une bonne rigidité sous faible épaisseur.

7° **Démoulage.**

Le cylindre est laissé refroidir à l'air sans être plongé dans l'eau, car contrairement à ce qui se passe pour les revêtements conventionnels, cette manœuvre le rendrait plus dur. Le revêtement est dégagé du cylindre. Il est assez dur et il est malaisé de le détacher de la pièce coulée. On peut s'aider d'un instrument coupant, d'une fraise-boule, voire même d'un bain d'acide fluorhydrique placé dans une cuve à ultrasons.

8° **Finition.**

La finition est conduite selon les techniques habituelles en s'aidant du modèle de contrôle (fig. 18-5, 18-6, 18-7).

Les pertuis sont repris à la fraise 699, afin de créer une conicité dont la pointe est dirigée vers la face de l'attelle qui entre en contact avec l'émail. Toutes les zones destinées à être en contact avec le méthacrylate sont reprises par un sablage fin (Air-Eraser).

## Deuxième séance clinique

**Essai clinique.**

Le bridge est essayé, en maintenant d'une main les griffes de positionnement et en appliquant avec l'autre main une force sur le levier de pression. On vérifie alors la bonne mise en place de l'attelle (fig. 18-8).

**Collage de l'attelle.**

1° **Détartrage aux ultrasons et polissage des faces linguales et proximales** à la poudre de Zirconium sans fluorure (Zircate de Caulk), au moyen d'une brossette.

2° **Pose de la digue.**

Les dents intéressées par l'attelle sont isolées au moyen de la digue. Elle est maintenue au collet à l'aide du fil de soie non cirée (fig. 18-9); voir technique

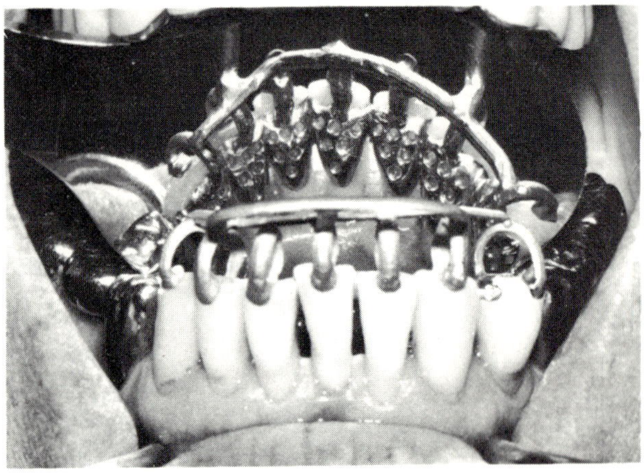

**Figure 18-8.** — Essai clinique.

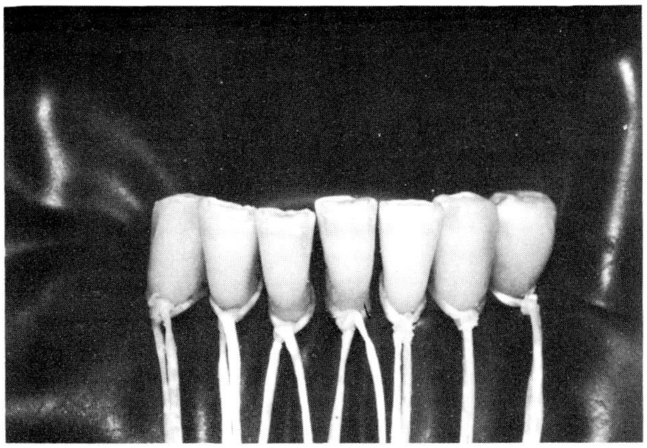

**Figure 18-9.** — Mise en place de la digue avant collage.

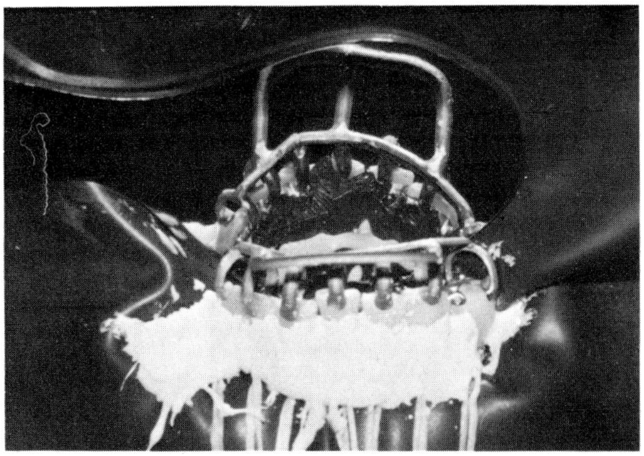

**Figure 18-11.** — Réalisation du coffrage protecteur en ciment oxyphosphate de zinc.

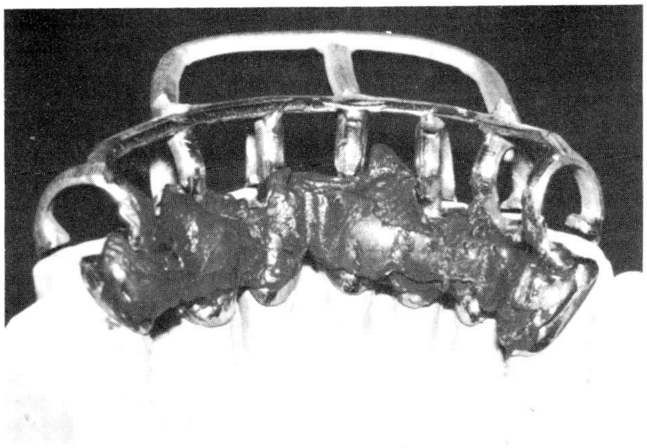

**Figure 18-10.** — Les pertuis de rétention sont obturés à l'aide de pâte de Kerr.

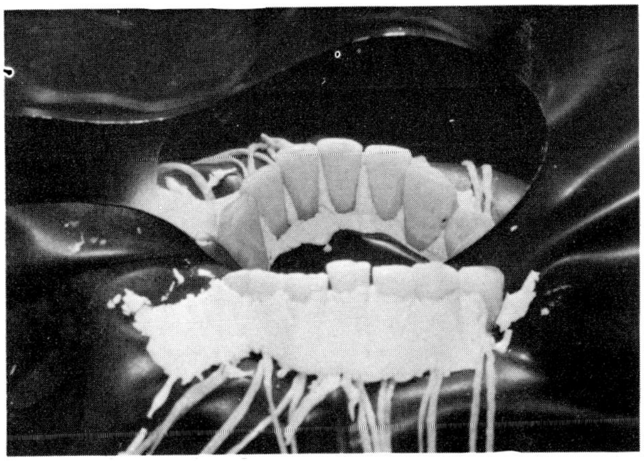

**Figure 18-12.** — Le « coffrage protecteur » délimite à la face linguale des dents le bord cervical de la zone de collage.

de pose de la digue adaptée aux procédés de collage, p. 181.

3° **Mise en place d'un « coffrage protecteur en ciment oxyphosphate ».**

Il est destiné à :

- Protéger de l'action de l'acide phosphorique les surfaces d'émail non concernées par le collage;
- Éviter que les excès de polymère ne collent à l'émail en dehors de la zone à encoller.

*Technique.*

*a*) L'attelle est placée sur le modèle de contrôle. Les pertuis sont obturés à l'aide de pâte de Kerr verte qui recouvre l'ensemble des faces linguales et s'étend jusqu'au bord cervical de l'attelle (fig. 18-10).

*b*) De manière à faciliter l'immobilisation de la mandibule, nous plaçons entre les arcades, dans la région molaire, une cale de caoutchouc du système Vac éjector. Afin d'éviter tout accident de déglutition, nous prenons la précaution de la munir d'un long fil de soie.

Nous tendons un fil de soie de prémolaire à prémolaire, fil qui s'opposera au mouvement en avant de la langue et la digue est tendue sur le cadre à digue en U de Star (fig. 18-24 et 18-19).

*c*) L'attelle, garnie de la pâte de Kerr, est mise en place et maintenue en bonne position.

Un ciment oxyphosphate à prise lente est placé du côté lingual dans les espaces interdentaires et sur toute la surface dentaire comprise entre l'attelle et la digue. Du côté vestibulaire on complète le remplissage des espaces interdentaires et la surface vestibulaire est recouverte jusqu'à 2 mm du bord incisal (fig. 18-11).

Le système Phosphacap, qui fournit des capsules-seringues de ciment oxyphosphate prédosé dont le malaxage est assuré grâce au vibrateur Silamat ou Cap Vibrator, est particulièrement commode pour mélanger le ciment oxyphosphate et le mettre en place (voir p. 184).

*d*) Après la prise du ciment, on retire l'attelle. Ainsi, le ciment délimite, à la face linguale des dents, le bord cervical de la zone de collage (fig. 18-12). Les excès de ciment qui éventuellement se sont glissés entre l'attelle

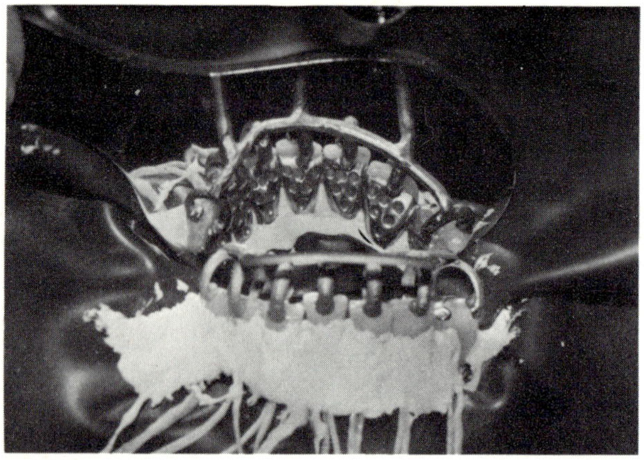

**Figure 18-13.** — Essai de l'attelle après la réalisation du coffrage protecteur.

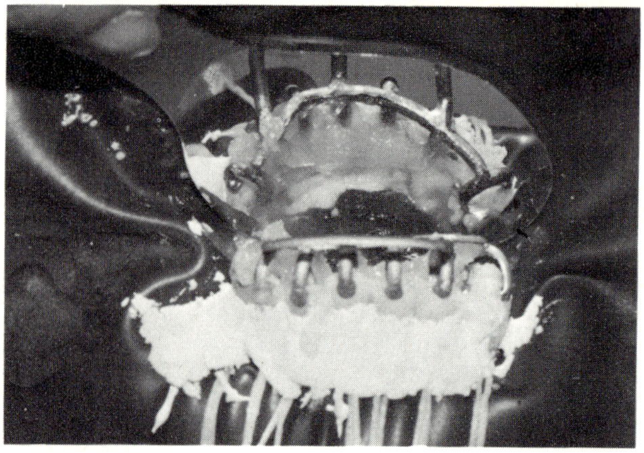

**Figure 18-14.** — Collage de l'attelle. Remarquons la couche de vaseline qui isole le Sevriton pendant sa polymérisation.

et l'émail lingual sont soigneusement éliminés (Cavitron par exemple).

Après avoir débarrassé l'attelle de la pâte de Kerr, elle est essayée de nouveau pour contrôler son insertion (fig. 18-13).

4º **Traitement des surfaces à encoller.**

a) *Au niveau de l'attelle.*

On procède à un dégraissage au chloroforme, à un rinçage à l'eau distillée, suivi d'un séchage. Le coupling agent silanique « Fusion » qui a été préparé 20 mn auparavant, selon les instructions du fabricant, est appliqué à l'aide d'une boulette de coton sur la surface à encoller.

La pièce métallique est alors laissée à sécher 5 mn sous une lampe à incandescence.

Au cours de ces manipulations, l'opérateur doit s'astreindre à éviter tout contact digital avec les surfaces à encoller.

Le coupling agent silanique permet une union chimique entre le métal et le polymère.

b) *Au niveau de l'émail.*

1. La zone d'émail à encoller est traitée par une application d'acide phosphorique à 50 % pendant 90 s. L'acide est déposé au moyen d'une boulette de coton que l'on passe lentement et plusieurs fois sur la surface de l'émail.
2. Rinçage abondant, séchage prolongé (2 mn) à l'air chaud, déshydraté et sans huile. On doit obtenir une surface blanc mat; dans le cas contraire on répète l'opération pendant 30 s.

5º **Préparation du Sevriton et collage.**

La préparation s'effectue en suivant scrupuleusement les instructions du fabricant (voir p. 98 et 166).

Le mélange étant toujours à consistance mouillée, on applique à la spatule une couche de résine sur l'émail et le métal de la zone à encoller, puis on place immédiatement l'attelle en bonne position, en exerçant une vigoureuse pression sur le levier prévu à cet effet, pendant 7 mn. Pour avoir une bonne polymérisation, elle doit s'effectuer à l'abri de l'air; c'est pourquoi, dès que l'attelle est en place, de la vaseline est déposée sur le P.M.M. à l'aide d'une seringue en plastique « Eim seringe 412 » pour élastomère. Son embout incurvé facilite l'opération (fig. 18-14). (Actuellement nous remplaçons la vaseline par de l'huile de paraffine, voir p. 145.)

6º **Finition.**

15 mn après la préparation du Sevriton, on coupe à la fraise à fissure (carbure de Tungstène sur turbine et sous spray) les griffes de position à leur point de jonction avec le bandeau métallique, ce qui permet d'enlever les griffes et le levier de pression (fig. 18-15).

A l'aide d'une pointe montée, en enlève les excès de métal, puis on enlève la digue et le coffrage en ciment oxyphosphate. Enfin, on enlève les excès de Sevriton à l'aide d'une pointe montée (fig. 18-16).

*Pour réduire au minimum le meulage des excès de Sevriton, il est important de réaliser très soigneusement le coffrage en ciment oxyphosphate.*

L'emploi de Sevriton teinte S 6 opaque permet d'avoir un meilleur contraste des excès de méthacrylate sur l'or et l'émail.

Pour le polissage final du métal et du Sevriton, on utilise successivement :

- pointe montée blanche sous spray,
- cupule de caoutchouc enduite de pâte de Zirconium fluoré, *utilisée à basse vitesse.*

Toutes ces manœuvres de finition doivent être faites sous spray, afin d'éviter l'échauffement du P.M.M.

Avant de libérer le patient, nous l'instruisons de la nécessité d'un brossage soigneux, afin d'éviter la formation de tartre au niveau de l'attelle.

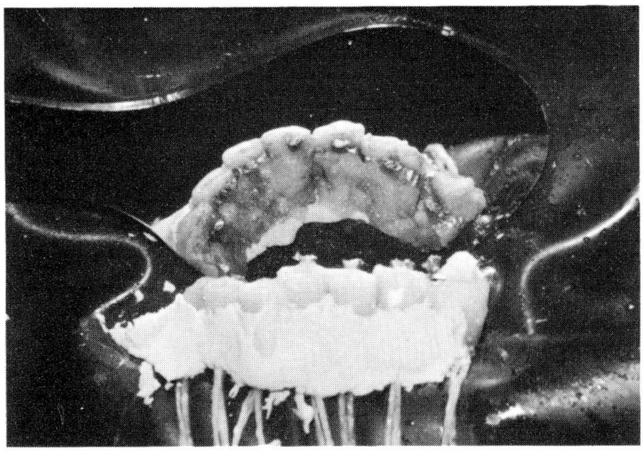

**Figure 18-15.** — Section des annexes (griffe de positionnement et levier de pression).

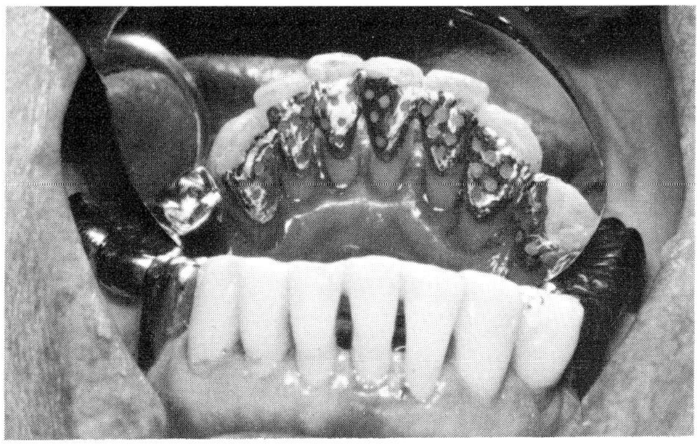

**Figure 18-16.** — Collage terminé. Notons que les embrasures restent libres.

## II. — ATTELLE POUR CONTENTION PERMANENTE APRÈS ORTHODONTIE CHEZ L'ADULTE

J. C. Chaussy, orthodontiste (Cannes) ayant terminé le traitement orthodontique d'un cas de Classe III

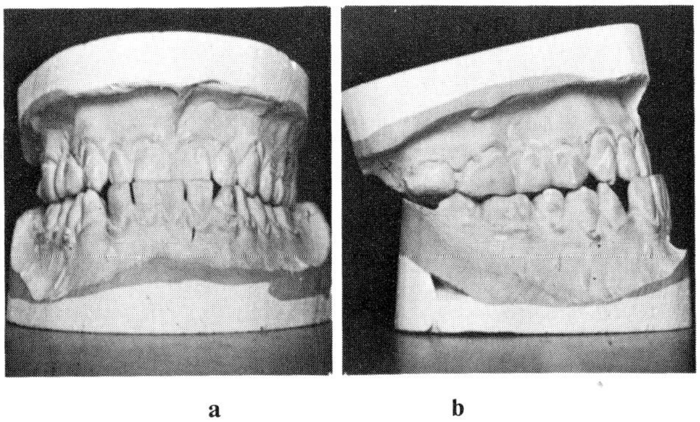

a b

**Figure 18-17 a.** — Vue de face du modèle d'un cas de Classe III d'Angle avant traitement orthodontique.

**Figure 18-17 b.** — Vue de profil.

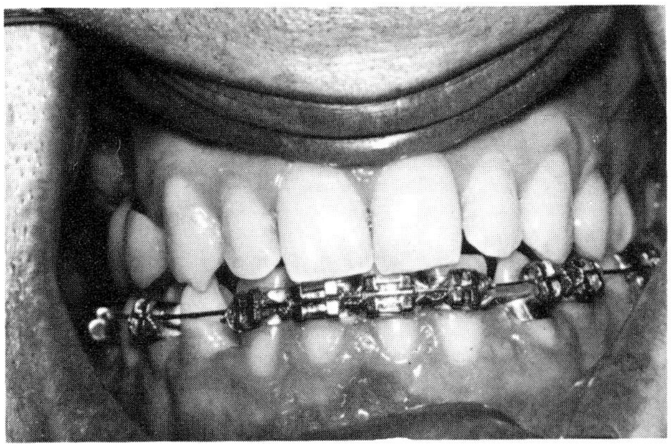

**Figure 18-18.** — Traitement orthodontique terminé.

d'Angle (fig. 18-17, 18-18) nous a demandé de réaliser une attelle de contention permanente collée, afin d'éviter à son patient les mutilations dentinaires nécessaires lors de la réalisation des attelles de contention permanentes conventionnelles (onlay à rainures, à tenons dentinaires, à vis S.M.S. ou V.S.M.S., à coiffes complètes).

Cette réalisation est illustrée par les figures 18-19 à 18-21.

L'avantage du choix de cette solution par rapport

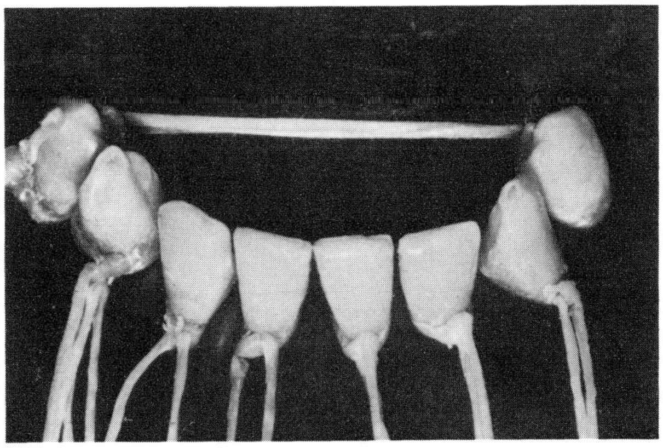

**Figure 18-19.** — Mise en place de la digue avant collage.

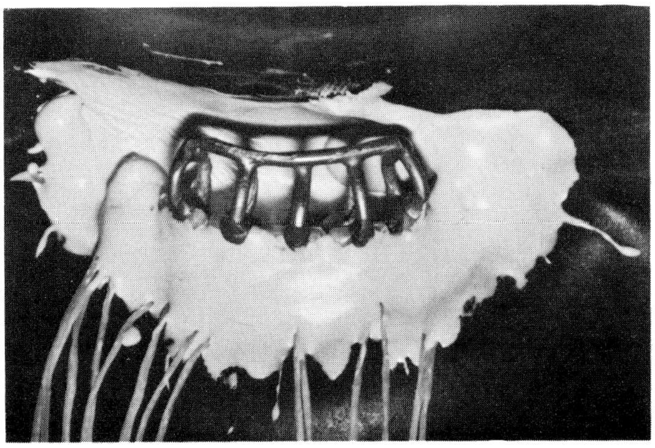

**Figure 18-20.** — Coffrage protecteur en ciment oxyphosphate

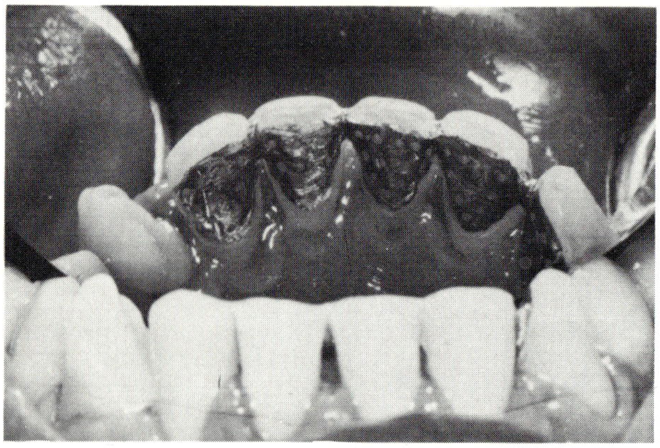

**Figure 18-21.** — Attelle de contention collée.

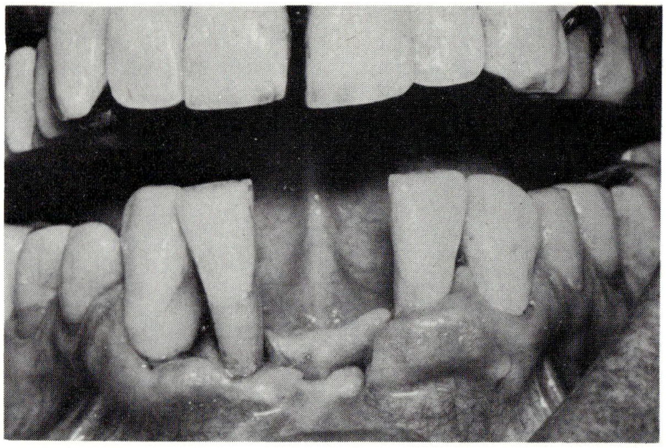

**Figure 18-22.** — Édentation des deux incisives centrales inférieures associée à une alvéolyse importante des deux incisives latérales. (Cliché pris avant chirurgie parodontale.)

aux techniques d'attelles à base d'onlay est que s'il s'avérait, dans trois ou quatre ans, par des examens : jauge d'extentiométrie, radio, etc., qu'il n'est pas nécessaire de maintenir la contention, celle-ci peut être supprimée aisément.

## B) ATTELLE-BRIDGE OU BRIDGE

La technique que nous venons de décrire est applicable à la réalisation d'attelle-bridge ou de bridge dans la région antérieure mandibulaire.

### DESCRIPTION DE LA TECHNIQUE A PROPOS D'UN CAS CLINIQUE

Il s'agit d'une femme de 50 ans qui présente une édentation des deux incisives centrales inférieures et une alvéolyse importante au niveau des incisives latérales (fig. 18-22).

Nous réalisons une attelle-bridge allant de canine à canine. Les éléments intermédiaires seront des jaquettes préfabriquées « Cérami-crown ».

#### Première séance clinique

- Détartrage.
- Choix de la teinte pour les éléments intermédiaires « Cérami-crown » en utilisant non pas le teintier, mais un jeu de dents.
- Prise d'empreinte pour la réalisation d'un modèle d'étude.

#### Premier temps de laboratoire

Sur le modèle d'étude, on choisit la forme des intermédiaires Cérami-crown. Nous conseillons pour ce choix de le faire en se servant d'un jeu de forme, ce qui est plus précis que d'utiliser la carte de formes pour réaliser la commande. Les Cérami-crown sont montées sur une cire, afin d'en permettre l'essai clinique. Signalons qu'il est possible de faire des modifications de forme par meulage ou adjonction, et de teinte par maquillage.

#### Deuxième séance clinique

Essai des éléments intermédiaires montés sur cire. On vérifie leur teinte, leur forme, leur position, et on s'assure ainsi de l'accord du patient.

Puis on effectue un détartrage et une prise d'empreinte tels qu'ils sont décrits dans la première séance clinique de la technique de l'attelle (p. 128).

#### Deuxième temps de laboratoire

1° Coulée du maître-modèle en revêtement.
2° Coulée du modèle de contrôle en Velmix.
3° Confection de la maquette en cire.

Les Cérami-crown étant mises en place sur le maître-modèle et maintenues par une clé vestibulaire la cire de l'armature est coulée et sculptée au niveau de 41 et 31. La maquette du bandeau lingual (43, 42, 32, 33) et de ses annexes, griffe de positionnement et bras de levier, est réalisée comme pour l'attelle.

Les Cérami-crown sont retirés de la cire, la mise en revêtement et la coulée sont identiques à la technique de l'attelle (fig. 18-23).

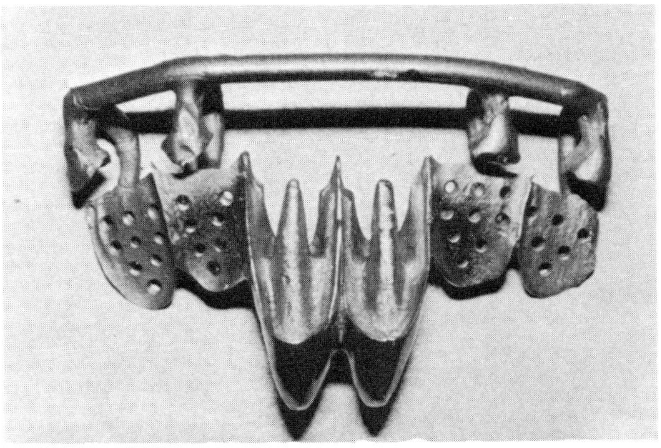

**Figure 18-23.** — Vue de l'attelle-bridge de contention.

## Troisième séance clinique

### Collage de l'attelle-bridge.

Après avoir scellé à l'oxyphosphate les Cérami-crown sur l'armature, le collage et la finition de l'attelle-bridge sont effectués suivant la même technique que pour l'attelle (fig. 18-24 et 18-25).

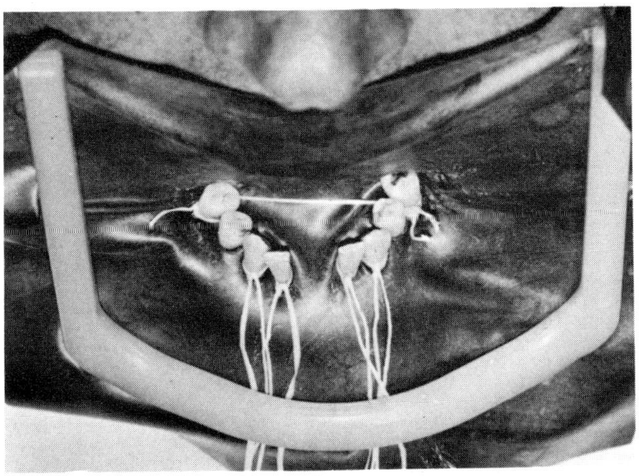

**Figure 18-24.** — Digue mise en place avant le collage. Elle est tendue sur le cadre à digue de Star. Remarquons le fil de soie passé de 34 à 35 pour s'opposer aux mouvements en avant de la langue.

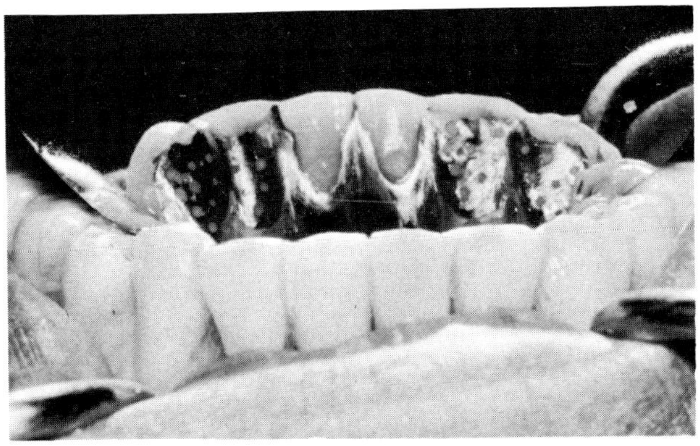

**Figure 18-25.** — Attelle-bridge de contention collée.

* * *

Pour la réalisation des éléments intermédiaires de ces attelles-bridges ou bridges, on peut utiliser toutes les solutions habituelles : dent à tube, facette crampon platine, jaquette céramique, jaquette montée sur un tube d'alumine, etc.

Cependant, nous préférons les cérami-crown (jaquettes préfabriquées) et les « reverse pin » (fig. 18-26).

Les facettes « reverse pin »[100, 101, 102] élaborées au laboratoire à partir de facettes crampon or (les facettes Vivostar d'Ivoclar se prêtent particulièrement à cette technique, étant donné la facilité avec laquelle on peut y forer des puits). Ce type de facettes nous paraît conserver toute son actualité depuis que nous avons mis au point une technique pour réaliser une facette « reverse pin » de remplacement en céramique par cuisson au laboratoire[44] (voir p. 158).

Dans le cas où on veut utiliser un élément intermédiaire céramo-métallique, il est préférable de couler

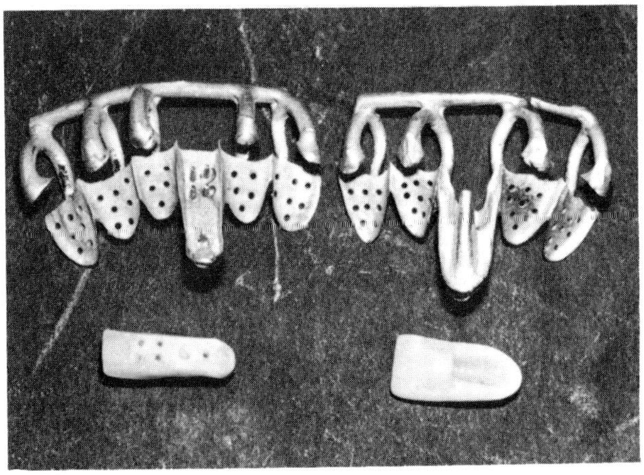

**Figure 18-26.** — Deux types d'éléments intermédiaires que nous utilisons fréquemment : la « Cérami-crown » et la « reverse pin ».

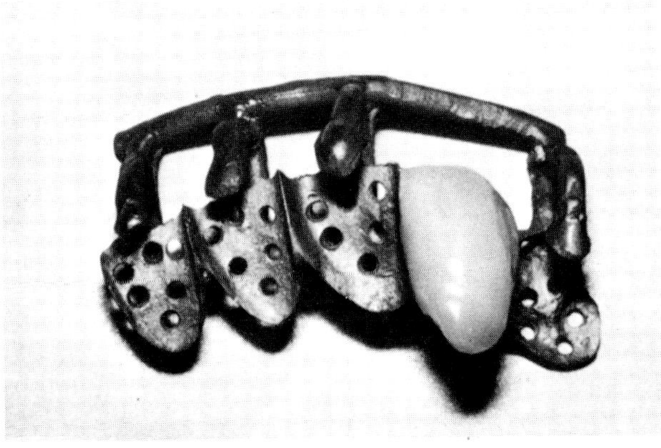

**Figure 18-27.** — Attelle-bridge pour le remplacement de 33, attelle coulée en or céramo-métallique, ce qui permet de cuire l'élément intermédiaire sans avoir à réaliser de soudure.

toute l'armature métallique et ses annexes en métal auro-céramique, afin d'éviter tout problème de soudure (fig. 18-27).

Dans ce cas, pour réaliser le « maître-modèle », nous utilisons le revêtement Ceram-Vest de Kerr à la place du Cymo-die (voir note n° 2, p. 145), car on ne peut l'employer pour couler des alliages dont le point de fusion dépasse 1 050 °C. Le Cymo-die, contenant du gypse ne peut être chauffé à une température excédant 700 °C.

* * *

## CAS CLINIQUES

### Cas n° 1

Remplacement d'une latérale inférieure (fig. 18-28 et 18-29).

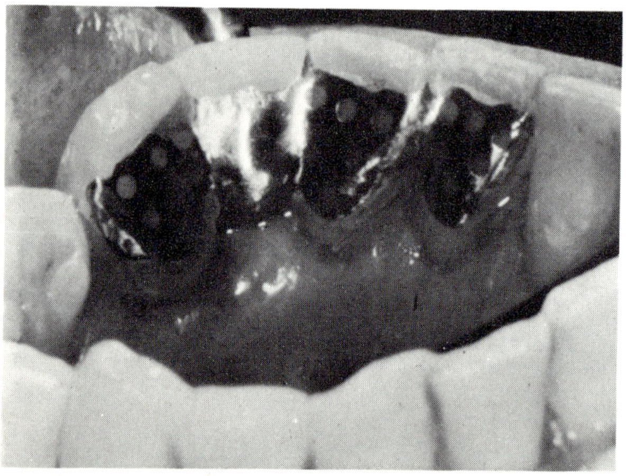

**Figure 18-28.** — Remplacement de 42 par une attelle-bridge collée sur 31, 41, 43.

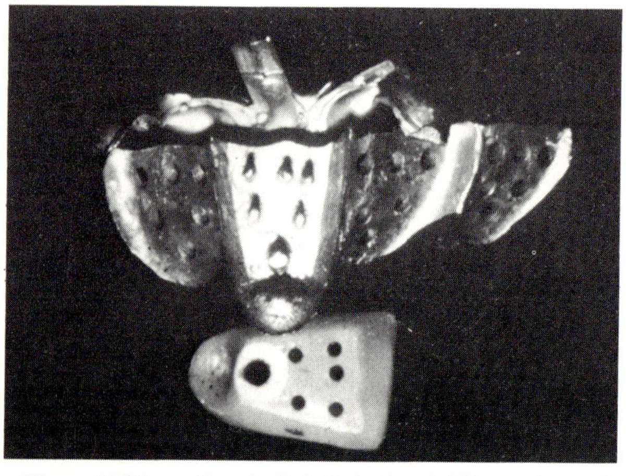

**Figure 18-29.** — Vue de l'attelle-bridge. L'élément intermédiaire est réalisé avec une facette céramique « reverse pin ».

### Cas n° 2

Remplacement de 41 et 42 (fig. 18-30, 18-31 et 18-32).

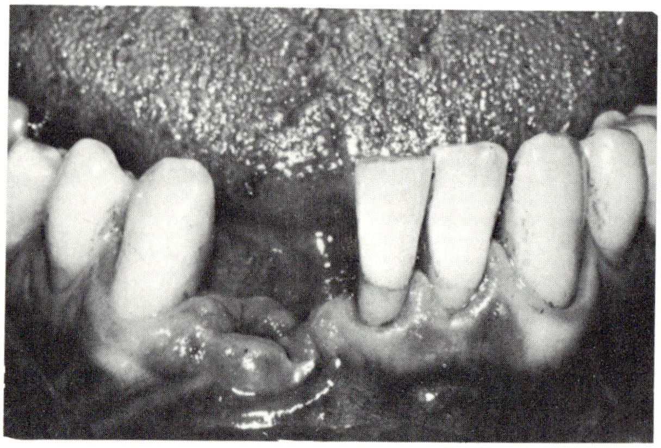

**Figure 18-30.** — Édentation de 41, 42 chez un homme de 45 ans.

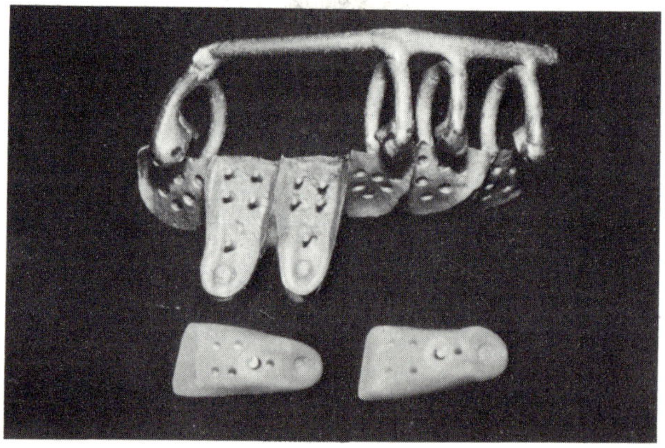

**Figure 18-31.** — Attelle-bridge. Les éléments intermédiaires portent deux facettes céramique « reverse pin ».

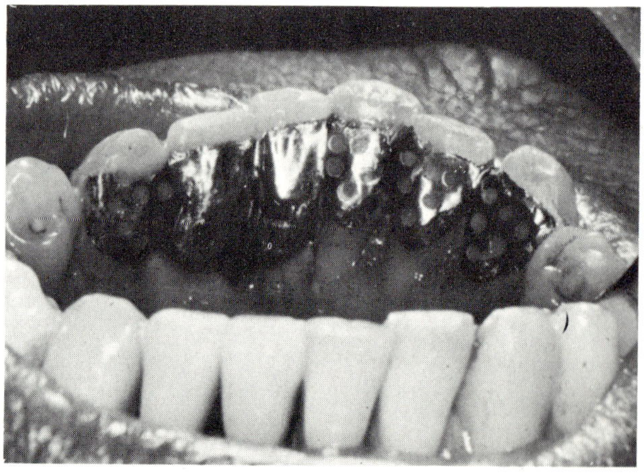

**Figure 18-32.** — Attelle-bridge collée.

**Cas n° 3**

Il s'agit d'un homme de 48 ans qui se présente à nous avec une édentation de 42 et 43. Le parodonte est sain, 44 pulpée porte une couronne façonnée percée avec une extension à facette résine pour remplacer 43. Ce patient consulte pour le remplacement de 42 et désire une prothèse plus esthétique pour 44 et 43 (fig. 18-33).

Nous lui avons proposé et réalisé un bridge ainsi conçu :

- Couronne auro-céramique sur dent pulpée sur 44 avec, encastré dans la partie mésiale, l'élément femelle d'un attachement MS (Minimal Space) de Ney (1),
- Bandeau lingual collé sur 33, 32, 31, 41, prolongé par une travée portant 42, 43 en cérami-crown et s'encastrant dans l'élément femelle de 44.

*Technique de réalisation*

*Premier temps.* — Réalisation de l'auro-céramique sur 44.

Lors de la préparation du moignon, nous avions prévu une boîte destinée au logement de l'attachement femelle, pour éviter qu'il ne soit en surplomb (fig. 18-34, 18-35).

*Deuxième temps.* — Réalisation de la portion du bridge destinée à être collée.

La technique est la même que celle décrite pour les attelles-bridges à ce détail près que l'empreinte de l'attachement inclus dans 44 a été obtenue directement par l'élastomère sans utilisation de la partie mâle (fig. 18-36).

Le maître-modèle est obtenu à partir de cette empreinte (fig. 18-37) ce qui nous a permis de réaliser en une seule coulée le bandeau lingual 33, 32, 31, 41, la travée à faux moignon pour 42, 43, et la partie mâle venant s'encastrer dans 44 (fig. 18-38).

Le modèle de contrôle en plâtre dur comporte l'auro-céramique de 45. Pour l'obtenir, on a replacé la coiffe de 45 dans l'empreinte aux élastomères thyocol.

Le collage de cette portion est effectué suivant notre technique (fig. 18-47 à 18-50).

La décision de scinder ce bridge en deux parties a été motivée par différentes raisons :

1° 44 ayant été déjà meulée, il ne nous était plus possible d'envisager un bridge d'une seule pièce collée s'étendant de 45 à 33, puisque nous ne savons pas coller sur la dentine ou sur l'or;

2° Le précédent d'une préparation périphérique totale sous-gingivale nous imposait une coiffe complète qui ne pouvait être scellée que par un ciment, et l'attachement nous a permis de dissocier le scellement de la coiffe complète sous-gingivale à l'oxyphosphate, du collage du bandeau lingual. En effet, si le bridge est d'une seule pièce, il nous semble difficile de réaliser simultanément le scellement à l'oxyphosphate d'une extrémité et le collage de l'autre, étant donné les impératifs de notre technique de collage.

(1) Ney Crown and Bridge Manual[125].

# ILLUSTRATION TEMPS PAR TEMPS DE LA TECHNIQUE

## CAS CLINIQUE N° 3

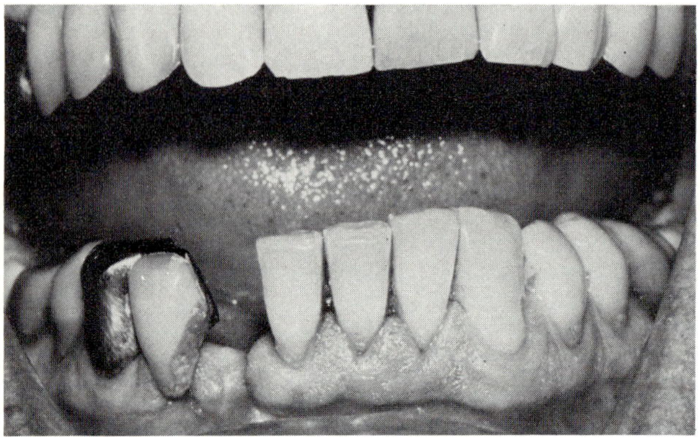

**Figure 18-33.** — Cas clinique n° 3 avant traitement.

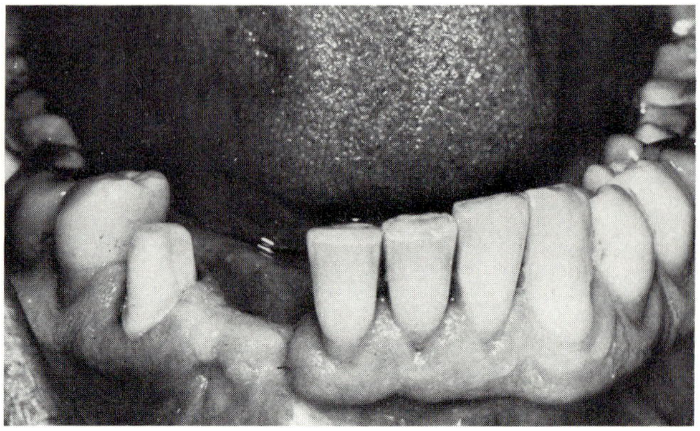

**Figure 18-34.** — Préparation de 45 pour auro-céramique. On remarque sur la face mésiale la cavité préparée pour permettre la mise en place dans la coiffe, de la partie femelle d'un attachement Mini-Space de Ney.

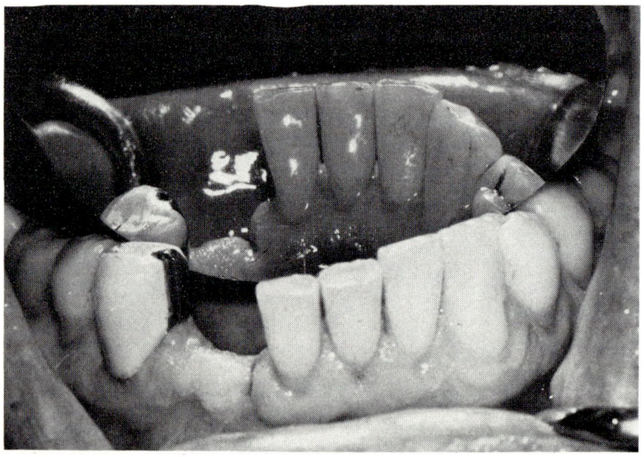

**Figure 18-35.** — Mise en place de la coiffe auro-céramique 45 pour la prise d'empreinte (elle n'est pas scellée).

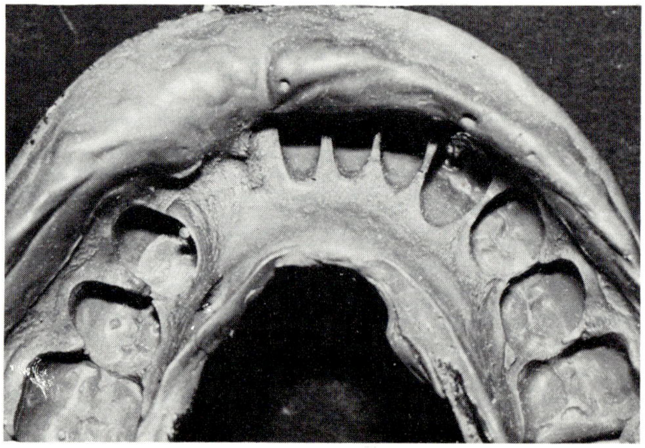

**Figure 18-36.** — Empreinte aux élastomères Thyocol.

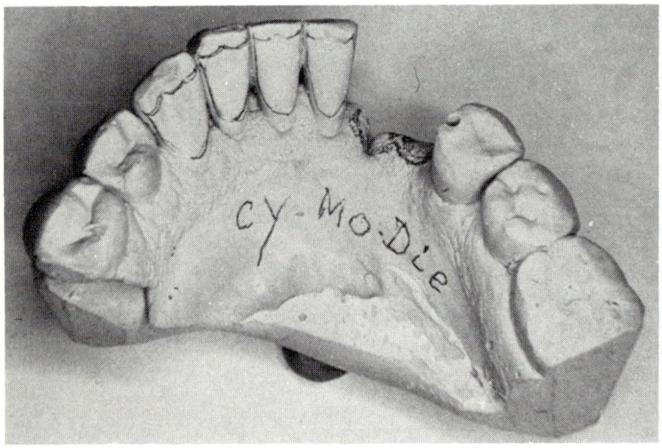


**Figure 18-37.** — Maître-modèle en Cymo-die tiré de l'empreinte aux élastomères. On note le tracé des bords de l'armature.

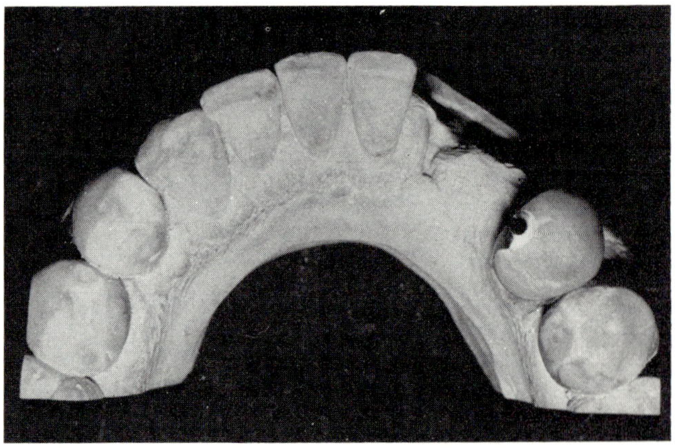

**Figure 18-38.** — Modèle de contrôle en plâtre dur comportant l'auro-céramique de 45. Pour l'obtenir, on a replacé la coiffe de 45 dans l'empreinte aux élastomères Thyocol.

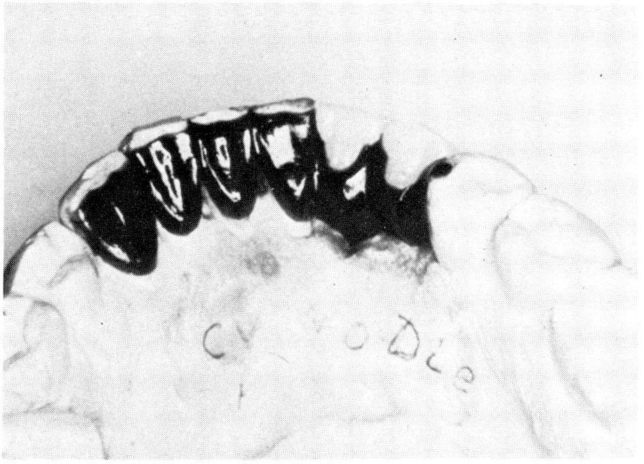

**Figure 18-39.** — Cire de l'armature sur le maître-modèle.

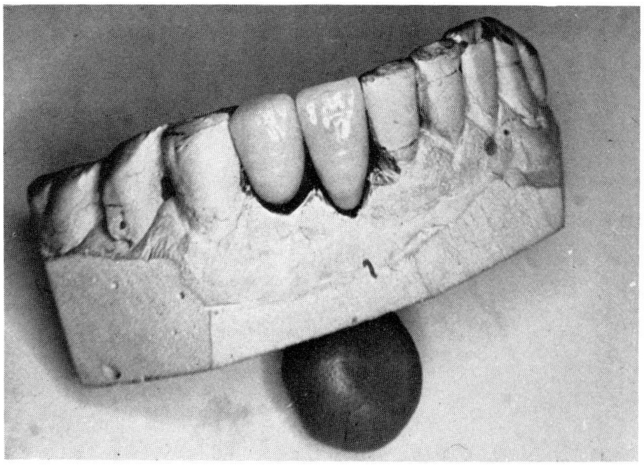

**Figure 18-40.** — Éléments intermédiaires en « Cérami-crown ».

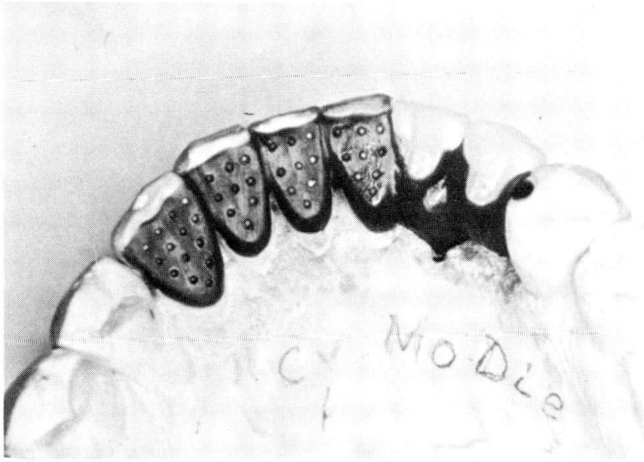

**Figure 18-41.** — Réalisation des pertuis dans la maquette en cire.

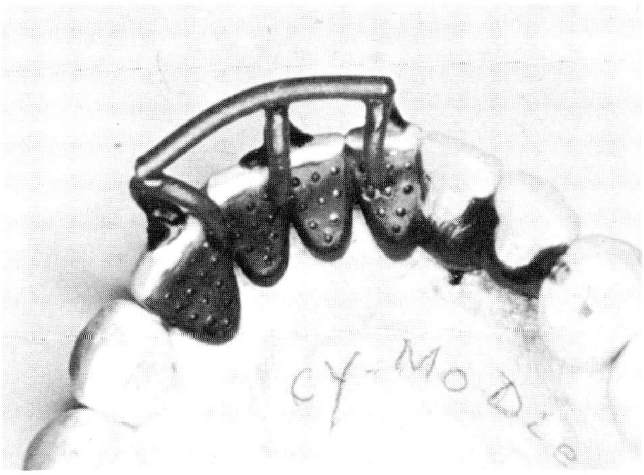

**Figure 18-42.** — Adjonction à la maquette en cire des griffes de positionnement.

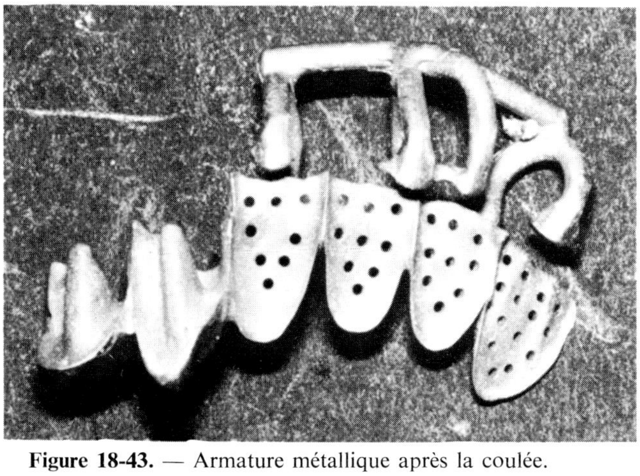

**Figure 18-43.** — Armature métallique après la coulée.

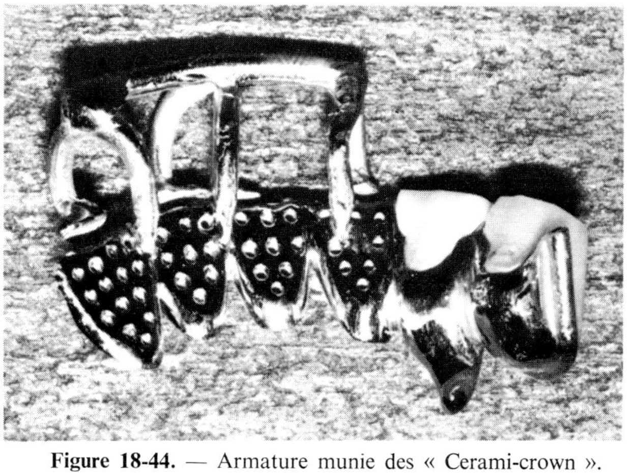

**Figure 18-44.** — Armature munie des « Cerami-crown ».

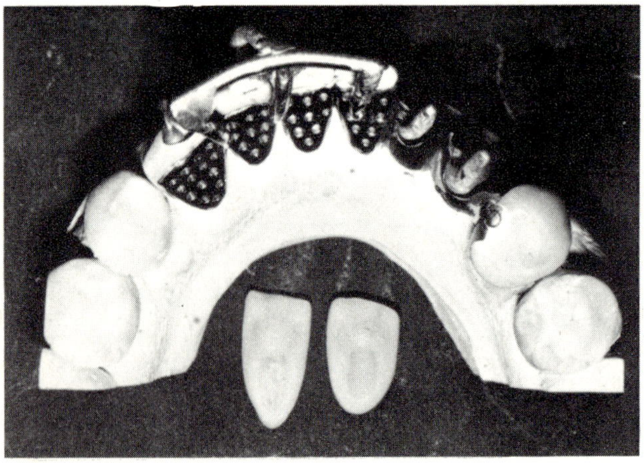

**Figure 18-45.** — Essai de l'attelle-bridge sur le modèle de contrôle comportant l'auro-céramique de 45.

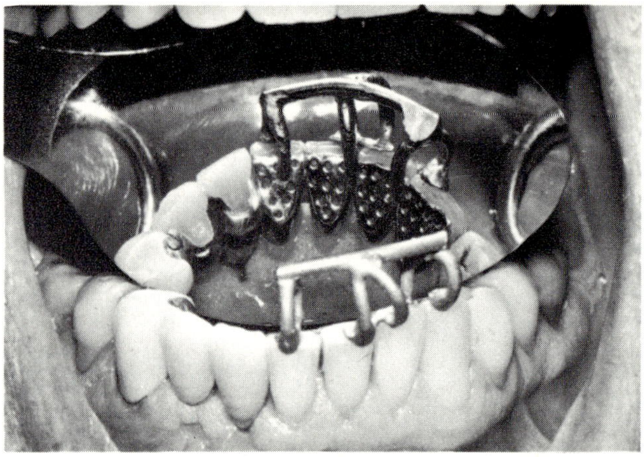

**Figure 18-46.** — Essai de l'attelle-bridge en bouche après scellement de la couronne auro-céramique de 45.

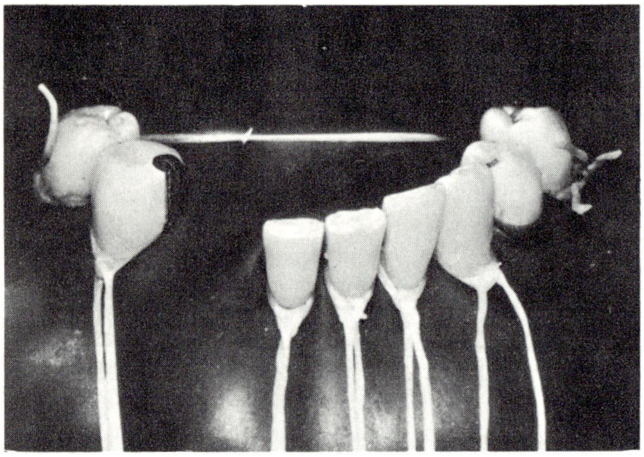

**Figure 18-47.** — Mise en place de la digue avant le collage. Remarquons le fil tendu de 45 à 35, destiné à s'opposer au mouvement en avant de la langue.

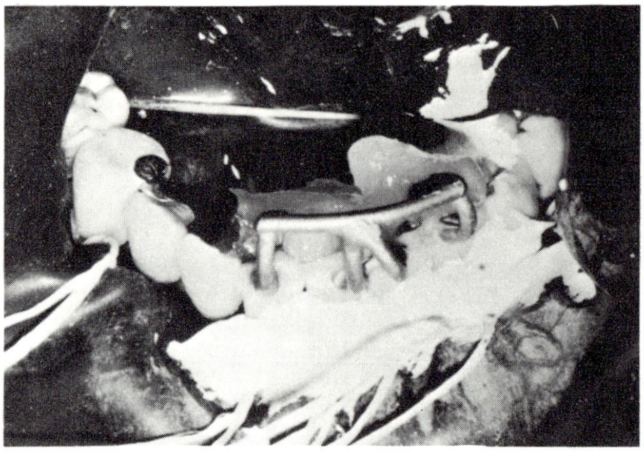

**Figure 18-48.** — Collage de l'attelle-bridge.

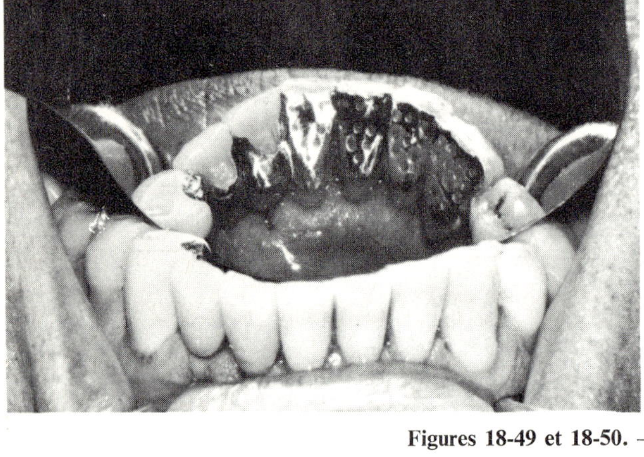

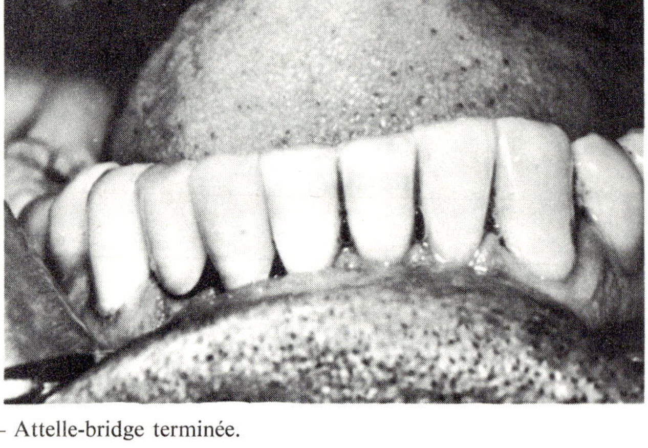

**Figures 18-49 et 18-50.** — Attelle-bridge terminée.

CHAPITRE 19

# ATTELLE OU ATTELLE-BRIDGE COLLÉE SUR L'ÉMAIL DES DENTS ANTÉRIEURES MAXILLAIRES

Au maxillaire supérieur, les conditions anatomiques sont normalement telles qu'il n'est pas possible d'utiliser notre technique d'attelle collée.

Cependant, dans certains cas d'occlusion : bout à bout, articulé inverse, overjet, béance incisive, etc., on peut envisager d'aménager la méthode, en ne faisant pas de meulage ou en se limitant à des meulages discrets.

Dans notre technique d'attelle ou attelle-bridge mandibulaire, l'assemblage résine-métal est obtenu par des pertuis ménagés à travers le bandeau métallique.

Au maxillaire supérieur, l'action de la mastication risquant d'user plus ou moins rapidement la résine contenue dans les pertuis de rétention, nous avons imaginé un autre système de rétention pour assurer l'union résine-métal.

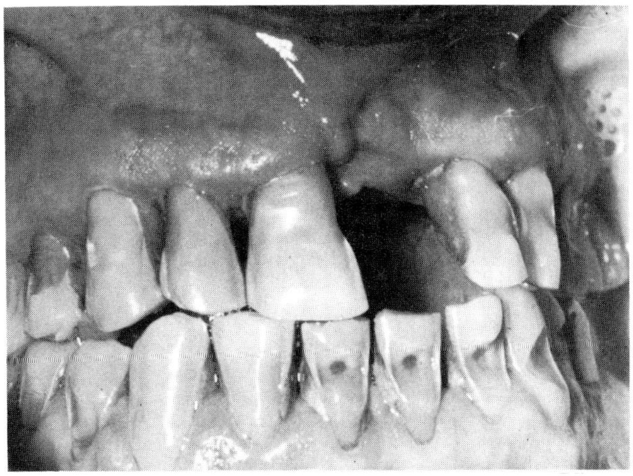

**Figure 19-1.** — Réalisation d'un bridge collé au maxillaire supérieur pour le remplacement de 21 dans un cas d'occlusion favorable.

## *DESCRIPTION, A PROPOS D'UN CAS CLINIQUE D'ATTELLE-BRIDGE*

**Homme de 57 ans.** Toutes les dents sont présentes sur l'arcade inférieure et supérieure, sauf 21 qui a été perdue par alvéolyse, 22 est légèrement mobile. L'occlusion se fait en bout à bout (fig. 19-1). Étant donné l'état du parodonte, nous indiquons une attelle-bridge s'étendant de canine à canine. Les conditions d'occlusion étant favorables, nous proposons une attelle-bridge collée. Ce patient se déclare très sensible au caractère non mutilant de cette solution, d'autant qu'il ne désirait absolument pas modifier l'aspect de son sourire (importante usure de l'émail vestibulaire).

## TECHNIQUE

### Première séance clinique

Prise d'empreinte pour modèle d'étude et choix de la teinte de l'élément intermédiaire.

### Premier temps de laboratoire

Sur le modèle d'étude, nous avons ajusté une facette crampon platine et, par meulage et maquillage, avons imité l'aspect des faces vestibulaires des dents adjacentes, puis montage sur une plaque base pour essais cliniques.

### Deuxième séance clinique

Après l'essai de la facette, l'accord du patient étant obtenu, nous procédons au biseautage aux dépens de la face palatine, des bords incisifs des cinq dents antérieures, de manière à permettre une protection de ce bord par le bandeau métallique. Nous voulons, en effet, que l'occlusion se fasse par l'intermédiaire du bandeau de métal et non directement sur la dent. Car dans ce cas nous craignons que ces efforts ne décollent la dent du bandeau métallique.

Prise d'empreinte aux élastomères thyocol de l'arcade supérieure et enregistrement des rapports d'occlusion selon les méthodes habituelles.

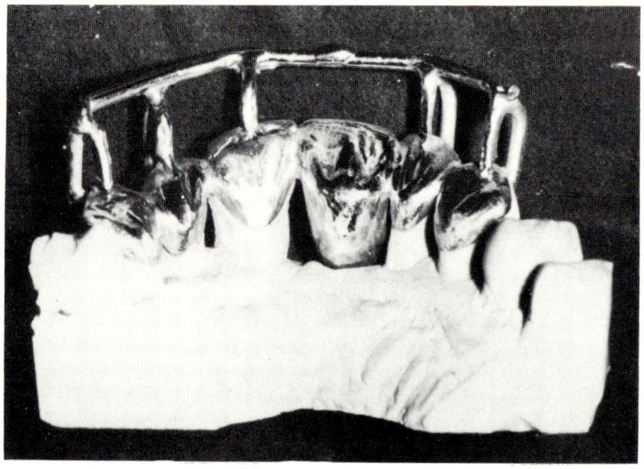

**Figure 19-3.** — Face palatine de l'attelle-bridge sur le modèle.

### Deuxième temps de laboratoire

- Coulée du modèle en plâtre dur (fig. 19-2).
- Nous y traçons les limites du bandeau palatin.
- A l'intérieur de ces limites, nous traçons un second contour homothétique du précédent et distant de 1 mm.

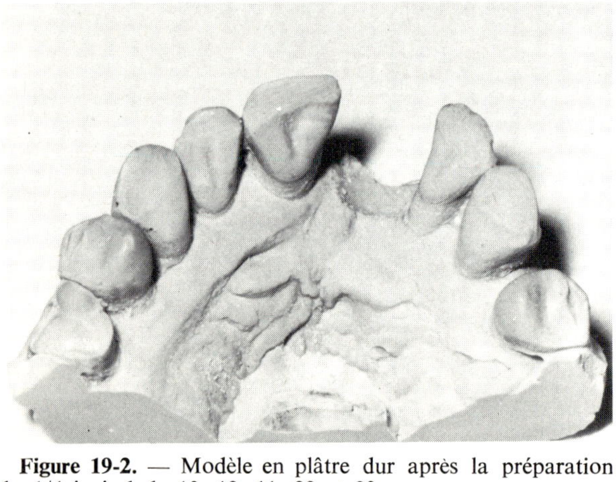

**Figure 19-2.** — Modèle en plâtre dur après la préparation du 1/4 incisal de 13, 12, 11, 22 et 23.

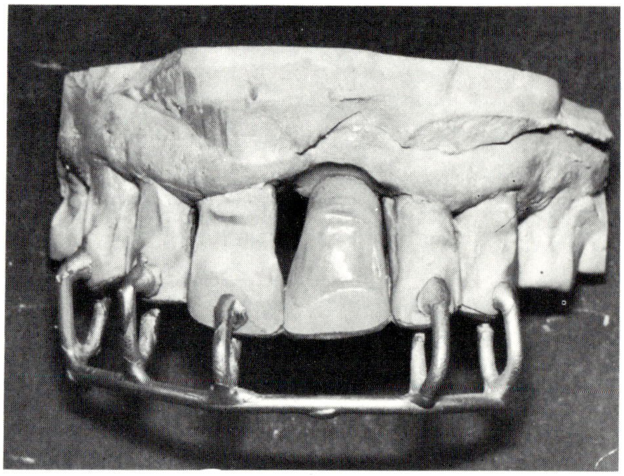

**Figure 19-4.** — Vue vestibulaire. Notons que la face vestibulaire de l'intermédiaire (crampon platine) reproduit les défauts d'émail des dents adjacentes.

- Sur la surface ainsi délimitée, nous collons une feuille de cire calibrée rose de 0,4 mm d'épaisseur.
- Le modèle est enduit d'une couche de séparateur « Microfilm ».
- Puis la maquette en cire bleue du bandeau lingual et de la travée est exécutée selon les méthodes habituelles.
- Réalisation des griffes de positionnement et du levier de pression comme précédemment.
- Mise en place des tiges de coulée et des nourrices.
- La maquette en cire et ses annexes sont retirées du modèle. Dans le cas où la cire rose de 0,4 mm a été entraînée par la maquette malgré la présence du séparateur, cette cire est enlevée

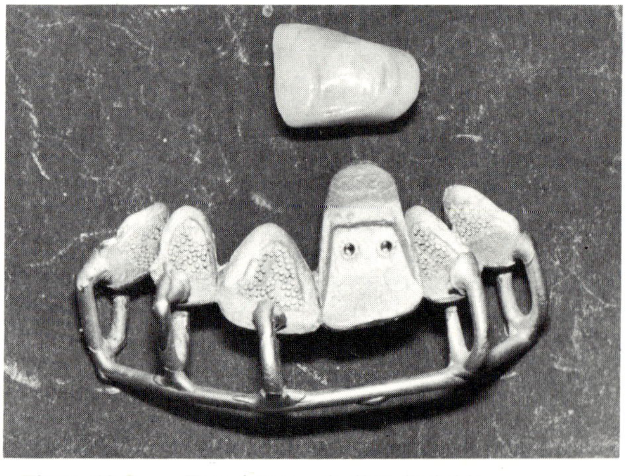

**Figure 19-5.** — Face interne de l'attelle-bridge.

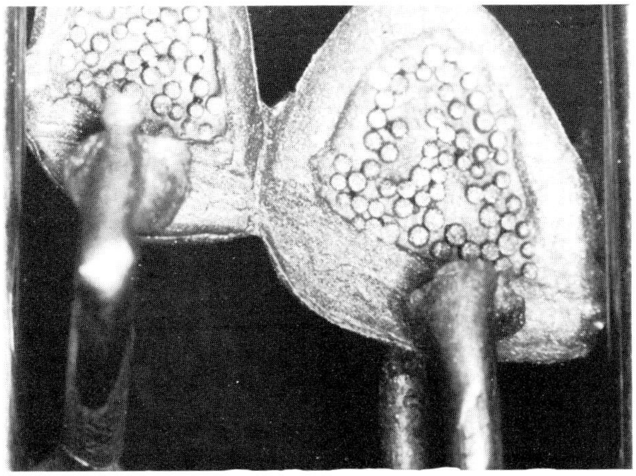

**Figure 19-6.** — Détail des rétentions réalisées à la face interne.

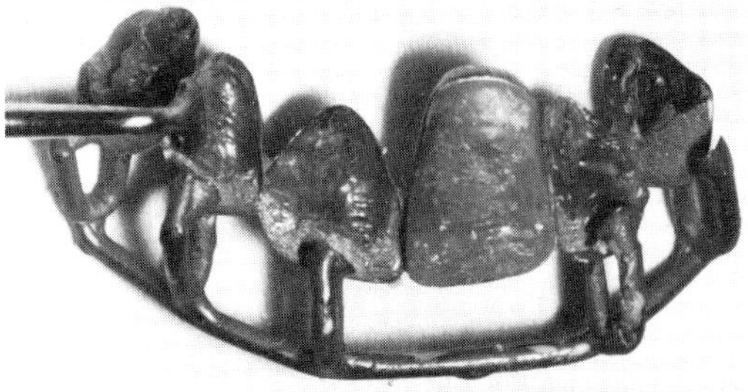

**Figure 19-7.** — Suppression, au moyen du grattoir à amalgame Tanner des excès de la cire rose déposée pour masquer les rétentions.

- Au fond des logettes ainsi créées, nous collons un semis de billes de rétention en plastique de 0,4 mm de diamètre. (Technique analogue à celle employée pour créer des rétentions pour les masques vestibulaires en résine.)
- Après quoi la maquette est mise en revêtement, coulée et finie selon les techniques habituelles (fig. 19-3 à 19-6).
- Sur le modèle débarrassé des cires calibrées roses, l'armature du bridge est essayée.
- Il est fréquent que les billes de rétention gênent sa bonne insertion. Les points en excès sont mis en évidence en s'aidant de poudre de graphite déposée sur le modèle, puis ils sont finement meulés. Notons que ce meulage, qui n'atteint pas le grand diamètre de ces sphères, ne diminue pas leur valeur rétentive.

### Troisième séance clinique

- Essai de l'armature métallique.
- Après quoi, pour éviter que du ciment ne pénètre dans les rétentions créées par les billes lors du scellement de la facette et de la réalisation du « coffrage protecteur » en ciment oxyphosphate, nous prenons la précaution d'y déposer de la cire « Extra Hard Wax pink » de Kerr. Ce type de cire nous paraît nécessaire, plutôt qu'une cire molle (cire à boxer) pour éviter, lors des manœuvres de réalisation du coffrage, de cirer la surface à encoller, ce qui s'opposerait à l'action de l'acide phosphorique.
- Au moyen d'une spatule chaude, nous déposons la cire dans les logettes de rétention. Après refroidissement, avec un grattoir à amalgame Tanner, nous supprimons les excès de cire de manière à ne pas gêner la mise en place de l'attelle-bridge, lors de la réalisation du « coffrage protecteur » (fig. 19-7).
- Scellement de la facette.
- Détartrage, nettoyage de l'émail à encoller à la brossette plus Zircate.
- Mise en place de la digue (fig. 19-8).
- Réalisation du coffrage protecteur (fig. 19-9 et 19-10).

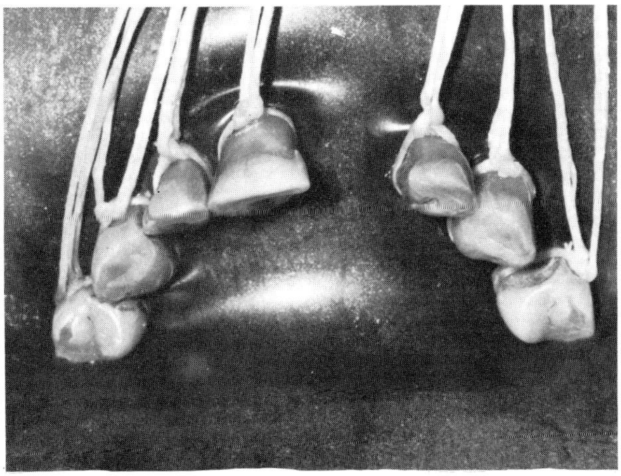

**Figure 19-8.** — Mise en place de la digue avant collage.

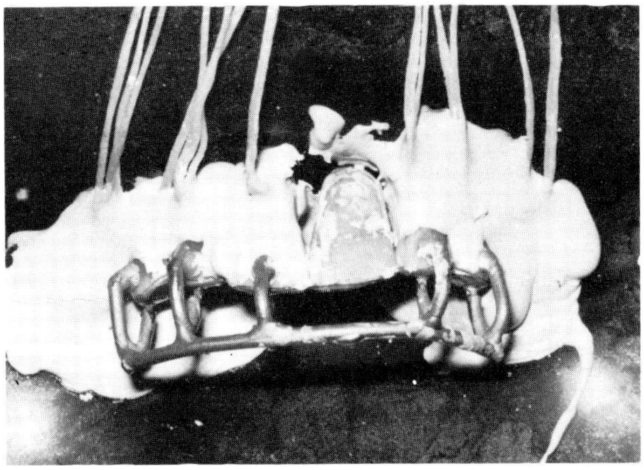

**Figure 19-9.** — Réalisation de « coffrage protecteur » en oxyphosphate.

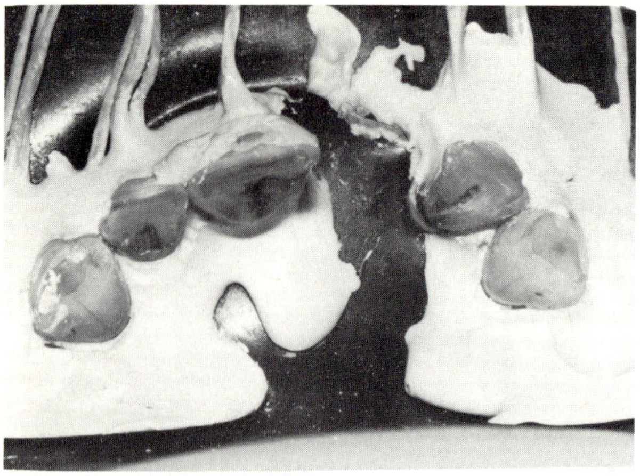

**Figure 19-10.** — Vue palatine de « coffrage protecteur ».

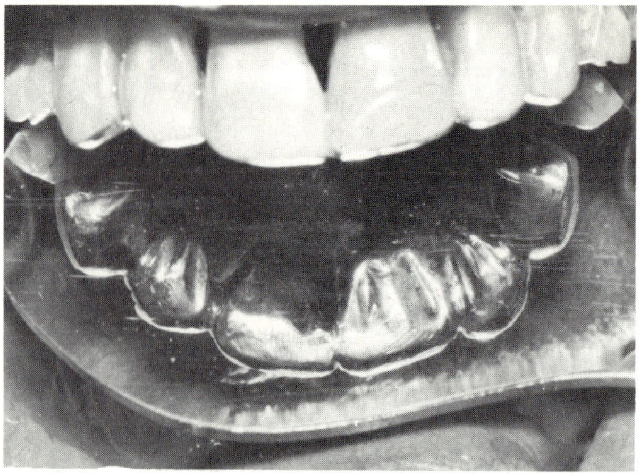

**Figure 19-12.**

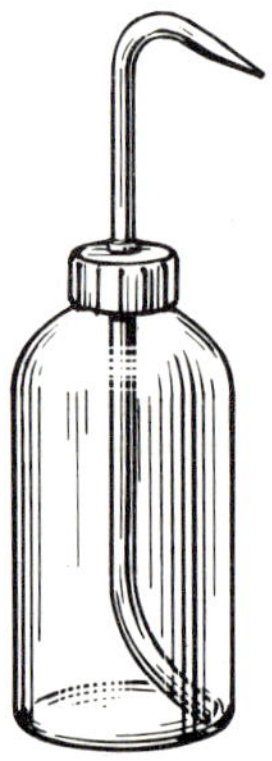

**Figure 19-11.** — Pissette en polyéthylène souple de 125 cc. (N° 0837942 Prolabo.)

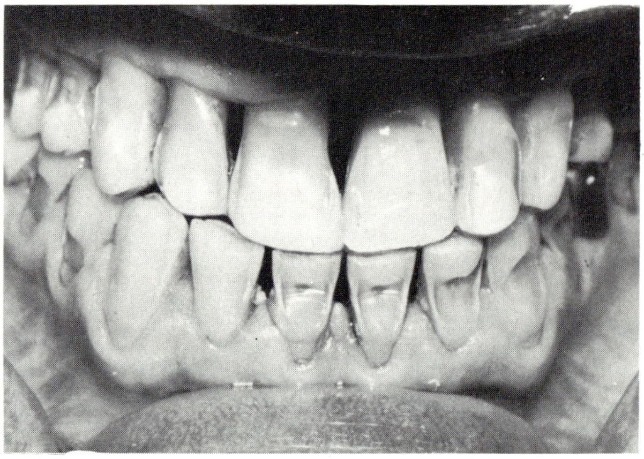

**Figure 19-13.**

**Figures 19-12 et 19-13.** — Bridge terminé. Notons le bon rendu esthétique obtenu grâce au travail de la facette crampon platine.

- Après quoi nous débarrassons l'attelle de la cire protectrice par l'action d'eau bouillante plus cristaux de soude. Rinçage à l'eau bouillante, séchage à l'alcool. Application du coupling agent « Fusion ».
- Création des micro-rétentions dans l'émail par l'acide phosphorique.
- Préparation du Sevriton. Il est déposé très fluide sur les logettes de rétention et sur l'émail.
- L'attelle-bridge est mise en place.
- L'isolation de l'air pendant la polymérisation est obtenue par un dépôt d'huile de paraffine. On le met en place en utilisant une pissette de laboratoire en polyéthylène souple.
- La polymérisation étant terminée, les finitions (retrait des griffes de positionnement, du coffrage protecteur et des excès de Sevriton) sont conduites comme précédemment (fig. 19-12 et 19-13).
- Contrôle de l'occlusion.

## *PERSPECTIVE D'UTILISATION DU PROCÉDÉ DE A. SARAGOSSI DANS NOS TECHNIQUES DE BRIDGE COLLÉ*

R. Leibowitch traitant de l'adhésion de la céramique sur les alliages nickel-chrome, nous a exposé le procédé de A. Saragossi qui crée des micro-rétentions à la surface des infra-structures pour céramo-métalliques réalisées en superalliage Phenix. Il y projette des billes métalliques de 40 $\mu$ de diamètre créant une couche poreuse d'une épaisseur inférieure à 100 $\mu$ (voir chap. 32).

Cette solution, qui permet de créer des micro-rétentions à la surface d'un alliage nickel-chrome, nous a paru être la réponse à une recherche que nous poursuivons depuis plusieurs années.

En effet, dans nos techniques de bridge collé sur l'émail, la rétention du polymère au niveau du métal est obtenue par des macro-rétentions (pertuis tronc-coniques, ou billes de rétention de 0,40 mm de diamètre).

Ces macro-rétentions imposent une épaisseur de 0,60 à 0,70 mm pour le bandeau métallique.

Nous avions cherché différentes solutions permettant de créer des micro-rétentions à la surface du métal dans la zone à encoller (moins de 100 μ d'épaisseur) de manière à avoir un bandeau palatin de 0,45 mm d'épaisseur maximale.

Le procédé de A. Saragossi, qui permet de créer des micro-rétentions au niveau de la surface du nickel-chrome, nous offre la possibilité de réduire l'encombrement du bandeau métallique à une épaisseur de 0,40 — 0,50 mm.

Cette diminution d'épaisseur élargit le champ des indications de nos bridges collés, au maxillaire supérieur notamment.

## TECHNIQUE DE LABORATOIRE (1)

Sur un modèle Velmix, tiré d'une empreinte aux élastomères, nous traçons les limites du bandeau palatin.

A l'intérieur de ces limites nous traçons un contour homothétique du précédent et distant d'un millimètre. Sur la surface ainsi délimitée, nous collons une feuille de cire calibrée de 0,15 mm (cire Esve) (fig. 19-14). De ce modèle modifié, préalablement vaporisé de Xynon (isolant), nous obtenons un duplicata en revêtement haute fusion (Ceram-Vest de Kerr), au moyen d'une empreinte aux élastomères thyocol (2) (fig. 19-15). Le Ceram-Vest n'ayant pas la solidité d'un revêtement modèle type Cymo-die, il y a risque de fracture lors du démoulage. Aussi pour éviter cet incident, nous prenons l'empreinte à l'aide d'un porte-empreinte en nylon qui sera sectionné longitudinalement, au disque, avant le démoulage.

Ce duplicata du modèle modifié nous permet de créer au niveau de la face à encoller de l'attelle, des logettes de 0,15 mm de profondeur.

Lors de la réalisation de la maquette en cire sur ce duplicata en revêtement, on veille par l'emploi de cire calibrée (0,30 mm) à ce que l'épaisseur maximum de la maquette au niveau des logements, ne dépasse pas 0,30 mm.

(1) Les illustrations ont été réalisées à partir des moulages du cas clinique de la page 141.

(2) Pour notre technique de maître-modèle en Ceram-Vest, il est impératif d'utiliser un élastomère thyocol étant donné l'incompatibilité des silicones avec le Ceram-Vest.

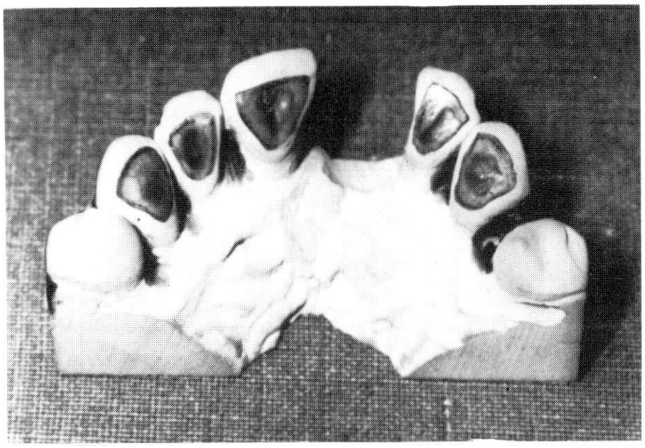

**Figure 19-14.** — Modèle revêtu des appositions de cire calibrée (0,15 mm) à l'emplacement des logettes de rétention.

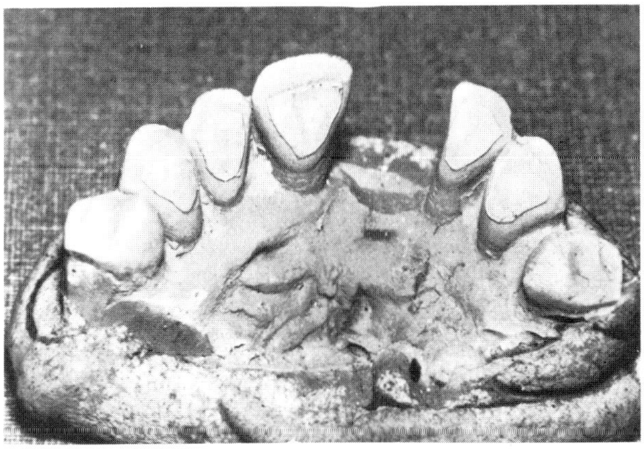

**Figure 19-15.** — Duplicata en revêtement haute fusion « Ceram-Vest ». Sur ce « maître-modèle » sera réalisée la maquette en cire du bridge et de ses annexes.

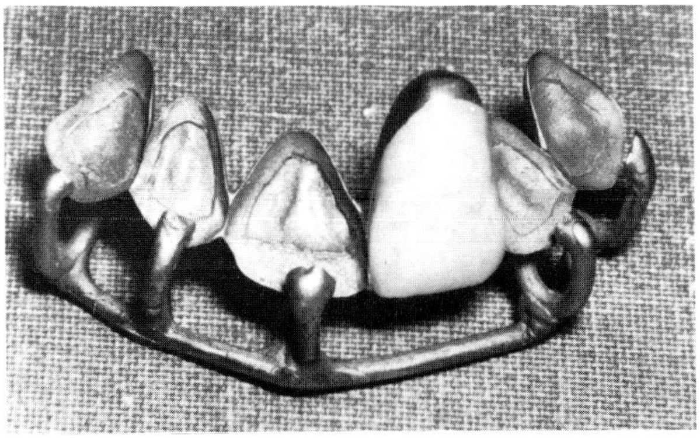

**Figure 19-16.** — Bridge terminé avant la métallisation au niveau des logettes de rétention.

La mise en revêtement, le chauffage du cylindre à 950°, la coulée en alliage nickel-chrome (Phenix ou Chromanit), les finitions sont conduites de manière habituelle (fig. 19-16).

Le procédé de A. Saragossi est alors utilisé pour obtenir au fond des logettes un film poreux de moins de

0,10 mm d'épaisseur, toutes les autres surfaces de l'attelle étant protégées par un film de ciment protecteur (voir technique au chap. 32).

Après nettoyage à la brosse pour enlever ce ciment protecteur, la pièce est passée dans une cuve à ultrasons remplie d'eau distillée (fig. 19-17). Enfin, l'attelle est collée avec de « l'Adaptic Resin Bonding Agent ».

Dans cette technique, l'emploi du nickel-chrome et du procédé de métallisation, nous a permis de réduire l'épaisseur du bandeau métallique et de remplacer les macro-rétentions par des micro-rétentions.

Seule l'expérimentation clinique nous dira si c'est là une meilleure solution.

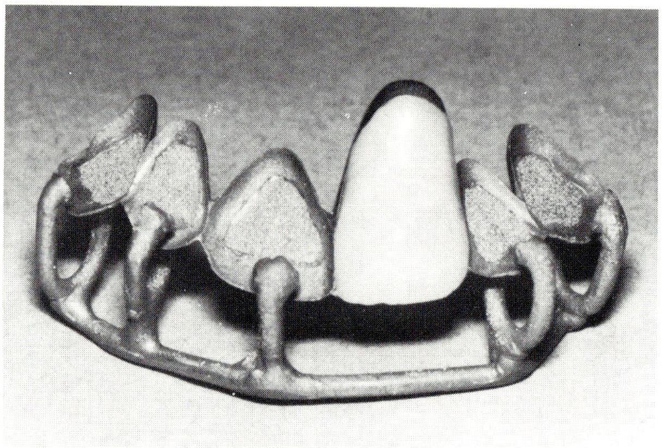

**Figure 19-17.** — Aspect de la surface du fond des logettes de rétention après métallisation.

CHAPITRE 20

# REMPLACEMENT D'UNE OU DEUX DENTS ANTÉRIEURES SELON LA TECHNIQUE DE R. L. IBSEN

R. L. Ibsen[103] a proposé le remplacement d'une ou deux dents antérieures en collant l'élément intermédiaire (dent naturelle ou dent de résine), aux faces proximales des dents adjacentes à l'édentation. Pour ce collage, il utilise le composite Enamélite. Il traite l'émail des faces proximales à l'acide phosphorique, et fait des rétentions mécaniques dans l'élément intermédiaire.

Étant donné la simplicité de la méthode et l'absence de mutilation dentaire, nous avons été tenté de l'expérimenter.

A l'inverse de Ibsen, nous préférons employer pour le collage une résine non chargée qui présente une meilleure adhérence sur l'émail et un module d'élasticité plus favorable.

## DESCRIPTION D'UN CAS CLINIQUE

**Femme de 45 ans** (fig 20-1). Remplacement de 12 perdue par destruction due à la carie.
Le parodonte des dents voisines est sain. On note des taches de l'émail sur les faces proximales adjacentes à l'édentation.

- Nous choisissons une dent de résine de teinte et de forme appropriées et l'ajustons directement en bouche.
- Au milieu des faces proximales de cette dent, nous créons à la fraise cône-inverse une logette rétentive.
- Mise en place de la digue.
- Nous traitons l'émail des faces proximales à l'acide phosphorique et la surface des logettes de la dent de résine par une solution : monomère, chlorure de méthylène à parties égales[104] (voir p. 177).
- Nous préparons du Sevriton selon la technique habituelle.
- Nous en plaçons :
  *a*) dans les rétentions créées dans la dent en résine,
  *b*) sur les faces proximales des dents adjacentes prétraitées à l'acide phosphorique.

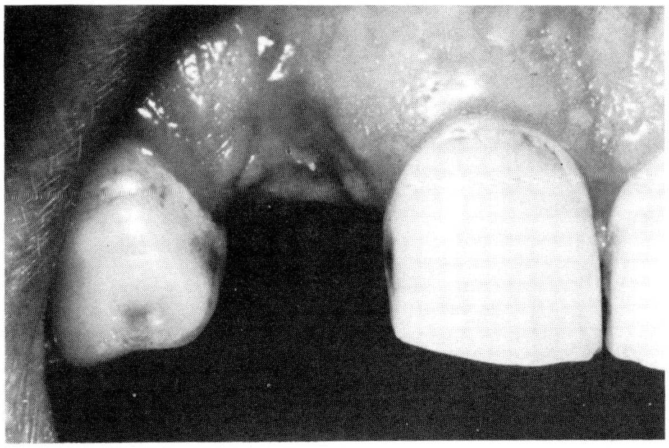

**Figure 20-1.** — Remplacement d'une incisive latérale supérieure, selon la technique de Ibsen.

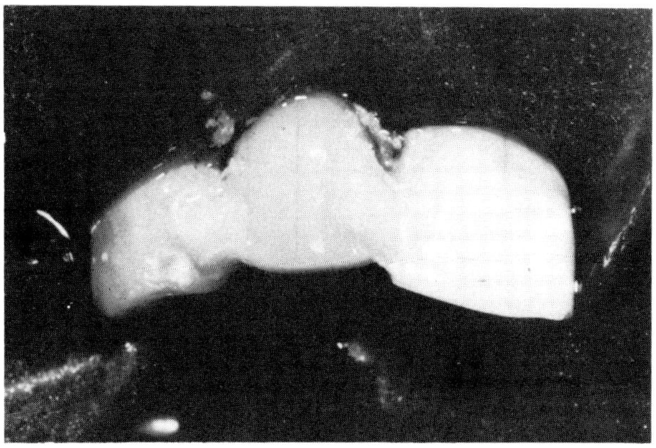

**Figure 20-2.** — Collage de la dent de remplacement en résine. Digue en place. Polymérisation sous vaseline.

– La dent de résine est placée en bonne position (fig. 20-2). A l'aide d'une sonde, on enlève les excès dans les espaces interproximaux.

Nous recouvrons l'ensemble de vaseline et le maintenons en bonne position pendant 10 mn. Les excès sont enlevés par un meulage suivi d'un polissage. L'occlusion est contrôlée et régularisée de manière à ce que dans les différents rapports d'occlusion les dents antagonistes n'entrent pas en contact avec la dent prothétique.

Dans notre esprit, cet acte se situait dans le cadre d'un dépannage. En fait, un an plus tard la reconstitution donne toujours satisfaction à la patiente!!! (fig. 20-3).

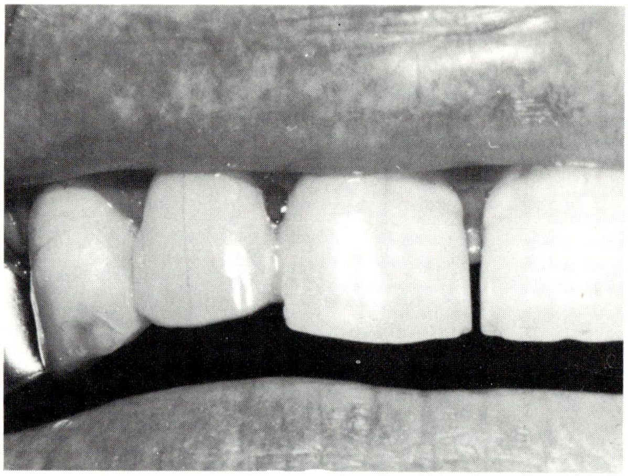

**Figure 20-3.** — Collage de 12 terminé.

CHAPITRE 21

# CONTENTION EN TRAUMATOLOGIE

— *DENTO-MAXILLAIRE.*
— *MAXILLO-FACIALE.*

## CONTENTION EN TRAUMATOLOGIE DENTO-MAXILLAIRE [44, 105]

En traumatologie dento-maxillaire, la contention des dents luxées ou subluxées est toujours un problème délicat à résoudre.

### PRINCIPE

Il consiste à coller sur le tiers incisif de l'émail de la face vestibulaire des dents un arc métallique de section rectangulaire, au moyen de polyméthylméthacrylate Sevriton.

### TECHNIQUE

Nous la décrirons à l'occasion d'un cas clinique :

**Mme P..., 60 ans,** à la suite d'un traumatisme, présente une luxation en arrière de 11-12, empêchant la mise en occlusion des deux arcades (fig. 21-1).

*a*) Anesthésie locale sans Adrénaline.
*b*) Réduction de la luxation en s'aidant de l'occlusion.
*c*) Mise en place de la digue, qui est fixée par des clamps au niveau des prémolaires (fig. 21-2).

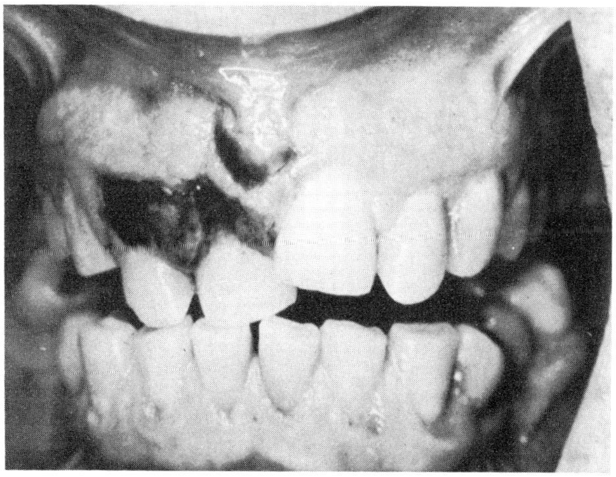

**Figure 21-1.** — Luxation en arrière de 11, 12 avec fracture du rebord alvéolaire chez une femme de 60 ans.

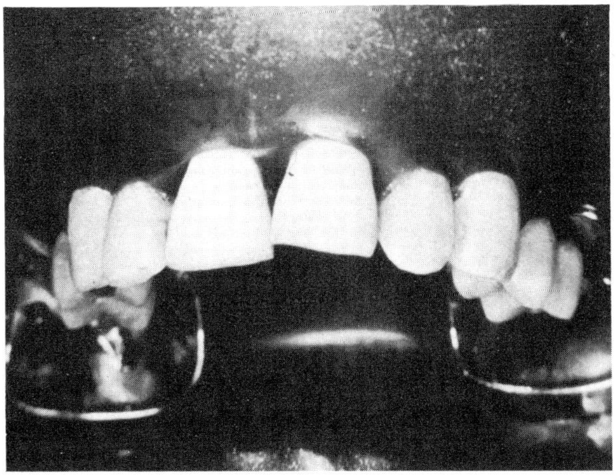

**Figure 21-2.** — Mise en place de la digue après réduction des déplacements.

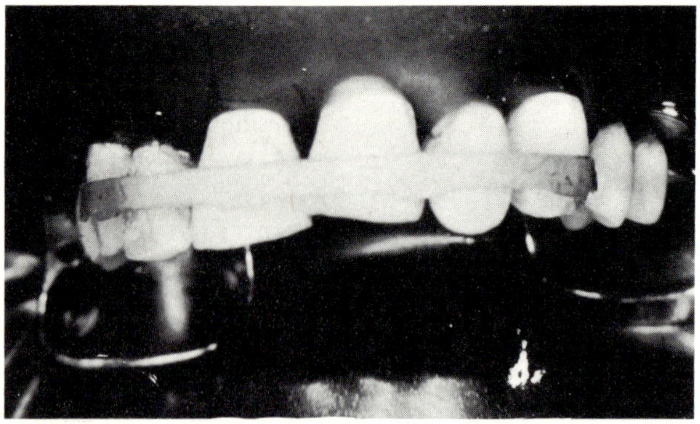

**Figure 21-3.** — Essai d'un arc métallique après façonnage à la pince.

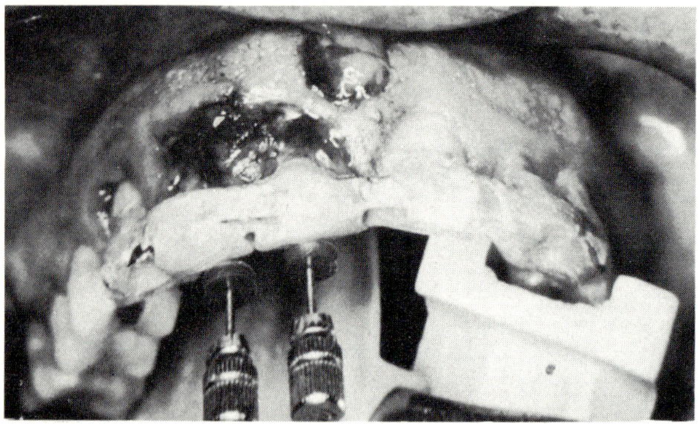

**Figure 21-4.** — Traitement radiculaire, la contention étant réalisée.

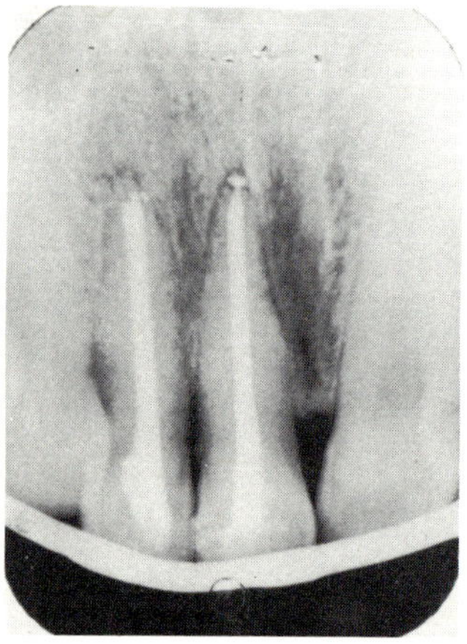

**Figure 21-5.** — Radio de contrôle du traitement radiculaire.

*d*) Après avoir supprimé les crochets d'un arc de Duclos (Nicrominox), nous le coupons de manière à ce qu'il s'étende de canine à canine, puis nous le contournons pour qu'il s'adapte sur le tiers incisal des faces vestibulaires (fig. 21-3).

*e*) A l'aide du crayon feutre à acide phosphorique 60 % « Etching Pen » nous traitons l'émail vestibulaire du tiers incisif des six antérieures, pendant 2 mn.

*f*) Rinçage et séchage à l'air déshydraté et chaud.

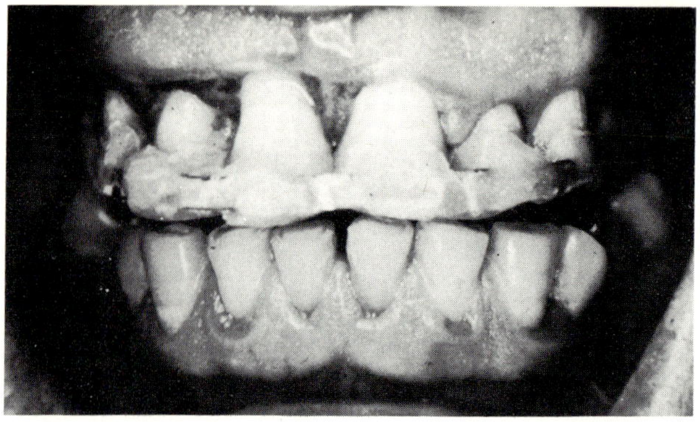

**Figure 21-6.** — L'arc de contention, quelques instants avant qu'il ne soit retiré.

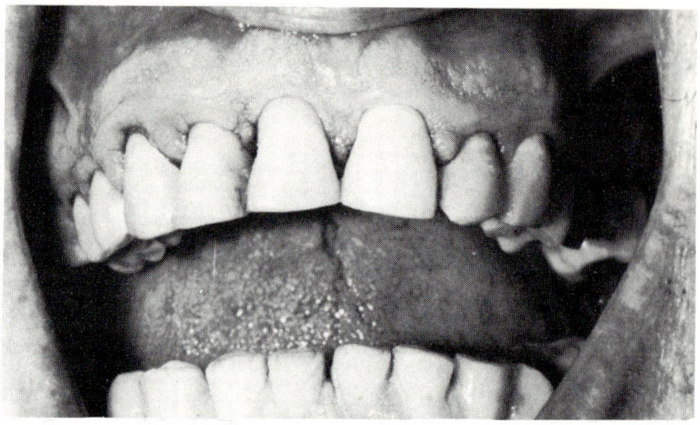

**Figure 21-7.** — Résultat clinique six mois après le traumatisme.

*g*) Préparation du Sevriton, selon la technique décrite page 98.

*h*) A l'aide d'une spatule, nous en déposons sur le quart incisal de la face vestibulaire des quatre incisives, puis nous plaçons l'arc en bonne position, en le maintenant au niveau des canines, à l'aide du pouce et de l'index. A la spatule, nous rabattons l'excès de polymère, pour bien enrober l'arc.

*i*) L'arc est maintenu jusqu'au début du durcissement.

*j*) Deuxième préparation de Sevriton.

*k*) A la spatule, on dépose du Sevriton sur les canines, en veillant à ne pas combler les embrasures.

*l*) Après dix minutes, nous régularisons, polissons et enlevons les excès, pour le confort de la lèvre et pour rendre l'hygiène plus aisée.

*m*) Retrait de la digue en la découpant au ciseau courbe, mais en veillant soigneusement à ne pas laisser de fragments sous gingivaux.

*n*) Vérification de l'occlusion au papier à articuler, et meulage éventuel.

*o*) Le lendemain, *grâce à cette ferme contention*, nous avons pu effectuer les traitements radiculaires sans difficulté particulière (fig. 21-4 et 21-5).

*p*) Cette contention est maintenue pendant un mois et demi.

*q*) Pendant ce temps, on fait appliquer des règles d'hygiène strictes (fig. 21-6).

*r*) Passé ce délai, cette contention est retirée (fig. 21-7), en la décollant à l'aide d'une pince à ongles (voir fig. 21-8).

Les faces vestibulaires sont débarrassées du Sevriton à l'aide d'un appareil à ultrasons, Cavitron, puis nettoyées au chloroforme. L'émail est repoli avec une pâte fluorée (Zircate fluoré).

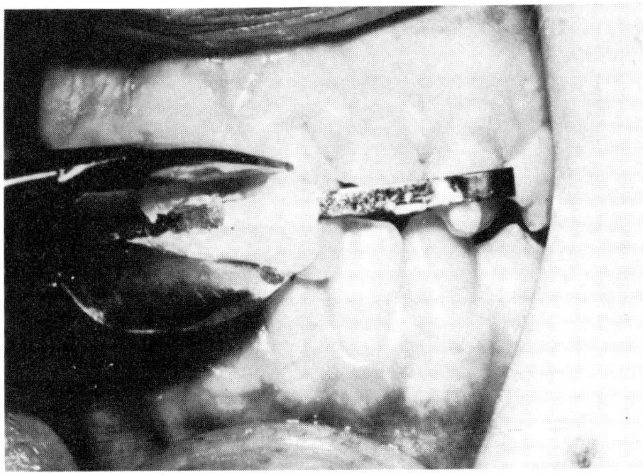

**Figure 21-8.** — Détail montrant l'emploi d'une pince à ongles pour décoller le Sevriton.

* * *

La résine étant déposée uniquement sur les faces vestibulaires, sans atteindre les faces proximales, le démontage en est facilité, contrairement aux cas où la résine était utilisée pour consolider des attelles. La fixation de la résine ne faisant pas appel au collage, mais à une rétention mécanique recherchée dans les espaces interproximaux, ce qui compliquait beaucoup le démontage.

Notons que cet emploi de la résine autopolymérisable n'avait rien de commun avec la technique de collage, car aucune adhésion n'était établie entre la résine et l'émail, ce qui se traduisait par la pénétration des liquides buccaux entre la résine et les dents avec, pour conséquence, la prolifération d'une flore anaérobie.

## DISCUSSION

Classiquement, pour réaliser les contentions, il est fait appel à :

- Différents types de ligatures péridentaires;
- Des attelles en résine autopolymérisable, scellées au ciment oxyphosphate;
- Des bagues d'orthodontie solidarisées à un arc par soudure;
- Des arcs vestibulaires fixés par des ligatures péridentaires, parfois enrobés de résine;
- Des plaques mobiles type Howley.

Ces systèmes comportent de nombreux inconvénients. Par exemple :

- L'irritation de la sertissure gingivale;
- La surocclusion;
- La difficulté d'assurer une hygiène correcte;
- Ils n'assurent pas une contention stable;
- Ils s'adaptent difficilement dans certains cas d'édentation partielle.

Dans le cas des enfants, les difficultés sont accrues par la présence d'édentation partielle physiologique, par le peu de rétention des dents de lait et des dents permanentes incomplètement évoluées.

A. Mugnier, F. Garlopeau, J.-P. Deffez et P. Bordais[106], dans leur rapport pour le IV$^{e}$ Congrès International de Pédodontie, juillet 1973, ont écrit :

« *Le moyen idéal de contention devrait répondre à divers impératifs :*
*– être rapidement fabriqué (la réimplantation d'une dent luxée est toujours une urgence),*
*– être rapidement posé, en évitant au maximum des douleurs à l'enfant,*
*– être solide et durable, facilement nettoyé,*
*– respecter la gencive, permettant ainsi la reconstitution de la sertissure.*
« *Malheureusement ce moyen idéal n'existe pas.* »

Nous pensons que la technique que nous proposons répond à ces divers impératifs.

## CAS CLINIQUES

### Cas n° 1

**Fillette de 7 ans**, luxation des deux centrales supérieures, apex encore largement ouvert.

Formule dentaire :

| | | | | | | | | | | | |
|---|---|---|---|---|---|---|---|---|---|---|---|
| 16 | 55 | 54 | 53 | | 11 | 21 | | 63 | 64 | 65 | 26 |
| 46 | 85 | 84 | 83 | 42 | 81 | 71 | 32 | 73 | 74 | 75 | 36 |

La contention a été réalisée en collant *un fil demi-jonc en acier extra-mou* (1) sur 11, 21, 53 et 63.

La solution de ce problème aurait été délicate avec les moyens conventionnels (fig. 21-9 à 21-12).

(1) Fil 53-50 de la Société des Cendres. Sa maléabilité permet de l'ajuster aux contours de l'arcade par simple pression digitale.

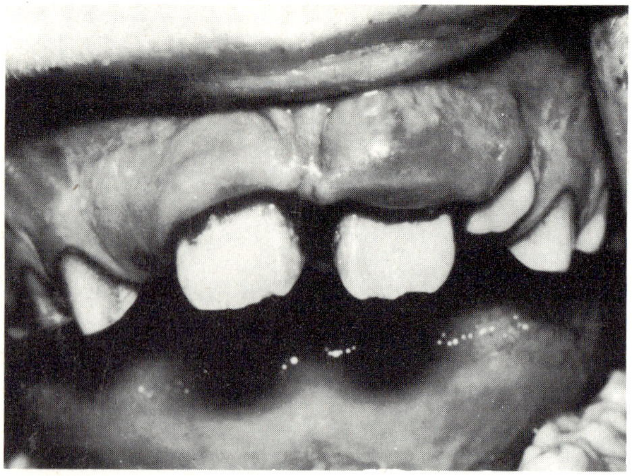

**Figure 21-9.** — Luxation traumatique des deux centrales supérieures chez une enfant de 7 ans.

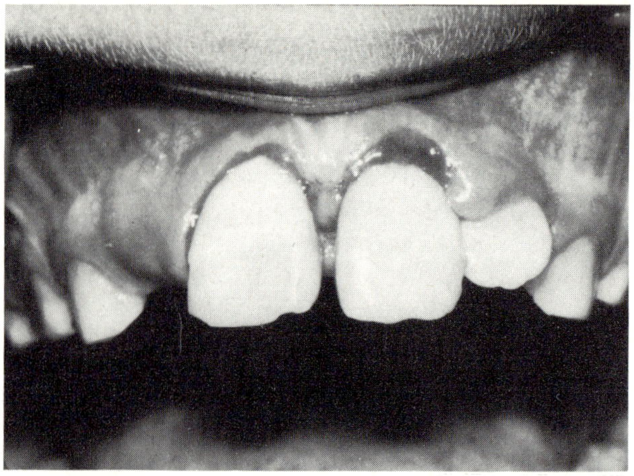

**Figure 21-12.** — Résultat clinique le jour de la suppression de l'arc.

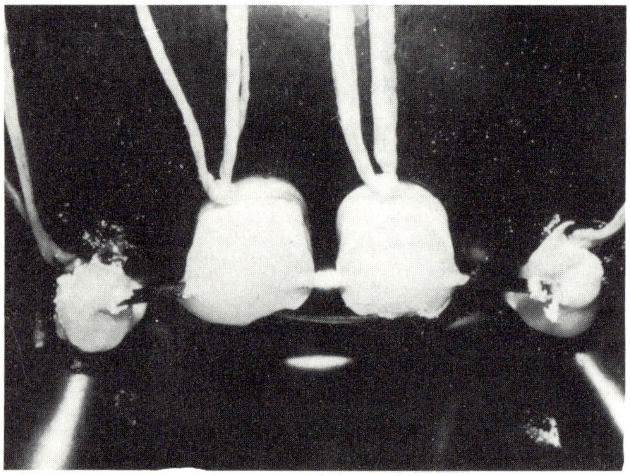

**Figure 21-10.** — Collage de l'arc de contention.

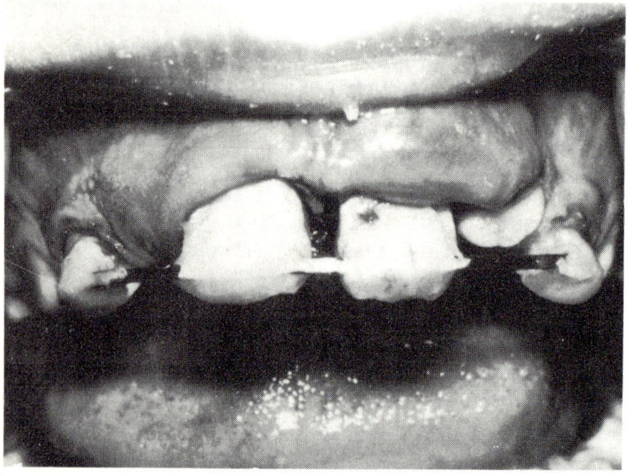

**Figure 21-11.** — Résultat clinique une semaine après le collage.

## Cas n° 2

**Jeune fille de 18 ans,** qui, à l'occasion des vacances, se présente à la consultation avec une attelle constituée par un arc de Dautrey fixé par des ligatures péridentaires.

Cette attelle est portée depuis deux semaines pour fracture radiculaire du tiers apical de 11, subluxation de 21, associées à une fracture alvéolaire (fig. 21-13).

Étant donné la fracture radiculaire, cette contention était prévue pour quatre mois. La patiente vient consulter pour que nous remédiions à l'irritation produite par l'arc et les ligatures péridentaires. Elle craignait en effet, sur les indications du premier opérateur, que cette irritation ne compromette la sertissure gingivale au niveau de 11.

Devant ce tableau clinique, nous retirons l'arc et les ligatures, 11 et 21 répondent normalement aux tests thermiques (fig. 21-14).

Puis nous avons collé l'arc déjà utilisé par l'opérateur précédent, selon la technique que nous avons décrite. Il est alors laissé en place pendant trois mois sans nouvel incident gingival (fig. 21-15).

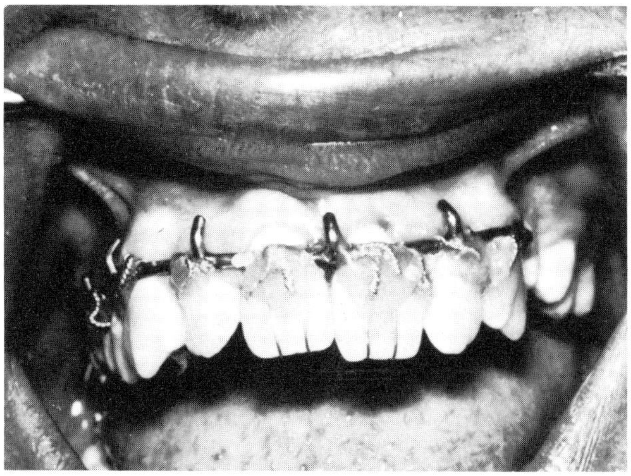

**Figure 21-13.** — Attelle conventionnelle fixée par ligature enrobée de résine (non collée sur l'émail).

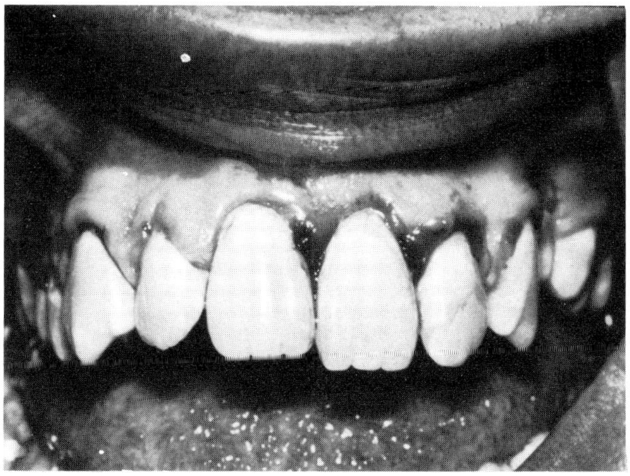

**Figure 21-14.** — Irritation de la sertissure gingivale provoquée par l'attelle conventionnelle.

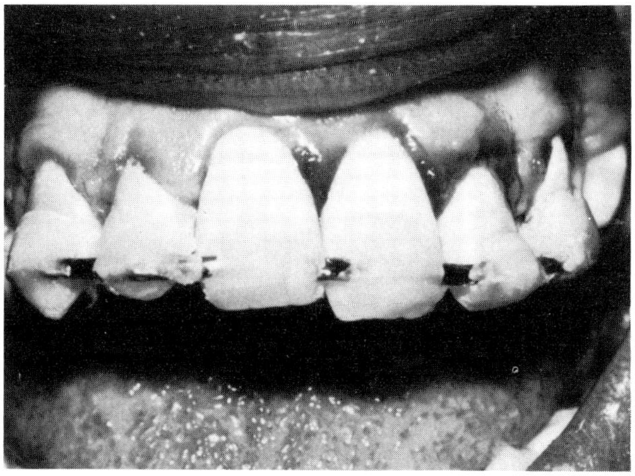

**Figure 21-15.** — Attelle collée à distance de la sertissure gingivale.

## Cas n° 3

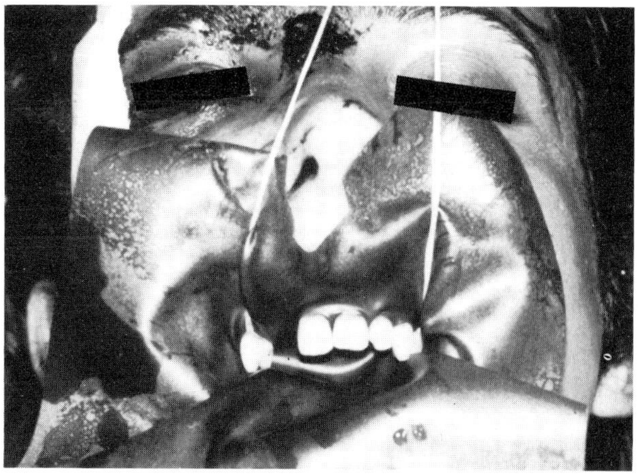

**Figure 21-16.** — Luxation de 11.

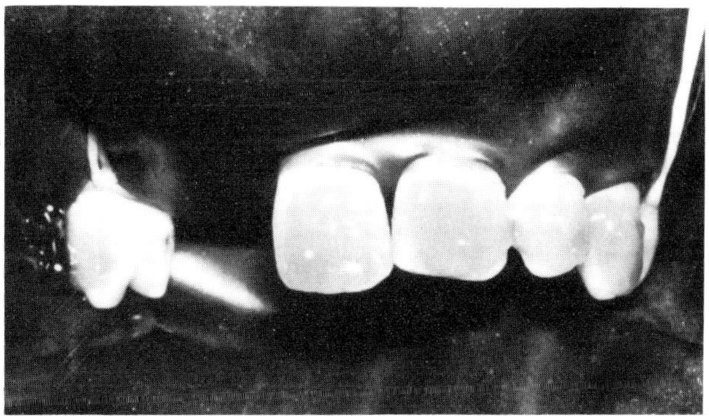

**Figure 21-17.** — Application du gel d'acide phosphorique (Unitek).

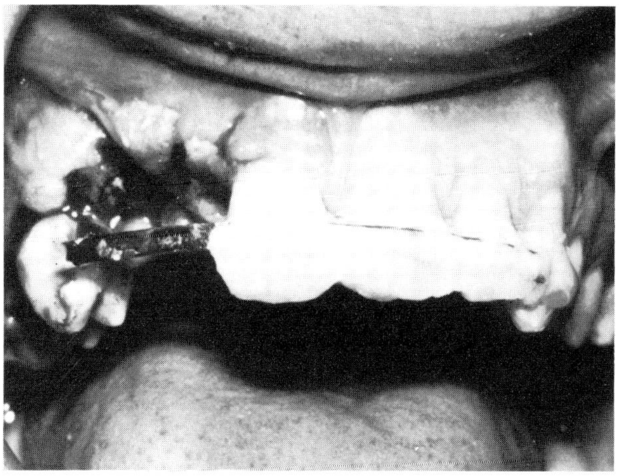

**Figure 21-18.** — Arc de contention collé.

**Jeune homme de 17 ans,** polytraumatisé, perte de 13 et 12, luxation de 11.

La contention pour 11 a été facilement réalisée en collant un arc de 14 à 23 (fig. 21-16 à 21-18).

## Cas n° 4

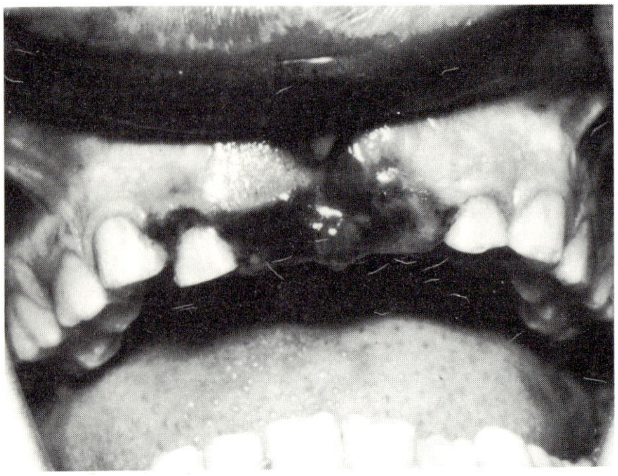

**Figure 21-19.** — Chez un garçon de 6 ans 1/2 luxation de 11, 21 est encore sous-muqueuse.

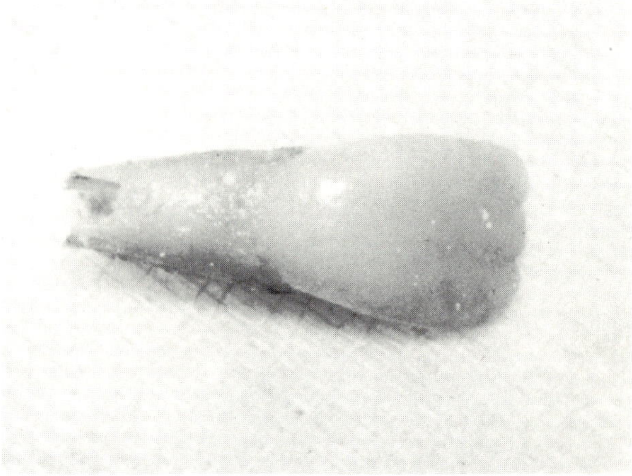

**Figure 21-20.** — 11 luxée.

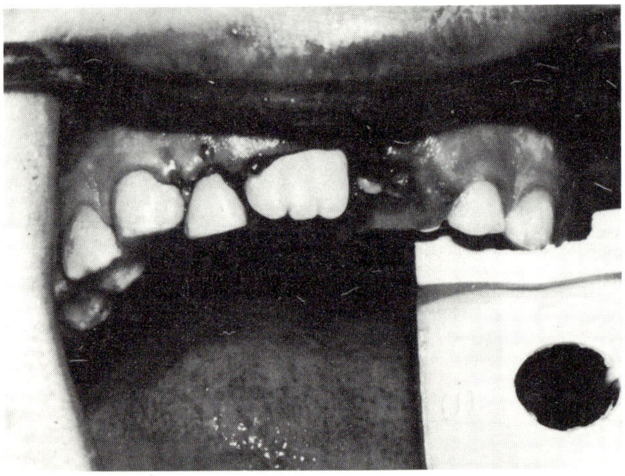

**Figure 21-21.** — 11 réimplantée avant contention.

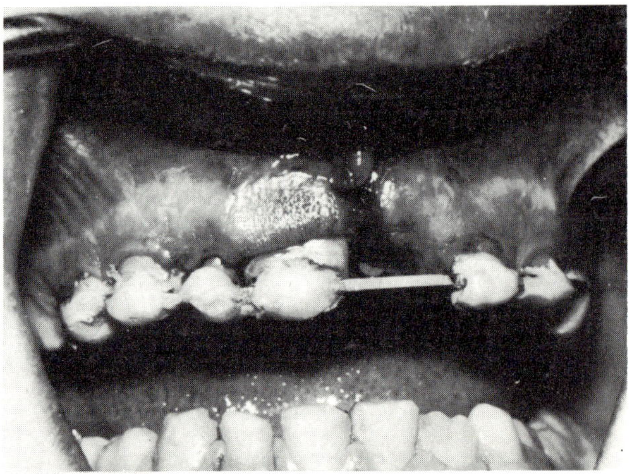

**Figure 21-22.** — Contention de 11 réimplantée.

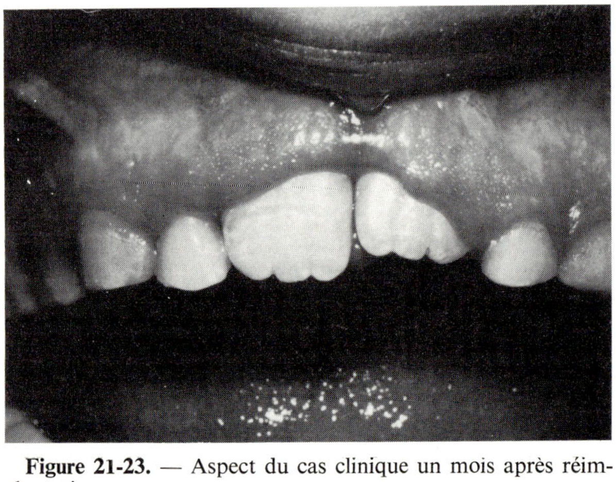

**Figure 21-23.** — Aspect du cas clinique un mois après réimplantation.

**Garçon de 6 ans 1/2.** qui se présente après un traumatisme avec une perte de la 11 qui a été récupérée par les parents (fig. 21-19 et 21-20).

Nous le voyons 48 heures après le traumatisme.

Sont présentes à l'arcade supérieure :

16 55 54 53 52 62 63 64 65 26

L'incisive centrale supérieure gauche est visible par transparence sous la muqueuse.

La mise en place d'une contention traditionnelle par arc et ligature s'avérait longue et pénible pour cet enfant.

Après réimplantation de 11 (fig. 21-21), nous avons réalisé notre contention collée de 54 à 64 (fig. 21-22).

Elle est retirée un mois plus tard, notons que 21 a évolué normalement (fig. 21-23).

**Cas n° 5** (fig. 21-24 à 21-28)

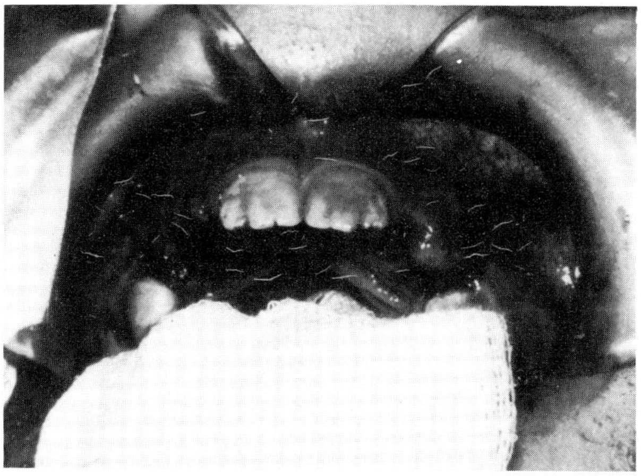

**Figure 21-24.** — Luxation traumatique de 12 et 22 chez un enfant de 12 ans polytraumatisé.

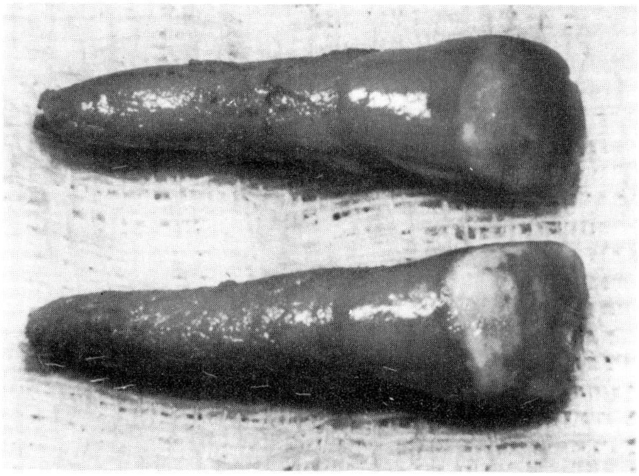

**Figure 21-25.** — Vue des deux incisives latérales qui à notre demande furent retrouvées dans la voiture 8 heures après le traumatisme.

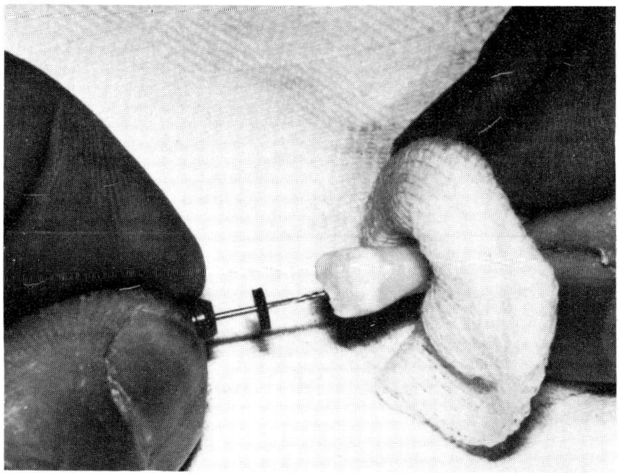

**Figure 21-26.** — Les traitements radiculaires sont effectués avant la réimplantation. Après quoi les dents ont été conservées dans une solution de pénicilline-streptomycine en attendant la réimplantation.

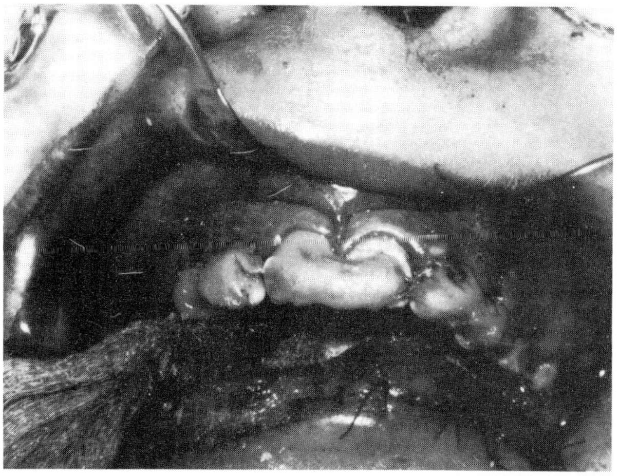

**Figure 21-27.** — Incisives latérales réimplantées et attelle de contention collée (intervention réalisée sous anesthésie générale nécessaire pour réduction fracture maxillo-faciale associée).

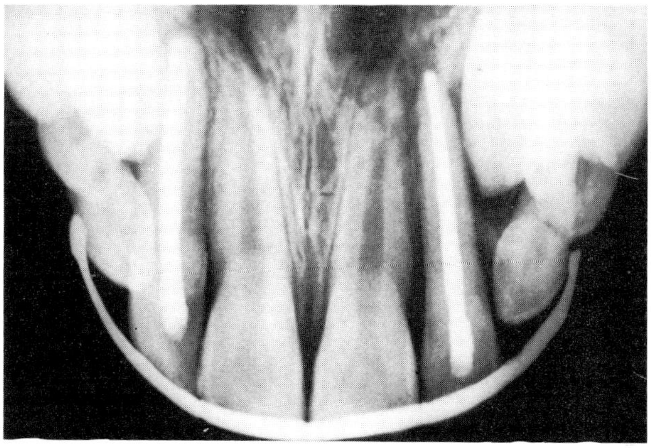

**Figure 21-28.** — Radiographie après réimplantation et contention.

***

Dans les cas cliniques n°s 4 et 5, la réimplantation ayant été effectuée 48 heures après le traumatisme, nous ne pouvons espérer le maintien sur l'arcade des dents réimplantées que pour quelques années du fait de la rhizalyse.

Pendant ce temps, elles évitent une prothèse, réservent un espace et permettent l'évolution d'une occlusion normale, facilitant ainsi la réalisation de la prothèse qui sera nécessaire par la suite.

Friez[107] préconise pour palier à la rhizalyse : « d'insérer avant la réimplantation, sur presque toute la totalité corono-radiculaire du greffon, un tenon cylindrique de vitallium de 12 à 14/10 de mm de diamètre qui, même après rhizalyse importante, se trouve totalement inclus, à l'abri du milieu buccal et prolonge la valeur fonctionnelle du greffon ».

***

A propos des réimplantations, rappelons les conclusions des récents travaux de Massler[108] :

> « *Une réimplantation intervenant dans la demi-heure suivant la luxation a un très grand pourcentage de succès, c'est-à-dire de réattachement gingival, de réattachement du ligament et, dans le cas de dent à apex ouvert, de conservation de la vitalité pulpaire.*
>
> « *Intervenant dans les six heures qui suivent le traumatisme, les chances de succès de la réimplantation sont encore grandes. Mais en ce qui concerne la vitalité pulpaire, le succès est très réduit si le temps passé hors de la bouche excède deux heures.*
>
> « – *Après six heures, la dégénérescence et la nécrose de la pulpe sont la règle même pour les dents à apex ouvert. Toutefois, le ligament et le cément sont capables de réattachement même si la dent est restée hors de la bouche beaucoup plus longtemps.* »

En conséquence, nous pensons qu'il serait utile de faire savoir aux médecins généralistes et surtout aux auxiliaires médicaux (secouristes[109]), qu'il est des gestes urgents et importants en présence d'une dent qui vient d'être luxée.

> « *La nettoyer à l'eau courante en la tenant par la couronne seulement, débarrasser l'alvéole des caillots qui s'y sont formés au moyen d'un morceau de coton, replacer la dent en bonne position en s'aidant des dents adjacentes comme guide, et adresser le blessé le plus rapidement possible à un spécialiste* » *(Massler[108]).*

***

Cette application du collage sur l'émail peut être utilisée pour la réalisation de contentions temporaires autres que celles que nous venons d'évoquer pour la traumatologie dento-maxillaire.

Par exemple :

– pour la contention dans le traitement chirurgical des proalvéolies supérieures;

– pour la contention de greffe dentaire, qu'il s'agisse d'auto-greffe (par exemple : transplantation de canine incluse), d'homo-greffe[107, 110] par exemple, implantation utilisant des dents permanentes d'enfant à racine incomplètement développée, extraites pour raison orthodontique (Cserepfalvi et Brunel[111]).

– pour la contention des dents très mobiles lors de la réalisation (préparation, empreinte, scellement) d'une attelle ou attelle-bridge par onlay (puits, rainures, vis intradentinaires) au maxillaire supérieur et, lorsque l'occlusion le permet, au maxillaire inférieur.

Nous pensons que ce type de contention pourrait être utilisé en orthodontie pour réaliser les contentions de un à deux ans en remplacement des plaques mobiles plus ou moins portées.

## CONTENTION EN TRAUMATOLOGIE MAXILLO-FACIALE

### CAS CLINIQUE

**Homme de 25 ans** vu pour fracture mandibulaire para-symphysaire droite avec déplacement. Le trait passe entre 41 et 42. Les deux arcades sont totalement dentées.

Après avoir réalisé un blocage bimaxillaire en plaçant des vis intradentinaires au niveau de 23 et de 33, 16 et 46, nous effectuons la réduction et le blocage bimaxillaire en réunissant 23 33, 16 46 par une ligature au fil n° 4 nickel-chrome.

Nous constatons alors, comme il est classique, que ce blocage bimaxillaire ne suffit pas pour assurer la contention. En effet, lors de chaque déglutition, les fragments sont mobilisés.

De nombreux auteurs préconisent, dans ce type de fracture, de faire en plus du blocage bimaxillaire, une ostéosynthèse par voie endobuccale ou cutanée.

Pour éviter cette ostéosynthèse, nous avons collé une attelle au niveau des faces vestibulaires du bloc incisivo-canin mandibulaire pendant qu'un aide nous maintenait les fragments en bonne réduction.

## TECHNIQUE

Après une prémédication atropinique de manière à réduire le flot salivaire, nous traitons l'émail vestibulaire du tiers cervical des six antérieures sans atteindre les faces proximales. Nous utilisons le crayon feutre à acide phosphorique (Etching-Pen). Dans cette manœuvre, nous prenons bien soin de ne pas traiter l'émail des dents du maxillaire supérieur.

Un fragment d'arc de Duclos (Nicrominox) dont les crochets ont été supprimés, est ajusté au contour de l'arcade de 43 à 33.

Cet arc est collé au Sevriton dans les conditions habituelles.

Le collage et le blocage ont été maintenus cinq semaines (fig. 21-29 et 21-30).

Notons que dans ce cas il n'y a pas collage des dents du maxillaire supérieur avec celles du maxillaire inférieur, car le Sevriton n'adhère pas sur l'émail non traité.

En cas d'urgence, le blocage peut être levé par section des fils de ligature.

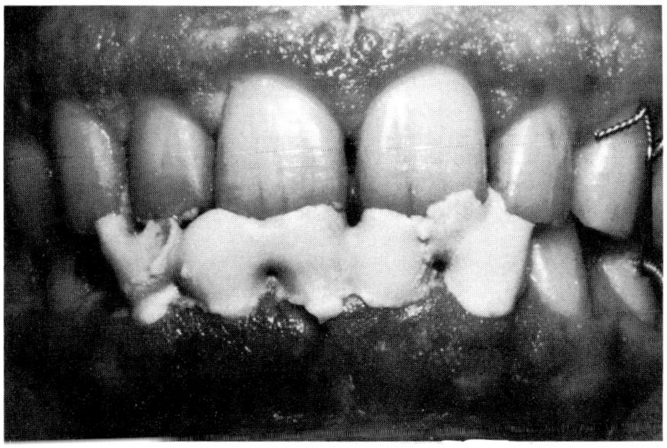

**Figure 21-29.** — Fracture mandibulaire parasymphysaire droite. Blocage bimaxillaire par vis intradentinaire et ligature. Arc de contention collé sur les faces vestibulaires des six dents antérieures mandibulaires.

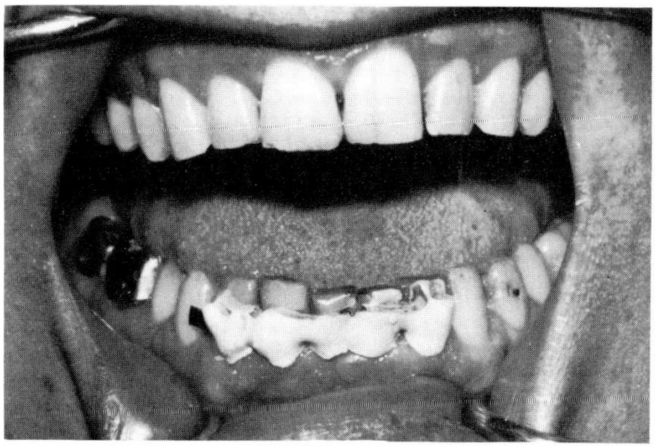

**Figure 21-30.** — Après suppression du blocage bimaxillaire le collage ne s'oppose pas à l'ouverture de la bouche.

CHAPITRE 22

# CONTENTION EN PARODONTOLOGIE

## A. — CONTENTION TEMPORAIRE

Le parodontologiste a besoin d'une contention temporaire pour immobiliser les dents au cours des traitements parodontaux : détartrage, curetage, gingivectomie ou gingivoplastie, ostéoplastie, équilibrage, etc.

Durant ces traitements, la limitation des mouvements des dents favorise la cicatrisation du parodonte.

Pour que l'attelle temporaire réponde à ce but, il est essentiel qu'elle soit non irritante pour le parodonte, c'est-à-dire qu'elle assure une immobilisation durable et la possibilité d'une bonne hygiène buccale.

Or, la plupart de celles qui sont proposées classiquement ne donnent pas toujours satisfaction sur ces points. Il s'agit de :

- Ligature au fil de soie;
- Ligature au fil métallique enrobé de polymère;
- Ligature complétant un arc ajusté;
- Bague d'orthodontie soudée;
- Attelle en matière plastique;
- Crochet continu coulé et scellé (voir les travaux de Chaput et Held[112], Glickman[113], Petit[114]).

La technique d'attelle que nous avons proposée en traumatologie dento-maxillaire nous semble convenir tout particulièrement pour ces contentions temporaires en parodontologie.

En effet, elles ne nécessitent aucune mutilation et sont placées à distance du paradonte; elles respectent les embrasures et par conséquent ne gênent pas pour les soins d'hygiène locale effectués par le patient, ni pour les interventions thérapeutiques du praticien.

Elles se réalisent facilement.

### PRINCIPE

Il consiste à coller, au moyen de poly-méthylméthacrylate, sur l'émail des dents à immobiliser, un arc métallique de section rectangulaire, préalablement adapté. Au maxillaire supérieur, on se situe sur le tiers incisif des faces vestibulaires. A la mandibule, selon les conditions de l'occlusion, l'arc sera placé au tiers incisif vestibulaire ou lingual. Il est essentiel de ne pas empiéter dans les espaces interproximaux, de manière à respecter les embrasures et à ne pas trop compliquer le démontage de la contention.

### TECHNIQUE

**Un confrère parodontologiste nous adresse sa mère, âgée de 60 ans,** pour réaliser une attelle de contention au niveau des dents antérieures maxillaires (de 14 à 24). Il souhaite une contention temporaire établie avant les traitements (gingivectomie, flap, curetage, etc.) et susceptible d'être maintenue deux à trois mois après la fin du traitement.

Lorsque cette contention sera enlevée, il décidera, suivant les résultats du traitement, de la nécessité ou non d'une éventuelle contention permanente. Ce confrère avait coutume de confier la réalisation de telles attelles temporaires à un orthodontiste qui réalisait une contention par bague soudée. Ayant l'expérience des avantages et inconvénients de cette technique, il nous a demandé de réaliser une attelle collée.

a) **Technique de laboratoire.**

Sur un duplicata du modèle d'étude qu'il nous a communiqué, nous avons ajusté à la pince, au niveau du 1/3 incisif vestibulaire, un arc rectangulaire (1) s'étendant de 14 à 24. Puis nous l'avons dépoli par sablage fin.

b) **Séance clinique.**

1° La digue est mise en place.

2° L'arc est présenté pour vérifier sa bonne adaptation.

(1) Fil rectangulaire d'orthodontie « Flat wire » 0,40 mm × 0,90 mm (Unitek Orthodontic Material n$^{os}$ 241-536), ou « Tru-Chrome » 0,40 mm × 0,90 mm Réf. E 94 de la Rocky-Mountain Dental Product Company.

3° L'arc est collé selon la technique décrite pour les attelles de contention en traumatologie dento-maxillaire, voir au chapitre précédent.

Notons qu'il faut veiller, lors de la mise en place de la résine et de l'arc, à ne pas déplacer hors de leur position d'équilibre les dents mobiles.

4° L'attelle étant réalisée et la digue enlevée, il faudra corriger par meulage les surcharges occlusales au niveau des dents immobilisées. Car avant la contention, grâce à leur mobilité, elles se déplaçaient lors de la mise en occlusion, rendant difficiles le diagnostic et la correction de ces malocclusions.

## DISCUSSION

Nous voyons plusieurs avantages à la technique que nous proposons :

- Elle est rigide et maintient l'immobilisation d'une façon parfaite;
- Étant placée à distance de la muqueuse gingivale, respectant les embrasures, elle n'est pas irritante et n'entrave pas l'hygiène;
- Le démontage en est simple, à l'aide d'une pince à ongles modifiée.

Elle a pour inconvénient d'être peu esthétique.

Pour nous, la contention temporaire n'est pas, la plupart du temps, l'essai d'une contention permanente. Associée aux traitements parodontaux, elle participe à leur réalisation et à leur succès. La contention permanente en parodontologie ne doit être considérée que comme la signature de l'échec des thérapeutiques parodontales : équilibration, chirurgie parodontale, hygiène, thérapeutique générale, etc.

En d'autres termes, nous pensons qu'on ne doit envisager la contention permanente qu'après avoir mis en œuvre tous les autres moyens thérapeutiques.

## B. — CONTENTION PERMANENTE

En parodontologie les techniques de collage permettent deux types de contention :

1° Attelle ou attelle-bridge collée sur l'émail du bloc incisivo-canin (voir chapitres 28 et 29).

2° Contention permanente ne faisant pas appel à la prothèse.

**Femme de 27 ans.** Parodontolyse avec mésialisation de 12 et 13, ce qui crée un diastème important et disgracieux entre 13 et 14 (fig 22-1).

Après chirurgie parodontale, nous envisageons de corriger le déplacement de 12 et 13 par orthodontie mineure.

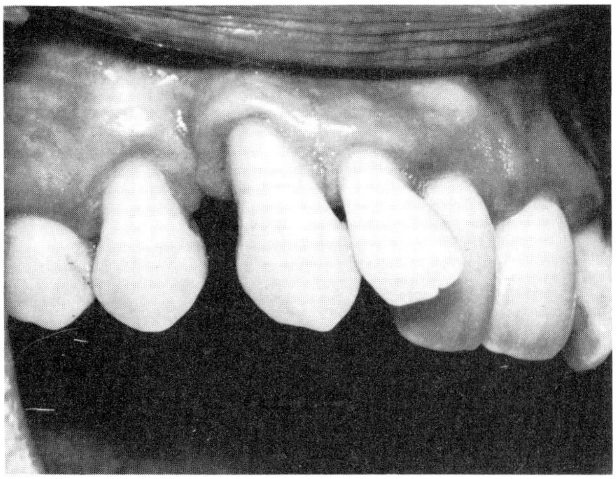

**Figure 22-1.** — Migration de 12, 13 dans un cas de parodontolyse.

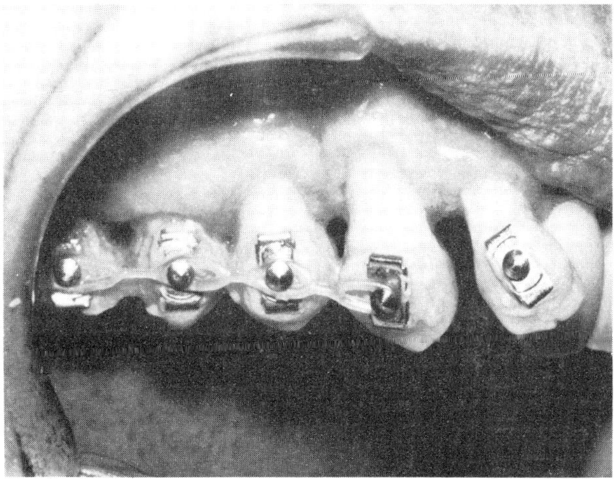

**Figure 22-2.** — Correction de la migration de 13 au moyen d'attachement collé et d'élastique.

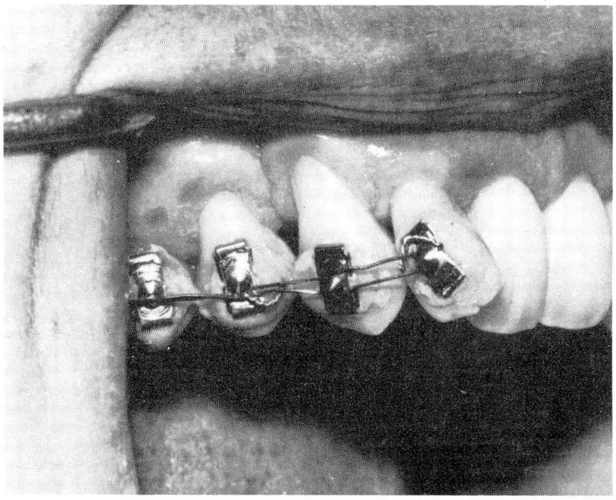

**Figure 22-3.** — Correction terminée et contention par fil métallique.

Pour cela, nous avons collé sur les faces vestibulaires de 16, 15, 14, 13, 12 des « brackets » à bouton. Ils servent de point d'appui pour des tractions effectuées au grass-line suivies de tractions élastiques « Alastic » (fig. 22-2).

La correction étant terminée, elle est maintenue par une ligature au fil métallique pendant trois semaines (fig. 22-3).

Nous envisagions une contention permanente par onlay vissé (voir p. 62). En accord avec la patiente, nous avons préféré tenter l'emploi d'une contention par collage des faces proximales les unes aux autres. Il s'agit d'un essai, et s'il s'avère malheureux il sera toujours possible d'effectuer par la suite une attelle prothétique.

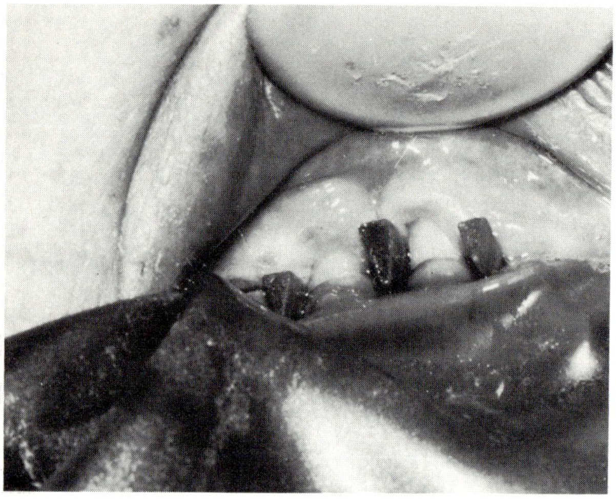

**Figure 22-4.** — Mise en place de la digue avant la réalisation de la contention par P.M.M. Notons l'insertion de Stimudent dans les espaces interdentaires.

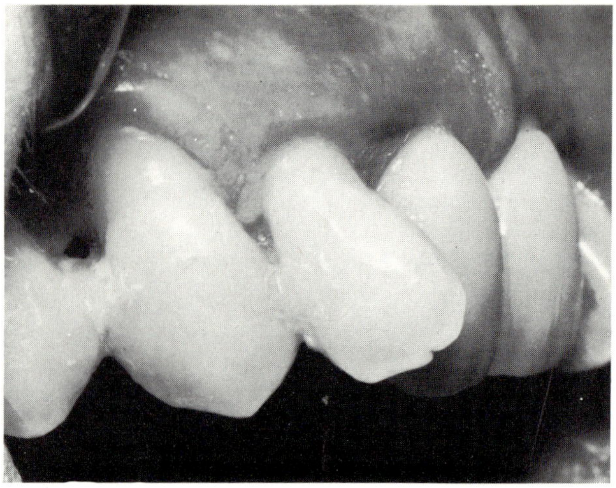

**Figure 22-5.** — Solidarisation 12, 13, 14 terminée.

## Technique

*Technique* pour solidariser 12, 13, 14 au niveau des contacts interdentaires.

- Mise en place de la digue.
- Entre la digue et la muqueuse, nous avons passé des Stimudents, pour réserver un espace entre le Sevriton et la muqueuse (respect des embrasures) (fig. 22-4).
- Nous traitons les surfaces d'émail à encoller à l'aide du gel Unitek, puis nous effectuons le collage au Sevriton.
- Après polymérisation, la digue est retirée et les excès de Sevriton sont soigneusement meulés et les surfaces polies (fig. 22-5).
- L'occlusion est contrôlée.

CHAPITRE 23

# COLLAGE EN ORTHODONTIE

Dès 1964, Newmann[115, 116] dans de nombreuses publications, préconise de coller des attachements en polycarbonate directement sur l'émail prétraité par une solution d'acide phosphorique à 50 % en utilisant un « acrylique adhésif » d'un poids moléculaire peu différent de 20 000. La recherche de ce poids moléculaire est justifiée par le résultat qui donne à cet adhésif le meilleur compromis entre le minimum de contraction à la prise et la longévité de l'adhérence. (La procédure de collage étant soigneusement respectée, la durée moyenne de l'adhérence se situe entre quatre et vingt mois.)

Retief[117] et collaborateurs, ont préconisé de coller des attachements grâce à une époxy à deux composants : Épicote 828 + Épicure U, le mélange étant préchauffé 5 minutes à 50° pour réduire le temps de polymérisation.

Mizrahi E. et Smith D. C.[118] ont publié un rapport clinique préliminaire : « collage des attachements métalliques sur l'émail au moyen de polycarboxylate ».

Miura[59] et collaborateurs ont traité 32 cas d'orthodontie représentant le collage de 278 attachements en polycarbonate. L'émail est prétraité à l'acide phosphorique suivi de l'application d'un coupling-agent silanique (Z 6030-Down Corning ou 174 Union Carbide) et le polymère employé est un polyméthyl-métacrylate catalysé par un dérivé du tri-n-butyl-borane (T.B.B.). Ils ont constaté 17 décollements, soit 6 % au cours des traitements. Miura conclut que lorsque les attachements préfabriqués en polycarbonate seront disponibles, ce système sera de pratique courante. Récemment, les produits nécessaires à la technique de Miura ont été commercialisés par la « Rocky Mountain » sous la marque « Orthomite » (fig. 23-1 à 23-3).

En 1972, nous avions écrit dans les *Actualités Odonto-Stomatologiques*[44] :

> « *Personnellement, nous pensons que la technique de Newmann ou de Miura, utilisant les attachements en polycarbonate, est une méthode qui aura du mal à se généraliser, car actuellement les orthodontistes ne disposent pas d'un assortiment suffisamment diversifié du fait du peu d'ouverture du marché. De plus, cela nécessite un double stock, les attachements conventionnels métalliques et les attachements en polycarbonate. Aussi avons-nous cherché à obtenir le collage au moyen de P.M.M. des classiques attachements métalliques sur l'émail prétraité à l'acide phosphorique.*
>
> « *Pour avoir une bonne rétention du P.M.M. et du métal, nous avons imaginé une rétention mécanique. L'attachement est soudé électriquement sur de la bande à bague d'orthodontie, puis la bande est coupée en fonction de la largeur des dents et nous rabattons un millimètre des extrémités de la bande, de manière à réaliser une rétention pour le P.M.M. qui va coller le support sur l'émail vestibulaire. Cette façon de faire ménage un espace relativement volumineux pour le joint de colle, ce qui, d'après notre expérience, est un facteur favorisant quand on réalise des assemblages par P.M.M. Ces montages « attachements-supports » pourraient être réalisés industriellement et ont l'avantage d'éliminer le temps d'ajustage que nécessitent les attachements en polycarbonate. L'émail est prétraité par $PO^4$ $H^3$ et silane (Fusion, 9075 P, A 174). Le P.M.M. est le Sevriton.* »

Depuis, la firme Unitek a commercialisé des bases métalliques dans lesquelles sont réalisées des rétentions mécaniques (fig. 23-4). Sur ces bases, le praticien peut souder des « Brackets » métalliques conventionnels. La firme Unitek se charge à la demande de ce soudage. De même, Rocky Mountain présente des bases dont les rétentions sont des pertuis tronconiques (système D.B.S.) (fig. 23-4).

Les brackets métalliques présentent l'avantage de résister aux efforts dans les cas où les brackets en polycarbonates cassent.

Par rapport à la technique classique utilisant des bagues, le collage des attachements d'orthodontie sur les faces vestibulaires permet d'éviter, chez les enfants peu attentifs aux soins d'hygiène buccale (ce qui est malheureusement trop fréquent) des décalcifications au niveau des faces linguale et proximale plus difficilement atteintes par le brossage. Il permet de réduire la durée des temps cliniques, en effet le praticien peut déléguer au laboratoire la réalisation des attachements, des supports et des arcs selon ses prescriptions. Ce travail étant fait sur des modèles tirés d'empreintes aux alginates.

Pour l'omnipraticien, les attachements collés directement sur l'émail facilitent grandement les techniques utilisées pour effectuer des déplacements mineurs : (brackets plastiques ou métalliques collés, points d'attache pour effectuer des tractions au grass-line ou aux élastiques).

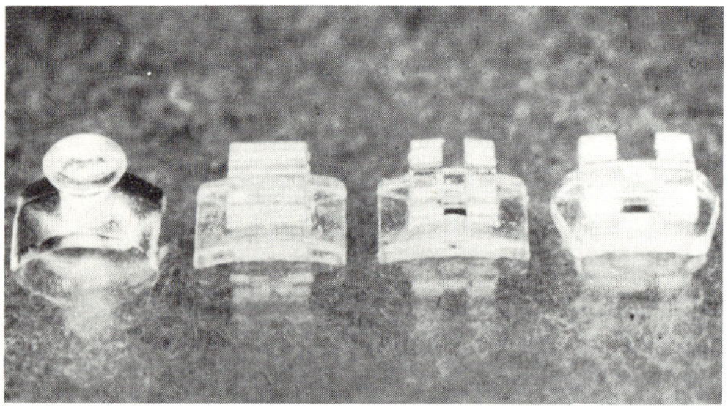

**Figure 23-1.** — Divers types d'attachement en plastique (Orthomite). (Cliché Rocky Mountain.)

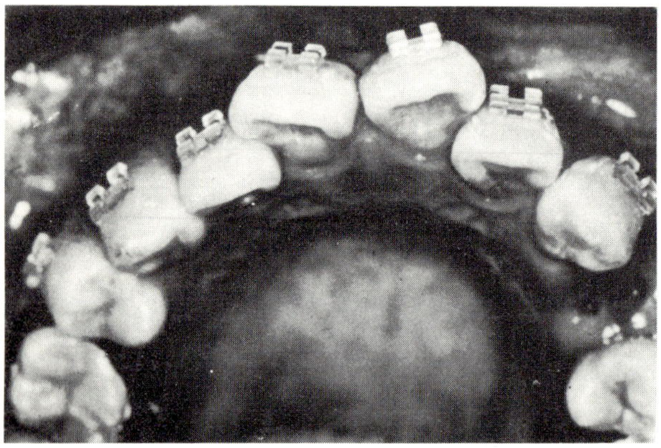

**Figure 23-2.** — Exemple de collage sur les faces vestibulaires. (Cliché Rocky Mountain.)

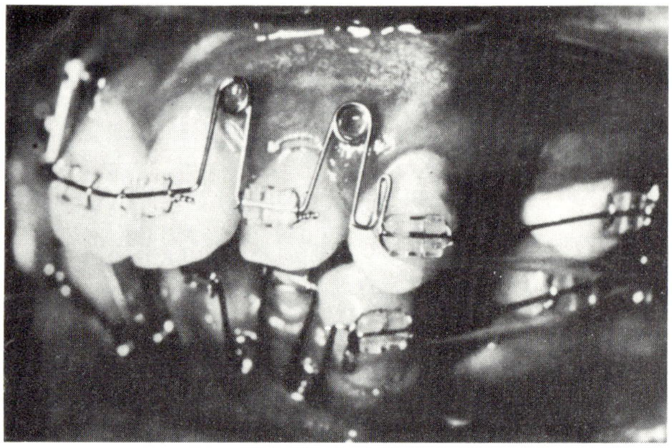

**Figure 23-3.** — Arc en place sur les attachements collés. (Cliché Rocky Mountain.)

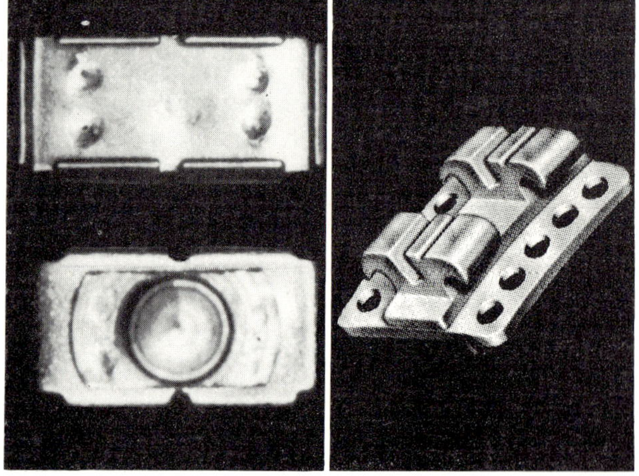

**Figure 23-4.** — Base métallique *(A gauche)*. Unitek. Vue de la face à encoller. Remarquons les rétentions mécaniques. *(En bas)*, bouton lingual soudé sur cette base. *(A droite)*. Rocky Mountain. Bracket soudé sur base perforée.

## CAS CLINIQUES

### Cas n° 1

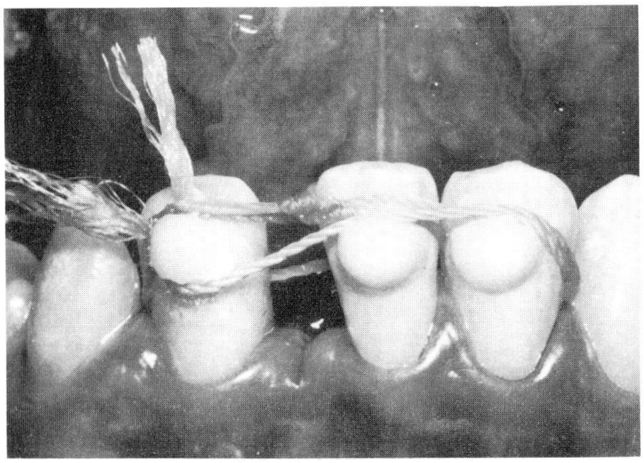

**Figure 23-5.** — Pour une fermeture de diastème après extraction : point d'attache réalisé avec du Sevriton collé sur les faces vestibulaires des incisives inférieures et taillé en forme de bouton.

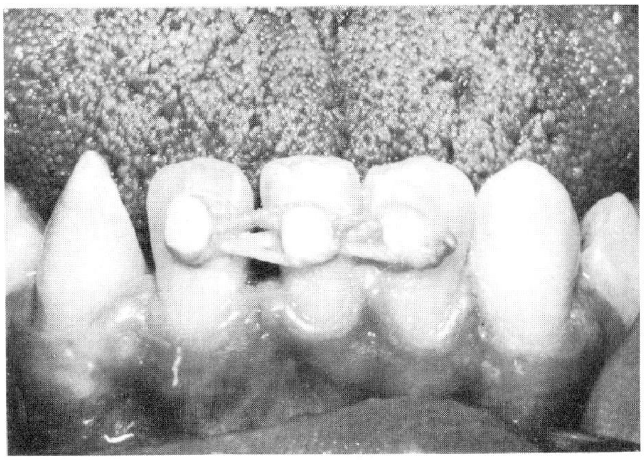

**Figure 23-6.** — Deuxième ligature au grass-line.

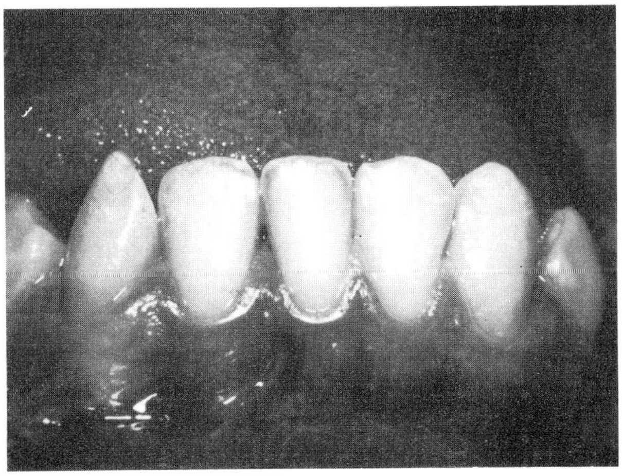

**Figure 23-7.** — Correction terminée.

Après extraction de 41 pour encombrement incisif, fermeture du diastème (fig 23-5 à 23-7).

### Cas n° 2

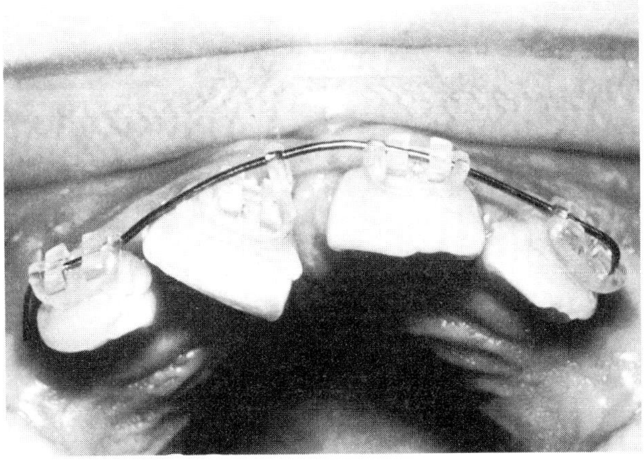

**Figure 23-8.** — Correction d'une rotation axiale : emploi d'attachement Orthomite et d'élastique (Alastique Unitek).

Correction d'une rotation axiale (fig. 23-8).

## Cas n° 3

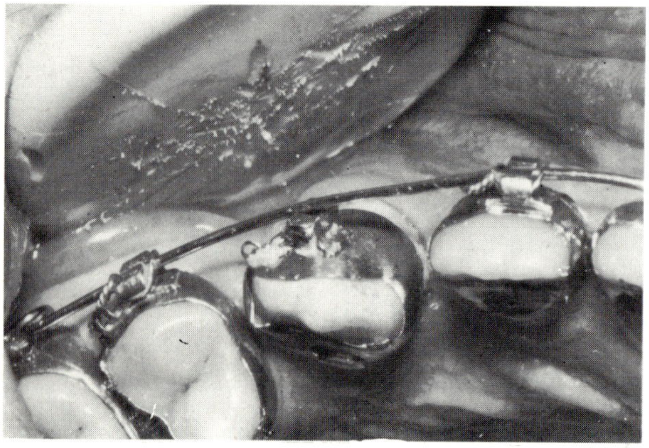

Figure 23-9.

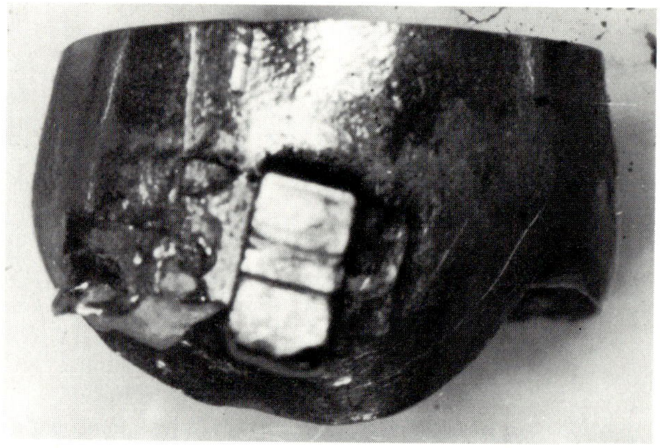

Figure 23-10.

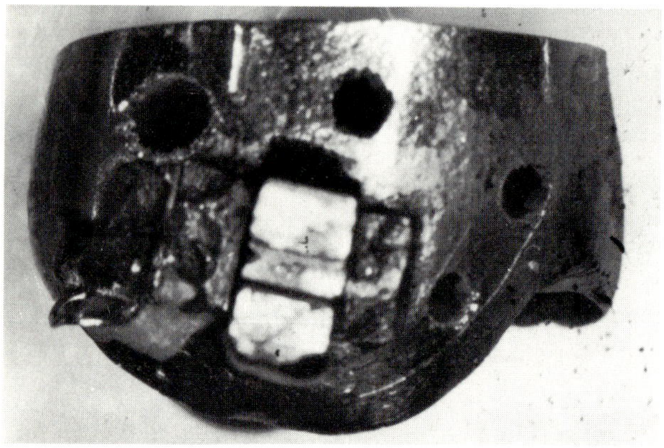

Figure 23-11.

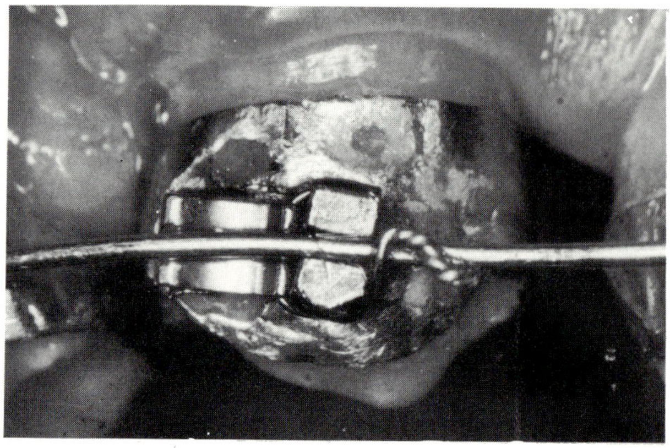

Figure 23-12.

**Figures 23-9, 23-10, 23-11, 23-12.** — Collage d'une bague conventionnelle d'orthodontie qui se descellait constamment.

Les techniques de collage peuvent être aussi utilisées comme moyen de fixation des bagues conventionnelles dans les cas où la rétention par oxyphosphate s'avère insuffisante. Pour cela, il suffit de faire quelques trous de rétention dans la bague.

Dans ce cas, la bague scellée à l'oxyphosphate sur 23 se descellait tous les 4 jours (fig. 23-9). Après accord de l'orthodontiste, nous avons perforé la bague (fig. 23-10 et 23-11) et l'avons collée au Sevriton sur l'émail traité par $PO^4H^3$ (fig. 23-12).

**Cas n° 4** (voir p. 159, fig. 22-1 à 22-3)

CHAPITRE 24

# RÈGLES POUR LES TECHNIQUES D'ASSEMBLAGE PAR POLYMÈRE ET MICRO-RÉTENTION DANS L'ÉMAIL

Notre expérience d'assemblage par micro-rétention dans l'émail et polymère nous a permis d'énoncer les règles suivantes, que nous croyons nécessaires de suivre dans la majorité des techniques d'assemblage par collage :

1° Création de micro-rétentions par l'acide phosphorique. Pour que l'acide agisse bien, il est nécessaire au préalable d'enlever tout dépôt (tartre, enduit) au moyen d'une brossette chargée de poudre Zirconium non fluoré (le fluor rend moins nette l'attaque de l'acide phosphorique sur l'émail). Ne pas utiliser de cupule en caoutchouc, car elle laisse un film de caoutchouc qui s'opposerait à l'action de l'acide;

2° Nécessité de s'isoler de tout risque de contamination : salive, sang (intérêt de la digue);

3° Traitement acide limité à la zone d'émail à encoller par l'emploi de protection : Copalite, coffrage protecteur, par exemple;

4° Séchage de l'émail avec de l'air sec et sans huile;

5° Préparation du polymère en respectant scrupuleusement le mode d'emploi (voir p. 98 et 166) et en l'appliquant à consistance fluide et mouillée;

6° Prévoir un moyen de maintenir en bonne position pendant la prise :
- griffes de positionnement,
- coquille de positionnement,
- strips,
- pinces;

7° Isoler de l'air pendant la polymérisation pour éviter l'évaporation du monomère :
- vaseline,
- huile de paraffine.
- coquille;

8° Respecter les temps, c'est-à-dire disposer d'une minuterie pour la mesure des temps :
- d'application de l'acide $PO^4 H^3$.
- de malaxage,
- de polymérisation;

9° Éviter tout échauffement quand on enlève les excès. Utilisation d'une pointe montée verte, puis d'une pointe montée blanche, sous spray abondant.

## INCIDENTS DANS L'EMPLOI DU SEVRITON POUR LES COLLAGES (CAUSES ET REMÈDES)

| INCIDENTS | CAUSES | REMÈDES |
|---|---|---|
| 1° Polymérisation trop lente. | *a*) Température ambiante trop froide. | 1 – *a*) Réchauffer légèrement le godet de malaxage vers 20 °C (68° Far.). Par temps très froid mettre le coffret de Sevriton dans une partie chaude du cabinet. |
| | *b*) Un mélange trop liquide. | *b*) Insuffisance de poudre — ajouter une quantité suffisante de poudre au monomère afin qu'une couche sèche de poudre soit encore apparente quand on tapote le godet. |
| | *c*) Contamination par l'humidité. | *c*) Garder sec le champ opératoire grâce à la pose d'une digue. |
| 2° Absence de polymérisation. | Contamination par l'Eugénol. | 2 – Utiliser une instrumentation exclusivement destinée au Sevriton (godet Dapen, spatule, etc.). |
| 3° Polymérisation trop rapide. | *a*) Température ambiante trop élevée. | 3 – *a*) Refroidir légèrement, le godet de malaxage mais pas au point de condensation. Éviter de tenir le godet de malaxage avec les doigts. Utiliser le support en caoutchouc qui l'accompagne : Ajouter trois gouttes de liquide au mélange au lieu des deux gouttes généralement conseillées. Remuer doucement pendant 15 s. |
| | *b*) Un mélange trop épais. | *b*) Ne pas secouer le godet alors qu'on y verse la poudre; Taper le godet trois fois seulement, selon les directives du fabricant. |
| | *c*) Évaporation du monomère du mélange. | *c*) Le liquide est très volatil, il faut toujours garder le mélange couvert avec le couvercle de verre du coffret, jusqu'à ce que ce mélange soit prêt pour l'emploi. |
| 4° Décoloration de l'ensemble ou présence de taches. | *a*) Application trop tardive. | 4 – *a*) Le mélange doit être employé quand il est à consistance fluide et mouillée, jamais quand il est à consistance mastic. |
| | *b*) La polymérisation du mélange est perturbée par des mouvements durant la prise. | *b*) Ne jamais déformer la masse de mélange pendant la polymérisation. |
| 5° Coloration à la jonction émail-polymère. | *a*) Déplacement du mélange pendant la polymérisation. | 5 – *a*) Ne jamais déformer la masse du mélange pendant la polymérisation. |
| | *b*) Application trop tardive. | *b*) Le mélange doit être employé quand il est à consistance fluide et mouillée, jamais à consistance mastic. Dans ces conditions, la rétraction à la polymérisation est minimale. |

# INCIDENTS DANS L'EMPLOI DU SEVRITON POUR LES COLLAGES (CAUSES ET REMÈDES) (suite)

| INCIDENTS | CAUSES | REMÈDES |
|---|---|---|
| 6° Porosité. | *a)* Malaxage trop rapide. | 6 – *a)* Remuer avec lenteur pendant le malaxage et toujours dans le même sens, afin d'éviter l'incorporation d'air. |
| | *b)* Mise en place trop tardive. | *b)* Employer un mélange à consistance fluide et mouillée. |
| 7° Mauvais collage. | *a)* Contamination par l'humidité. | 7 – *a)* Pour éviter toute contamination aqueuse, il est nécessaire de placer la digue. |
| | *b)* Mise en place trop tardive. | *b)* Employer le mélange à consistance fluide et mouillée, de manière à ce qu'il pénètre bien dans les micro-rétentions de l'émail traité. |
| | *c)* Mouvement durant la polymérisation. | *c)* Prévoir des points d'appui tels qu'il soit aisé de maintenir en bonne place et sans mouvement les pièces à coller (griffes de positionnement, moule Odus, etc.). |
| 8° Résine opaque. | *a)* Délai d'application trop long. | 8 – *a)* Le mélange doit être utilisé à consistance fluide et mouillée. |
| | *b)* Mouvement durant la polymérisation. | *b)* Prévoir des points d'appui tels qu'il soit aisé de maintenir en bonne place et sans mouvement les pièces à coller. |
| | *c)* Évaporation du liquide de la surface du mélange quand on n'utilise pas de protection. | *c)* Empêcher l'évaporation du monomère par l'emploi de protection : vaseline, huile de paraffine, moule individuel. |
| 9° Difficultés pour faire couler le monomère hors du flacon. | *a)* Écoulement lent imputable aux mains froides. | 9 – *a)* Les mains froides inhibent l'expansion de l'air contenu dans l'ampoule et l'éjection du liquide. |
| | *b)* Écoulement lent imputable à une température ambiante élevée. | *b)* Une différence insuffisante entre la température de l'ampoule et celle des mains pour dilater l'air dans l'ampoule. Refroidir un peu l'ampoule avant l'usage. |
| | *c)* Écoulement rapide imputable aux mains chaudes avec un flacon froid. | *c)* Trop de contraste de température. Tenir et manipuler légèrement l'ampoule, simplement de la pointe des doigts. |
| 10° Résine collant au godet de malaxage ou aux instruments. | | 10 – *a)* Il faut enlever le reste de la résine du godet et des instruments alors qu'il est encore mou. |
| | | *b)* Si on laisse durcir le mélange au contact du godet et des instruments et qu'un trempage prolongé dans l'eau ne produit pas le décollement, le chloroforme doit être utilisé comme solvant. |

CHAPITRE 25

# APPLICATION CLINIQUE UTILISANT EN MILIEU BUCCAL L'UNION D'UN POLYMÈRE AVEC UN MATÉRIAU INORGANIQUE

L'emploi de coupling-agent permet de réaliser en bouche certains collages de caractère exceptionnel : réparation de céramo-métallique fracturée, réassemblage de facettes résine ou porcelaine détachée de leur logette.

### *COLLAGE D'UNE FACETTE CRAMPON-PLATINE FRACTURÉE AU NIVEAU DES CRAMPONS PAR SURCHARGE OCCLUSALE* (fig. 25-1)

#### TECHNIQUE

1° Les défauts d'occlusion responsables de la fracture sont corrigés. Puis au laboratoire, à l'aide d'une foreuse pour « Reverse pin » (Drill Press), nous forons deux séries de puits non parallèles (10 à 15) (fig. 25-1 et 25-2).

2° Nous débarrassons la logette des traces de ciment oxyphosphate et de céramique. Après avoir pointé l'emplacement à l'aide d'une fraise ronde Tungstène 00, nous forons dans le métal 5 à 6 puits non parallèles, avec un foret neuf Kodex Drill Gold de 0,675 mm tournant à 500 tr/mn (fig. 25-3).

3° Nous procédons à un nettoyage à l'alcool, puis au séchage et à l'isolement de la salive. Nous traitons le métal de la facette céramique par application du coupling-agent Fusion; après trois minutes : séchage.

Puis nous effectuons le collage en interposant une résine autopolymérisable Sevriton utilisée à consistance mouillée (fig. 25-4).

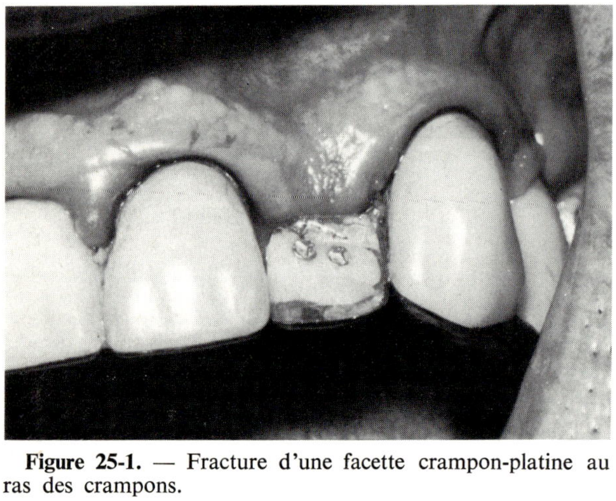

**Figure 25-1.** — Fracture d'une facette crampon-platine au ras des crampons.

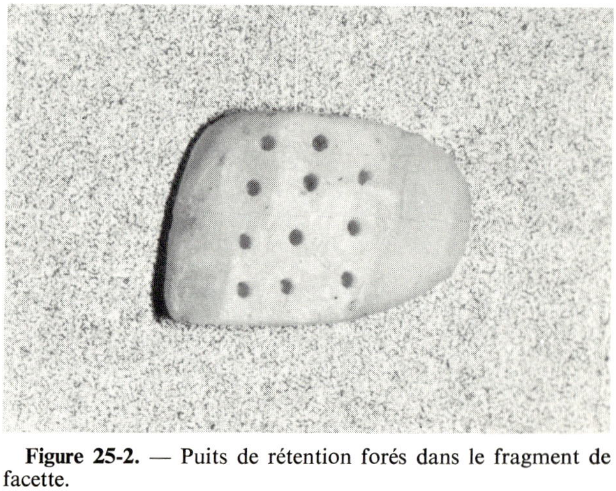

**Figure 25-2.** — Puits de rétention forés dans le fragment de facette.

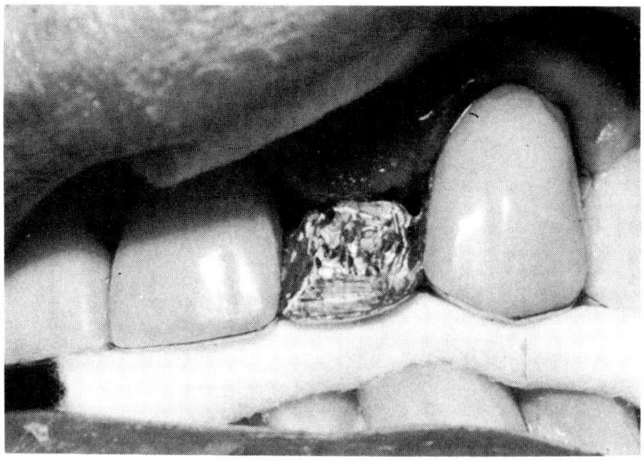

**Figure 25-3.** — Puits de rétention forés dans l'infrastructure métallique après l'avoir débarrassée des restes de céramique et de ciment oxyphosphate.

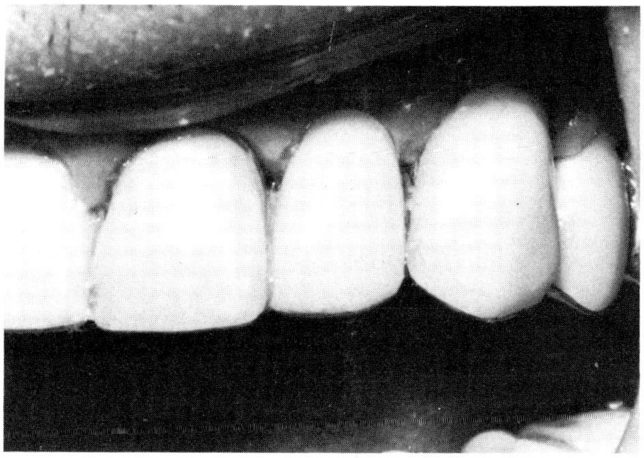

**Figure 25-4.** — Collage terminé.

## *TECHNIQUE POUR RÉALISER UNE FACETTE DE CÉRAMIQUE DESTINÉE AU REMPLACEMENT D'UNE FACETTE CRAMPON-PLATINE*

Cas d'un patient ayant égaré une facette crampon-platine descellée ou fracturée au ras des crampons.

### PRINCIPE

Nous refaisons une facette de céramique par cuisson sur matrice d'or fin.

Cette facette étant réalisée, elle sera collée au Sevriton.

### TECHNIQUE

#### Première séance clinique

1° Nous débarrassons la logette des restes de ciment de porcelaine et des têtes de crampons, éventuellement.

2° Pour la commodité de l'empreinte, le bord d'or incisal est épaissi par un apport de cire sur la face triturante.

3° L'empreinte est prise au silicone.

#### Technique de laboratoire

1° L'empreinte de la logette de la facette est coulée en Scutan. Dans la masse du polymère, avant la polymérisation, nous insérons un tenon en plastique calcinable.

2° Dix minutes plus tard, nous effectuons le démoulage et enlevons les excès de Scutan qui débordent de la logette.

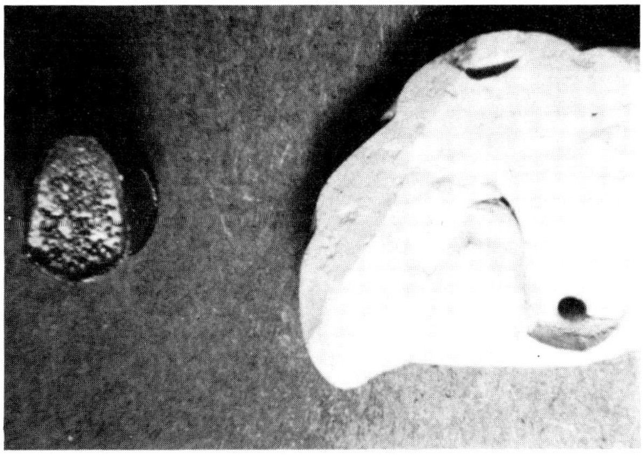

**Figure 25-5.** — Modèle en Velmix et matrice en or fin. On remarque le relief des billes de rétention.

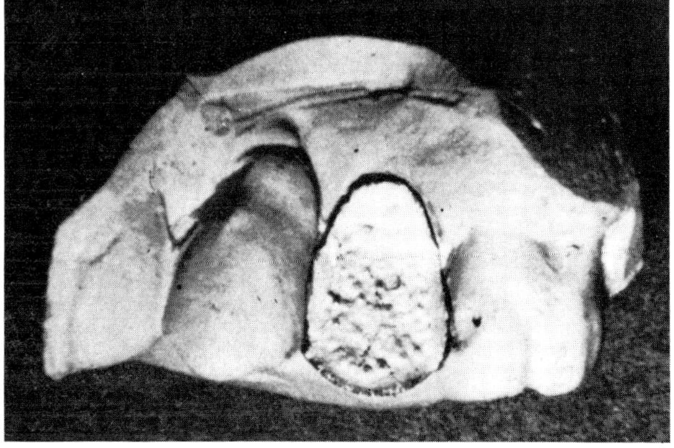

**Figure 25-6.** — Matrice d'or fin recouverte de la couche d'opaque présentée sur le modèle Velmix.

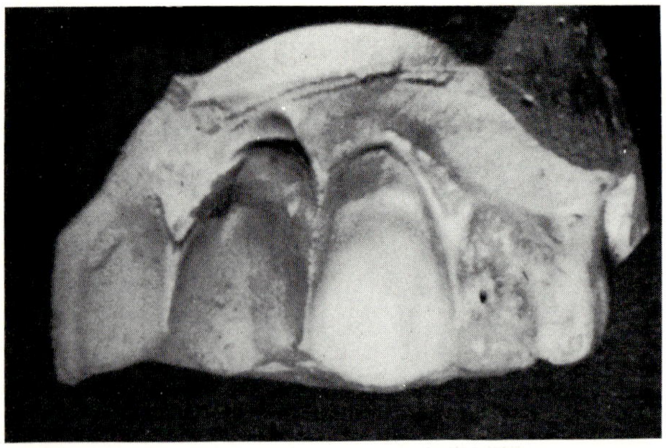

**Figure 25-7.** — Élaboration de la porcelaine sur la matrice d'or fin.

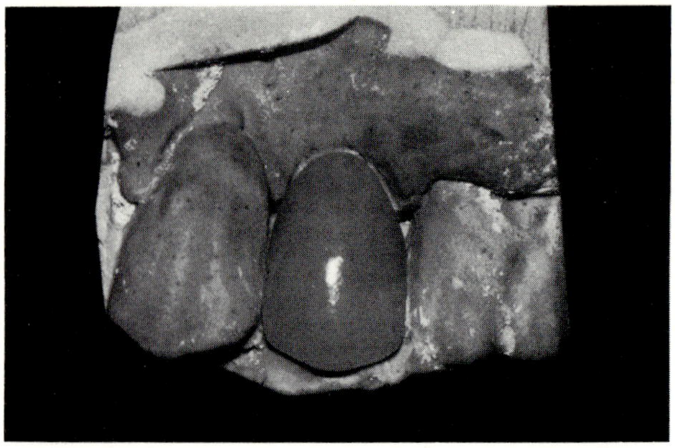

**Figure 25-8.** — Face interne de la facette terminée montrant les cavités rétentives créées par les billes de rétention.

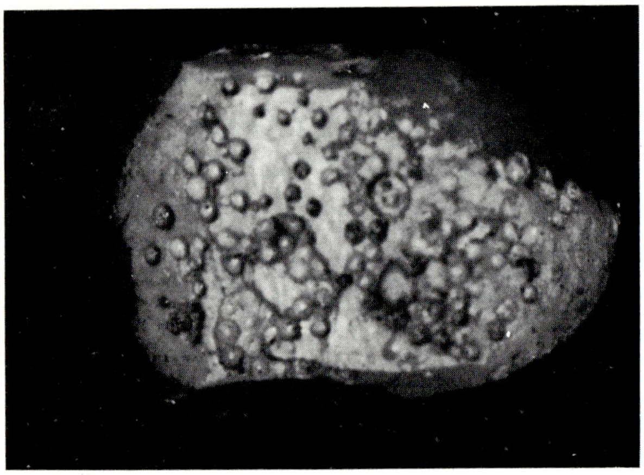

**Figure 25-9.** — Facette terminée et présentée sur le modèle de contrôle.

3° Réinsertion de la maquette en Scutan dans l'empreinte, puis celle-ci est coulée en Velmix.

4° Après démoulage, la maquette en Scutan est désinsérée du modèle en Velmix.

5° Après avoir passé de la colle au fond de la logette, nous y plaçons un semis de *billes de rétention en plastique.*

6° La maquette en Scutan est mise en revêtement (Cerami-gold) et coulée en or fin (fig. 25-5).

7° Sur cette matrice d'or fin, la facette est réalisée en porcelaine V.M.K. 68 (fig. 25-6 et 25-7).

8° On se débarrasse de la matrice en or fin en l'attaquant par l'eau régale chaude (fig. 25-8 et 25-9).

### Deuxième séance clinique

*Collage de la facette de remplacement.*

1° Avec un foret Kodex Drill Gold de 0,675 mm de diamètre, nous faisons 5 à 6 puits non parallèles dans le fond de la logette.

2° Nettoyage à l'alcool. Isolement de la salive. Traitement par coupling-agent Fusion de l'infrastructure et de la facette.
Puis collage au Sevriton et, éventuellement, correction de la surcharge occlusale qui a provoqué l'incident.

* * *

Dans le cas d'utilisation de vis intradentinaires destinées à assurer la rétention d'obturation ou de reconstitution, nous traitons les vis par un coupling-agent (Fusion, Linkage, A174) de manière à assurer en plus de la rétention mécanique une union chimique entre le métal et le polymère.

## CHAPITRE 26

# ASSEMBLAGE DES FACETTES DE CÉRAMIQUE ET DU MÉTAL, SANS ÉLÉMENT DE RÉTENTION MÉCANIQUE, GRÂCE A L'EMPLOI D'UN POLYMÈRE ADHÉSIF

Masquer l'infrastructure métallique d'une prothèse par des éléments de céramique conduit classiquement à envisager deux types de solutions :

— Un assemblage mécanique, qui est scellé avec un ciment (dent à tube, Steel, crampon-platine, reverse pin, facette de Hollenback, jaquette);

— Ou bien, union céramique-métal par fusion directe de la céramique sur le métal (céramo-métallique).

*Nous proposons une troisième solution, qui est l'assemblage des facettes de céramique et du métal, sans élément de rétention mécanique, grâce à l'emploi d'un polymère adhésif*[119].

C'est en commentant avec notre ami le Dr Paul Feinmann, D.D.S., de Genève, les progrès considérables de la technologie des adhésifs, que nous avons envisagé leur emploi en prothèse pour l'assemblage céramique-métal.

Les techniciens du collage savent que l'humidité est leur plus grand ennemi. Malgré cela, il existe de nombreux types de collages métalliques qui résistent à l'humidité pendant des années (flotteurs d'hydravion réalisés en alliage léger sans rivet ni soudure, assemblés par collage).

Le collage prothétique étant réalisé en dehors de la bouche et avec des matériaux résistant aux fortes variations de température, le choix d'adhésifs possibles est très différent de celui évoqué dans le problème des assemblages par collage réalisés en milieu buccal.

TABLEAU I

| | |
|---|---|
| **Classification des colles** | Suivant leur mode d'emploi, on distingue :<br>1. Les colles **thermodurcissables** sous **forte pression :** Redux - AF6, AF10, AF31, FM61, etc.<br>2. Les colles **thermodurcissables** sous **faible pression :** Bloomingdale FM 1000, AF 300, AF 126, etc.<br>3. Les colles **thermodurcissables sans pression :** Araldite 1, Araldite 8, Araldite N. EC 2214, etc.<br>4. Les colles durcissant par **addition de durcisseur :** Colles Époxy Araldite 121. Araldite 106, etc. - EC 22/16, etc. - colles au Thyocol, polyester ou polyuréthane.<br>5. Les colles durcissant par des **systèmes spéciaux :** Colles cyanoacryliques - colles acryliques Loctites - colles XCAF4 au silicone.<br>6. **Colles par contact** au néoprène ou nitrilacryliques avec, au besoin, addition d'un agent de vulcanisation au moment de l'emploi. |
| **Conservation des colles** | Certaines colles devant être conservées dans des conditions particulières (à froid, au sec, etc.), il est important de suivre les recommandations données par les fournisseurs. |

Extrait de : Collage de l'aluminium et de ses alliages. *L'Aluminium Français*, Paris, 1969.

En détaillant la classification des colles (voir tableau I), nous sommes amenés à faire quelques remarques qui éliminent certaines de ces colles, lorsque nous cherchons à obtenir l'union de la céramique et du métal.

Ainsi, les colles thermodurcissables sous forte pression, telles que le Redux, F. 10 et autres sont des colles qui dégagent un produit volatile au cours de la polymérisation. Comme nous avons à faire à des matériaux imperméables, il faudra réaliser une forte pression pour s'opposer à la séparation des corps que nous voulons assembler. Dans le cas du Redux par exemple, il faut atteindre une pression de 25, voire 35 kg par $cm^2$, pour s'opposer à cette séparation. Avec les moyens actuels du laboratoire de prothèse, ce n'est pas possible, nous fracturerions la porcelaine.

Nous éliminons aussi les colles cyanocrylates, qui subissent un très rapide processus de biodégradation, ce qui, par ailleurs, fait tout leur intérêt dans le domaine chirurgical. Les colles « Loctite », qui sont des polyacryliques, présentent une forte rétraction à la prise, et établissent une contrainte au niveau du joint.

Parmi les autres, nous avons choisi celles qui, possédant une grande inertie chimique, paraissaient promettre la meilleure stabilité en milieu buccal, et être d'une mise en œuvre facile pour nos moyens de laboratoire. Ce sont les colles époxy[120] : c'est en 1936 que le Dr Castang, de la firme De Trey en Suisse, réalise la synthèse d'une résine époxy. Il pense pouvoir s'en servir pour faire des dents artificielles et essaie pendant quelques années; c'est un échec. Il vend son brevet à la firme Ciba en 1940 et, la même année, cette dernière met dans le commerce des colles à base de résine époxy sous le nom d'Araldite.

## PRINCIPALES CARACTÉRISTIQUES DES ADHÉSIFS ÉPOXY[120]

Facilité d'emploi, car :

– L'assemblage ne nécessite pas de haute pression, la seule pression d'accostage suffit, la polymérisation s'effectuant sans dégagement gazeux;

– La solidité du joint est indépendante de l'épaisseur, et la bonne fluidité des époxy, dans des conditions de température déterminée, permet d'obtenir des joints de très faibles dimensions;

– La polymérisation n'entraîne pratiquement pas de retrait, d'où peu de tension dans le joint de colle;

– Ces adhésifs présentent une grande stabilité aux agents chimiques et notamment à l'humidité et à l'action des micro-organismes;

– Les adhésifs époxy sont actifs avec des matériaux réputés difficiles à coller, tel que le verre;

– Des charges peuvent être incorporées, qui permettent de faire varier certaines propriétés (coefficient de dilatation, flexibilité, dureté). Ces charges permettent aussi de leur donner une plus ou moins grande opacité et de les colorer;

– Les résines époxy *polymérisées* sont considérées comme inertes et atoxiques. En effet, des lapins et des rats en ayant absorbé par voie buccale, quotidiennement, le 1/10 de leur poids pendant six semaines, n'ont présenté aucune manifestation pathologique (Lee et Neville)[120];

– Les essais effectués sur culture cellulaire par l'Institut Pasteur de Paris ont montré que l'Araldite B durcie était douée d'une innocuité totale vis-à-vis des cellules vivantes, et en particulier des cellules humaines; donc un matériau utilisable pour réaliser les prothèses;

– Par contre, comme beaucoup de résines, les adhésifs époxy *avant la polymérisation* peuvent créer des allergies, d'où la nécessité de prendre des précautions lors de l'emploi : *éviter tout contact cutané avec l'adhésif non polymérisé;*

– De tous les plastiques actuels, les résines époxy sont les plus modifiables, en jouant sur les durcisseurs, les charges, etc., ce qui a pour conséquence une grande variété de types d'adhésifs époxy.

D'une manière sommaire, on peut les classer en :

- adhésifs ne durcissant qu'à chaud (120° à 200°), ces adhésifs existent sous deux présentations : à un ou deux composants,
- adhésifs pouvant durcir à froid (à partir de 20°), ceux-ci n'existent qu'en présentation à deux composants.

Nous avons préféré un adhésif présenté en un seul composant, pour éviter les risques d'erreur de dosage au moment du mélange, et durcissant à chaud, car cette cuisson est une présomption de plus complète polymérisation, donc d'une plus grande inertie chimique et d'une meilleure stabilité au vieillissement.

Lorsque la polymérisation est terminée, l'assemblage se trouve à la température de polymérisation, puis quand il est ramené à la température du milieu buccal, il se crée une légère contrainte due à ce que les éléments assemblés n'ont pas le même coefficient de dilatation (or : $15 \times 10^{-6}$; céramique : $7{,}9 \times 10^{-6}$). Cette contrainte sera d'autant plus importante que la température de polymérisation sera plus élevée, ce qui nous entraîne à choisir comme température de polymérisation la plus basse compatible avec le type de colle que nous utilisons, et à allonger alors le temps de polymérisation.

De même, l'assemblage réalisé subissant les stress thermiques du milieu buccal, et celui résultant de l'écart de température existant entre la température de polymérisation et la température buccale, nous avons intérêt à utiliser un adhésif ayant une certaine *flexibilité*, ce qui lui permettra d'absorber les variations dimensionnelles sans risque de rupture de la cohésion.

Nous avons transmis ces impératifs à un fabricant de produits dentaires pour qu'il nous réalise une colle époxy à un seul composant (1) polymérisant à chaud, de teinte jaune clair.

---

(1) Au jour où nous mettons sous presse, le fabricant de produits dentaires est en principe d'accord pour commercialiser l'adhésif époxy que nous avons expérimenté depuis sept ans[119].

**Technique permettant d'obtenir l'union des facettes de céramique et du métal sans élément de rétention mécanique, grâce à un collage**

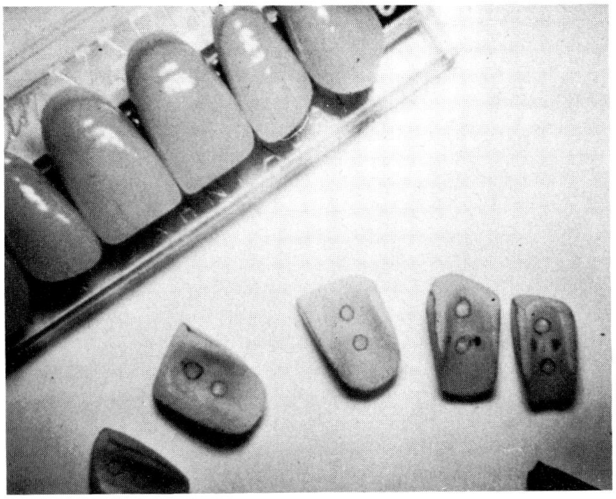

**Figure 26-1.** — Facettes de porcelaine obtenues par meulage à partir de dents crampon or. Les petits cercles indiquent l'emplacement où doit être réalisée une dépression qui correspondra au plot d'auto-centrage.

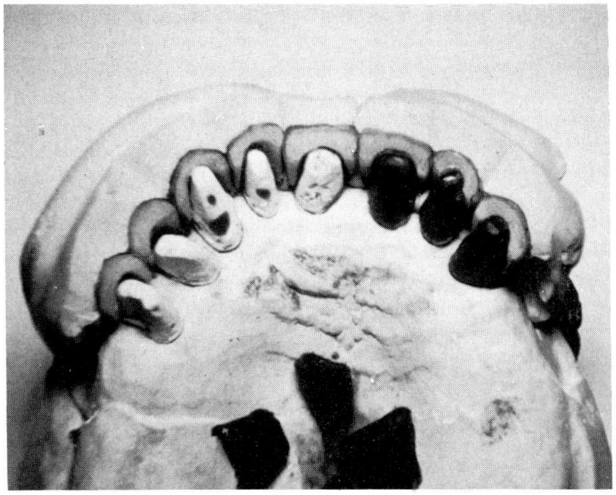

**Figure 26-2.** — Facettes en place sur le modèle, fixées à l'aide d'une clef vestibulaire.

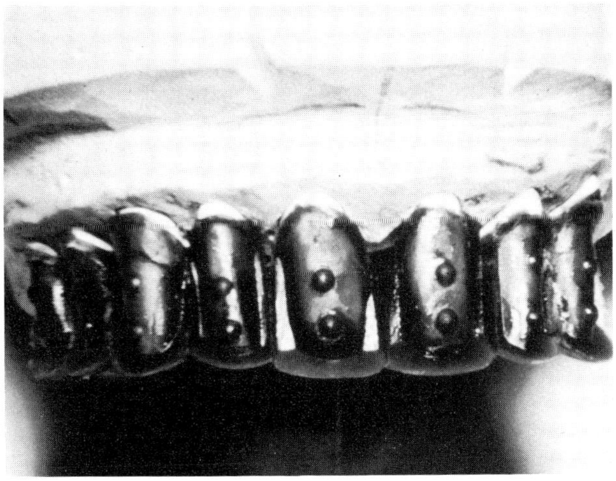

**Figure 26-3.** — Cire de l'infrastructure métallique. Notons les reliefs des plots d'auto-centrage.

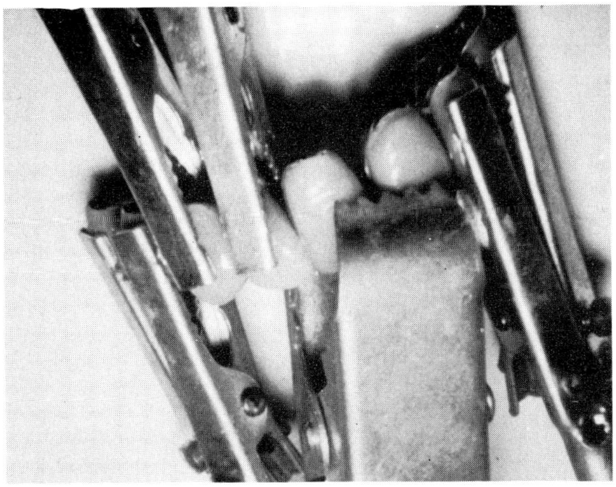

**Figure 26-4.** — Facettes maintenues par des pinces d'électricien pendant la polymérisation de la colle.

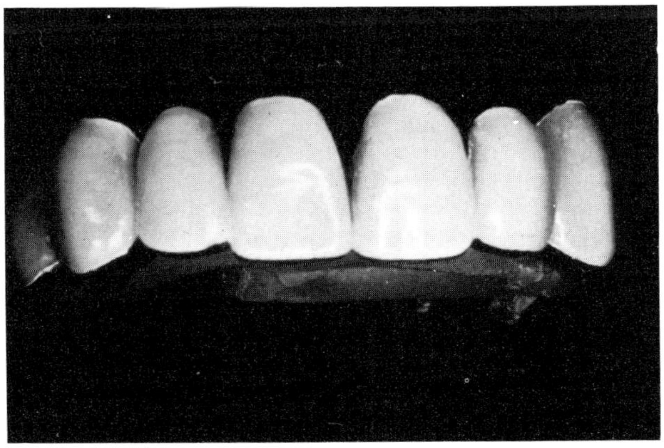

**Figure 26-5.** — Vue vestibulaire du bridge, facettes collées.

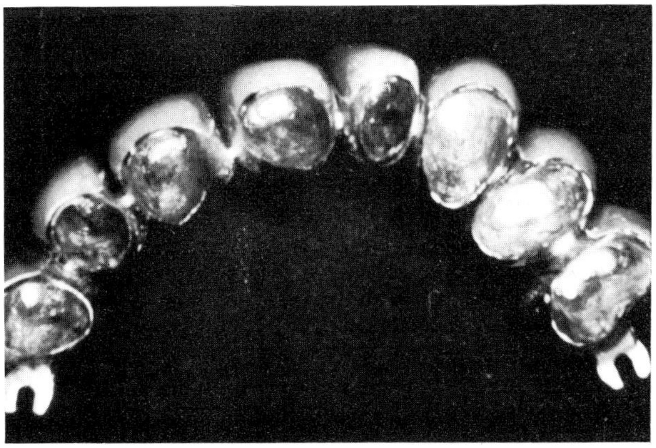

**Figure 26-6.** — Vue cervicale, facettes collées.

Ils nous ont fourni une pâte jaunâtre qui, à partir de 90 °C, devient très fluide, avantage précieux qui nous permet d'obtenir des joints de colle très fins, sans avoir la nécessité d'utiliser une pression élevée pour chasser les excès de colle.

Après polymérisation, le produit est jaunâtre et non translucide, masquant ainsi, même sous très faible épaisseur, le reflet du métal à travers la porcelaine (bord incisif).

En 1971, H.J. Kutzleb et collaborateurs ont proposé l'emploi de la 1469 de Minnesota, colle époxy à un seul composant et thermo durcissable. Après polymérisation elle est grisâtre, peu flexible, donc cassante, et nous l'avons éliminée ainsi que la 2214 de Minnesota qui, polymérisée, présente une translucidité jaunâtre. Avec l'or sous-jacent, elle provoquait des reflets verdâtres au niveau des parties fines de la céramique.

## TECHNIQUE D'UTILISATION

Grâce à l'adhésif époxy, il est possible d'obtenir l'union de la céramique et de l'infrastructure métallique, ce qui nous permet de concevoir un élément céramique sans aucun moyen de rétention mécanique, et simplement appliqué sur le métal. Cet élément céramique peut se résumer à une simple épaisseur de porcelaine recouvrant la partie vestibulaire visible de l'infrastructure métallique. Cette « coque » de porcelaine peut être obtenue de deux manières : en modifiant par meulage une dent du commerce, ou bien par une technique plus personnalisée dans laquelle la facette est entièrement réalisée au laboratoire par cuisson. En fait, il est possible, par des adjonctions, des maquillages, et des meulages, d'envisager tous les intermédiaires entre ces deux solutions.

### Réalisation de l'élément de céramique

I. *A partir d'une dent du commerce par meulage* (Diato, crampon or, crampon platine, facette) (fig. 26-1 à 26-6).

Il faut choisir une dent légèrement plus importante en dimension que la dent naturelle concernée, et savoir que certaines marques utilisant la céramique alumineuse se prêtent plus difficilement au meulage.

La préparation de la « coque » est obtenue en creusant la face linguale de la facette, au moyen d'instruments diamantés montés sur une turbine de laboratoire, ou à l'aide d'une meulette à porcelaine aux vitesses conventionnelles. Cette action sera menée en prenant soin de lubrifier généreusement pour éviter l'éclatement de la céramique (vaseline, glycérine ou Périphéric-Wax). L'ajustage est terminé en s'aidant de papier bleu ou de poudre de graphite, appliqué sur le modèle. Selon l'importance du meulage, la perte d'épaisseur peut entraîner des modifications importantes de la teinte. Ces modifications se corrigent par un maquillage appliqué sur la face profonde et réalisé au moyen d'opaque de teinte appropriée et compatible avec la céramique de la dent utilisée. Pour les dents Vita, nous utilisons les opaques de Vita conçus pour la « Drodge Technic ».

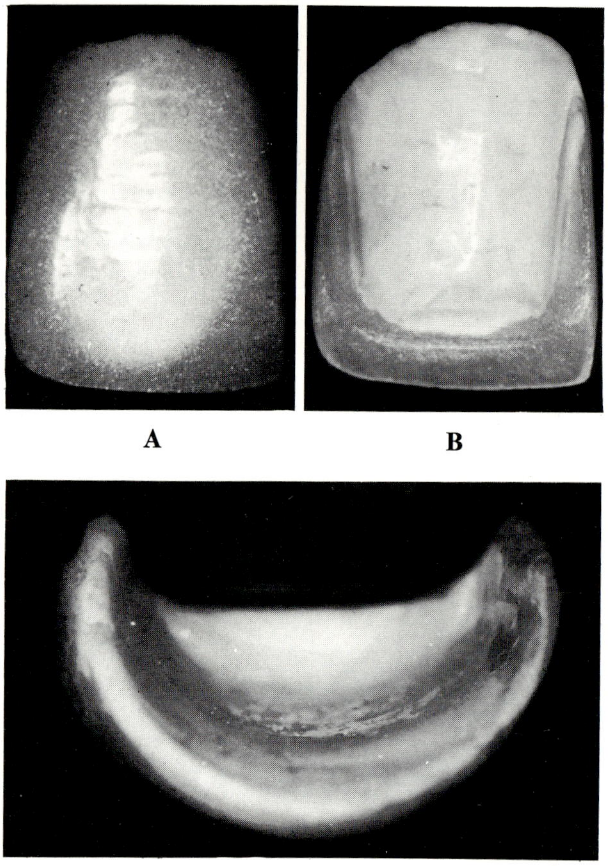

A B

C

**Figure 26-7.** — Facette de céramique destinée à être collée, élaborée au laboratoire (porcelaine alumineuse Vita-Dur). *A*) Vue vestibulaire. *B*) Vue de la surface destinée à être encollée. *C*) Vue cervicale.

II. *Elaboration de l'élément de céramique au laboratoire par cuisson* (fig. 26-7).

1° Sur la face vestibulaire de la préparation, le technicien place une feuille de cire calibrée 3/10 de mm, pour réserver un espace d'épaisseur contrôlé entre la céramique et la préparation.

2° Une empreinte de ce modèle modifié est prise à l'Optosyl.

3° Sur le *duplicata* ainsi obtenu, on brunit une classique matrice de platine type couronne-jaquette.

4° La porcelaine est montée normalement en utilisant des poudres de céramique alumineuse, et en intéressant uniquement la face vestibulaire et son voisinage.

5° La porcelaine étant cuite, les bords sont rectifiés par meulage aux dimensions souhaitées, et alors on transfert la « coque » sur le premier modèle au moyen d'une clé vestibulaire prise sur le duplicata.

L'expérience nous a montré qu'il était plus aisé de réaliser cet élément, en confectionnant cette « portion » de couronne-jaquette, plutôt qu'en faisant appel à la technique des inlays de céramique (matrice estampée en platine ou coulée en or fin, revêtement céramique, etc.) ou en céramique pressée suivant la technique de Drodge.

Quelle que soit la technique utilisée, lorsque la « coque » de céramique est terminée il est bon, pour obtenir la certitude d'une bonne mise en place sur l'infrastructure métallique, lors des manœuvres de collage, de prévoir, à la face linguale, une ou deux dépressions hémisphériques (voir fig. 26-3) qui créeront sur le métal de l'infrastructure des reliefs correspondants jouant le rôle de « plots d'auto-centrage ».

### Réalisation de l'infrastructure métallique

La position exacte des coques étant repérée grâce à une clef vestibulaire, la cire de la maquette de l'infrastructure est obtenue selon les techniques habituelles. Il en est de même pour la coulée et la finition.

### Collage

Tout d'abord, traitement des surfaces à encoller. Les facettes céramiques sont débarrassées de toute trace de cire par action de l'eau bouillante, puis sont rincées à l'eau pure, et enfin trempées dans un bac à ultrasons rempli d'alcool à 90°. Le métal est nettoyé par sablage fin au niveau des zones à encoller, puis rincé à l'eau pure et déshydraté par l'action d'un solvant alcoolique. Lorsque ces opérations sont terminées, les surfaces doivent absolument rester indemnes de tout contact digital.

La céramique et le métal sont portés à 100° en chaleur sèche pendant 15 minutes dans un four. Ce traitement terminé, on procède à l'application de la colle sur le métal. Celui-ci étant encore chaud (70 à 80 °C) l'adhésif se fluidifie et la mise en place des facettes se fait par simple pression d'accostage. On essuie avec précaution les excès de colle, et on maintient l'ensemble à l'aide d'une pince à linge *en bois* dont les mors auront été modifiés pour une meilleure adaptation. Puis l'ensemble est de nouveau placé dans un four, réglé à 150° pendant une heure. A la fin de ce temps, le collage est terminé.

Notons l'intérêt de bien enlever tous les excès de colle avant de passer au four, car après polymérisation il est très difficile d'en débarrasser la céramique. Cet assemblage par collage peut être détruit rapidement par un chauffage portant les pièces à 350° suivi d'un nettoyage par sablage doux.

Nous pratiquons ce type de collage depuis avril 1967. Nous avons enregistré quelques décollages. *En fait, ils se sont essentiellement produits dans les cas où nous avions pris le risque de ne pas protéger le bord incisif, ou de le protéger insuffisamment.*

Il est donc impératif de protéger les facettes collées avec autant de soin qu'on en met classiquement pour les facettes de porcelaine scellées à l'oxyphosphate (crampon-platine, reverse pin, dent de Hollenbach, etc.).

Au cours de ces réalisations, nous avons utilisé des dents de tous types : crampons-platine et crampons or pour les antérieures supérieures — diatoriques et crampons or pour les dents mandibulaires — appréciant la commodité qui nous était offerte de puiser dans un grand choix de formes et de teintes. En prothèse conjointe, nous utilisons surtout la technique « coque » au niveau des coiffes des piliers pulpés maxillaires, car elles nous permettent une mutilation moins importante que celle imposée par les classiques couronnes à incrustation vestibulaire de céramique (Reverse pin, dent de Hollenbach).

En prothèse adjointe, l'emploi des facettes collées peut rendre des services sur les prothèses partielles, notamment au niveau des dents dans lesquelles sont logés les attachements. Cela nous permet de réaliser une face occlusale en métal et une « coque » fine vestibulaire.

L'infrastructure métallique pour ces assemblages par collage peut être en or autotrempant, ou en alliage nickel-chrome.

Notre enthousiasme pour ces techniques de collage se justifie à nos yeux par leur simplicité (réelle bien que bouleversant les habitudes du technicien).

De plus, elles nous permettent des préparations nettement moins mutilantes (fig. 26-8) que les C.I.V. classiques (reverse pin, Hollenbach) car ne faisant pas appel à des rétentions mécaniques destinées à faire

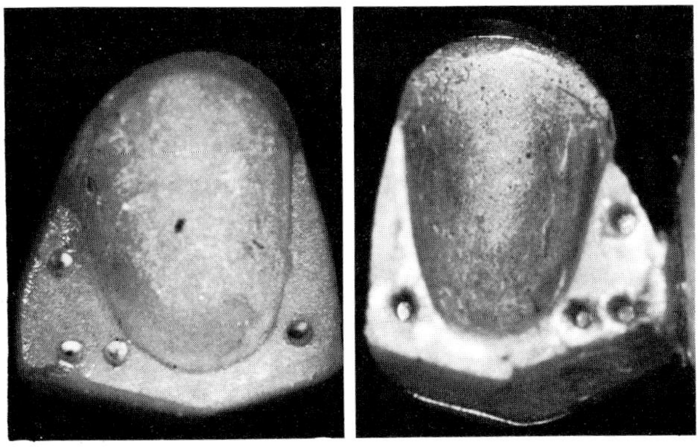

**Figure 26-8.** — Notons, sur cette vue de reverse pin conventionnelle, l'importance de la mutilation. Elle est rendue nécessaire pour ménager des volumes de céramique destinés au logement des puits de rétention.

travailler un ciment au cisaillement, nous sommes libérés de la création de formes encombrantes et complexes qui, pour être efficaces, doivent respecter certaines normes de presque parallélisme (par exemple relative difficulté de réaliser par meulage les ailettes de la classique Hollenbach). Nous pouvons concevoir des pièces céramiques d'une géométrie plus simple, par conséquent d'un façonnage plus aisé et plus rapide. La maquette en cire de l'armature métallique en sera d'autant plus simple à réaliser et à couler. (Par exemple relative difficulté de la maquette en cire de la reverse pin et de sa coulée.)

Dans un assemblage par collage, les forces d'assemblage sont réparties sur toute la surface du joint de colle, alors que dans les assemblages scellés, les efforts sont concentrés au niveau des éléments de rétention mécanique, entraînant un risque accru de rupture à ce niveau (classique fracture de la porcelaine à la tête des crampons).

Depuis 1969 nous complétons notre technique de collage en appliquant un « coupling-agent » silanique (époxy-silane — voir traitement de surface) au niveau du métal et de la céramique avant l'encollage.

Pour l'auteur de *Handbook of Epoxy Resin* (Henry Lee) l'adjonction d'un primaire silanique dans un assemblage de verre époxy soumis à l'eau chaude fait passer de 1 à 50 ans la longévité de la liaison (test de vieillissement accéléré).

*N. B. :* Dans le cas ou une facette se décolle, il est possible de résoudre le problème en utilisant les techniques décrites au chapitre 25.

CHAPITRE 27

# TRAITEMENTS DE SURFACE POUR AMÉLIORER L'ADHÉSION DE LA RÉSINE DANS LES TECHNIQUES DE LABORATOIRES

En prothèse conjointe, les praticiens qui ont recours à la résine comme masque esthétique sur l'infrastructure métallique se heurtent à la difficulté d'obtenir l'assemblage acrylique-or.

Les fabricants ont proposé les « opaquers » qui avaient la prétention de permettre l'union de l'or et de l'acryl. Rivault[121], dans sa thèse (1970) conclut à propos de ces opaquers : « nous pouvons affirmer que la couche d'opaquers n'adhère pas à l'acrylique et peu à l'or » :

Nous suggérons d'essayer de traiter le métal par un « coupling-agent » de manière à avoir en plus des rétentions mécaniques une union chimique entre l'acryl et le métal : Fusion, Linkage, A 174.

Le « coupling-agent » étant appliqué sur l'infrastructure métallique préalablement sablée, la pièce est passée au four à 100 °C pendant 10 minutes. Ce traitement est suivi de l'insertion de la résine.

Personnellement, en prothèse totale, nous traitons nos plaques-base métalliques par « coupling-agent » (Fusion) de manière à avoir un lien chimique entre le métal et l'acryl (nous ne supprimons pas pour autant les moyens de rétention mécaniques). Cette liaison chimique a pour but d'éviter les infiltrations que l'on constate fréquemment entre l'acryl et le métal.

Nous faisons de même en prothèse partielle pour les grilles et les renforts métalliques qui seront au contact de la résine.

Actuellement de nombreuses prothèses adjointes (totales ou partielles) sont réalisées en versant de la résine autopolymérisable dans un moule (hydrocolloïde ou alginate), la polymérisation s'effectuant sous pression *(Pour technic)*.

Un défaut de cette technique est la mauvaise liaison résine-dents (acrylique ou porcelaine).

On peut éviter ce défaut en appliquant aux dents un traitement de surface avant de les placer dans le moule.

*a*) Pour les dents en acrylique[104] traiter la surface de la dent qui sera en contact avec la résine par la solution monomère P.M.M. et chlorure de méthylène à partie égale en prenant la précaution d'éviter de contaminer par cette solution les zones qui ne seront pas directement intéressées.

*b*) Pour les dents en porcelaine[51, 122, 123] après les avoir soigneusement nettoyées, les traiter par coupling-agent silanique pour P.M.M. (Fusion, Linkage, A 174).

*Ces traitements de surface ne doivent pas faire supprimer les moyens mécaniques de rétention.*

*TROISIÈME PARTIE*

# ANNEXES

## CHAPITRE 28

# LA DIGUE DANS LES TECHNIQUES DE COLLAGE

Dans les techniques de collage, il est important de disposer d'un champ opératoire protégé de toute contamination et plus particulièrement de l'humidité (salive, sang).

*Un seul moyen est réellement sûr : la digue.*

De nombreux confrères reculent devant l'emploi de la digue, dont ils n'ont pas la pratique, et arguent d'un désagrément pour le patient et d'une perte de temps inutile. En réalité, une instrumentation bien choisie et une technique bien réglée réduisent à quelques minutes le temps nécessaire pour la placer efficacement. C'est pourquoi nous pensons qu'il est utile d'indiquer dans cet ouvrage la technique que nous utilisons, car tenter de mettre en œuvre la majorité des techniques de collage que nous venons d'exposer, sans placer la digue, est, à notre avis, courir à un échec certain.

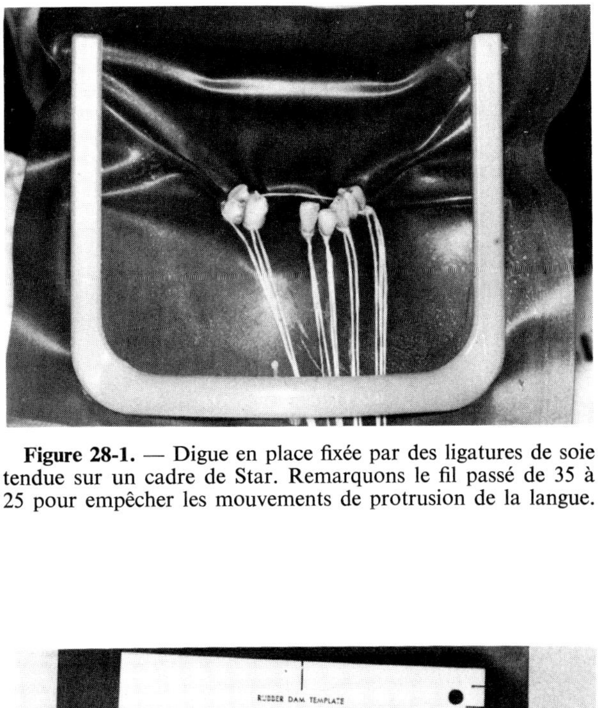

**Figure 28-1.** — Digue en place fixée par des ligatures de soie tendue sur un cadre de Star. Remarquons le fil passé de 35 à 25 pour empêcher les mouvements de protrusion de la langue.

## 1° MATÉRIEL SUFFISANT

- Digue heavy précoupée de 15 cm × 15 cm (Hygienic Dental).
- Pince de Ainsworth à percer la digue (SS White).
- Cadre à digue de Star (fig. 28-1).
- Rubber Dam Punch Template de Hygienic Dental (fig. 28-2). Le Template est un pochoir en plastique qui permet de déterminer avec rapidité et précision l'emplacement des trous à perforer dans la digue.
- Fil de soie cirée en ruban de Johnson and Johnson.
- Crayon feutre à pointe extra fine.
- Une spatule double de cabinet.
- Ciseau de « Beebee ».

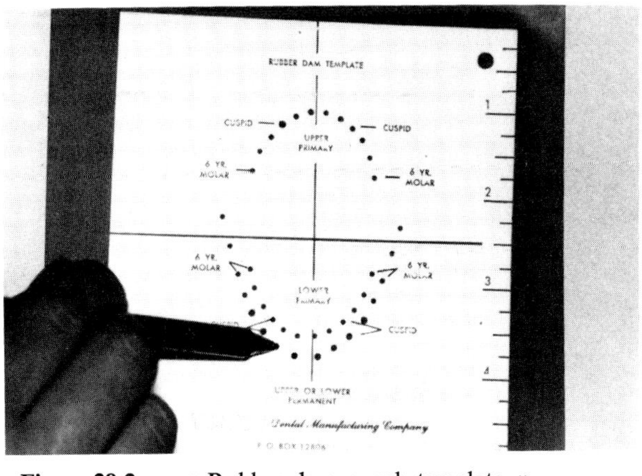


**Figure 28-2.** — « Rubber dam punch template. »

## 2º MANŒUVRES PRÉLIMINAIRES

- Il est nécessaire de placer la digue sur des dents parfaitement propres, débarrassées de toute trace de tartre, dépôt, plaque.
  Rejeter toute pâte à polir contenant du fluor.
- Vérifier la liberté des contacts interdentaires avec un fil de soie non cirée.
- Percer les trous. Leur emplacement est marqué sur la digue en s'aidant du « Template » selon la manière suivante : On place la digue sur une surface plane, et sur elle le « Template ».
  A l'aide d'un crayon-feutre on marque :
  *a*) le repère d'orientation correspondant aux dents supérieures droites,
  *b*) les points correspondant aux dents que l'on désire isoler.

Puis la digue est percée au moyen de la pince d'Ainsworth aux points marqués. Le diamètre des trous est choisi suivant la dimension des dents. La pince permet de faire des trous de taille croissante que nous numérotons de 1 à 5.

Nous utilisons :

- pour les petites incisives le nº 1,
- pour les incisives et les canines le nº 2,
- pour les molaires et les prémolaires le nº 3,
- pour les grosses molaires le nº 4 ou 5.

Notons que la pince doit perforer très nettement la feuille de caoutchouc et détacher une rondelle en un seul temps. Sinon la languette qui retient la rondelle crée une irrégularité qui provoquera une déchirure quand on tendra le caoutchouc pour lui faire passer les points de contact. En ce cas là, il faut absolument changer le plateau et la pointe de la pince.

## 3º MISE EN PLACE DE LA DIGUE

*a*) On oriente la digue en s'aidant du repère supérieur droit, on présente les trous en face de chaque dent correspondante, et l'on fait franchir les contacts par les languettes séparant les trous, en étirant la digue dans le sens vestibulo-lingual, en s'aidant au besoin d'un fil de soie, manié avec précaution.

*b*) Lorsque c'est nécessaire, la digue est maintenue en place par des fils de soie poussés à la spatule jusqu'au collet et noués sur la face vestibulaire par un double nœud puis un nœud simple inversé.
Avant de faire le nœud, il faut veiller à ce que le fil de soie inverse le bord du trou et ne pince pas le caoutchouc. Cela est nécessaire pour assurer l'étanchéité.
Cette manœuvre étant relativement douloureuse, nous faisons une anesthésie de la muqueuse chaque fois que nous prévoyons qu'il sera nécessaire de faire une importante rétraction gingivale. Par exemple, pour les jeunes enfants lors de la reconstitution d'incisives supérieures fracturées paragingivales.
Nous conduisons cette anesthésie de la manière suivante :
• pré-anesthésie de la muqueuse palatine à l'aide d'une seringue « Syriget » qui fait pénétrer l'anesthésie sous la muqueuse sans aiguille, grâce à la projection d'un jet sous forte pression,
• puis anesthésie proprement dite, une minute plus tard, à l'aide d'une seringue classique. La pénétration de l'aiguille et du liquide est totalement indolore.

*c*) La digue étant fixée, elle est tendue modérément sur un cadre à digue de Star (fig. 28-1), qui nous paraît le plus commode, étant donné qu'il est ouvert vers le haut et qu'il est radio-transparent.

*d*) Retrait de la digue.
Éventuellement, retirer les fils de soie en les dénouant à l'aide d'une sonde nº 6, ou en sectionnant le fil à l'aide d'un bistouri.
Puis avec des ciseaux de Beebee courbes, on coupe les languettes de caoutchouc interseptales et on retire la digue.

*e*) Examiner attentivement, pour vérifier qu'il ne reste pas de fragments de digue sous-gingivaux.

## CAS PARTICULIERS

*a*) Au maxillaire inférieur, lorsqu'on désire coller une attelle ou attelle-bridge s'étendant de canine à canine après avoir mis la digue de 45 à 35, et avoir effectué l'inversion et la rétraction par des fils de soie sur toutes ces dents, nous tendons un fil de soie cirée en ruban du collet de 45 à 35, qui s'oppose au mouvement en avant de la langue (fig. 28-1, 18-19, 18-24, 18-47).

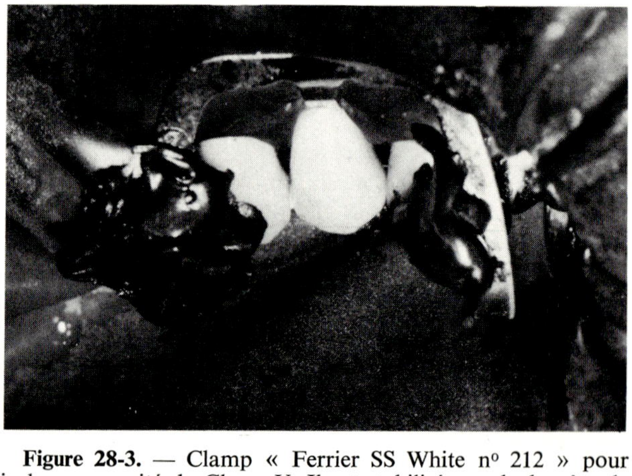

**Figure 28-3.** — Clamp « Ferrier SS White nº 212 » pour isoler une cavité de Classe V. Il est stabilisé par de la pâte de Kerr.

*b*) Pour les cavités de Classe V, il est nécessaire d'isoler aussi avec la digue les deux dents voisines de celle qui porte la carie. Le trou correspondant à cette dernière sera percé, pour une cavité vestibulaire, à un millimètre plus vestibulaire que le point de repère, marqué grâce au « Template ».

On utilise le clamp de Ferrier SS White n° 212 pour les dents antérieures et les prémolaires; les SS White n$^{os}$ 30 et 31 pour les molaires.

Dans les cas où le clamp ne remonte pas assez en direction apicale et ne dégage pas suffisamment la zone cariée, on pousse, en bonne position, son mors vestibulaire à l'aide d'une spatule. Tout en maintenant cette position plus apicale du clamp, nous le fixons à l'aide de pâte de Kerr aux dents adjacentes (fig. 28-3).

Pour que la pâte de Kerr adhère à l'émail de ces dents, il faut les recouvrir de « Copalite ». Mais il faut veiller à ne pas mettre de Copalite sur les zones d'émail qui seront traitées à l'acide car la Copalite s'opposerait à son action.

CHAPITRE 29

# CONTRÔLE DU TEMPS DE PRISE DU CIMENT OXYPHOSPHATE

Dans les techniques qui font appel aux vis, le temps du scellement-vissage est relativement long. Ce qui nous conduit à nous entourer du maximum de précautions pour obtenir un ciment oxyphosphate à prise lente.

Il est possible d'utiliser une plaque en terre cuite poreuse vernissée sur une face seulement (Kile Black Mixing Slab)[13], suivant la technique de Ramsay et Kile, citée par Marmasse dans son traité « *Dentisterie opératoire* ». Rappelons que l'humidité, qui apparaît par condensation à la surface des plaques à ciment trop refroidies, est un facteur d'accélération de la réaction de prise du ciment oxyphosphate. La plaque de Ramsay-Kile « est immergée pendant quelques instants dans l'eau à température de la pièce, puis abandonnée à elle-même. L'évaporation de l'eau contenue dans la terre poreuse refroidit progressivement la plaque jusqu'au « point de rosée », mais pas davantage (principe de l'Alcarazas), si bien qu'on dispose d'une plaque aussi froide que le permet l'état hygrométrique de l'atmosphère — jamais plus... » (Marmasse[124]).

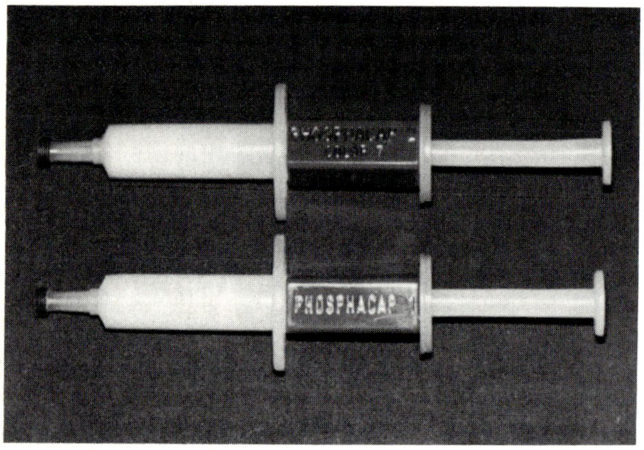


**Figure 29-1.** — Seringues Phosphacap, conservées dans le bac à glace d'un réfrigérateur à — 15 °C.

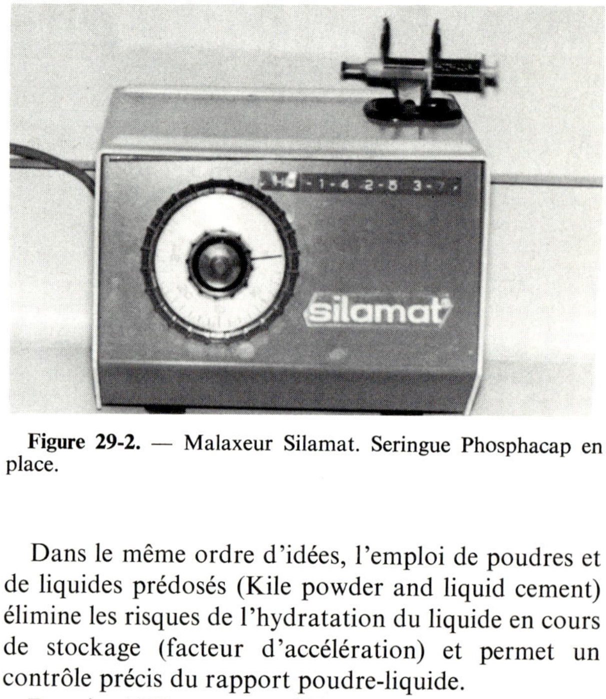


**Figure 29-2.** — Malaxeur Silamat. Seringue Phosphacap en place.

Dans le même ordre d'idées, l'emploi de poudres et de liquides prédosés (Kile powder and liquid cement) élimine les risques de l'hydratation du liquide en cours de stockage (facteur d'accélération) et permet un contrôle précis du rapport poudre-liquide.

Depuis 1972, nous préférons utiliser le système Phosphacap qui est constitué par un conditionnement en capsule seringue (fig. 29-1) (rapport poudre-liquide constant).

Le malaxage est effectué mécaniquement par un vibreur (le Silamat) (fig. 29-2). Les paramètres de malaxage (force-durée) sont constants.

Le système capsule-seringue permet, une fois le mélange effectué, de déposer le ciment avec facilité et précision (détail appréciable pour la réalisation du « coffrage protecteur »). Notons que le mélange s'effectue à l'abri de l'air ambiant, ce qui nous permet de ne pas être limité dans le refroidissement par le problème du point de rosée, et par conséquent de jouer sur ce paramètre pour allonger le délai d'utilisa-

| Température de la capsule-seringue en ° C | Délai d'utilisation | |
|---|---|---|
| | simple dose | double dose |
| 10° C | 2' 00" | 3' 00" |
| 15° C | 1' 40" | 2' 30" |
| 20° C | 1' 15" | 1' 50" |
| 23° C | 1' 00" | 1' 40" |
| 25° C | 0' 45" | 1' 20" |
| 28° C | 0' 40" | 1' 00" |

**Figure 29-3.** — Tableau de la relation entre la température de la seringue Phosphacap et les délais d'utilisation.

tion. Le tableau (fig. 29-3) nous donne le délai d'utilisation en fonction de la température de la capsule-seringue.

Nous voyons que dans ces conditions la capsule-seringue double dose étant à 10° lors du début du malaxage, le temps de prise est de 3 mn.

Pour le scellement-vissage de certaines prothèses importantes, ce temps nous a paru un peu court. Nous l'allongeons en refroidissant à — 15° centigrade (en conservant les seringues Phosphacap dans le bac à glace d'un réfrigérateur). Cependant, nous avons signalé au fabricant l'intérêt de disposer de deux types de seringue, l'une à prise normale, l'autre à prise retardée.

Le système Phosphacap, par sa commodité d'emploi et par la constance des résultats (délai d'utilisation et fluidité), nous paraît constituer un réel progrès

Nous l'avons adopté pour tous les types de scellement. (Seringue Phosphacap à — 15° centigrade.)

***

Pour tous nos scellements en bouche au ciment oxyphosphate il est nécessaire que la prise du ciment s'effectue à l'abri de la salive.

Nous obtenons facilement l'isolement salivaire en noyant les pièces prothétiques après leur mise en place sous un abondant film protecteur d'huile de paraffine (Nujol) déposé au moyen du flacon pissette Prolabo N° 0837942.

***

Rappelons qu'une solution de bicarbonate de soude mise au contact d'un ciment en cours de prise neutralise l'acide phosphorique encore libre et stoppe la réaction de prise. C'est pourquoi nous conseillons, lors des scellements, d'avoir toujours à portée de la main un flacon à large encollure contenant une solution de bicarbonate saturée dans laquelle trempent des cotons. En cas d'incident lors d'un scellement, ces cotons permettent de noyer en bouche le ciment en cours de prise.

De même, nous disposons dans notre bac à ultrasons, d'un flacon contenant une solution de bicarbonate à saturation, ce qui nous permet d'y plonger la pièce prothétique pour la débarrasser du ciment en cours de prise en cas d'incident.

CHAPITRE 30

# FACETTE DE CÉRAMIQUE POUR COURONNE A MASQUE VESTIBULAIRE, ÉLABORÉE PAR CUISSON ET SCELLÉE AU CIMENT OXYPHOSPHATE

Classiquement, les C.I.V. de céramique sont réalisées à partir de dents du commerce. La rétention étant obtenue grâce à des ailettes (dents de Hollenback) ou par des puits creusés dans la céramique (Reverse Pin[100, 101, 102] proposée par Shooshan).

Ces rétentions sont adaptées au scellement par ciment oxyphosphate, car, rappelons-le, ce scellement n'a de valeur rétentive que dans les régions où le joint de ciment travaille au cisaillement.

Lors de nos recherches pour réaliser des facettes en vue du collage, nous sommes d'abord partis de dents industrielles.

Dans un but de *simplification*, de *meilleure adaptation* et *de meilleur rendu esthétique*, nous avons voulu une céramique plus personnalisée, et nous avons mis au point une technique dans laquelle la facette est entièrement élaborée au laboratoire par cuisson.

Ayant l'expérience de la réalisation de ces facettes « personnalisées », nous avons adapté cette technique à la construction de « facettes à ailettes » ou de

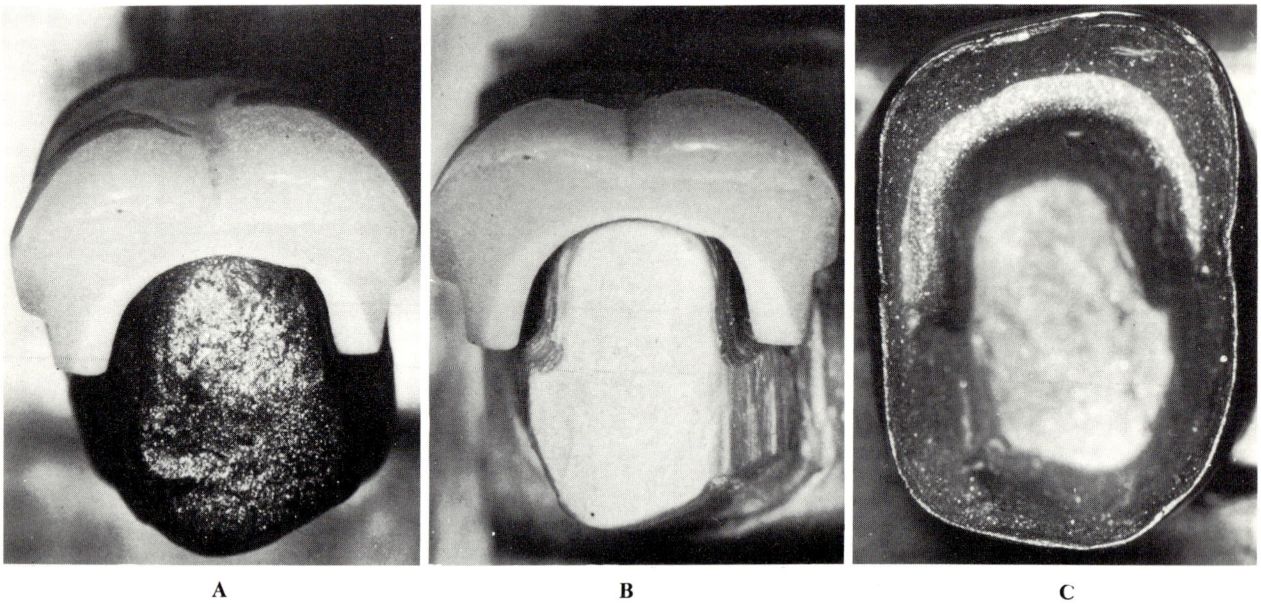

A B C

**Figure 30-1.** — Facette de céramique élaborée au laboratoire par cuisson. *A*) Facette à ailette terminée et présentée sur le duplicata. *B*) Facette reportée sur le modèle unitaire. *C*) Vue cervicale de l'infrastructure métallique.

« Reverse Pin » destinées à être scellées au ciment oxyphosphate.

## TECHNIQUE POUR LA DENT A AILETTES (fig. 30-1)

1° Sur les faces vestibulaires et proximales de la préparation, le technicien place une feuille de cire calibrée (3/10 mm) et, par adjonction de cire, il parallélise le plus possible la partie des faces proximales correspondant aux ailettes. (Cette manœuvre implique que le praticien a effectué une préparation prévoyant le volume des ailettes.) On réserve ainsi un espace, d'épaisseur contrôlée, entre la céramique et la préparation.
2° Une empreinte de ce modèle modifié est prise à l'Optosil.
3° Sur le duplicata ainsi obtenu, on brunit une classique matrice de platine type couronne-jaquette.
4° La porcelaine est montée normalement en utilisant des poudres de céramique alumineuse et en intéressant uniquement la face vestibulaire et les faces proximales, à l'emplacement des ailettes.
5° La porcelaine étant cuite, les bords sont rectifiés par meulage, ainsi que les faces externes des ailettes, et puis la facette est transférée sur le premier modèle au moyen d'une clef vestibulaire prise sur le duplicata.
6° La dent « type Hollenbach » est terminée selon les méthodes habituelles et la facette scellée au ciment oxyphosphate.

## TECHNIQUE POUR LES « REVERSE PIN »

La technique est analogue, à ceci près qu'on n'a pas les soucis créés par les ailettes, et que nous utilisons une céramique plus tendre, conventionnelle (Vita-Vaccum 1130) et qui permettra de forer plus aisément les puits caractéristiques de cette technique.

L'achèvement de cette C.I.V. est conduit selon la technique habituelle des « Reverse Pin[100, 101, 102] » — bien codifiée par Shooshan.

CHAPITRE 31

# TECHNIQUES POUR RÉALISER UNE FACETTE « REVERSE PIN » DE REMPLACEMENT EN CÉRAMIQUE, PAR CUISSON AU LABORATOIRE

Les techniques proposées dans la littérature[102, 103] pour réaliser une facette « Reverse pin » de remplacement en « céramique » sont plus théoriques que pratiques. Après différents essais, nous avons mis au point la technique suivante.

## PRINCIPE

La facette est élaborée par cuisson au moyen de céramique « 980° céramo-métallique V.M.K. » sur un duplicata en or fin de l'infrastructure métallique de la « Reverse Pin ». Ce duplicata n'est pas la reproduction exacte de l'infrastructure métallique, le diamètre des tenons de rétention est augmenté de 10/100 de millimètre, la longueur est augmentée de 20/100 de millimètre. Cette augmentation de la dimension des tenons permet de créer le jeu nécessaire à la mise en place de la facette sur l'infrastructure métallique. Lorsque la cuisson de la facette est terminée, le duplicata en or fin est dissout au moyen d'eau Régale.

## TECHNIQUE

### Première séance clinique (fig. 31-1)

1° Après avoir passé du microfilm sur l'or débarrassé de toute trace de ciment, nous déposons du Scutan dans la logette autour des tenons.

2° La polymérisation étant terminée, la masse de Scutan est extraite de la logette.

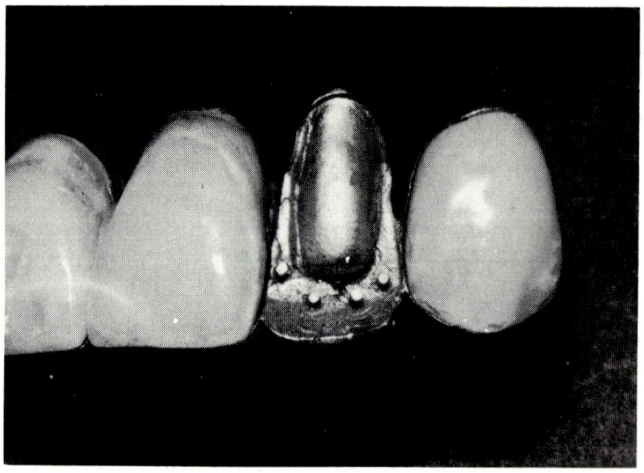

**Figure 31-1.** — Vue de l'infrastructure métallique d'une facette Reverse Pin.

3° Après avoir épaissi le bord incisif avec de la cire, nous prenons l'empreinte de la logette et des dents adjacentes avec un élastomère silicone.

4° Choix de la teinte.

### Technique de laboratoire

1° L'empreinte prise avec du Scutan va permettre au technicien de déterminer le diamètre des tenons de rétention de l'armature métallique.

Pour ce faire, par essais successifs, il cherche le fil de plastique (1) du plus gros diamètre possible qui

(1) Nylon Bristles : 0,018 (0,45 mm) 0,020 (0,50 mm) 0,022 (0,55 mm) 0,025 (0,65 mm), 0,028 (0,70 mm) inches, manufacturé par Engelhardt Products, Howmet Corporation.

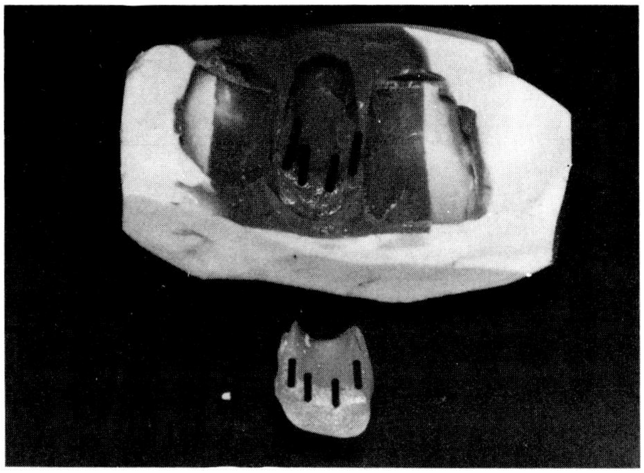

**Figure 31-2.** — En bas de la figure, empreinte au Scutan, muni des fils de nylon permettant de déterminer le diamètre des tenons de rétention (0,55 mm).
En haut de la figure, empreinte aux élastomères silicones dans laquelle on a placé des tenons plastiques d'un diamètre de 0,65 mm.

s'insère dans l'empreinte (0,55 mm dans le cas illustré ci-contre) (fig. 31-2).

2° Cette dimension étant connue, le technicien insère dans l'empreinte aux élastomères silicones des fils de plastique d'un diamètre de 10/100 supérieur (fig. 31-2).

3° Dans cette empreinte munie des tenons plastiques surdimensionnés, il coule du Scutan au niveau de la logette, en débordant sur les dents adjacentes à hauteur des points de contact.
Avant la fin de la polymérisation, il insère dans la masse de polymère un tenon plastique calcinable type Moser.

4° Dix minutes plus tard, il coule le complément du modèle en plâtre dur Velmix (fig. 31-3).

5° Après démoulage, la maquette en Scutan est désinsérée du modèle en plâtre dur, puis le technicien place à l'extrémité des tenons en plastique une goutte de cire à inlay, de manière à augmenter leur longueur de 20/100 de mm environ.

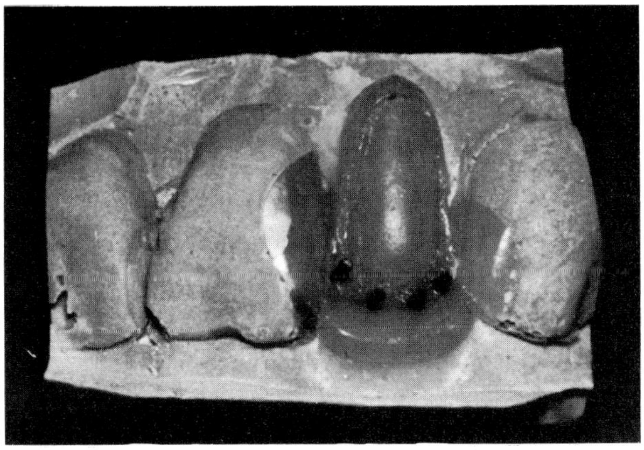

**Figure 31-3.** — Maquette en Scutan sur le modèle d'ensemble.

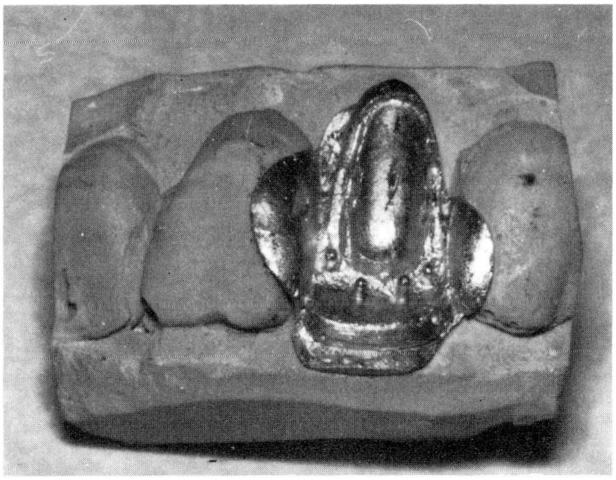

**Figure 31-5.** — Matrice en or fin coulée.

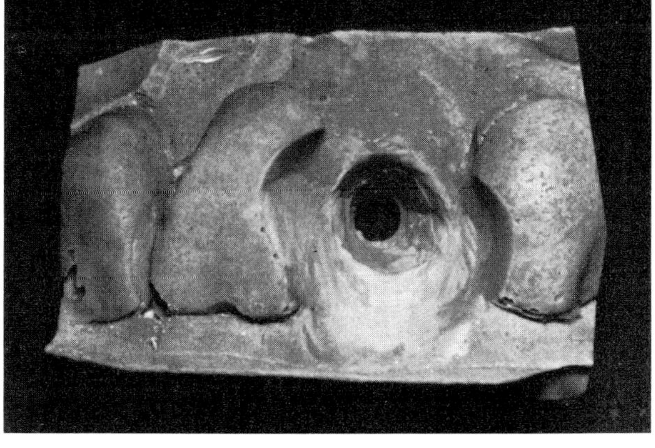

**Figure 31-4.** — Modèle d'ensemble en plâtre dur après avoir enlevé la maquette en Scutan.

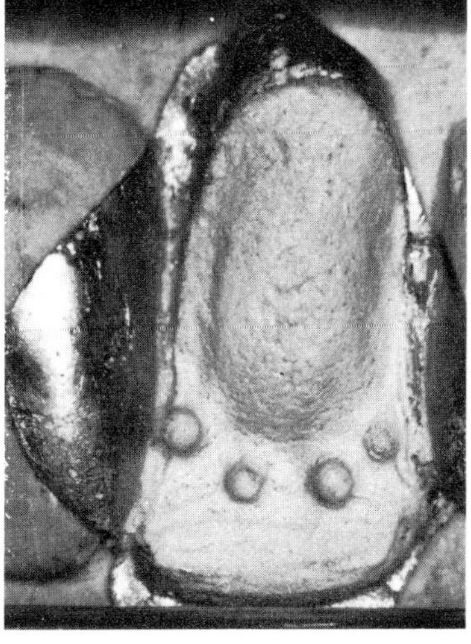

**Figure 31-6.** — Cuisson de l'opaque V.M.K. 68.

6° Cette maquette en Scutan est coulée en or fin après mise en revêtement (Cerami gold).

7° La matrice ainsi obtenue est débarrassée de son revêtement par trempage dans l'acide chlorydrique + ultrasons (fig. 31-4 et 31-5).

8° La facette est cuite en utilisant de la poudre V.M.K. 68 (Opaque — Dentine — Émail) (fig. 31-6 et 31-7).

9° Destruction de la matrice d'or fin à l'eau Régale.
Ne pas oublier, avant d'essayer la facette sur l'infrastructure métallique, de faire, dans la céramique au moyen d'une petite fraise-boule diamantée, un léger avant-trou au niveau des puits de rétention (fig. 31-8).

***

Une technique similaire nous permet de réaliser des facettes à ailettes de remplacement en céramique. Le jeu nécessaire à la mise en place de la facette au niveau des ailettes est obtenu par un léger meulage.

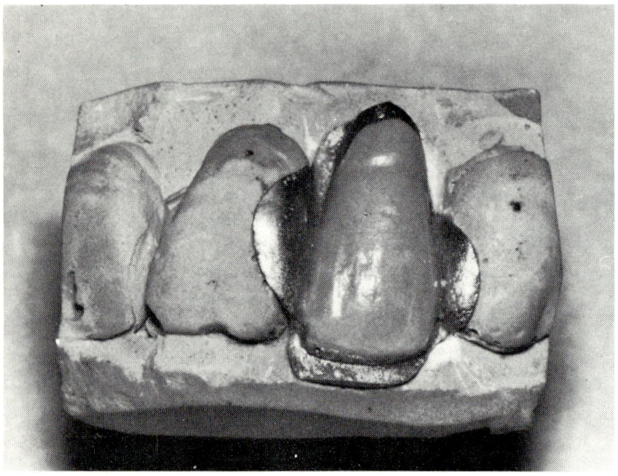

**Figure 31-7.** — Cuisson terminée, avant destruction de la matrice par l'eau Régale.

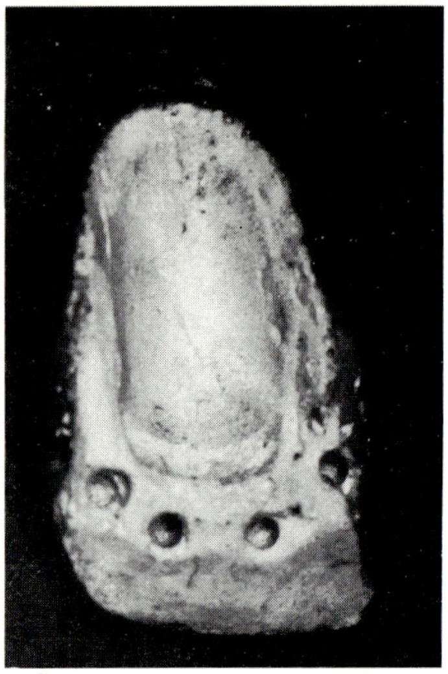

**Figure 31-8.** — Vue de la face interne de la facette terminee.

CHAPITRE 32

# PROCÉDÉ DE MÉTALLISATION ADAPTÉ A L'ADHÉRENCE DES CÉRAMIQUES CUITES SUR INFRASTRUCTURE EN SUPER-ALLIAGE NICKEL-CHROME

par Michel Y. DEGRANGE

Docteur en chirurgie dentaire. Assistant à la Faculté de Chirurgie dentaire de Paris V

Les médiocres propriétés mécaniques des alliages auro-céramiques dont nous pouvions disposer, il y a encore peu d'années, limitaient les indications de constructions plurales aux bridges de faible étendue.

Les bridges cantilever étaient exclus, le dégagement des embrasures insuffisant, la protection des incrustations vestibulaires inefficace.

A. Rochette[127] eut l'idée, dès 1966, d'utiliser des alliages inoxydables industriels en prothèse coulée. Ces alliages présentant un intervalle de fusion assez nettement supérieur à celui des frites de porcelaine dentaire et un coefficient de dilatation thermique voisin, il lui était possible de les émailler.

L'amélioration des techniques de fonderie et de certains matériaux a permis, depuis huit ans, de remplacer peu à peu les alliages d'or par les super-alliages nickel-chrome, dans presque tous les domaines de la prothèse conjointe[218]. Ce résultat a été obtenu notamment grâce au progrès des revêtements silico-phosphate, et à la suite des travaux de J. Poggioli[126], Y. Simonpaoli[137], R. Leibowitch et A. Saragossi[127].

## PROPRIÉTÉS DES ALLIAGES NICKEL-CHROME

Depuis 1950, les alliages austénitiques, base nickel, sont largement utilisés dans l'industrie électrique et dans les constructions aéronautiques où ils sont souvent élaborés avec des procédés de fonderie voisins de ceux utilisés en art dentaire.

Les caractéristiques des différents alliages qui appartiennent à cette famille dépendent en grande partie de leur composition et des traitements qu'ils ont subis. Des éléments d'addition, même en très faible quantité, sont susceptibles de modifier considérablement leurs propriétés[129].

### 1° Propriétés physiques

**Densité :** elle est en moyenne de 8, c'est-à-dire deux fois plus faible que celle des ors. Si on ajoute à cette propriété leur faible coût, on constate qu'ils sont de vingt à quarante fois moins chers que les métaux précieux, ce qui n'est pas négligeable dans le contexte socio-économique actuel.

**Dilatométrie thermique :** ils possèdent un coefficient linéaire de dilatation thermique moyen compris entre 15 et $17 \times 10^{-6}$ mm/mm/ °C, sensiblement accordé à celui des céramiques dentaires destinées à l'émaillage.

**Conductibilité thermique :** elle est de 0,033 cal/cm$^2$/cm, environ deux fois inférieure à celle des ors (0,06 cal/cm$^2$/cm).

**Retrait à la coulée :** le retrait linéaire théorique à la coulée est en moyenne de 2 %, il peut être diminué par l'addition de bore dans l'alliage, ce qui abaisse

| | Ni | Cr | Fe | Mo | Al | Mn | B | Si | Be | C |
|---|---|---|---|---|---|---|---|---|---|---|
| CHROMANIT H | 63 | 23 | 10 | — | — | 0,75 | 0,2 | 2,25 | — | 0,1 |
| DUCINOX | 65 | 22 | 9,5 | — | — | 0,87 | 0,24 | 2,3 | — | 0,07 |
| S.P. 20 | 63 | 22 | 11,6 | — | — | 0,8 | 0,32 | 2,22 | — | 0,07 |
| ULTRATEK | 80,5 | 11,4 | 2 | 1,9 | 2,2 | — | — | — | 1,6 | 0,1 |
| GEMINI II | 81,4 | 12 | — | 2 | 3 | — | — | — | 1,5 | 0,1 |
| PHENIX | 78,5 | 14 | 0,1 | — | — | — | 0,4 | 6,9 | — | 0,08 |

**Figure 32-1.** — Tableau donnant la composition de différents alliages nickel-chrome.

la température de fusion. Nous disposons actuellement de revêtements silico-phosphate de très fine granulométrie capables de compenser ce retrait et permettant d'obtenir des coulées aussi précises que celles des alliages d'or[130]; citons le Ceramigold, l'Accucast, l'Aurovest et le Ceravest.

**Coulabilité** : l'aptitude des alliages nickel-chrome à remplir et à s'étaler le plus intimement dans un moule est fonction de la nature et de la quantité d'éléments d'addition mineurs, tels que l'aluminium, le silicium et le bore (voir tableau, fig. 32-1). Les travaux de Harcourt[131] ont mis en évidence l'importance du dosage de ces deux derniers composants.

La présence de fer serait, au contraire, néfaste pour la coulabilité.

Pour vérifier l'influence de ces éléments, nous avons réalisé le test suivant[132] : des maquettes spiralées en cire calibrée, identiques entre elles, ont été confectionnées puis incluses dans un revêtement silico-phosphate avec une technologie constante et ont subi la même programmation de chauffe.

Les cylindres ont été injectés avec une même quantité de trois alliages base nickel (15 g) :
- un alliage nickel-chrome-fer classique,
- un alliage nickel-chrome contenant de l'aluminium (Gémini II).
- un alliage nickel-chrome contenant du bore et du silicium (Phenix).

L'examen des spirales obtenues à partir de 18 coulées montre :
- un remplissage complet du moule pour toutes les coulées en Gémini II et en Phenix; des manques au niveau des spirales réalisées en alliage nickel-chrome-fer,
- un aspect plus net et plus désoxydé des coulées effectuées en Phenix et en alliage nickel-chrome-fer.

Il est permis de penser, à la vue des résultats précédents, que le bore, le silicium et l'aluminium favorisent la coulabilité des alliages nickel-chrome, et qu'à l'inverse, la présence de fer la contrarie.

### 2° Propriétés mécaniques

Le module d'élasticité des nickel-chrome est plus de deux fois supérieur à celui des ors (17 000 à 22 000 daN/mm² contre 10 000 daN/mm² pour les ors de type IV). Plus rigides, les nickel-chrome seront plus aptes à réaliser de longues travées, aux embrasures largement dégagées, comme l'exigent les concepts actuels de la prothèse. Tilliston[133] a montré que les contraintes induites au niveau d'un bridge en nickel-chrome étaient nettement moins intenses que celles appliquées au niveau d'un même bridge en or — dans un rapport de 1 à 4 — en raison de leur différence de module d'élasticité.

La dureté des nickel-chrome s'échelonne de 180 H.V.N. à 350 H.V.N. selon leur teneur en carbone et la présence d'éléments durcissants tels que Al, Ti, Ta, Nb, Mo, W.

La limite élastique et la résistance à la rupture des nickel-chrome récemment commercialisés est de l'ordre de celle des ors de type IV : E = 50 daN/mm²; R = 80 daN/mm².

### 3° Propriétés biologiques

Ces alliages sont inoxydables en milieu biologique, grâce au rôle passivant du chrome qu'ils contiennent. On a attribué au Béryllium, présent en faible quantité dans certains alliages, une éventuelle toxicité. Pour Moffa[134] et collaborateurs, Haudin et Degrange[135], la présence de Béryllium ne semble pas entraîner de toxicité pour les patients porteurs de prothèse; par contre, un certain nombre de précautions indispensables s'imposent lors de l'usinage et de la finition des pièces.

## ADHÉRENCE DE LA PORCELAINE AUX ALLIAGES NICKEL-CHROME

Dès les premiers essais d'émaillage des alliages non-précieux, on a constaté la valeur médiocre de la liaison céramique-métal ; ceci en raison de la faible adhérence entre l'alliage et son oxyde superficiel, véritable couche de calamine qui se détache sous de faibles contraintes et qui fait varier le coefficient de dilatation thermique de la porcelaine opaque, en diffusant dans la céramique lors des cycles successifs de cuisson (Sced et Mac Lean[136] — voir fig. 32-2).

Ces constatations justifient la recherche de l'accrochage mécanique de la porcelaine par des rétentions à la surface du métal.

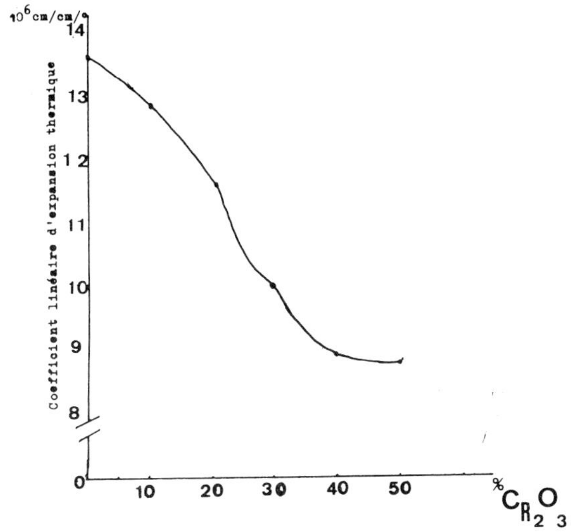


**Figure 32-2.** — Influence de la diffusion de l'oxyde de chrome sur le coefficient de dilatation thermique de la céramique opaque V.M.K. 68 (d'après Sced et Mac Lean).

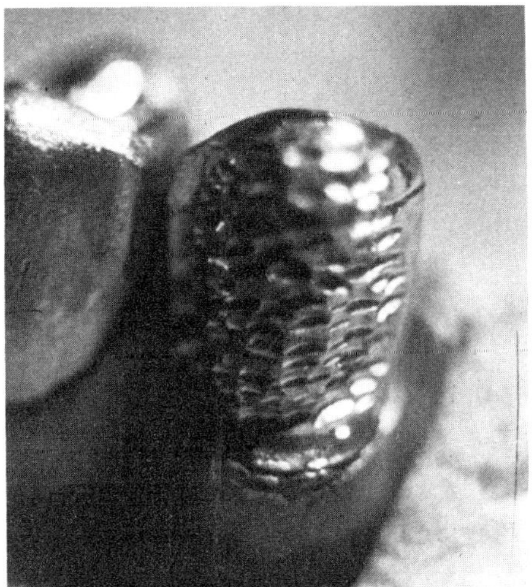

**Figure 32-3.** — Cupule en S.P.-20 guillochée selon la technique de Y. Simonpaoli.

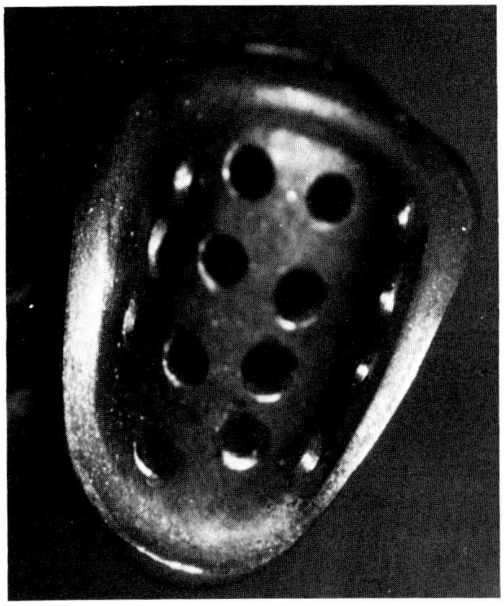

**Figure 32-4.** — Cupule perforée selon la technique de R. Leibowitch.

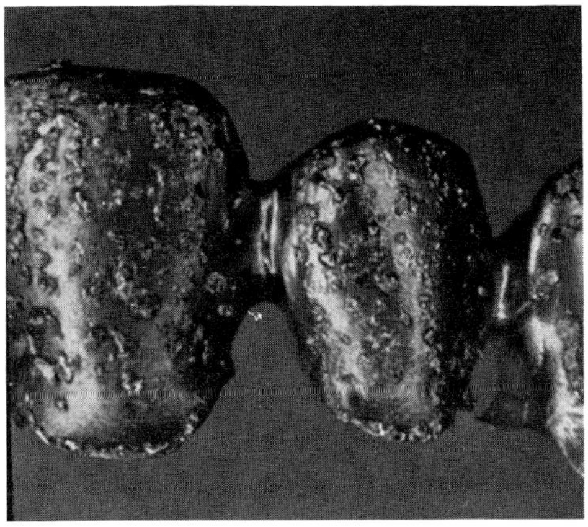

**Figure 32-5.** — Rétention négative réalisée au moyen d'un éclateur électrique (Art-Ceram).

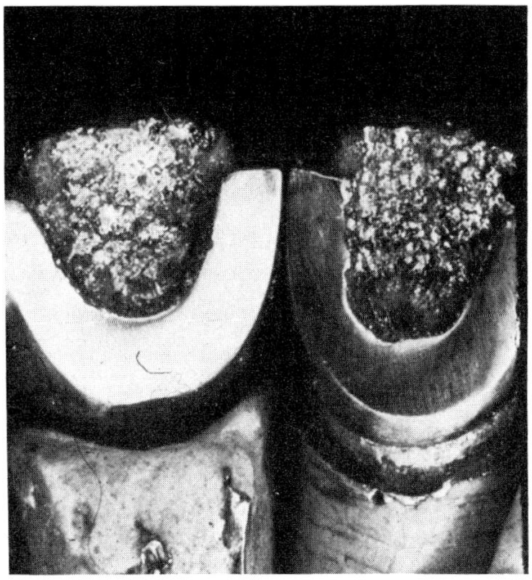

**Figure 32-6.** — Rétention positive réalisée par micro-soudure (Euro-Ceram).

Y. Simonpaoli[137] préconise, depuis 1968, de guillocher les infrastructures à l'aide d'une fraise-cône renversée en carbure de tungsten montée sur la turbine, réalisant ainsi une série de mini-épaulements qui assurent la statique de la porcelaine et augmentent la surface de contact entre les deux matériaux (fig. 32-3).

D'autres rétentions négatives sont proposées :
- perforation des chapes (fig. 32-4).
- réalisation de dépressions au niveau des maquettes en cire ou encore à la surface des pièces coulées, au moyen d'un éclateur électrique (procédé Art-Céram, fig. 32-5). Il est possible également de créer des rétentions positives, par apport de petites particules métalliques à l'aide d'une micro-soudeuse électrique (procédé Euro-Céram, fig. 32-6).

*Ces différentes méthodes permettent de réaliser, depuis 1969, des constructions céramo-métalliques cliniquement satisfaisantes, qui imposent un certain nombre de servitudes*, tant pour le technicien de laboratoire (réduction homothétique des infrastructures pour éviter tout porte-à-faux au niveau de la porcelaine[126]), que pour le clinicien qui doit apporter un soin particulier dans les meulages pour l'ajustement occlusal de ses constructions.

Sans nier l'amélioration apportée par ces diverses rétentions mécaniques, il faut reconnaître la qualité supérieure de la liaison auro-céramique, dont la fiabilité explique la réticence de la majorité des praticiens vis-à-vis des céramiques cuites sur alliages non précieux.

### La métallisation

C'est en adaptant un procédé couramment utilisé dans l'industrie, la métallisation par projection, que A. Saragossi a pu obtenir une amélioration importante de l'adhérence de la céramique sur des alliages nickel-chrome.

Mise au point par Schoop (1909) et perfectionnée par Schori (1912), cette métallisation consiste à recouvrir une surface métallique, ou non, par un dépôt métallique, ou réfractaire, ou plastique, au moyen d'une projection de fines particules avec un pistolet à fil, à baguettes, à poudre, ou à plasma (L. Scherer[138]).

**Principe.**

De fines particules métalliques sont entraînées par un courant gazeux dans la flamme du chalumeau (fig. 32-7).

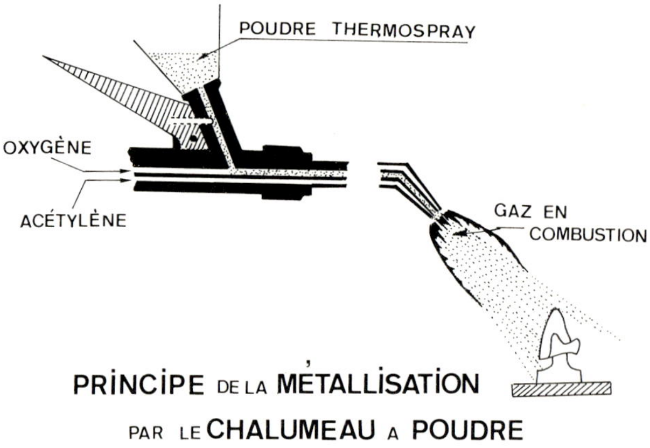


**Figure 32-7.** — Schéma du principe du chalumeau à poudre Phenix.

Rendues liquides par fusion à la température élevée de la flamme, elles se recouvrent, au cours de leur trajet dans l'air, d'une fine pellicule d'oxyde qui permet de conserver leur zone centrale à l'état mi-pâteux.

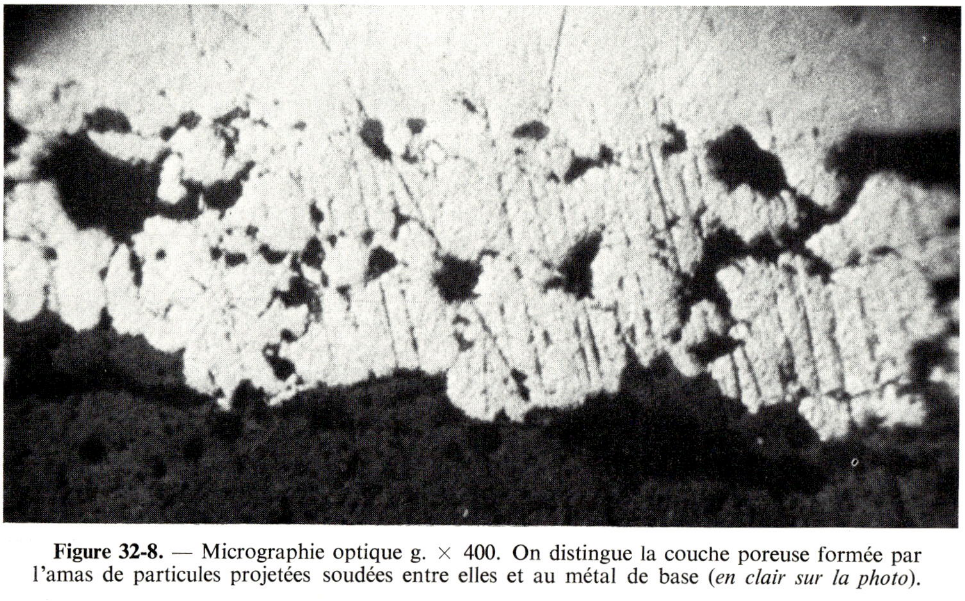

**Figure 32-8.** — Micrographie optique g. × 400. On distingue la couche poreuse formée par l'amas de particules projetées soudées entre elles et au métal de base (*en clair sur la photo*).

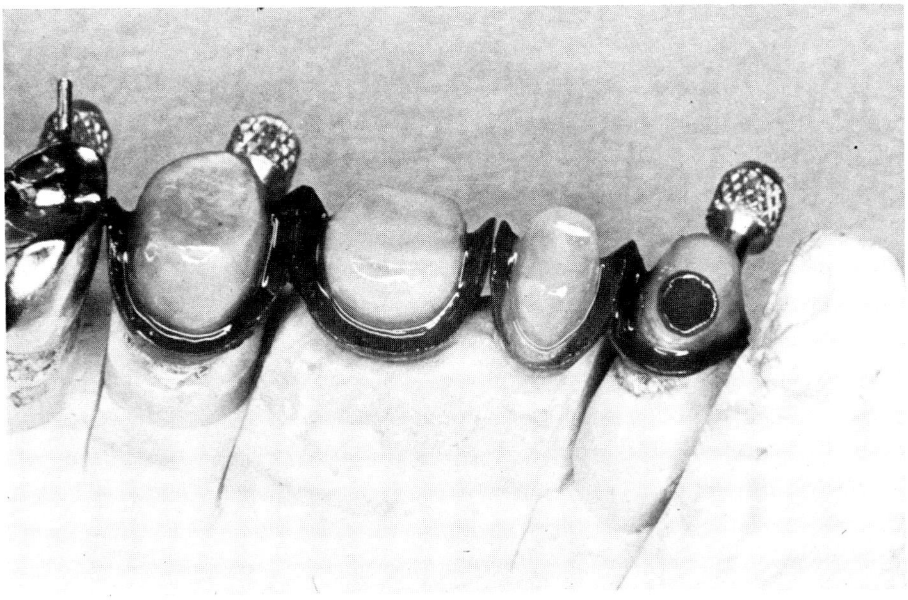

**Figure 32-9.** — Maquette en cire pour infrastructure en Phenix qui sera metallisée avant cuisson de la porcelaine. Notons la parfaite finition des cires. (Cliché R. Leibowitch.)

Parvenues à la surface d'impact, les particules s'y écrasent, se soudent aux particules voisines, laissant quelques porosités entre elles. La cohésion de cet enchevêtrement est renforcé par la cimentation produite par l'oxyde des différentes particules (Scherer).

Les examens métallographiques (fig. 32-8) que nous avons réalisés, montrent la présence de microsoudures entre le métal de base et les particules, dans la technique préconisée par A. Saragossi.

L'adhérence du revêtement déposé nécessite une affinité entre le métal de base et le métal projeté, et la création de rugosités à la surface de l'alliage, qui doit être rigoureusement propre.

### Application de la métallisation à la liaison céramique-nickel-chrome : le procédé de A. Saragossi [139, 140]

Nous allons décrire la technique temps par temps. Les illustrations reproduisent des réalisations de R. Leibowitch et de J. Ollier, prothésiste.

a) **Réalisation des maquettes en cire.**

Les maquettes sont réalisées en cire de fonderie calibrée rose de 0,45 mm d'épaisseur (Sheet casting wax pink 26 gauges Kerr) appliquée sur les préparations et renforcée au pourtour cervical et au niveau

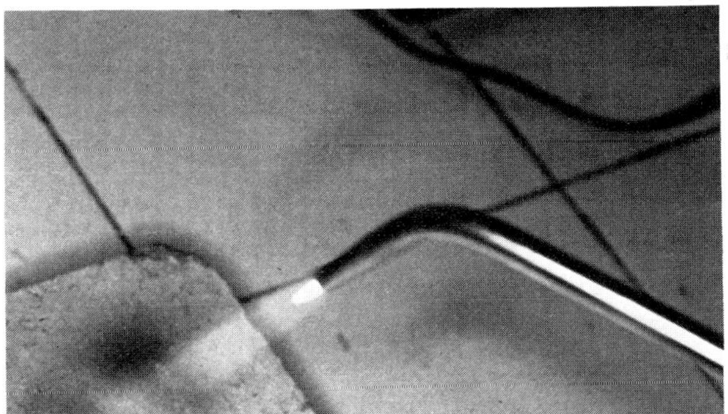

**Figure 32-10.** — Réglage de la flamme du chalumeau métallisateur Phenix. Remarquons le dard court et sans auréole qui correspond à une flamme neutre.

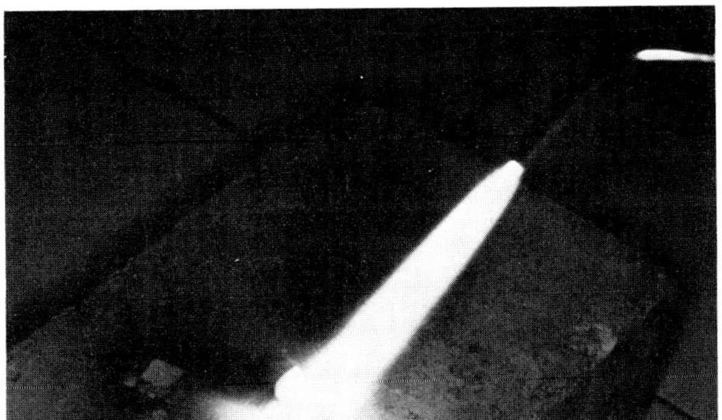

**Figure 32-11.** — Métallisation : les particules incandescentes de la poudre métallique sont projetées sur la pièce.

des embrasures par une cire de type II (Slaycris wax) (fig. 32-9).

Ces cires sont particulièrement soignées dans leur finition, afin de nécessiter un usinage minimum des éléments coulés.

On utilise comme tige de coulée du fil en cire de 3 mm de diamètre.

b) **Mise en revêtement.**

La mise en revêtement se fait sous vide, avec un revêtement silico-phosphate choisi parmi ceux que nous avons cités plus haut.

c) **Coulée.**

Le cylindre est chauffé à 900 °C et maintenu à cette température pendant une demi-heure. Nous utilisons le super-alliage Phenix en raison de ses propriétés mécaniques, de sa coulabilité et de sa résistance à la corrosion à haute température. Cette résistance à la corrosion le rend particulièrement apte à l'émaillage et à l'assemblage par soudage.

Cet alliage sort désoxydé de la coulée et sa coulabilité permet d'obtenir des pièces dont l'épaisseur minima est de 3/10 de mm.

d) **Traitement de surface avant métallisation.**

On crée à la fraise un état de surface rugueux sur toutes les zones qui doivent être recouvertes de porcelaine.

L'infrastructure est soigneusement décapée par un sablage fin à l'alumine (AEX), avec une micro-sableuse (Air Eraser).

Toutes les surfaces situées au-delà de l'épaulement externe sont masquées au moyen d'une pâte que l'on confectionnera extemporanément avec du Cement poudre Phenix (à base de blanc d'Espagne) et de

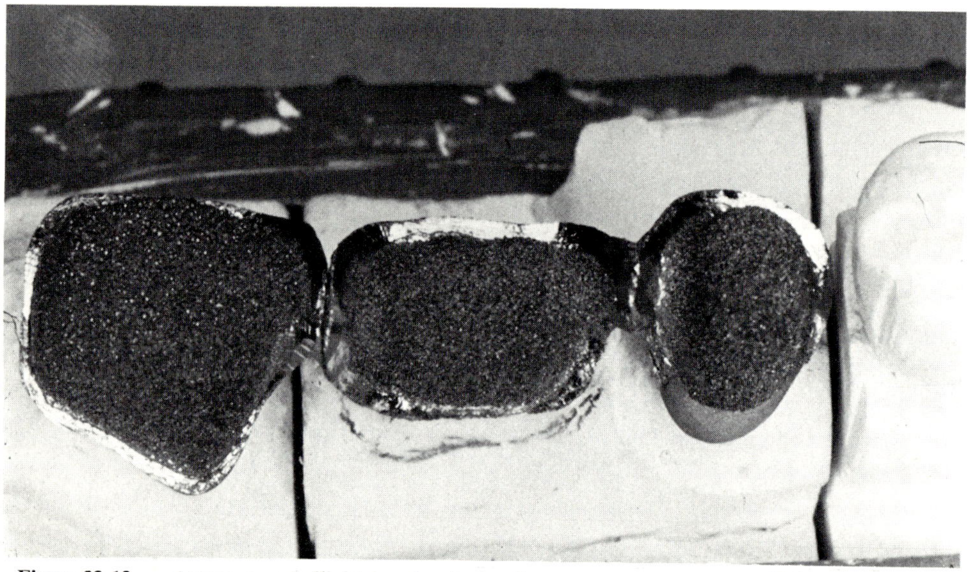

**Figure 32-12.** — Armature métallisée. Les bords des épaulements externes ont été repris à la pointe montée. (Cliché R. Leibowitch.)

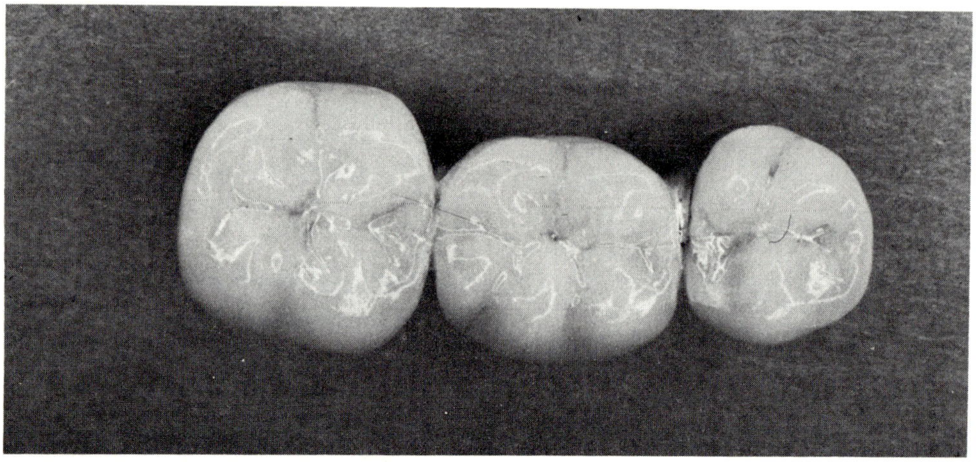

**Figure 32-13.** — Céramique cuite sur l'armature métallisée de la figure 32-12. (Cliché R. Leibowitch.)

Cement liquide Phenix mélangés à consistance crémeuse dans un petit godet, ou sur une plaque de verre. On badigeonnera avec soin, et, rapidement les parties à protéger avec un pinceau. Le séchage est pratiquement immédiat.

e) **Métallisation.**

La métallisation sera réalisée au moyen d'un pistolet à poudre (Chalumeau Phenix) fonctionnant à l'oxygène acétylène; deux mano-détendeurs permettent le réglage précis du débit des gaz (oxygène 0,9 kg, acétylène 0,4 kg). La flamme est réglée, avec un dard court, sans auréole, afin d'être la plus neutre possible (fig. 32-10).

Le préchauffage sera fait avec le chalumeau métalliseur en procédant à des passes lentes de l'extrémité de la flamme sur la pièce, en faisant tourner le bloc devant la flamme.

On ne commencera la projection que lorsque l'ensemble de la pièce virera au rouge sombre (600°-700°), et en appuyant légèrement sur la gachette placée à la partie supérieure de l'appareil.

Projeter la poudre métallique en couche mince et uniforme, perpendiculairement aux différents plans de la pièce.

La température de celle-ci s'objective par la conservation de la couleur initiale (celle du préchauffage).

Le meilleur dépôt s'obtient dans le début du champ des étincelles produits par les particules métalliques en fusion (fig. 32-11).

Il doit couvrir complètement toute la surface de la pièce (angles compris), et cacher complètement le métal de base.

Correctement réalisé, il a une teinte gris clair, et, s'obtient en 30 secondes environ.

La métallisation terminée, le ciment protecteur est enlevé à la brosse, puis un passage de l'infrastructure métallisée dans un bac à ultra-son contenant de l'eau distillée permet d'éliminer les particules mal unies.

Le dépôt métallisé est éliminé au bord de l'épaulement externe, sur une largeur de 0,5 mm pour obtenir une jonction céramique-bandeau périphérique nette et harmonieuse. On utilise pour ce faire une pointe montée à liant de silice (fig. 32-12 et 32-13).

***

L'ensemble de ces opérations ne demande pas plus de cinq minutes. On obtient ainsi une pièce recouverte d'une fine couche poreuse (qui peut être inférieure à 1/10 de mm) éminemment apte à absorber le lait de céramique opaque qui constitue la première couche du revêtement cosmétique. Nous utilisons le Paint-O-Pack de Ceramco.

La suite de la cuisson de la porcelaine se fait d'une manière classique (voir fig. 32-8 et 32-9) avec les poudres Ceramco, Vita ou autres.

f) **Soudures secondaires de réalisation ceramo-métalliques en super-alliages (Phenix) traitées par le procédé de A. Saragossi.**

Pour la réalisation d'un bridge s'étendant de 24 à 28 et dont les piliers sont 24, 27 et 28, nous avons préféré réaliser l'infrastructure en trois parties : 28 couronne entièrement métallique ; 26-27 et 24-25 qui seront des céramo-métalliques. Les trois portées seront soudées après élaboration de la céramique (fig. 32-14).

Après essai clinique des trois éléments, des clefs de soudure sont prises en bouche, avec une résine auto-polymérisable calcinable sans résidus (Duralay, Palavit G. ou Résinlay).

On confectionne un support en revêtement pour maintenir des rapports corrects entre les éléments. L'ensemble est monté sur un berceau en fil torsadé, puis mis dans un four possédant une large porte. On chauffe à 750 °C (fig. 32-15).

Dans ce cas bien précis, on a choisi un métal d'apport dont la température de fusion est de 980 °C, et qui possède la particularité d'avoir une température de refusion supérieure après brasage (environ 1 020 °C). Ce soudo-brasage secondaire à haute fusion, décrit il y a quelques années par S. Perelmuter et F. Ganzo, permet d'éventuelles retouches de la porcelaine après assemblage. Il aurait été tout aussi possible de réaliser une soudure secondaire à basse fusion avec une classique brasure d'or comme métal d'apport.

Le flux Phenix, puis la brasure Phenix L.M. sont déposés au niveau des zones de raccordement. La fusion de la brasure est obtenue en moins de cinq secondes par un micro-chalumeau oxy-acétylène de Lefèvre.

On obtient ainsi une construction céramo-métallique réalisée à partir d'un alliage non-précieux, avec toutes les possibilités techniques qui n'étaient possibles jusqu'à présent qu'avec des alliages précieux.

## AVANTAGES DE LA MÉTALLISATION

Ce procédé, largement utilisé dans l'industrie, et que A. Saragossi a adapté à notre usage, permet une liaison céramique-métal résistant fortement aux contraintes mécaniques (arrachement, cisaillement, compression) mais aussi aux contraintes thermiques, ce qui rend possible un plus grand nombre de cuissons de porcelaine sur des éléments métallisés et également leur assemblage secondaire par soudo-brasage. A. Saragossi et R. Leibowitch ont pu réaliser jusqu'à 14 cycles de cuisson sans observer la moindre décohésion de la céramique.

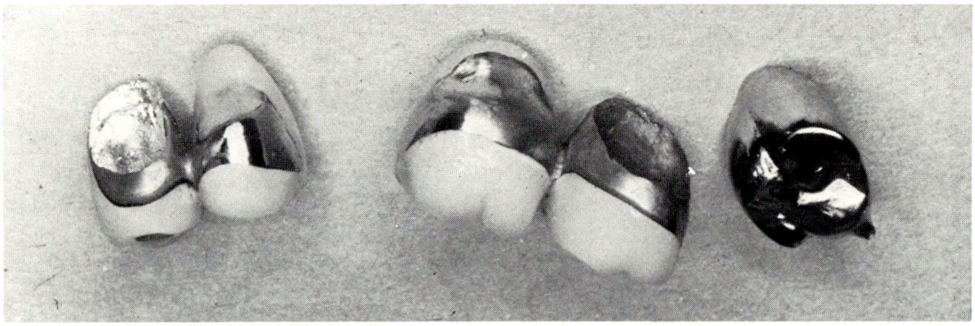

**Figure 32-14.** — Les différents segments du bridge. (Cliché R. Leibowitch.)

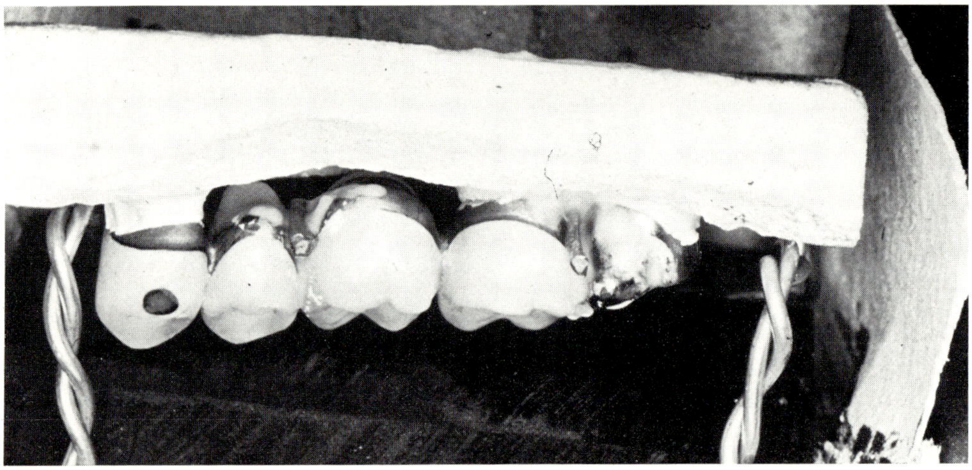

**Figure 32-15.** — Le bridge sur son support dans le four lors du préchauffage. (Cliché R. Leibowitch.)

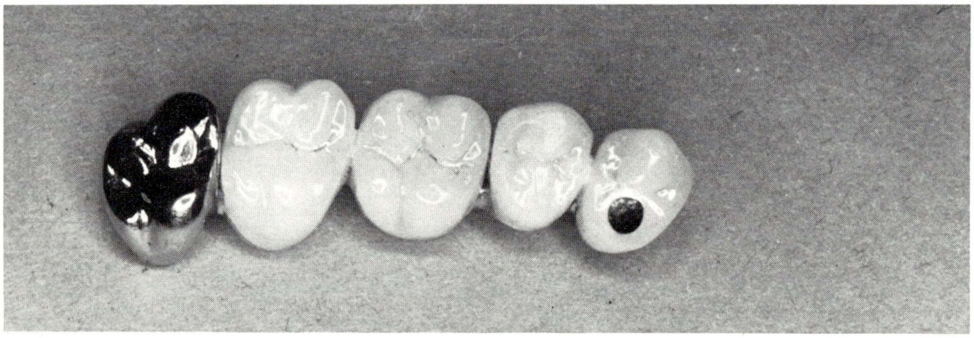

**Figure 32-16.** — Les trois connexions ont été réalisées à haute fusion.(Cliché R. Leibowitch.)

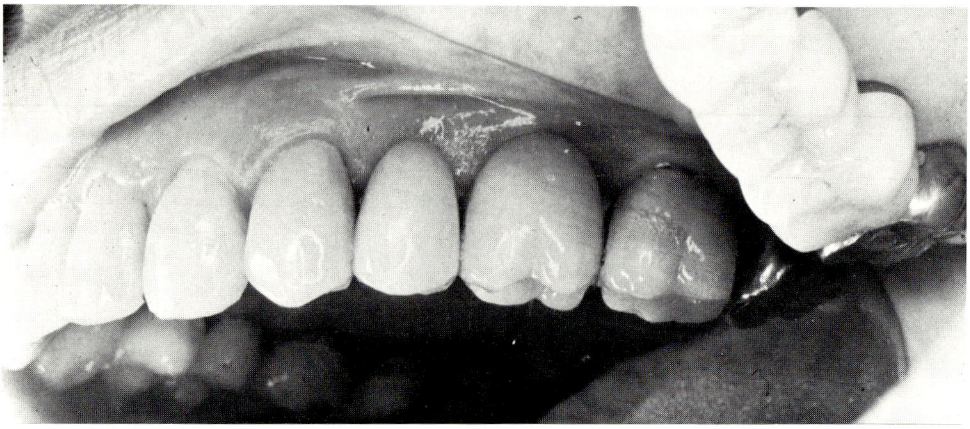

**Figure 32-17.** — Aspect clinique du bridge. (Cliché R. Leibowitch.)

Des séries de tests mécaniques et thermiques ont montré que la métallisation permet d'obtenir une liaison céramique nickel-chrome analogue à la liaison auro-céramique.

La couche poreuse projetée n'a qu'une faible épaisseur et n'interfère donc pas sur le rendu esthétique final. La qualité de l'accrochage ne rend plus nécessaire la réduction homothétique des armatures; celle-ci était habituellement réalisée pour compenser la faible adhérence de la céramique sur le nickel-chrome. Cette contrainte n'étant plus justifiée, il devient possible de ménager un volume plus important pour le matériau cosmétique. L'opération est simple et de réalisation rapide. Elle permet une répartition homogène du dépôt sur toutes les surfaces à métalliser.

Le procédé de métallisation trouvera certainement dans l'avenir d'autres applications en odonto-stomatologie. Il n'en demeure pas moins qu'il représente aujourd'hui une étape décisive dans le développement de l'utilisation des super-alliages nickel-chrome en prothèse conjointe.

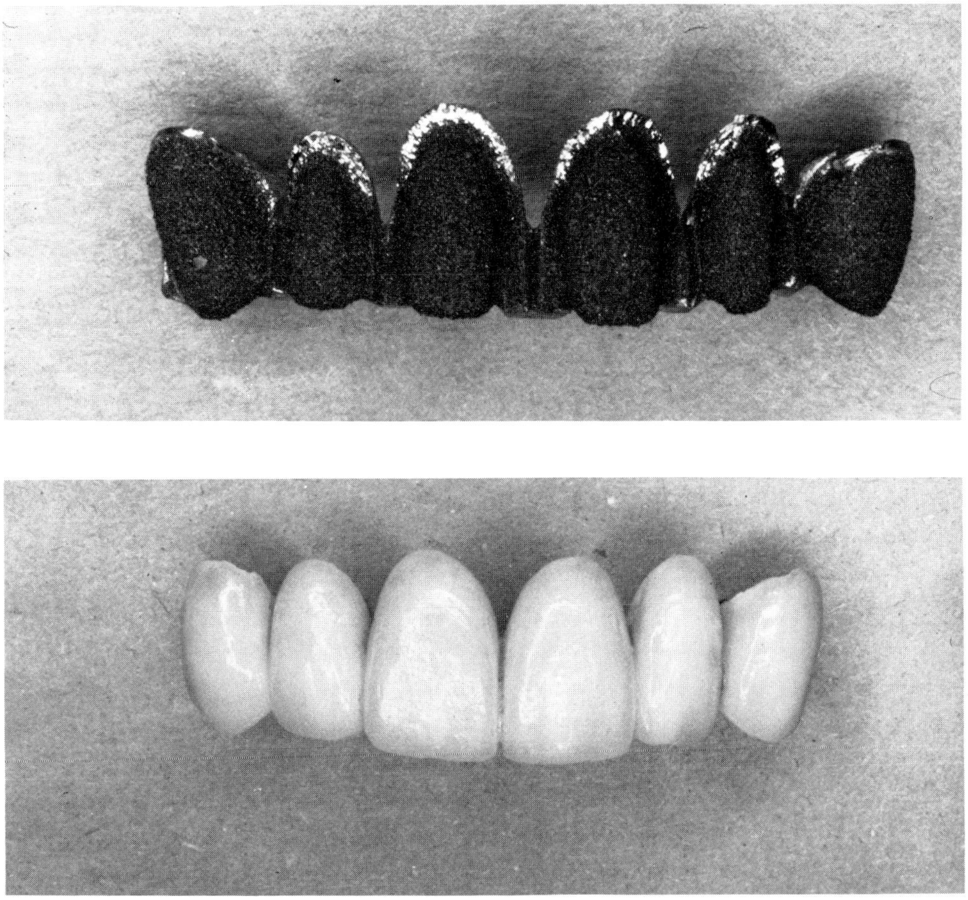

**Figure 32-18.** — Armature en Phenix après métallisation, en haut; en bas bridge terminé. La perfection du résultat esthétique, pour ce bridge, a pu être parachevée au cours de sept cuissons. A ce jour, seul le procédé d'A. Saragossi permet un si grand nombre de cuissons pour des métallo-céramiques nickel-chrome. (Cliché R. Leibowitch.)

# CONCLUSION

En commençant ce livre, nous avons exposé la préoccupation qui nous guide dans nos travaux :

> *Le progrès, en odonto-stomatologie est, pour nous, la recherche et l'emploi de « préparations les moins mutilantes », associés à la codification de techniques qui ne nécessitent pas, de la part de l'opérateur des qualités « d'adresse manuelle exceptionnelles » mais font appel aux ressources de sa conscience professionnelle pour le respect des protocoles opératoires.*

Les techniques de vissage et collage répondent à notre avis à ces critères.

En effet, les techniques faisant appel aux vis exigent un usinage mécanique intradentinaire beaucoup moins mutilant que les méthodes conventionnelles. De plus, les techniques utilisant les vis permettent de nous libérer de la nécessité du parallélisme des moyens d'ancrage. Elles mettent, par exemple, à la portée de tous les praticiens la réalisation d'attelles incisivo-canines inférieures qui, classiquement, exigeaient l'exécution d'onlays (à tenons ou à rainures) difficiles et longs à exécuter, que ce soit en clinique ou au laboratoire. Elles lui permettent d'éviter la tentation de préparations coronaires périphériques totales, tentation à laquelle il cède d'autant plus aisément qu'il est aveuglé par le « mythe de la permanence » des prothèses céramo-métalliques.

Pour les techniques utilisant le collage au niveau de l'émail, il n'y a plus d'usinage mécanique du tissu dur dentaire qui nécessitait une adresse manuelle, mais un usinage chimique de l'émail, qui crée en surface des micro-mutilations réversibles, car l'émail attaqué cicatrise sans séquelle en milieu salivaire.

Certains pourront être inquiets des conséquences des mutilations qui sont imposées pour les assemblages par vis (pertuis transcoronaires, pertuis intradentinaires) et pour les assemblages par micro-rétention et polymère (action de l'acide phosphorique et du polymère).

En clinique, nous n'avons jamais noté de mortifications secondaires après la mise en œuvre de ces techniques. De toute façon, nous les proposons dans certains cas comme remplacement des techniques qui font appel aux coiffes complètes ou aux coiffes partielles, indéniablement plus mutilantes.

Notre expérience dans l'emploi des vis transcoronaires (plus de dix ans), et des vis intradentinaires (plus de sept ans) nous permet d'affirmer que ces techniques sont sûres.

Pour les collages, ils se classent en deux catégories :

- celle où les assemblages sont conçus pour durer quelques semaines ou quelques mois,
- et celle où l'on demande aux assemblages de durer plusieurs années.

Pour les premières, contention en traumatologie dento-maxillaire, maxillo-faciale, parodontologie, orthodontie... notre expérience sur de nombreux cas nous permet d'affirmer qu'elles conviennent parfaitement à ce type d'assemblages.

Pour les autres, dans certains cas notre recul n'est pas suffisant pour que nous puissions en déterminer le degré de fiabilité.

Cependant, par exemple, pour les attelles ou attelles-bridges collées sur l'émail des dents antérieures mandibulaires, nous en avons réalisé actuellement 41, *aucune* ne s'est décollée et certaines sont en bouche depuis plus de 4 ans ; résultat qui nous paraît être en accord avec l'expérience clinique de Laswell et Regenos qui, rappelons-le encore une fois, ont montré la stabilité pour 97 cas de l'assemblage P.M.M.-émail prétraité pour plus de 11 ans.

Quoi qu'il en soit, s'il s'avérait que certains collages ne résistent pas à l'épreuve du temps, nous espérons que les techniques que nous avons décrites ouvriront la voie à l'utilisation de polymères ou de traitements de surface aux meilleures performances, car nos travaux peuvent démontrer aux chercheurs et aux industriels tout l'intérêt qu'il y aurait à nous fournir des polymères adhésifs plus adaptés à nos besoins.

# BIBLIOGRAPHIE


1 WEISSMANN B. : A non parallel universal horizontal pin-splint. *J. Prosth. Dent. 15* : 339-350, 1965.

2 GOING R. E. : Pin retained amalgam. *J. Amer. Dent. Ass. 73* : 691, 1966.

3 TIMMERMANS J. J., COURTADE G. L. : Non parallel threaded pin retention of fixed prosthesis. *J. Prosth. Dent. 19* : 381-392, 1968.

4 LASWELL H. R., WELK D. A. and REGENOS J. W. : Attachment of resin Restorations to acid pretreated enamel. *J. Amer. Dent. Ass. 82* : 558-563, 1971.

5 ROCHETTE A. L. : Création de microrétentions dans l'émail par « Usinage Chimique ». *Entretiens de Bichat*, Odonto-Stomatologie, Paris, 1973, Expansion Scientifique Française, p. 163-167.

6 SHARP E. C. and GRENOBLE D. E. : Dental resin penetration into acid etched subsurface enamel. *J. So. Cal. Dent. Ass. 39* : 741-746, sept. 1971.

7 STANDLEE J. P., COLLARD E. W., CAPUTO A. A. : Dentinal defects caused by some twist drills and retentive pins. *J. Prosth. Dent. 24* : 185-192, 1970.

8 DILTS W. E., MULLANEY T. P. : Relationship of pinhole location and tooth morphology in pin-retained silver amalgam restorations. *J. Amer. Dent. Ass. 76* : 1011, 1968.

9 UPDEGRAVE W. J. : Right-angle dental radiography. *Dental Clinics of North America*, november 1968. Saunders, p. 571-579.

10 WEINBERG L. A. : The vertical nonparallel pin splint. Part 1 Preparations. *J. Prosth. Dent. 21* : 19-33, 1969.

11 KUDLER G. D. : Nonparallel horizontal pin splint. *J. Amer Dent. Ass. 71* : 876-883, 1965.

12 COURTADE G. L. : Methods for pin splinting the lower anterior teeth. *Dental Clinics of North America*, january 1970. Saunders, p. 3-17.

13 ROCHETTE A. L. : Utilisation de vis transcoronaires non parallèles en prothèse conjointe. *Rev. de Stomatologie, 69* : 723-731, 1968.

14 LUND M. R., SHRYOCK E. F. : Castings made directly to refractory dies. *J. Prosth. Dent. 18* : 251-256, 1967.

15 GOLDSTEIN P. M. : Retention pins are friction locked without use of cement. *J. Amer. Dent. Ass. 73* : 1103-1106, 1966.

16 RAKOW B., LIGHT E. I. : Cyanoacrylates in pin retention. *J. Prosth. Dent. 30* : 311-314, 1973.

17 MOFFA J. P., RAZZANO M. R., DOYLE M.G. : Pins A comparison of their retentive properties. *J. Amer. Dent. Ass. 78* : 529-535, 1969.

18 DILTS W. E., WELK D. A., STOWALL J. : Retentive properties of pin materials in pin-retained silver amalgam restorations. *J. Amer. Dent. Ass. 77* : 1085-1089, 1968.

19 DILTS W. E., WELK D. A., LASWELL H. R., GEORGE L. : Crazing of tooth structure associated with placement of pins for for amalgam restorations. *J. Amer. Dent. Ass. 81* : 387-391, 1970.

20 DAWSON P.-E. : Pin-retained amalgam. *Dental Clinics of North America*, january 1970. Saunders, p. 63-71.

21 CIÉPIÉLEWSKI J. : Amalgames à tenons dentinaires multiples. *Actualités Odonto-Stomat. 78* : 181-200, 1967.

22 MARKLEY M. R. : Pin reinforcement and retention of amalgam foundations and restorations. *J. Amer. Dent. Ass. 56* : 675-679, 1958.

23 ENOCH J. D., COCHRAN M. A. : Pin retained amalgam. Chap. 7. *Advanced restorative dentistry* par LLOYD BAUM. Saunders, édit., 1973.

24 CHERTOFF A. : West Los Angeles pin study group, Los Angeles.

25 ROCHETTE A. L. : Les vis intradentinaires moyen de rétention sur dents pulpées principes et applications. *Actualités Odonto-Stomat. 93* : 9-35, mars 1971.

26 KNOWLES L. E. : A dowel attachment removable partial denture. *J. Prosth. Dent. 13* : 1963.

27 KORNFELD M. : *Mouth rehabilitation.* Vol. 1, Mosby Co, édit., Saint-Louis, 1967, p. 88.

28 BJORN A. L., BJORN H., GRKOVIC B. : *Odont. Revy, 21* : 337, 1970.

29 SCHWARTZ N. L., WHITSETT L. D., BERRY T. G., STEWART J. L. Unserviceable crowns and fixed partial dentures : life-span and causes for loss of serviceability. *J. Amer. Dent. An. 81* : 1395-1401, december 1970.

30 WEINBERG L. A. : Vertical nonparallel pin-inlay fixed partial prosthesis. *J. Prosth. Dent. 23* : 420-433, 1970.

31 WEISS A. B. : The Bolt Inlay : A new method of repairing and modifying cemented fixed prostheses. *J. Prosth. Dent. 23* : 296-309, 1970.

32 DARGENT P. : Correction des migrations et des malpositions dentaires. *Encyclopédie Médico-Chirurgicale, Stomatologie,* 1966, 23602E10, p. 2.

33 ROCHETTE A. L. : Les vis intradentinaires, moyen d'ancrage en traumatologie et en chirurgie orthopédique. Communications XXIIe Congrès Français de Stomatologie, Lyon, oct. 1971.

34 STEA G. : Notre expérience dans le traitement chirurgical du prognathisme. *Rev. de stomatologie, 72* : 559-578, 1971.

35 FAVRE M. : *Introduction aux théories moléculaires de l'adhésion.* Cegos, Puteaux, 1969.

36 SKEIST I. : *Handbook of adhesives.* 5 éd., Reinhold Publishing Corp, édit., New York, 1966.

37 ALNER D. J. : *Aspects of adhesion.* University of London Press Ltd, Tome 1, 1965, Tome 2, 1966, Tome 3, 1967, Tome 4, 1968, Tome 5, 1969.

38 PARKER R. S. R., TAYLOR P. : *Adhesion and adhesives.* Pergamon Press, édit., New York, 1966.

39 CAGLE C. V. : *Adhesive bonding : Techniques and applications,* Mc Graw Hill Book Co, édit. New York, 1968.

40 Collage de pâles métalliques d'hélicoptères. *Métalworking Production,* n° 52, décembre 1967.

41 Session : « Colles et adhésifs », actualité et tendances. Cegos, Division formation, Puteaux, 3-7 mars 1969.

42 Technologie et application des colles et adhésifs. *Rev. Adhésifs.* Charles Vincent, édit. Paris.

43 *Le collage de l'aluminium et de ses alliages.* L'Aluminium Français, Paris, 1969.

44 ROCHETTE A. L. : Adhésion par polymères et traitement de surface en Odonto-Stomatologie (Applications en dentisterie opératoire, traumatologie, prothèse conjointe, prothèse adjointe, orthodontie et parodontologie). *Actualités Odonto-Stomat. 98* : 175-231, juin 1972.

45 ROCHETTE A. L. : *Contribution à l'étude des techniques de collage en Odonto-Stomatologie.* Thèse de Doctorat en Sciences Odontologiques, Université de Paris VI, juin 1973.

46 HÉGO J. : *Contribution à l'étude bio-mécanique de l'adhérence des ciments de scellement.* Thèse de Doctorat en Sciences Odontologiques, Université de Lille 11, déc. 1972.

47 AMERICAN DENTAL ASSOCIATION : *Guide to dental materials and devices.* 6e édit., 1972-1973, A.D.A., p. 53.

48 ZIEMIANSKI L. P. : *A survey of the effect of silane coupling agents in various non-glass filled thermosetting resin systems.* Union Carbide, New York.

49 ADHESION PROMOTERS. Union Carbide, New York.

50 STERMAN S., MARSDEN J. G. : *Theory of mechanisms of silane coupling agents in glass reinforced and filled thermoplastic and thermosetting resin systems.* Union Carbide, New York.

51 PAFFENBARGER G. C., SWEENEY W. T., BOWEN R. L. : Bonding porcelain teeth to acrylic resin denture bases. *J. Amer. Dent. Ass. 74* : 1018-1023, 1967.

52 BOWEN R. L. : Properties of a silica. Reinforced polymer for dental restorations. *J. Amer. Dent. Ass. 66* : janv. 1963.

53 ELLISON A. H., ALTER H. : Organic adhesives. Présentation au « Symposium on Dental Materials Research ». Maryland, octobre 1969.

54 MANLY R. S. : *Adhesion in biological systems.* Academic press, édit. New York, 1970.

55 BUQUET J., SANTORO J. P. : Les principes de l'adhésion et leurs applications aux matériaux dentaires. *Rev. Franç. Odonto-Stomat.,* n° 9, novembre 1969, p. 1157-1178.

56 MAESTRONI F., FREICHE R. : L'étanchéité en dentisterie conservatrice. *Entretiens de Bichat,* 1971, Stomatologie. Expansion scientifique française, édit. Paris, 1971.

57 BUONOCORE M. G. : Bonding to hard dental tissues : Adhesion in *biological systems.* Chap. 15, Academic Press, édit. New York, 1970.

58 LEE D. B., PHILLIPS R. W., SWARTZ M. L. : The influence of phosphoric etching on the retention of acrylic resins to bovine enamel. *J. Amer. Dent. Ass. 82* : 1381-1386, 1971.

59 MIURA F., NAKAGAHA K. : Direct bonding of orthodontic brackets to the enamel surface. *J. Dent. Res. 49* : 670-671, 1970.

60 MIURA F., NAKAGAWA K., MASUHARA E. : New direct bonding system for plastic brackets. *Amer. J. Orthod. 59* : 350-361, 1971.

61 GWINNETT A. J. : Structural changes in enamel and dentin of fractured anterior teeth after acid conditioning in vitro. *J. Amer. Dent. Ass. 86* : 117-122, 1973.

62 FUSAYAMA T., HIRANO T., KONO A. : Discoloration test of acrylic resin fillings by an organic dye. *J. Prosth. Dent. 5* : 532-545, 1971.

63 LUGASSY A. A., GREENER E. H. : An abrasion resistance study of some dental resins. *J. Dent. Res. 51* : 967-972, 1972.

64 WEI S. H. Y. : Remineralization of enamel and dentine, a review. *J. Dent. Child. 34* : 444-451, 1967.

65 ALBERT M., GRENOBLE D. E. : An in vivo study of enamel remineralization after acid etching. *J. So. Cal. Dent. Ass. 39* : 447-451, sept. 1971.

66 WEI S. H. Y. : Electron microprobe analyses of the remineralization of enamel. *J. Dent. Res. 49* : 621-625, 1970.

67 JOHANSSON B. : Remineralization of slightly etched enamel. *J. Dent. Res. 44* : 64-70, 1965.

68 JOOS R. W. : Remineralization of acid-etched enamel. *Northwest Dent. 53* : 110-112, march-april 1974.

69 RETIEF D. H., DREYER C. J., GAVRON G. : The direct bonding of orthodontic attachments to teeth by means of an epoxy resin adhesive. *Amer. J. Orthod. 58* : 21-40, 1970.

70 JOHNSON R. H., CHRISTENSON G. J., STIGERS R. W., LASWELL H. L. : Pulpal irritation due to the phosphoric acid component of silicate cement. *Oral Surgery, 29* : 447-454, 1970.

71 GOTO G., JORDAN R. E. : Pulpal effects of concentrated phosphoric acid. *Bull. Tokyo Dent. Coll. 14* : 105-112, aug. 1973.

72 LEFEVRE J. : *Épuration de l'air comprimé. L'Air comprimé.* S.E.P.I.C., édit. Paris, mars 1959.

73 GWINNETT A. J., BUONOCORE M. G. : Adhesives and caries prevention : A preliminary report. *Br. Dent. J. 119* : 77, 1965.

74 CUETO E. T., BUONOCORE M. G. : Sealing of pits and fissures with an adhesive resin : its use in caries prevention. *J. Amer. Dent. Ass. 75* : 121-128, 1967.

75 BUONOCORE M. : Sealing of pits and fissures for caries prevention, with use of ultra-violet light. *J. Amer. Dent. Ass. 80* : 324-328, 1970.

76 RIPA L. W., COLE W. W. : Occlusal sealing and caries prevention, Results 12 months after a single application of adhesive resin. *J. Dent. Res. 49* : 171, 1970.

77 LEE H. L., SWARTZ M. L. : Sealing of developmental pits and fissures. *J. Dent. Res. 50* : 133, 1971.

78 MARMASSE A. : *Dentisterie Opératoire.* Tome 11, 2e édit. Baillière, édit. Paris, 1962, p. 260.

79 BUONOCORE M. G. : Caries prevention in pits and fissures sealed with an adhesive resin polymerized by ultra-violet light. A two year study of single adhesive application. *J. Amer. Dent. Ass. 82* : 1090-1093, 1971.

80 KOPEL H. M., GRENOBLE D. E. : The pit and fissure sealants : A critical review. *J. So. Cal. Dent. Ass. 41* : 103-109, 1973.

81 MOSTELLER J. H. : Preventitive dentistry : Fads and facts. *J. Amer. Coll. Dent. 40* : 225-235, 1973.

82 SOMMERMATER J., FRANK R. M. : Prévention de la carie par scellement des sillons dentaires. *J. Biol. Buccale,* vol. 2, 151-61, 974.

83 ELLIS R. G., DAVEY K. W. : *The classification and treatment of injuries to the teeth of children.* 5e éd. Year Book Medical Publishers, Inc., Chicago, 1970.

84 SCHUTZMANNSKY G. : Informations statistiques concernant la fréquence et le degré de traumatopathies de la couronne dentaire des dents frontales puériles et juvéniles. Communications personnelles.

85 ROCHETTE A. L. : Prévention des complications des fractures d'angle d'incisive chez l'enfant : Reconstitution en résine ou en céramique dont la rétention n'est due qu'à l'adhésion. *Entretiens de Bichat,* Odonto-stomat., Paris 1972. Expansion Scientifique Française, p. 109-114.

86 ROCHETTE A. L. : An individual mold and resin restoration for the fractured angle of Incisors. *J. Prosth. Dent. 32* : 558-563, 1974.

87 ROBB R. G. : Restorations of fractured incisors using a plastic crown form and composite resin. *J. So. Cal. Dent. Ass. 40* : 449-454, mai 1972,

88 GRAZIDE, COULOMB : L'embrochage et le collage dans le traitement des fractures dentaires. *Rev. de Stomatologie, 57* : 428-444, juil.-août 1956.

89 ROCHETTE A. L. : Ceramic restoration for fractured incisors bonded by etching enamel and polymer. *J. Prosth. Dent., 33* : 287-293, 1975.

90 COWGER G.-T. : Class V porcelain inlays utilizing a cast matrix, *J. Prosth. Dent. 11* : 146-151, 1961.

91 HARTER J.-C., FRADJER H., DUPONT R. : Obturation des cavités de classe V par inlay de céramique. *Encyclopédie Médico-Chirurgicale*, Stomatologie, Paris, 3, 1972.

92 LEIBOWITCH R. : Indications des couronnes céramo-métalliques unitaires. *Actualités Odonto-Stomat. 85* : p. 27, 1969.

93 JORGENSEN et ASMUSSEN : Pseudo-discoloration of plastic fillings. *Acta. Odont. Scand. 29* : 649-652, 1971.

94 MARMASSE A. : *Dentisterie Opératoire*. Tome 11, 2e édit. Baillière, édit. Paris, 1962, p. 366.

95 ROCHETTE A. L. : Attachment of a splint to enamel of lower anterior teeth. *J. Prosth. Dent. 30* : 418-423, 1973.

96 LUND M. R. : Castings made directly to refractory dies. *J. Prosth. Dent. 18* : 250-256, 1967.

97 ARBO M. A. : A simple technique for castings with pin retention. *Dental Clinics of North America*, january 1970, p. 19-29, Saunders.

98 MIZUKAWA K. : *Divestment for single-unit castings*. Chap. 15 : *Advanced Restorative Dentistry* par LLOYD BAUM. Saunders, édit., 1973.

99 SCHOTTL W. : *Divestment for reconstruction procedures*. Chap. 16 : *Advanced Restorative Dentistry*, par LLOYD BAUM. Saunders, édit., 1973.

100 SHOOSHAN E. D. : The reverse pin-porcelain facing. *J. Prosth. Dent. 9* : 284-301, 1959.

101 *Manual for reverse pin. Crown and bridge construction*. Édité par Williams GOLD REFINING Co. Importé en France par la Société des Cendres, Paris.

102 GOGUEL S. : La méthode des crampons inversés en prothèse dentaire. *Rev. Stomatologie*, nos 10-11, tome 67, 1966.

103 IBSEN R. L. : One-appointment bridge technic using an adhesive composite. *Dental Survey*, p. 30-32, fév. 1973.

104 RUPP N. W., BOWEM R. L., PAFFENBERGER G. C. : Bonding cold-curing denture base acrylic resin to acrylic resin teeth. *J. Amer. Dent. Ass. 83* : 601-606, 1971.

105 HEIMAN, BIVEN, KAHN, MARSHALL : Tempory splinting using an adhesive system. *Oral surgery*, vol. 31, juin 1971.

106 MUGNIER A., GARLOPEAU F., DEFFEZ J.-P., BORDAIS P. : Les traumatismes dento-maxillaires de l'enfant. *Rapport IVe Congrès International de Pédodontie*, Paris, juillet 1973. La Pédodontie Française, vol. VII.

107 FRIEZ P. : Greffes Dentaires. *Encyclopédie Médico-Chirurgicale*, Stomatologie, Paris, 1971. Éditions Techniques.

108 MASSLER M. : Tooth replantation. *Dental Clinics of North America*, p. 445-452, April 1974. Saunders.

109 LAMENDIN H. : Un cas de secourisme dentaire. *Violon d'Ingres* et *Caducée 49* : 10-11, 1975.

110 BENQUÉ E.-P. : Autogreffes et homogreffes dentaires (100 cas). *Actualités Odonto-stomat.* 103 : 515-534, sept. 1973.

111 CSEREPFALVI et BRUNEL : A propos d'un cas de transplant multiple au niveau de la même arcade dentaire. *Rev. Stomatologie 69-8* : 716-722, 1968.

112 CHAPUT A., HELD A. J. : *Les parodontolyses*. Chap. XV-IV (thérapeutique de fixation temporaire). Julien Prélat, édit., Paris, 1959.

113 GLICKMAN I. : *Clinical Periodontology*. 3e éd., Saunders, édit. Philadelphia, 1965. Traduction française par P. GUILBERT, S. ROZANES et J.-F. TECUCIANU. Julien Prélat, édit., Paris, 1974.

114 PETIT H. : *Parodontologie. Notions fondamentales et problèmes pratiques*. Masson et Julien Prélat, édit., Paris, 1968.

115 NEWMANN G. W., SNYDER W. H., WILSON C. E. : Acrylic adhesives for bonding attachments to tooth surfaces. *Angle. Orthodont. 38* : 12-18, 1968.

116 NEWMANN G. W. : Adhesion and orthodontic plastic attachments. *Amer. J. Orthodont. 56* : 573-588, 1969.

117 RETIEF D. H., DREYER C. J. : Epoxy resins for bonding orthodonctic attachments to teeth. *J. Dent. Ass. S. Afr. 22* : 338-346, 1967.

118 MZRAHI E., SMITH D. C. : Direct attachment of orthodontic brackets to dental enamel : a preliminary clinical report. *Brit. Dent. J. 130* : 392-396, 1971.

119 ROCHETTE A. L. : Nouveau procédé d'union des facettes de céramique et du métal, sans élément de rétention mécanique.

— Table Clinique. XLIe Journées Dentaires Internationales de Paris, 30 novembre 1968.

— Table Clinique. 1er Congrès de Chirurgie Dentaire de France, 29 novembre 1969.

— Exposé aux Journées d'Études des Actualités Odonto-Stomatologiques, 3 octobre 1970.

— Exposé à la Société Odontologique de Paris, 16 mars 1971.

120 LEE H., NEVILLE K. : *Handbook of epoxy resins*. Mc Graw Hill Book Co, édit., New York, 1967.

121 RIVAULT M. A. : *Coiffes à incrustation vestibulaire, coiffes céramo-métalliques, inlays-corps*. Maloine, édit., Paris, 1970.

122 SEMMELMAN J. O., KULP P. R. : Silane bonding porcelain teeth to acrylic resin. *J. Amer. Dent. Ass. 76* : 69-73, 1968.

123 MYERSON R. L. : Effects of silane bonding of acrylic resins to porcelain on porcelain structure. *J. Amer. Dent. Ass. 78* : 113-119, 1969.

124 MARMASSE A. : *Dentisterie Operatoire*. Tome II, 2e éd. Baillière, édit., Paris, 1962, p. 457.

125 NEY : *Crown and Bridge manual*. Ney Company, Hartford, Conn. (U.S.A.), 1972. Traduction française : Les Matières Plastiques et Fournitures Dentaires S.A., édit., 92105 Boulogne.

126 POGGIOLI J. : Le scellement d'un métal et de la céramique dentaire. *Actualités Odonto-Stomat.* no *84*, p. 417, 1968.

127 LEIBOWITCH R., SARAGOSSI A. : *Entretiens de Bichat. Stomatologie*. Expansion scientifique française, édit., Paris, 1971, p. 51-57.

128 DEGRANGE M., MEYER P. : Le choix des alliages en prothèse. *Cahiers de Prothèse* no *3*, p. 125, 1973.

129 SIMS C. T., HAGEL W. C. : *The superalloys*. John Wiley, édit., New York, 1972.

130 BUNISSET P. : *Contribution à l'utilisation des alliages nickel-chrome en prothèse fixe coulée*. Thèse de doctorat en Sciences odontologiques. Université Aix-Marseille, déc. 1972.

131 HARCOURT H. J. : The properties of nickel chromium alloys containing boron and silicon. *Brit. Dent. J.*, no *129*, p. 419-423, 1970.

132 DEGRANGE M. : Communication au Séminaire de Prothèse Conjointe. Congrès National de l'A.D.F., Paris, 1974.

133 TILLITSON E. W. and coll. : Experimental stress analysis of dental restorations *J. Prost. Dent., 24*, p. 174-180, 1970.

134 MOFFA J. P. and coll. : An evaluation of non precious alloys for use with porcelain veneers, Part 1 : Physical properties. Part 2 : Industrial safety and biocompatibility. *J. Prosth. Dent., 30*, p. 424-431 et 432-441, 1973.

135 HAUDIN J.-M., DEGRANGE M. : Étude structurale d'un alliage nickel-chrome contenant de l'aluminium et du béryllium. *Cahiers de Prothèse*, no *9*, p. 107-118, 1975.

136 SCED I. R., MAC LEAN J. : The strength bond of porcelain on chromium based alloys. *Brit. Dent. J.*, *132*, p. 6, 1972.

137 SIMONPAOLI Y. : La liaison céramo-métal : états de surface des infrastructures nickel-chrome en prothèse céramo-métallique. *Cahiers de Prothèse*, no *1*, p. 55-59, 1973.

138 SCHERER L. : *La Métallisation*. Société des éditions mécaniques, édit., Paris, 1967.

139 LEIBOWITCH R. : Communication au séminaire de Prothèse Conjointe. Congrès national de l'A.D.F., Paris, 1974.

140 SARAGOSSI A. : Communications personnelles.

# INDEX DES FOURNITURES CITÉES

| FOURNITURES | FABRICANTS |
|---|---|
| *A 174* | Union Carbide |
| *A 187* | Union Carbide |
| *Acide fluorhydrique* | Prolabo, Paris |
| *Acide nitrique* | Prolabo, Paris |
| *Acide phosphorique à 50 %* | Votre Pharmacien |
| *Adaptic* | Johnson & Johnson |
| *Adhesive Permlastic* | Kerr Mfg. Co |
| *Aex alumine* | Paasche Air Brush Co |
| *Air eraser* | Paasche Air Brush Co |
| *Alastik* | Unitek Corp. |
| *Alliage nickel-chrome Phenix* | Pouget (anc. Ets.), Paris |
| *Alpha Seal* | Amalgamated Dental Co |
| *Arc de Dautrey* | |
| *Arc de Duclos (Nicrominox)* | Société des Cendres |
| *Attachement MS (Minimal Space) de Ney* | Lyon Dentaire |
| *Barres métalliques, cylindriques* | Whaledent Inc. |
| *Bonding Tool* | Whaledent Inc. |
| *Brasure Phenix L.M.* | Pouget (anc. Ets.), Paris |
| *Cadre à digue* | Star Dental Mfg. Co |
| *Cale en caoutchouc (Vacejector)* | Erickson |
| *Cap Vibrator* | Vivadent |
| *Cavitron* | Dentsply International |
| *Cerami-Crown* | Cerami-Crown Dental Co Inc. |
| *Ceramigold* | Whip-Mix Corp. |
| *Ceram-Vest* | Kerr Mfg. Co |
| *Chalumeau métallisateur Phenix* | Pouget (anc. Ets.), Paris |
| *Cire calibrée cylindrique* | Kerr Mfg. Co |
| *Citricon* | Kerr Mfg. Co |
| *Clamp de Ferrier n° 212* | SS White Dental Health Products |
| *Concise* | 3 M Minnesota Co |
| *Cône de gutta* | Produits Dentaires, S.A. Vevey |
| *Contre-angle E.V.A.* | A.B. Dentatus |
| *Copalite* | Harry J. Bosworth Co |
| *Coping-Kit* | J. Aderer Inc. |
| *Cosmic Bond* | Amalgamated Dental Co |
| *Cristobalite* | Kerr Mfg. Co |
| *Cyanodont* | Septodont |
| *Cymo-die (voir Divestment)* | Whip-Mix Corp. |
| *Dentatus* | A.B. Dentatus |
| *Digue* | Hygienic Dental Mfg. Co |
| *Divestment (vendu en France sous le nom Cymo-die)* | Whip-Mix Corp. |
| *Drill Press* | Williams Gold Refining Co |
| *Durr 0977* | Durr Dental Co |
| *Dycal* | L.D. Caulk Co |
| *Ecarteur à lèvres « Martin »* | Carl Martin |

| FOURNITURES | FABRICANTS |
|---|---|
| *Eim Seringue 412* . . . . . . . . . . . | Sherwood Medical Industries |
| *Elasticon*. . . . . . . . . . . . . . . | Kerr Mfg. Co |
| *Epoxylite* . . . . . . . . . . . . . | Lee Pharmaceuticals |
| *Etching Pen* . . . . . . . . . . . . | Den-Tal-Ez Chair Mfg. Co |
| *Extra Hard Wax* . . . . . . . . . . . | Kerr Mfg Co |
| *Faro* . . . . . . . . . . . . . . . . | |
| *Fil demi-rond en acier extra-mou, réf. 53-50* | Société des Cendres |
| *Fil de soie cirée en ruban* . . . . . . . . | Johnson & Johnson |
| *Fissure Sealant* . . . . . . . . . . . | Lee Pharmaceuticals |
| *Friction Lock* . . . . . . . . . . . | Unitek Corp. |
| *Fusion* . . . . . . . . . . . . . . . | George Taub Products |
| *Gel aqueux acide phosphorique* . . . . . | Unitek Corp. |
| *Grass-line* . . . . . . . . . . . . . | Blue Iceland Speciality Co |
| *Huile de paraffine (Nujol)* . . . . . . . | Laboratoires Fumouze, S.A. |
| *Kile black mixing slab* . . . . . . . . . | The Motloid Company |
| *Kile powder and liquid cement* . . . . . | The Motloid Company |
| *Kodex Drill* . . . . . . . . . . . . | Whaledent Inc. |
| *Linkage* . . . . . . . . . . . . . . | Lincoln Corp. |
| *Micro-chalumeau de Lefevre* . . . . . . | Ets Lefevre |
| *Microfilm* . . . . . . . . . . . . . | Kerr Mfg. Co |
| *Micro-Mega* . . . . . . . . . . . . | Micro-Mega |
| *Minikin* . . . . . . . . . . . . . . | Whaledent Inc. |
| *Mix-Inject* . . . . . . . . . . . . . | Unitek Corp. |
| *Neoplex (Surgident)*. . . . . . . . . . | Lactona Corp. |
| *Ney Crown and Bridge Manual* . . . . . | Ney Co, J.M. |
| *Ney Crown and Bridge manual (Traduction française)* . . . . . . . . . . . | Les Matières Plastiques et fournitures Dentaires S.A. |
| *Nuvafill* . . . . . . . . . . . . . . | L.D. Caulk Co |
| *Nuva-Seal* . . . . . . . . . . . . . | L.D. Caulk Co |
| *Nylon Bristles* . . . . . . . . . . . | H.A.L. Engelhardt Co |
| *Occlude* . . . . . . . . . . . . . . | Pascal company Inc. |
| *Omni-Dental Temporary Splint material* . | Omnidental Corp. |
| *Omni Depth Instrument* . . . . . . . . | Whaledent Inc. |
| *Omnivac* . . . . . . . . . . . . . . | Omnidental Corp. |
| *Optosil* . . . . . . . . . . . . . . | Bayer |
| *Orthomite* . . . . . . . . . . . . . | Rocky Mountain Orthodontics |
| *Paint-o-pake* . . . . . . . . . . . . | Ceramco Inc. |
| *Palmer à lecture directe* . . . . . . . | Etalon, Suisse |
| *Pâte de Kerr* . . . . . . . . . . . . | Kerr Mfg. Co |
| *Peripheric Wax (Surgident)* . . . . . . | Lactona Corp. |
| *Permlastic* . . . . . . . . . . . . . | Kerr Mfg. Co |
| *Phenix* . . . . . . . . . . . . . . | Pouget (anc.Ets.), Paris |
| *Phosphacap* . . . . . . . . . . . . | Vivadent |
| *Pince d'Ainsworth* . . . . . . . . . . | SS White |
| *Pissette en polyéthylène souple de 125 cc N° 0837942* . . . . . . . . . . . | Prolabo |
| *Prep-Dry* . . . . . . . . . . . . . | Lee Pharmaceuticals |
| *Resin Coping Kit* . . . . . . . . . . | J. Aderer Inc. |
| *Resin Disk* . . . . . . . . . . . . . | J. Aderer Inc. |
| *Scutan*. . . . . . . . . . . . . . . . | Espe Gmbh. |
| *Séparateur d'Ivory* . . . . . . . . . . | Martin, Carl. |
| *Sevriton* . . . . . . . . . . . . . . | Amalgamated Dental Co. |

# LISTE ALPHABÉTIQUE, DES FABRICANTS, DES FOURNITURES CITÉES, INDIQUANT LEURS DISTRIBUTEURS, IMPORTATEURS OU REPRÉSENTANTS(1)

| FABRICANTS | DISTRIBUTEURS, IMPORTATEURS, REPRÉSENTANTS |
|---|---|
| **Aderer, Inc., J.**<br>21-25, 44th Avenue, Long Island City, N.Y. 11101 | **Pyramid**<br>24, rue Jean-Mermoz, 75008 Paris |
| **Amalgamated Dental Co**<br>26, Broadwick Street, London W.1, Angleterre | **Société De Trey**<br>85, bd Belle-Rive, 92500 Rueil-Malmaison |
| **Anthogyr, Ets**<br>6, rue des Trois-Lacs, 74700 Sallanches | |
| **Bayer**<br>Koln, Allemagne | **S.I.A.D.E.C.**<br>107, avenue Gabriel-Péri, 94170 Le Perreux |
| **Boehringer Sohn C.H.**<br>6507 Ingelheim Am Rhein, Allemagne | **Boehringer Ingelheim**<br>rue André-Huet, 51060 Reims |
| **Blue Iceland Speciality Co**<br>Illinois, U.S.A. | **Pyramid**<br>24, rue Jean-Mermoz, 75008 Paris |
| **Bosworth Co., Harry J.**<br>531 S. Plymouth Ct., Chicago, 60605 | **Recomi S.A.**<br>136, bd Magenta, 75010 Paris |
| **Caulk Co., The L.D.**<br>P.O. Box 359, Milford, Del 19963 | **Société De Trey**<br>85, bd Belle-Rive, 92500 Rueil-Malmaison |
| **Ceramco Inc.**<br>31-16 Hunters Point Ave, Long Island City, N.Y. 11101 | **Pyramid**<br>24, rue Jean-Mermoz, 75008 Paris |
| **Cerami Crown Dental Co Inc.**<br>International Division, Richmond Hill, N.Y. 18 | **Atlantic Codental**<br>21 *bis*, rue de Paradis, 75010 Paris |
| **Den-Tal-Ez Chair Mfg. Co**<br>1151-1201 S. E. Diehl, Des Moines, Iowa 50315 | **M. Ifker**<br>24, rue des Petites-Écuries, 75010 Paris |
| **Dentatus Hagersten., A.B.**<br>Stockholm, Swede | **Pouget**<br>3, rue Montyon, 75009 Paris |
| **Dentaurum**<br>Turnstrasse, 31,7536 Ispringen/Pforzheim W. Germany | **Ortho-France**<br>3 *ter*, rue des Rosiers, 75004 Paris |
| **Dentsply International**<br>500 West College Avenue, New York, Pa. 17404 | **Société De Trey**<br>85, bd Belle-Rive, 92500 Rueil-Malmaison |

(1) Nous avons rassemblé ces renseignements essentiellement à partir de notre documentation personnelle, afin de faciliter les recherches du lecteur.

Les noms et adresses sont donnés à titre indicatif et nous nous excusons des erreurs ou omissions qui pourraient éventuellement s'y trouver.

| FABRICANTS | DISTRIBUTEURS, IMPORTATEURS, REPRÉSENTANTS |
|---|---|
| **Dow Corning** | **Dow Corning S.A.R.L.**<br>140, av. Paul-Doumer, 92500 Rueil-Malmaison |
| **Durr Dental Co**<br>712 Bietigheim, Etzelstrasse 8, Allemagne | **Gerhard Trittner**<br>15, allée André-Derain, 91600 Savigny-sur-Orge |
| **Engelhardt Co., H.A.L.**<br>741 West 10th Place, Los Angeles, Calif. 90015 | |
| **Erickson**<br>Escondido, Californie 92025 U.S.A. | **M. Ifker**<br>24, rue des Petites-Ecuries, 75010 Paris |
| **Etalon**<br>Suisse | **Roch Suisse. Christian Ludwig S.A.**<br>7, rue Abel, 75012 Paris |
| **Espe GmbH**<br>8031 Seefeld/Obb, Allemagne | **Sté Dentaire Franco-Américaine**<br>80, bd Haussmann, 75008 Paris |
| **Foumouze, S.A. Laboratoires**<br>1, rue Mechin, 93450 Ile Saint-Denis | |
| **Getz Dental Products., William**<br>7512 South Greenwood Avenue, Chicago, Illinois 60619 | **Recomi S.A.**<br>136, bd Magenta, 75010 Paris |
| **Hygienic Dental Mfg. Co**<br>1245 Home Avenue, Akron, Ohio 44310 | **Pouget (anc. Éts)**<br>3, rue Montyon, 75009 Paris |
| **Ivory Co Inc., The**<br>308 N. 16th Street, Philadelphia, 19102 | **SS White**<br>73, rue de Richelieu, 75002 Paris |
| **Johnson & Johnson Dental Products, Co**<br>20 Lake Drive, East Windsor, New Jersey, 08520 | **Pierre Rolland, Produits Dentaires**<br>37, av. George-V, 75008 Paris |
| **Kerr Mfg. Co**<br>28200 Wick Road, Romulus, Michigan. 48174 | **Kerr France**<br>24, rue de Paradis, 75010 Paris |
| **Lactona Corp.**<br>201 Tabor Road, Morris Plains, N.J. 07950 | **Société Dentalex**<br>24, rue Godot-de-Mauroy, 75009 Paris |
| **Lee Pharmaceuticals**<br>1444 Santa Anita Avenue, S. El Monte, Calif. 91733 | **S.I.A.D.E.C.**<br>107, av. Gabriel-Péri, 94170 Le Perreux |
| **Lefevre Éts**<br>Rue Amelot, 75011 Paris | **Pouget (anc. Ets)**<br>3, rue Montyon, 75009 Paris |
| **Les Matières Plastiques et Fournitures Dentaires S.A.**<br>4, rue Blondeau, 92105 Boulogne | |
| **Lyon Dentaire**<br>79, rue de Président-Herriot, 69002 Lyon | |
| **Martin., Carl.**<br>565, Solingen-Hohscheid, Allemagne | **Import-Dentaire**<br>28, rue Bergère, 75009 Paris |
| **Micro-Mega, S.A.**<br>B.P. 1353, 25006 Besançon Cedex | |
| **Minnesota Mining & Mfg. Co**<br>St.-Paul, Minnesota | **3 M Minnesota**<br>103, bd Macdonald, 75019 Paris |
| **Mizzy Inc.**<br>Clifton Forge, Virginia 24422 | **Pyramid**<br>24, rue Jean-Mermoz, 75008 Paris |
| **Meisinger GmbH**<br>4 Dusseldorf, Allemagne | **S.I.A.D.E.C.**<br>107, av. Gabriel-Péri, 94170 Le Perreux |

| FABRICANTS | DISTRIBUTEURS, IMPORTATEURS, REPRÉSENTANTS |
|---|---|
| **Motloid Company, The**<br>325 W. Huron St., Chicago 10. U.S.A. | **Pyramid**<br>24, rue Jean-Mermoz, 75008 Paris |
| **Ney Co, J.M.**<br>Maplewood Avenue, Bloomfield, Conn. 06002 | **Les Matières Plastiques**<br>4, rue Blondeau, 92100 Boulogne-Billancourt |
| **Nicrominox**<br>9, rue de Bocage, 69008 Lyon | |
| **Omnidental Corp.**<br>Harrisburg, Pennsylvania | **Matériel et Produits Virilium**<br>16, rue de Chateaudun, 75009 Paris |
| **Paasche Air Brush Co**<br>1909 West Diversey Parkway, Chicago, Illinois 60614 | **Dicomat**<br>7, rue Froissart, 75003 Paris |
| **Pascal Co Inc.**<br>231 Dexter Ave N° Seattle, Wash. 98109 U.S.A. | **Gallus**<br>12, av. de la Grande-Armée, 75017 Paris |
| **Pouget (anc. Ets)**<br>3, rue Montyon, 75009 Paris | |
| **Prélat Julien**<br>17, rue du Petit-Pont, 75005 Paris | |
| **Produits Dentaires S.A.**<br>Vevey, Suisse | **Import Dentaire**<br>28, rue Bergère, 75009 Paris |
| **Prolabo**<br>65, bd Richard-Lenoir, 75011 Paris | |
| **Rocky Mountain Orthodontics**<br>P.O. Box 1887, Denver, 80201 | **Rocky Mountain France**<br>23-25, rue Singer, 75016 Paris |
| **Septodent**<br>29, rue des Petites-Écuries, 75010 Paris | |
| **Sherwood Medical Industries**<br>1831 Olive Street, St.-Louis, Mo. 63103 | **Société Dentalex**<br>24, rue Godot-de-Mauroy, 75009 Paris |
| **Siemens AG.**<br>Henkestrasse 127, 852 Erlangen, Allemagne | **Siemens Dental**<br>90, av. des Champs-Élysées, 75008 Paris |
| **Slaycris Laboratories**<br>Portland, Ore. U.S.A. | |
| **Star Dental Mfg. Co Inc.**<br>Ford Bridge Road, Conshohocken, Pa. 19428 | **Pyramid**<br>24, rue Jean-Mermoz, 75008 Paris |
| **Taub Products., George**<br>2824 Kennedy Boulevard, Jersey City, N.J. 07306 | **Les Matières Plastiques**<br>4, rue Blondeau, 92100 Boulogne-Billancourt |
| **Union Carbide Corp.**<br>270 Park Avenue, New York, N.Y. 10017 | **Union Carbide Europe**<br>5, rue Bellini, 92800 Puteaux |
| **Unitek Corp.**<br>950 Royal Oaks Drive, Monrovia, Calif. 91016 | **Société des Cendres**<br>39, rue des Francs-Bourgeois, 75004 Paris |
| **Vita-Zahnfabrik**<br>Spitagasse 3, 788 Sackingen, Allemagne | **Dentalex**<br>24, rue Godot-de-Mauroy, 75009 Paris |

| FABRICANTS | DISTRIBUTEURS, IMPORTATEURS, REPRÉSENTANTS |
|---|---|
| **Vivadent Schaan**<br>Liechtenstein | **Ivoclar, Division France**<br>B.P. 18, 74410 St-Jorioz |
| **Whaledent Inc.**<br>236 Fifth Avenue, New York, N.Y. 10001 | **Pyramid**<br>24, rue Jean-Mermoz, 75008 Paris |
| **White Dental Health Products., S.S.**<br>Three Parkway, Philadelphia, Pa. 19102 | **Société Siproda**<br>Rue de Chanteloup, 95100 Argenteuil |
| **Whip-Mix Corp.**<br>361 Farmington Avenue, Louisville, Ky. 40214 | **Les Matières Plastiques**<br>4, rue Blondeau, 92100 Boulogne-Billancourt |
| **Williams Gold Refining Co Inc.**<br>Buffalo, New York 14214 | **Société des Cendres**<br>39, rue des Francs-Bourgeois, 75004 Paris<br>(importateur de Williams Drill Press) |

# TABLE DES MATIÈRES

*DEUXIÈME PARTIE*

**COLLAGE**

JULIEN PRELAT
Éditeur
17, rue du Petit-Pont, Paris-Ve
Dépôt légal : 4e trim. 1975 - No 342

Imprimé en France

IMPRIMERIE TARDY QUERCY AUVERGNE
18000 BOURGES
No 8.061 - nov. 1975